·医学高等教育教学改革教材·

实用临床技能学

主　编　陈卫昌　蒋　彬

苏州大学出版社

图书在版编目(CIP)数据

实用临床技能学/陈卫昌,蒋彬主编. —苏州:
苏州大学出版社,2013.10(2016.1 重印)
　医学高等教育教学改革教材
　ISBN 978-7-5672-0568-0

　Ⅰ.①实… Ⅱ.①陈…②蒋… Ⅲ.①临床医学-高
等学校-教材　Ⅳ.①R4

中国版本图书馆 CIP 数据核字(2013)第 230749 号

实用临床技能学

陈卫昌　蒋　彬　主编

责任编辑　倪　青

苏州大学出版社出版发行
(地址:苏州市十梓街1号　邮编:215006)
丹阳市兴华印刷厂印装
(地址:丹阳市胡桥镇　邮编:212313)

开本 787×1092　1/16　印张 22　字数 549 千
2013 年 10 月第 1 版　2016 年 1 月第 2 次印刷
ISBN 978-7-5672-0568-0　定价:48.00 元

《实用临床技能学》编写人员名单

（按章节顺序排列）

刘志华	张秀琴	宋建平	陈卫昌
李　明	薛寿儒	蒋　彬	董晓强
韩　冰	胡建铭	严文华	陆培荣
唐云青	葛自力	陆士奇	邹　操
黄杏梅	查月琴	董凤林	蔡晓峰
沈海林	顾国浩	蒋　敏	王海芳
吴爱勤	张　日		

前　言

目前，我国高等医学院校的临床技能教学存在教学方式落后、见习生动手操作机会不多、学生自身重视不够和实践教学资源缺乏等问题。重视和加强学生临床技能培训有助于改进教学方法和手段，促进教师自身水平的提高，最终提高学生的临床技能。

我国医学院校目前使用的临床技能培训教材趋向多样化，编写风格各有特色。随着办学模式和培养目标的变化，对高校的课程体系、教学内容、教学方法和教学手段等方面都提出了改革要求，而且医学知识更新不断加快，教材也需要更新，以适应教学改革的要求。为此，我们努力构建立体化教材，在自编专用讲义《临床技能训练》的基础上，参考国家职业医师资格考试大纲，编写了这本《实用临床技能学》，以保证本课程优秀的教学质量。

本书以临床基本操作技能为重点，全面介绍了内科、外科、妇产科、儿科、眼科、耳鼻咽喉科、口腔科及急救、心电、超声、影像等学科的临床操作技能，还特别突出和强调了医患沟通交流技能和医学科研技能的培养。本书力求实用，尽量突出实用性临床技能，既可用于医学院校学生的临床技能培训，也可作为国家职业医师资格考试的参考书。

感谢苏州大学第一临床医学院的各位编委及全体专家本着严谨治学、精益求精的精神精心编撰，感谢苏州大学医学部龚政主任、苏州大学第一临床医学院胡春洪院长的精心指导和苏州大学第一临床医学院孙书方主任、徐雯等老师的鼎力帮助，以及苏州大学出版社各位编辑的辛勤工作。本教材得到了苏州大学教材培育专项基金的支持和2011年江苏省高等教育教改研究立项课题资助（2011JSJG005），在此表示衷心感谢。编写者已尽最大努力完善各部分内容，但由于编写时间仓促，错误之处在所难免，恳请各位同道、专家以及使用本书的师生提出宝贵意见，以便修订时加以提高和完善。

编者
2013 年 8 月

目 录

第 一 章

体 格 检 查 技 能

第一节　基本检查方法

体格检查是医师运用传统或简便的检查工具来客观地了解和评估被检者身体状况的一系列最基本的检查方法。体格检查的方法有 5 种,即视诊、触诊、叩诊、听诊和嗅诊。

一、视诊

视诊是以视觉观察被检者全身或局部表现的一种诊断方法。全身状态的视诊,包括观察发育、营养、体型、意识、表情、体位、姿势和步态等有无异常。局部视诊,包括观察皮肤、黏膜颜色的变化,以及头颈部、胸部、腹部、四肢和关节外形有无异常。对特殊部位,如鼓膜、眼底、支气管及胃肠黏膜等,需要借助某些器械如检耳镜、检眼镜和内镜等协助检查。通过视诊可对某些疾病的诊断提供有用的信息。

二、触诊

触诊是通过手指触觉来诊断疾病的一种诊断方法。触诊分为全身触诊和局部触诊。身体各部均可采用触诊检查,按照检查部位和目的的不同,可嘱被检者采取适当的体位予以配合。手的感觉以指腹和掌指关节部掌面的皮肤最为敏感,故多用此两个部位进行触诊。触诊时应注意以下几点:向被检者讲清触诊目的,以消除被检者的紧张情绪,取得被检者的充分合作;检查者手应温暖,手法轻柔,以避免因手太冷或动作粗暴而影响结果的正确性;被检者采取适当体位;触诊顺序应从无病部位到有病部位;触诊时应密切观察被检者表情有无变化,如出现痛苦表情,则提示该处可能存在病变。

(一)浅部触诊法

触诊方法:以一手轻放于被检查的部位,利用掌指关节和腕关节的协调动作,轻柔地进行滑动或以旋转方式轻压触摸。该法适用于表浅的病变、关节、软组织以及浅部的动脉、静脉、神经、阴囊和精索等。浅部触诊法可触及的深度为 1～2 cm。腹部浅触诊时,将右手手指并拢,右手的平展部分或指腹放在腹壁上,轻柔地进行滑动触摸,有序地检查整个腹部。每检查一个部位,手应提起并离开腹壁,不能停留在整个腹壁上移动。

（二）深部触诊法

深部触诊法主要用于检查腹内脏器的大小和腹部异常包块等病变,可触及的深度多在 2 cm 以上,可达 4~5 cm。深部触诊时,嘱被检者平卧、屈膝(以松弛腹肌)、张口平静呼吸。检查者的手应温暖,以一手或两手重叠,由浅入深,逐渐加压以达深部。检查脾脏时可让被检者采取右侧卧位。做下腹部检查前,最好嘱被检者先排尿,以免充盈的膀胱影响深部触诊或误认为腹部包块。

1. 深部滑行触诊法

检查者并拢第 2、3、4 指指端,逐渐触向腹腔的脏器或包块,做上下左右滑动触摸。如触及肠管或条索状包块,须做与长轴垂直方向的滑动触诊。该法常用于腹腔深部包块和胃肠病变的检查。

2. 双手触诊法

检查者左手置于被检查脏器或包块后方,将被检查部位或脏器向右手方向推动,这样既可发挥固定作用,又可使被检查的脏器或包块更接近体表,有助于右手触诊。该法常用于肝、脾、肾及腹腔肿块的检查。

3. 深压触诊法

以拇指或并拢的 2~3 个手指逐渐深压以探测腹腔深部病变的部位或确定压痛点,如阑尾压痛点、胆囊压痛点等。检查反跳痛时,在压痛点处深压的基础上迅速将手抬起,并询问患者是否疼痛加剧或观察患者是否出现痛苦表情。

4. 冲击触诊法(又称浮沉触诊法)

将并拢的 3~4 个手指取 70°~90°角置于腹壁欲检查的相应部位,做数次急速而较有力的冲击动作,此时指端下可有腹腔肿大脏器浮沉的感觉。此法仅用于有大量腹水患者肝脾的触诊。因急速冲击可使脏器表面的腹腔积液暂时移向四方,脏器随之上浮并与指端接触,从而易于察觉肿大的肝脾和腹腔包块。冲击触诊常使患者感到不适,操作时应避免用力过猛。

三、叩诊

叩诊是用手指叩击身体表面某部位使之震动而产生声响,经其下的组织器官反射后,检查者根据触觉和听觉所接收的反射信息作出判断的一种诊断方法。叩诊在胸、腹部检查方面尤为重要。

（一）叩诊方法

叩诊时,环境应安静,以免影响叩诊音的判断。根据叩诊部位的不同,被检者所采取的体位也不同,如叩诊胸部时多取坐位或卧位,叩诊腹部时常取仰卧位。如疑有腹腔积液存在,可让被检者取一侧侧卧位叩诊,然后转向另一侧侧卧再叩诊,以确定有无移动性浊音。叩诊时应注意对称部位叩诊音的比较。根据叩诊的手法与目的不同可分为间接叩诊法与直接叩诊法两种,其中间接叩诊法的使用最广。

1. 间接叩诊法

检查者将左手中指第二指节紧贴于叩诊部位,其他手指稍微抬起,不要与被检者体表接触,右手指自然弯曲,以中指指端叩诊左手中指第二指骨的前端,叩击方向应与叩诊部位的体表垂直。

叩诊时应以腕关节与指掌关节的活动为主,避免肘关节及肩关节参与运动。叩击动作要灵活、短促和富有弹性,叩击后右手应立即抬起,以免影响音响的振幅与频率。一个叩诊部位,每次只需连续叩击 2~3 下,不能连续不断,一个部位叩诊后应迅速移动,以便于判断叩诊音的变化并进行比较,否则会影响叩诊音的分辨。叩击力量的轻重,视不同的检查部位、病变性质、范围和位置深浅而定。轻叩诊法用于确定心、肝等相对浊音界范围小、位置表浅的脏器或病变;中叩诊法用于确定范围大、位置较深的脏器或病变;重叩诊法用于距体表 7 cm 左右的较深部位的病变。叩诊顺序为自上而下,从一侧至另一侧,并对两侧叩诊音进行比较。

2. 直接叩诊法

检查者用右手中间 3 个手指的掌面或指端直接拍击或叩击被检查的部位,借拍击或叩击产生的反响和其下的震动感来判断病变情况。该法适用于胸、腹部病变面积广泛或胸壁较厚的患者,如胸膜增厚粘连、大量胸腔积液或腹水等。

(二)叩诊音

被叩击的组织或脏器因致密度、弹性、含气量以及与体表距离的不同,叩诊时所产生的声音强度和音调可不同,临床上可分为清音、鼓音、过清音、浊音和实音,见表 1.1。

表 1.1　不同叩诊音的比较

叩诊音	音响强度	音调	持续时间	正常可出现的部位
清音	强	低	长	正常肺部
过清音	最强	较低	最长	正常成人不出现
鼓音	强	高	较长	胃泡区和腹部
浊音	较强	高	较短	心脏、肝脏的相对浊音区
实音	弱	高	短	实质脏器部分

四、听诊

听诊是以听觉听取发自身体各部的声音并判断其正常与否的一种诊断技术。它是临床上诊断疾病的一项基本技能和重要手段,在诊断心、肺疾病中尤为重要,常用以听取正常、病理性呼吸音,以及各种心音、杂音及心律失常等。

使用听诊器进行听诊的方法称间接听诊法。此法应用很广,可在任何体位时使用,对器官运动所发出的声音还能起到放大作用。钟型听诊器用于听取低音调的声音,如二尖瓣狭窄时产生的隆隆样舒张期杂音;鼓型听诊器用于听取高音调的声音,如主动脉瓣关闭不全时产生的叹气样舒张早期杂音。

听诊时环境要安静、温暖,听诊器体件要温暖,以免被检者由于受冷刺激肌肉颤动而出现附加音;根据病情和听诊的需要,嘱被检者采取不同的体位,注意对称部位的比较。

听诊前应首先检查听诊器的耳件弯曲方向是否正确,管道是否通畅或破裂漏气。应用钟型体件时不应置于皮肤上过紧,否则皮肤将发挥鼓型体件膜相似的功能,将低音调的声音滤掉;相反,使用鼓型体件时,则应紧密地置于皮肤上。极度消瘦的患者应用钟型体件更为恰当。此外,应注意不能隔衣听诊,以免产生附加音影响听诊效果。

五、嗅诊

嗅诊是医师通过嗅觉来判断发自患者的异常气味与疾病之间关系的一种诊断方法。这些异常气味大多来自皮肤黏膜、呼吸道的分泌物、胃肠道的呕吐物、排泄物以及脓液或血液等。

临床工作中通过嗅诊往往能够发现具有重要意义的诊断线索。酸性汗味常见于发热性疾病,如风湿热或长期口服解热镇痛药物的患者;特殊的狐臭味见于腋臭患者。痰液呈血腥味见于大量咯血的患者;痰液具有恶臭多见于肺脓肿或支气管扩张者。恶臭的脓液应考虑气性坏疽或厌氧菌感染的可能。呕吐的内容物呈酸臭味,提示食物在胃内滞留时间过长而发酵,见于幽门梗阻患者;如呕吐物出现粪臭味,应考虑肠梗阻。大便带腐败腥臭味多由消化不良或胰腺功能不全引起,呈腥臭味多见于痢疾患者。呼出的气体具有浓烈的酒味见于大量饮酒后或醉酒者,带刺激性蒜味常见于有机磷中毒,烂苹果味为糖尿病酮症酸中毒患者的特征,氨味见于尿毒症患者,腥臭味则见于肝性昏迷患者等。

第二节　一般状态检查

一、生命体征的检查

（一）体温

测量体温前应将体温计水银柱甩到36 ℃以下。测量方法有3种,即口测法、腋测法和肛测法。口测法测量前10 min禁饮热水和冷水,将消毒过的体温计汞柱端置于舌下,紧闭口唇,放置5 min后取出并读数。腋测法测量前将腋窝擦干,把体温计汞柱一端放入腋窝中央顶部,用上臂将其夹紧,放置10 min后取出并读数。肛测法测量时应让被检者取侧卧位,将汞柱端涂以润滑剂后徐徐插入肛门,达体温计长度的一半,放置5 min后取出并读数。

（二）脉搏

检查者一只手示指、中指和环指并拢,将其指腹平放于被检者桡动脉近手腕处,以适当的压力触摸桡动脉搏动至少30 s,记录搏动次数,然后算出每分钟搏动数,并注意脉搏的节律。

（三）呼吸

应注意呼吸类型（腹式或胸式）、频率、节律及深度。

（四）血压

血压计有汞柱血压计、弹簧式血压计和电子血压计3种。电子血压计分腕式和臂式两种,世界卫生组织不推荐使用腕式电子血压计。标准的水银柱式血压计为最基本、最可靠的测量工具。使用汞柱血压计测量血压时应注意以下事项:

(1)检查水银柱或指针是否在"0"刻度处。

(2)袖带的大小适合患者的上臂臂围,血压计气囊的宽度为被测肢体周径的40%,一般为12~14 cm,气囊长度为被测肢体周径的80%,气囊太短或太窄都会影响血压读数的正确性。

(3)被测者测量前至少安静休息5 min。测量前30 min内禁止吸烟、饮用茶或咖啡等兴奋性食品饮料。

(4)被测者最好坐于有靠背的座椅上,裸露右上臂,让上臂与心脏处于同一水平。平卧位时测量点与腋中线位于同一水平。如果怀疑外周血管病,首次就诊时应测量四肢血压。特殊情况下可以取卧位或站立位。老年人、糖尿病患者及出现体位性低血压情况者,应加测站立位血压。

(5)气袖应均匀紧贴皮肤缠于上臂,下缘在肘窝(横纹)以上2~3 cm,缠好后让被测者前臂弯曲。若不能弯曲,则说明气袖位置过低,应调整位置。气袖中央位于肘窝肱动脉表面,袖带不宜过紧或过松,一般以能伸进1个手指为宜。

(6)听诊器体件置于肱动脉搏动处,不能塞在气袖下,否则会导致测得的舒张压偏低。

(7)向气袖内充气,边充气边听诊,待肱动脉搏动声消失、水银柱再上升20~30 mmHg后,缓慢放气,在放气过程中仔细听取柯氏音,观察柯氏音第Ⅰ时相(第一音)和第Ⅴ时相(消失音)水银柱凸面的垂直高度。收缩压读数取柯氏音第Ⅰ时相,舒张压读数取柯氏音第Ⅴ时相。<12岁的儿童、妊娠妇女及严重贫血、甲状腺功能亢进、主动脉瓣关闭不全等柯氏音不消失者,以柯氏音第Ⅳ时相(变音)作为舒张压读数。若变音和声音消失间距>20 mmHg,就应记录变音和消失时的两个读数,例如记录为170/80~40 mmHg。

(8)应间隔1~2 min重复测量,重复测量前应完全放气或放气后让被测者高举上臂以减轻静脉充血。如两次测量值相差5 mmHg以上,应测量第3次,取读数差小于5 mmHg的两次测量值的平均值。

(9)疑为大动脉炎时,宜测两上肢血压,有体位性低血压者应测下肢血压和直立位血压。

二、发育、体型与营养状态

(一)发育

发育正常者,其年龄、智力与体格的成长状态均衡一致。成人发育正常的指标:头的长度为身高的1/8~1/7;胸围为身高的1/2;双上肢展开后,左、右手指端的距离与身高基本一致;坐高等于下肢的高度。

(二)体型

成人的体型分为以下3种:①无力型:体高肌瘦,颈细长,肩窄下垂,胸廓扁平,腹上角(两侧肋弓的夹角)<90°;②正力型:身体各部分匀称适中,腹上角90°左右;③超力型:身体

粗壮,颈粗短,肩宽平,胸围大,腹上角 >90°。

（三）营养状态

营养状态分为良好、中等和不良。营养良好者表现为黏膜红润,皮肤光泽、弹性良好,皮下脂肪丰满而有弹性,指甲毛发润泽,肋间隙及锁骨上窝深浅适中,肩胛部及股部肌肉丰满结实。营养不良者表现为皮肤黏膜干燥、弹性降低,皮下脂肪菲薄,肌肉松弛无力,指甲粗糙无光泽,毛发稀疏,肋间隙及锁骨上窝凹陷,肩胛骨及髂骨嶙峋突出。营养中等者处于上述两者之间。

三、意识状态和语调语态

意识状态分为意识清楚、嗜睡、意识模糊、昏睡、昏迷(浅昏迷和深昏迷)和谵妄状态。嗜睡是指处于持续睡眠状态,刺激能唤醒,醒后能回答问题和配合检查,但刺激停止后又恢复入睡状态。意识模糊是指出现定向力障碍,常伴错觉和幻觉,思维不连贯。昏睡是指强刺激能唤醒,但很快又入睡,醒时回答问题含糊不清或答非所问。昏迷是指意识丧失。浅昏迷指随意运动消失,对周围环境刺激无反应,对疼痛刺激有反应,生理反射如角膜反射、瞳孔对光反应等存在,眼球能转动。深昏迷指对一切刺激均无反应,生理反射均消失。

语调是指言语过程中的音调。喉部炎症等可引起语调改变。

语态节奏、语态异常可表现为语言缓慢或快慢不均、字音模糊等。

四、面容表情和体位

面容表情是评价一个人情绪状态的重要指标。由于某些疾病时会出现一些特征性面容和表情,因此对某些疾病的诊断有一定的价值。常见的典型面容有急性发热面容、慢性面容、贫血面容、肝病面容、肾病面容、甲亢面容、黏液性水肿面容、二尖瓣面容和苦笑面容等。

体位是指一个人躺卧时所处的状态。它对诊断疾病有一定的意义。常见的体位有自主体位、被动体位和强迫体位。常见的强迫体位有强迫仰卧位、强迫坐位(端坐呼吸)、强迫俯卧位、强迫侧卧位、强迫蹲位、强迫停立位和角弓反张位等。

五、姿势和步态

姿势是指一个人的举止状态。

步态是指走动时所表现的姿态。常见的异常步态有蹒跚步态、醉酒步态、共济失调步态、慌张步态和间歇性跛行等。

六、皮肤与淋巴结

（一）皮肤

1. 颜色

异常皮肤颜色包括苍白、发红、发绀、黄染、色素沉着和色素脱失等。

2. 湿度

异常皮肤湿度包括皮肤潮湿、皮肤干燥等。

3. 弹性

检查皮肤弹性的部位常取手背或上臂内侧,用示指和拇指捏起皮肤,1~2 s 后松开,观察皮肤皱折平复速度。能迅速平复者为弹性好或正常,平复缓慢者为弹性减弱。

4. 皮疹

发现皮疹时应观察和记录皮疹存在的时间、发展顺序、分布部位和形态特点等,常见的皮疹有斑疹、丘疹、斑丘疹、玫瑰疹、荨麻疹和疱疹等。

5. 皮下出血

出血点直径 <2 mm 为瘀点,3~5 mm 为紫癜,>5 mm 为瘀斑。片状出血伴皮肤显著隆起为血肿,检查时应注意与充血性皮疹和小红痣区别。

6. 蜘蛛痣与肝掌

蜘蛛痣是皮肤小动脉末端分支性血管扩张形成的血管痣。若压迫蜘蛛痣中心部即中央小动脉干部,其辐射状小血管网即退色或消失。慢性肝病患者手掌大小鱼际处皮肤常发红(加压后会退色),称为肝掌。

7. 皮下结节

检查皮下结节时应注意其部位、大小、硬度、活动度和有无压痛等。皮下结节有类风湿结节、痛风结节、结节型红斑、脂膜炎结节和囊蚴结节等。

8. 水肿

检查水肿时可用手指按压被检查部位皮肤,通常是胫骨前内侧皮肤,按压 3~5 s,若加压部位组织发生凹陷,称为压陷性水肿。

9. 溃疡

检查皮肤溃疡时应注意观察溃疡的大小、颜色、边缘、基底及有无分泌物等。

(二)全身浅表淋巴结的检查

1. 体位

被检者通常取坐位或仰卧位。

2. 检查顺序

检查顺序为耳前、耳后、乳突区、枕骨下区、颌下、颏下、颈前、颈后、锁骨上、腋窝、滑车、腹股沟和腘窝。

3. 检查方法与内容

(1)视诊淋巴结局部征象和全身状态。

(2)触诊检查时将右手第 2、3、4 指并拢,其指腹平放于被检查部位的皮肤上进行滑动触诊。滑动的方式应取相互垂直的多个方向或转动式滑动,这有助于淋巴结和肌肉、血管结节的鉴别。

(3)检查各组织淋巴结时应注意其大小、数目、硬度、压痛、活动度和有无粘连,局部皮肤有无红肿、瘢痕和瘘管等。

(4)头颈部淋巴结检查。检查者可站在被检者背后,手指紧贴检查部位,由浅到深进行滑动触诊。检查的顺序为耳前、耳后、乳突区、枕部、颌下、颏下、颈前、颈后。检查方法:①双手指紧贴耳屏前,滑动触诊耳前、耳后、乳突区淋巴结。②右手指尖触诊枕后淋巴结。③被检者头稍低向左侧,右手指尖触摸左颌下淋巴结;反之,左手指尖触摸右颌下淋巴结。④被检者头稍低,右手指尖触摸颏下淋巴结。⑤双手指分别在两侧胸锁乳突肌表面及下颌角处触诊颈前淋巴结,再触诊颈后淋巴结。

(5)锁骨上淋巴结检查。①被检者稍前屈,检查者双手指尖在锁骨上窝内触诊锁骨上淋巴结。②检查者左手触被检者右侧,右手触被检者左侧,由浅部逐渐触摸至锁骨后深部。

(6)腋窝淋巴结检查。①检查者以手握住被检者手腕或与其做握手势,将其前臂稍外展。②右手触诊被检者左侧腋窝,左手检查被检者右侧腋窝。③逐一检查腋窝5组淋巴结(尖群、中央群、胸肌群、肩胛下群、外侧群)。

(7)滑车上淋巴结检查。①左臂滑车上淋巴结检查:检查者左手握住被检者左腕,用右手四指从其上臂外侧至肱二头肌内侧,于肱骨内上髁上3~4 cm处上下滑动触摸滑车上淋巴结。②右臂滑车上淋巴结检查:检查者右手握住被检者右腕,用左手四指从其外侧至肱二头肌内侧,于肱骨内上髁上3~4 cm处上下滑动触摸滑车上淋巴结。

(8)腹股沟淋巴结检查。①检查者右手四指并拢,以指腹触及腹股沟,由浅及深滑动触诊,先触摸腹股沟韧带下方水平组淋巴结(横组、上群淋巴结),再触摸腹股沟大隐静脉上端垂直组淋巴结(纵组、下群淋巴结)。②左、右腹股沟对比检查。

(9)腘窝淋巴结检查。检查者右手扶住(或托起)被检者小腿,左手在小隐静脉与腘静脉汇合处触摸淋巴结。

第三节 头颈部检查

一、眼

(一)视力

视力分为远视力和近视力。采用国际标准视力表对两只眼分别进行检查,检查一只眼时,另一只眼用遮眼板盖住。远视力检查时,被检者距远视力表5 m,能看清1.0为正常远视力;近视力检查时,被检者距近视力表33 cm,能看清1.0为正常近视力。

(二)外眼

主要观察外眼有无眼睑水肿、睑内翻、上睑下垂,结膜有无充血和出血,巩膜有无黄染,角膜是否透明。

(三)眼球运动与眼球震颤

1. 体位

被检者取坐位或仰卧位。

2. 眼球运动检查

检查者置目标物如棉签或手指尖于被检者眼前30~40 cm处,被检者头部不动,眼球随目标物方向移动,一般按左、左上、左下和右、右上、右下6个方向的顺序进行,呈"H"形。

3. 眼球震颤检查

被检者头部不动,眼球随检查者手指所示方向垂直、水平运动数次,观察眼球是否出现一系列有规律的快速往返运动。

(四)对光反射与集合反射

1. 体位

被检者取坐位或仰卧位。

2. 对光反射检查

直接对光反射检查通常是指用手电筒直接照射瞳孔并观察其动态变化。当眼受到光线刺激时,正常的反应是瞳孔立即缩小,当光线移开后瞳孔迅速复原。间接对光反射是指用光线照射一侧眼球时,对侧眼球的瞳孔立即缩小,移开光线后瞳孔扩大。间接对光反射检查时,应以一手挡住另一侧的光线,以防光线照射到要检查的眼而形成直接对光反射。

3. 集合反射检查

被检者注视检查者手指,检查者手指自被检者前面1 m远处,匀速移向被检者眼前5～10 cm处,观察被检者两侧瞳孔缩小及两眼聚合情况。

二、耳

观察耳廓有无异常、外耳道有无溢液,牵拉耳廓和压迫耳屏时有无疼痛,观察鼓膜是否穿孔、有无溢脓,乳突有无压痛。

听力正常者在1 m远处即可听到机械表声或捻指声。检查方法:粗测时在静室内让被检者闭目坐在椅子上,并用手指堵塞一侧耳道,检查者持手表或以拇指与示指互相摩擦,自1 m以外逐渐移近被检者耳部,直到被检者听到为止,测量此时被检者与检查者之间的距离。

三、鼻

(一)体位

被检者取坐位或仰卧位。

(二)鼻的检查

1. 外形

检查者观察鼻部皮肤及外形有无畸形。

2. 鼻腔检查

检查者左手拇指将鼻尖上推,借手电光观察鼻前庭、鼻中隔、鼻腔及鼻黏膜。注意观察鼻道是否通畅,有无分泌物,鼻中隔有无弯曲。

3. 鼻通气

用手指压闭一侧鼻翼,让其吸气,检查另一侧的通气情况,然后检查对侧的通气情况。

(三)鼻窦压痛

1. 额窦

检查者一手扶住被检者枕部,用另一手拇指和示指分别于左、右眼眶上缘内侧,用力向后上按压,或以双手固定头部,双手拇指置于眼眶上缘内侧向后上按压,同时询问被检者有无疼痛。还可用中指直接叩击额窦,询问被检者有无疼痛。

2. 筛窦

检查者双手置于被检者两侧耳后,双手拇指分别置于鼻根部与眼内眦之间向后方按压,询问有无疼痛。

3. 上颌窦

检查者双手置于被检者两侧耳后,双手拇指分别于左、右颧部向后按压,询问有无疼痛。

四、口腔

口腔检查应在自然光线下进行,也可在照明条件下进行。观察口唇有无苍白、发绀、疱疹和是否干燥。检查项目有口腔黏膜、牙齿、牙龈、舌态、咽部和扁桃体等。

五、颈部血管

(一)颈静脉

1. 被检者取立位或坐位,观察颈静脉,正常时颈静脉不充盈,亦无搏动。

2. 让被检者取平卧位,正常时可稍见颈静脉充盈,充盈的水平仅限于锁骨上缘至下颌角距离的下 1/3 处,亦不见颈静脉搏动。

3. 颈静脉充盈超过上述水平者,称颈静脉怒张,提示颈静脉压增高。三尖瓣关闭不全时可见颈静脉搏动,其表现特点是坐位时可见颈静脉搏动,轻压颈静脉近心端后搏动消失。

(二)颈动脉

1. 被检者取坐位或平卧位,观察颈动脉有无搏动。

2. 正常人安静时不易看到颈动脉搏动,只在剧烈活动后心排血量增加时才可见到。

3. 安静时颈动脉明显搏动,见于主动脉瓣关闭不全、高血压、甲状腺功能亢进和严重贫血等患者。

(三)颈部血管听诊

1. 被检者取坐位。

2. 将听诊器的体件置于颈部大血管区及锁骨上窝进行听诊。

3. 颈部大血管区若听到血管性(收缩期)杂音,考虑为颈动脉或椎动脉狭窄。

4. 若右锁骨上窝听到连续性嗡鸣样杂音,可能为颈静脉流入上腔静脉口较宽的球部所产生(是生理性的)的,用手指压迫颈静脉后可消失。

(四)肝颈静脉回流征

1. 被检者取坐位或 45°坐卧位。

2. 检查者用右手掌面轻贴于肝区或右上腹部,逐渐加压,持续 10 s。

3. 观察颈静脉充盈程度。

4. 右心功能不全时,肝颈静脉回流征阳性。

六、甲状腺触诊

（一）甲状腺峡部触诊

检查者站于被检者前面,用拇指(或站于被检者背后用示指)从胸骨上切迹向上触摸,可触到气管前软组织,判断有无增厚;请被检者吞咽,可感到此软组织在手指上下滑动,判断有无肿大。

（二）甲状腺侧叶前面触诊

1. 被检者取坐位,也可取仰卧位,检查者站在被检者前面。

2. 检查者用一手拇指施压于一侧甲状软骨,将气管推向对侧,另一手示指、中指在对侧胸锁乳突肌后缘向前推挤甲状腺侧叶,拇指在胸锁乳突肌前缘触诊。被检者配合做吞咽动作,重复上述检查,可触及被推挤的甲状腺。

3. 用同样的方法检查另一叶甲状腺。

（三）甲状腺侧叶后面触诊

1. 被检者取坐位,检查者站在被检者背后。

2. 检查者用一手示、中指施压于一侧甲状软骨,将气管推向对侧,另一手拇指在对侧胸锁乳突肌后缘向前推挤甲状腺,示指、中指在其前缘触诊甲状腺。被检者配合做吞咽动作,重复上述检查。

3. 用同样的方法检查另一侧甲状腺。

七、气管

被检者取舒适坐位或仰卧位,使颈部处于自然直立状态。检查者将示指与环指分别置于被检者两侧胸锁关节上,然后将中指置于气管之上,观察中指是否在示指和环指中间,或以中指置于气管与两侧胸锁乳突肌之间的间隙,根据两侧间隙是否等宽来判断气管有否移位,再根据气管的偏移方向来判断病变的性质。例如,气管向右移位可见于左侧胸腔积液、左侧气胸、左侧甲状腺肿大或右侧肺不张、右侧胸膜粘连等。

第四节　胸部检查

一、胸廓

观察胸廓两侧是否对称,有无局部隆起或塌陷,胸壁有无静脉曲张、皮下气肿,呼吸频率、节律有无异常,按压局部有无疼痛。

触诊乳房时,患者取坐位,先由健侧乳房开始,后检查患侧。检查者的手指平放在乳房上,应用指腹轻加压力,以旋转或来回滑动进行触诊,由外上象限开始,顺时针方向由浅入深触诊4个象限,最后触诊乳头。

二、肺和胸膜检查

（一）视诊

观察呼吸时两侧是否对称,呼吸的类型、频率和节律有无异常。

（二）触诊

检查者双手平置于前侧胸壁,大拇指沿肋缘指向剑突,而手掌和手指伸展。检查后胸廓时,两手平置于被检者背部,手掌腕关节置于约第10肋骨处,拇指与后正中线平行。平静呼吸和深呼吸时均须检查、判断胸廓扩张度。

检查者将双手手指掌面置于被检者两侧胸壁的对应部位,亦可用手掌尺侧缘进行触诊,让被检者反复发"一、二、三"或长"一"音,比较两侧语音震颤的强弱。

（三）叩诊

被检者取坐位或仰卧位。叩诊顺序:前胸、侧胸壁、后背;沿锁骨中线、腋前线、腋中线、腋后线、肩胛线,从上到下直至肋缘。叩诊时注意比较左右、上下、内外叩诊音的变化。首先在平静呼吸时,嘱被检者深吸气后屏住呼吸的同时,沿该线继续向下叩诊,当清音变为浊音时即为肩胛线上的肺下界。当被检者恢复平静呼吸后,嘱被检者深呼气后屏住呼吸,从平静呼吸时的肺下界向上叩诊,直至浊音变清音时,即为肺上界。

（四）听诊

被检者取坐位或仰卧位。听诊顺序由肺尖开始,自上而下分别检查前胸部、侧胸部和背部,检查时被检者均匀呼吸,必要时嘱被检者深呼吸或咳嗽数声后立即听诊,这样有利于察觉呼吸音及附加音的变化。

1. 正常呼吸音

可听到支气管呼吸音的部位有喉部,胸骨上部,背部第6、7颈椎及第1、2胸椎处。可听到支气管肺泡呼吸音的部位有胸骨两侧第1、2肋间隙,肩胛间区第3、4胸椎水平及肺尖前后部。大部分肺野均可听到肺泡呼吸音。

2. 异常呼吸音

（1）异常肺泡呼吸音:主要有肺泡呼吸音减弱或增强、断续性呼吸音和粗糙性呼吸音。

（2）异常支气管呼吸音:如在正常肺泡呼吸音部位听到支气管呼吸音,即为异常支气管呼吸音,见于肺实变、肺空洞和压迫性肺不张。

（3）异常支气管肺泡呼吸音:如在正常肺泡呼吸音部位听到支气管肺泡呼吸音,即为异常支气管肺泡呼吸音,常见于支气管肺炎和肺结核等。

3. 啰音

正常情况下并不存在啰音。湿啰音为呼吸音外的附加音,特点为断续而短暂,一次常连续多个出现,于吸气时或吸气末较为明显。部位较恒定,性质不易变。中小湿啰音可同时存在,咳嗽后可减轻或消失。湿啰音分为大水泡音、小水泡音和捻发音。大水泡音发生于气管、主支气管或空洞部位,多出现在吸气早期;小水泡音发生于小支气管,出现在吸气后期;捻发音是一种极细而均匀一致的湿啰音,发生于细支气管或肺泡,多在吸气的终末听及,颇似在耳边用手捻搓一束头发时发出的声音。

干啰音为一种持续时间较长、带乐性的呼吸附加音,音调较高,持续时间较长,吸气及呼气时均可听及,但以呼气时明显。干啰音的强度和性质易改变,部位易变换,在瞬间内数量可明显增减。干啰音分为高调干啰音和低调干啰音。高调干啰音又称哨笛音,音调高,带音乐性,起源于较小的支气管或细支气管;低调干啰音又称鼾音,音调低,呈呻吟声或鼾声,多起源于气管或主支气管。

4. 胸膜摩擦音

最常听到胸膜摩擦音的部位是下侧胸壁,呼、吸两相均可听到,屏气时消失,深呼吸或在听诊器体件上加压时其强度可增加。

5. 语音共振

嘱被检者用一般的声音强度重复发"一"长音,正常情况下听到的语音共振音微弱、含糊难辨。但在病理情况下,语音共振的性质发生变化,会出现支气管语音、胸语音、羊鸣音和耳语音等。

三、心脏

心脏检查时,环境应安静,被检者取坐位或仰卧位,充分袒露胸部,不可隔着衣服检查。

(一) 视诊

注意观察有无心前区隆起,心尖搏动的位置、强度和范围及有无异常搏动。

(二) 触诊

检查者先用右手全手掌置于心前区,然后逐渐缩小到用手掌尺侧或示指和中指指腹并拢同时触诊,必要时也可单指指腹触诊。触诊的内容包括心尖搏动、心前区搏动、震颤和心包摩擦感。触到震颤时应明确其出现部位及时期,是于收缩期、舒张期还是连续性震颤。

(三) 叩诊

确定心脏相对和绝对浊音界,显示心脏浊音区范围。采用间接叩诊法,被检者一般取平卧位,以左手中指为叩诊板指,板指与肋间平行放置(如果取坐位,板指可与肋间垂直)。叩诊时平置于心前区拟叩诊的部位,以右手中指借右腕关节活动均匀叩击板指。叩诊顺序:先叩左界,后叩右界。左界从心尖搏动外 2~3 cm 处开始,由外向内,逐一肋间向上,直至第二肋间;右界先叩出肝上界,然后于其上一肋间由外向内,逐一肋间向上,直至第二肋间,以听到声音由清音变浊音来确定心浊音界。左侧宜用轻叩诊法,而右侧宜用较重的叩诊法。板指移动距离不宜过大,移动速度不宜过慢。测量胸骨中线至心浊音界线的垂直距离,并列表注明胸骨中线与左锁骨中线的距离。注意记录心脏浊音区的形状,如梨形、靴形或烧瓶形等。

(四) 听诊

被检者多取坐位或卧位,疑有二尖瓣狭窄者取左侧卧位,疑主动脉关闭不全者宜取坐位且上半身前倾。二尖瓣狭窄的杂音听诊用钟型体件。听诊顺序:心尖部→肺动脉瓣区→主动脉瓣区→第二主动脉瓣区→三尖瓣区。听诊内容:心率、心律、心音(正常心音、异常心音、额外心音）、心脏杂音和心包摩擦音。听到异常心音时要注意心音强度、性质的改变和心音分裂。听到额外心音时要注意其出现在收缩期还是舒张期。听诊杂音时要确定杂音出现的部位、时期、性质、强度以及呼吸和运动对杂音的影响。有时不易区别杂音出现在收缩期还是舒张期，此时可将听诊器体件置于能分清收缩期和舒张期的瓣膜区听诊，采用寸移法逐渐移向杂音最响部位。

四、血管

（一）脉搏

检查脉搏时主要用触诊。主要检查脉搏的频率、节律、紧张度与动脉壁状态。检查脉搏紧张度时可用两个手指指腹置于腕部桡动脉上，近心端手指用力按压阻断血流使远心端手指触不到脉搏，通过施加压力的大小及感觉的血管壁弹性状态来判断脉搏紧张度。注意检查有无水冲脉、交替脉、奇脉和重搏脉等。

1. 水冲脉的检查

检查者握紧被检者手腕掌面，将其前臂高举过头部，可明显感知桡动脉犹如水冲的急促而有力的脉搏冲击。

2. 交替脉的检查

脉搏一强一弱交替出现的现象，称交替脉。必要时让被检者在呼气末屏住呼吸，以排除呼吸变化的影响。

3. 奇脉的检查

吸气时脉搏明显减弱或消失的现象，称奇脉。不明显的奇脉可用血压计检测。方法是：将血压计的水银柱置于收缩压与舒张压之间，让受试者深呼吸，可发现脉搏音随呼吸而变化，一般吸气时收缩压较呼气时低 10 mmHg 以上即可出现奇脉。

（二）血管杂音与周围血管征

动脉杂音见于动脉狭窄、动静脉瘘等。脉压增大时可出现水冲脉、枪击音、Duroziez 双重杂音和毛细血管搏动征。

1. 枪击音

在外周较大动脉表面（常选择肱动脉或股动脉）轻放听诊器体件可闻及与心跳一致的短促如枪击的声音。

2. Duroziez 双重杂音

以听诊器的体件稍加压力于股动脉可闻及收缩期与舒张期期吹风样杂音。

3. 毛细血管搏动征

用手指轻压被检者指甲末端或以玻片轻压被检者口唇，可使局部发白，发生有规律的红、白交替改变，即为毛细血管搏动征。

第五节　腹部检查

一、视诊

视诊前嘱被检者排空膀胱,取低枕仰卧位,两手自然置于身体两侧,充分暴露全腹,上至剑突,下至耻骨联合,注意保暖,避免受凉。检查者应站在被检者右侧,按顺序自上而下地观察腹部。腹部视诊的主要内容有腹部外形(全腹或局部膨隆、凹陷)、呼吸运动(腹式或胸式呼吸)、腹壁皮肤、腹壁静脉及血流方向、有无胃型肠型及蠕动波等。检查血流方向时可选择一段没有分支的腹壁静脉,检查者将一只手的示指和中指并拢压在静脉上,然后一个手指紧压静脉向外滑动,挤出该段静脉内血液,至一定距离后放松该手指,另一个手指紧压不动,判断静脉是否充盈。如迅速充盈,则血流方向是从放松的一端流向紧压手指的一端。再同法放松另一个手指,即可判断血流方向。

二、触诊

触诊前嘱被检者排空膀胱,取低枕仰卧位,两手自然置于身体两侧,两腿屈起并稍分开,使腹肌松弛,让被检者张口缓慢做腹式呼吸。检查脾脏时还可让被检者右侧卧位,检查肾脏时可取坐位或立位。检查者应站立在被检者右侧,面对被检者,前臂应与被检者腹部表面在同一水平。检查时手要温暖,指甲剪短。先以全手掌放于腹壁上部,使被检者适应片刻,并感受腹壁紧张度。然后以柔软动作按顺序触诊腹部各部分,一般自左下腹开始按逆时针方向检查,原则上先触诊健康部位,逐渐移向病变部位,边触诊边观察被检者的反应与表情。对精神紧张或有痛苦表情者给以安慰和解释,亦可边触诊边和被检者交谈,以转移其注意力,从而减轻腹肌紧张度。

(一) 触诊方法

1. 浅部触诊

使腹壁压陷约 1 cm 的,称浅部触诊,常用于检查腹壁紧张度及表浅的压痛、肿块、腹壁肿物。

2. 深部触诊

使腹壁压陷至少 2 cm 的,称深部触诊。通过深部触诊,可了解被检者有无腹部压痛、反跳痛,并了解腹腔内脏器情况和腹内肿块等。

3. 深压触诊

通常通过深压触诊来了解腹腔深部病变的压痛点。

4. 滑动触诊

在被触及脏器或肿块上做上下、左右的滑动触摸即为滑动触诊,以探知脏器或肿块的形态和大小。

5. 双手触诊

双手触诊常用于肝、脾、肾和腹腔内肿块的检查。

6. 浮沉触诊

浮沉触诊用于大量腹水时深部脏器如肝、脾或肿块的检查。

(二) 触诊内容

1. 腹壁紧张度

正常腹部触之柔软,较易凹陷,称为腹壁柔软;触诊时出现腹肌自主性痉挛,称之腹肌紧张;触之柔韧而具抵抗力,不易压陷,称有揉面感或柔韧感;触之腹肌痉挛、明显紧张,甚至强直硬如木板,称为板状腹。

2. 反跳痛

当检查者用手触诊腹部出现压痛后,用并拢的 2 ~ 3 个手指(示指、中指和无名指)压于该处稍停片刻,使压痛趋于稳定,然后迅速将手抬起,如此时被检者感觉腹痛骤然加重,并伴有痛苦表情或呻吟,称之为反跳痛。

3. 液波震颤

被检者平卧,检查者以一手掌面贴于被检者一侧腹壁,另一手四指并拢屈曲,用指端叩击腹壁(叩向对侧腹壁),如有大量腹水存在,则贴于腹壁的手掌有被液体波冲击的感觉,即为波动感。为防止腹壁本身的震动传导至对侧,可让被检者或另一人将手掌尺侧缘压于脐部腹中线上。

4. 肝脏触诊

检查者将右手四指并拢,掌指关节伸直,与肋缘大致平行地放在被检者右上腹部,随被检者呼气时手指压向腹壁深部,吸气时手指缓慢抬起朝肋缘向上迎触下移的肝缘。在右锁骨中线及前正中线上,自下而上触诊,至肝缘或肋缘为止。双手触诊时用左手托住被检者右腰部,拇指张开置于肋部,触诊时左手向上推,使肝下缘紧贴腹壁下移,并限制右下胸扩张,以增加膈下移的幅度,这样被检者吸气时下移的肝脏更易碰到检查者的右手指。

5. 胆囊触诊

检查者左手掌平放在被检者右胸下部,以拇指指腹勾压于右肋缘下胆囊点处,然后嘱被检者进行腹式呼吸,缓慢深吸气,在吸气过程中若出现触痛,称为胆囊触痛;被检者若因疼痛剧烈而停止呼吸,称为 Murphy 征阳性。

6. 脾脏触诊

方法同肝脏触诊。未触到脾脏时,可嘱被检者右侧卧位,双下肢屈曲,此时用双手触诊容易触及脾脏。

7. 肾脏触诊

采用双手触诊。触诊右肾时,检查者以左手掌托起被检者右腰部,右手掌平放在右上腹部,手指方向大致平行于右肋缘进行深部触诊,于被检者深吸气时双手夹触肾脏。如触到光滑钝圆的脏器,可能为右肾下极。用同样的方法触诊左肾。

8. 膀胱触诊

被检者取仰卧屈膝位,检查者用右手自脐开始向耻骨方向触摸。

三、叩诊

1．肝浊音界

叩诊肝上界时,沿右锁骨中线、右腋中线和右肩胛线由肺区向下叩诊,当清音转为浊音时,即为肝上界。叩诊肝下界时,由腹部鼓音区向上叩,鼓音转为浊音时提示为肝下界,但不太可靠。

2．脾叩诊

采用轻叩诊法,在左腋中线上进行叩诊。

3．移动性浊音

检查者自腹中部脐水平开始向被检者左侧叩诊,发现浊音时,板指固定不动,嘱被检者右侧卧,再度叩诊,如为鼓音,表明浊音移动。以同样的方法向右侧叩诊,叩得浊音后嘱被检者左侧卧,以核实浊音是否移动。

4．膀胱叩诊

在耻骨联合上方,由上向下、由外到内进行叩诊,由鼓音转为浊音时即为膀胱边界。

四、听诊

主要听是否有肠鸣音、血管杂音等。

第六节　脊柱与四肢检查

一、脊柱

（一）脊柱弯曲度

让被检者取立位或坐位,从后面观察脊柱有无侧弯。轻度侧弯时需借助触诊确定,检查者用示指、中指或拇指沿脊椎的棘突以适当的压力往下划压,划压后皮肤出现一条红色血痕,以此痕为标准,观察脊柱有无侧弯。

（二）脊柱活动度

让被检者做前屈、后伸、侧弯和旋转等动作,观察脊柱的活动情况及有无变形等。

（三）脊柱压痛与叩击痛

压痛的检查方法:被检者取端坐位,身体稍前倾,检查者以右手拇指从枕骨粗隆开始自上而下逐个按压脊椎棘突及椎旁肌肉,正常时每个棘突及椎旁肌肉均无压痛,如有压痛,提示压痛部位可能有病变。叩击痛的检查方法有直接叩击法和间接叩击法。直接叩击法:用中指或叩诊锤垂直叩击各椎体的棘突,询问被检者有无疼痛;间接叩击法:让被检者取坐位,检查者将左手掌置于被检者头部,右手半握拳以小鱼际肌部位叩击左手背,询问被检者有无疼痛。

二、颈椎特殊试验

（一）压头试验

被检者取端坐位，检查者双手重叠放在被检者头顶部，向下加压后，如被检者出现颈痛或上肢放射痛，即为阳性。

（二）前屈旋颈试验

被检者头颈部前屈并左右旋转，如颈椎处感觉疼痛即为阳性。

（三）旋颈试验

被检者取坐位，头稍后仰，并自动向左、右做旋颈动作，如出现头昏、头痛、视力模糊，提示椎动脉型颈椎病。

（四）颈静脉加压试验

被检者仰卧，检查者以双手指按压两侧颈静脉，如其颈部及上肢疼痛加重，则为根性颈椎病。

三、腰骶部特殊试验

（一）直腿抬高试验

被检者仰卧，双下肢平伸，检查者一手握被检者踝部，另一手置于大腿伸侧，分别做双侧直腿抬高动作，若抬高不足 70°且伴下肢后侧的放射性疼痛，即为阳性。

（二）屈颈试验（Linder 征）

被检者仰卧或端坐位或直立位，检查者一手置于被检者胸前，另一手置于其枕后，缓慢、用力地上抬其头部，使颈前屈，若出现下肢放射性疼痛，即为阳性。

（三）股神经牵拉试验

被检者俯卧，髋关节、膝关节完全伸直，检查者将一侧下肢抬起，使髋关节过伸，如大腿前方出现放射性疼痛，即为阳性。

四、四肢与关节特殊试验

（一）浮髌试验

被检者取平卧位，下肢伸直放松，检查者一手虎口卡于被检者髌骨上极，并加压压迫髌上囊，使关节液集中于髌骨底部，另一手示指垂直按压髌骨并迅速抬起，按压时髌骨与关节面有碰触感，松手时髌骨浮起，即为浮髌试验阳性。

（二）拇指指甲滑动试验

检查者以拇指指甲背面沿髌骨表面自上而下滑动，如有明显疼痛，可能为髌骨骨折。

（三）侧方加压试验

被检者取仰卧位，膝关节伸直，检查者一手握住踝关节向外侧推抬，另一手置于膝关节上方向内推压，如出现膝关节内侧疼痛，则提示内侧副韧带损伤；如向相反方向加压，出现外侧膝关节疼痛，则提示外侧副韧带损伤。

第七节 神经系统检查

一、运动功能

（一）肌力检查

肌力检查时，让被检者做肢体伸屈动作，检查者从相反方向给予阻力，测试被检者对阻力的克服力量。肌力的记录采用0~5级的六级分级法。

0级：完全瘫痪，测不到肌肉收缩；

1级：仅测到肌肉收缩，但不能产生动作；

2级：肢体在床面上能水平移动，但不能抬离床面；

3级：肢体能抬离床面，但不能抗阻力；

4级：肢体能做抗阻力动作，但较正常差；

5级：正常肌力。

（二）肌张力检查

肌张力检查时，嘱被检者肌肉放松，检查者根据触摸肌肉的硬度以及伸屈其肢体时感知肌肉对被动伸屈的阻力作出判断。

1. 肌张力增高

触摸肌肉呈坚实感，伸屈肢体时阻力增加，可表现为痉挛状态和铅管样强直。痉挛状态是指在被动伸屈肢体时，起始阻力大，终末突然阻力减弱，也称折刀现象，为锥体束损害的表现。铅管样强直是指伸肌和屈肌的肌张力均增高，做被动运动时各个方向的阻力增加均匀一致，为锥体外系损害的表现。

2. 肌张力降低

肌肉松软，伸屈肢体时阻力降低，关节运动范围扩大。

二、共济运动

（一）指鼻试验

嘱被检者先以示指接触距其前方0.5 m处检查者的示指，再以示指触自己的鼻尖，动作由慢到快，先睁眼，后闭眼，重复进行。

（二）跟-膝-胫试验

嘱被检者仰卧，上抬一侧下肢，将足跟置于另一下肢膝盖下端，再沿胫骨前缘向下移动，先睁眼，后闭眼，重复进行。

三、感觉功能

(一) 浅感觉

1. 痛觉

用针尖均匀地轻刺被检者皮肤,询问其是否感到疼痛。然后交替使用针尖和针帽轻刺皮肤进行比较,以避免痛觉与触觉混淆。

2. 触觉

用棉签轻触被检者皮肤或黏膜,询问被检者有无感觉。

3. 温度觉

用盛有热水(40 ℃ ~ 50 ℃)或冷水(5 ℃ ~ 10 ℃)的玻璃试管交替接触被检者皮肤,嘱被检者辨别冷热感。

(二) 深感觉

1. 运动觉

检查者轻轻夹住被检者的手指或足趾两侧,向上或下移动,让被检者根据感觉说出"向上"或"向下"。

2. 位置觉

检查者将被检者的一侧肢体摆放成一个姿势,让被检者描述该姿势或用对侧肢体模仿该姿势。

3. 震动觉

用震动着的音叉柄置于被检者骨突处,询问有无震动的感觉。

(三) 复合感觉

1. 皮肤定位觉

检查者以手指或棉签轻触被检者皮肤某处,让被检者说出被触部位。

2. 两点辨别觉

以钝脚分规轻轻刺激皮肤上的两点,检测被检者辨别两点的能力。

3. 实体觉

嘱被检者用单手触摸熟悉的物体如钢笔、尺和书本等,让被检者说出物体的名称。

4. 体表图形觉

在被检者的皮肤上画图形,如圆、四方形、三角形等,让被检者说出所画图形的名称。

四、神经反射

(一) 浅反射

1. 角膜反射

嘱被检者睁眼向内注视,以捻成细束的棉絮从被检者视野外接近并轻触外侧角膜,正常反应为被刺激侧迅速闭眼和对侧也出现眼睑闭合反应。检查时注意避免触及睫毛。

2. 腹壁反射

被检者仰卧,下肢稍屈曲,使腹壁松弛,然后用钝头竹签分别沿肋缘下、脐平线及腹股沟,由外向内划两侧腹壁皮肤,分别称为上、中、下腹壁反射。正常反应是上、中、下局部腹肌收缩。

3. 提睾反射

用竹签由下而上轻划股内侧上方皮肤,可引起同侧提睾肌收缩、睾丸上提。

4. 跖反射

被检者仰卧,下肢伸直,检查者手持被检者踝部,用钝头竹签划足底外侧,由足跟向前至近小趾跖关节处转向踇趾侧,正常反应为足跖屈曲。

5. 肛门反射

用大头针轻划肛门周围皮肤,可引起肛门外括约肌收缩。

(二) 深反射

1. 肱二头肌反射

被检者前臂屈曲,检查者以左手拇指置于被检者肘部肱二头肌肌腱上,然后右手持叩诊锤叩击左手拇指,可使被检者肱二头肌收缩,前臂快速屈曲。

2. 肱三头肌反射

被检者外展前臂,半屈曲肘关节,检查者用左手托住其前臂,右手持叩诊锤叩击被检者鹰嘴上方的肱三头肌肌腱,可使肱三头肌收缩,引起前臂伸展。

3. 桡骨膜反射

被检者前臂置于半屈半旋前位,检查者以左手托住其前臂,并使腕关节自然下垂,随即用叩诊锤叩击被检者桡骨茎突,可引起肱桡肌收缩,发生屈肘和前臂旋前动作。

4. 膝反射

坐位检查时,被检者小腿完全松弛下垂,与大腿成直角(卧位检查时被检者仰卧),检查者左手托起其膝关节使之屈曲约120°,用右手持叩诊锤叩击膝盖髌骨下方股四头肌腱,可引起小腿伸展。

5. 跟腱反射

被检者仰卧,髋及膝关节屈曲,下肢取外旋展位,检查者左手将被检者足部背屈成直角,以叩诊锤叩击跟腱,正常反应为腓肠肌收缩,足向跖面屈曲。

6. 踝阵挛

被检者仰卧,髋与膝关节稍屈,检查者一手持被检者小腿,另一手持被检者足掌前端,突然用力使踝关节背屈并维持之,阳性反应为腓肠肌与比目鱼肌发生连续性节律性收缩。

7. 髌阵挛

被检者仰卧,下肢伸直,检查者以拇指与示指控制住其髌骨上缘,用力向远端快速连续推动数次后维持推力,阳性反应为股四头肌发生节律性收缩,使髌骨上下移动。

(三) 病理反射

1. 巴彬斯基(Babinski)征

患者仰卧,下肢伸直,检查者用棉签沿被检者足底外侧缘,由后向前至小趾近跟部并转向内侧,阳性反应为踇趾背伸,余趾呈扇形展开。

2. 奥本汉姆(Oppenheim)征

检查者用拇指和示指沿被检者胫骨前缘用力由上向下滑压,阳性反应表现同Babinski 征。

3. 戈登(Gordon)征

检查时用手以一定力量捏压腓肠肌,阳性反应同 Babinski 征。

4. 霍夫曼(Hoffman)征

检查者左手持被检者腕部,然后以右手中指和示指夹住被检者中指并稍向上提,使腕部处于轻度过伸位,以拇指迅速弹刮被检者的中指指甲,引起其余四指掌屈为阳性反应。

(四)脑膜刺激征

1. 颈项强直

被检者仰卧,检查者以一手托被检者枕部,另一手置于其胸前做屈颈动作。如这一被动屈颈检查时感觉到抵抗力增强,即为颈部阻力增高或颈项强直。

2. 凯尔尼格(Kernig)征

被检者仰卧,一侧下肢髋、膝关节屈曲成直角,检查者将被检者小腿抬高伸膝,正常人膝关节可伸达135°以上。如伸膝受阻且伴疼痛与屈肌痉挛,则为阳性反应。

3. 布鲁津斯基(Brudzinski)征

被检者仰卧,下肢伸直,检查者一手托起被检者枕部,另一手按于其胸前,当头部前屈时,双髋与膝关节同时屈曲为阳性反应。

附:体格检查纲要

体温: ℃;脉搏: 次/min;呼吸: 次/min;血压: mmHg

一般状况:发育(正常、异常),营养(良好、中等、不良、肥胖),神志(清楚、淡漠、模糊、昏睡、谵妄、昏迷),体位(自主、被动、强迫),面容与表情(安静、忧虑、烦躁、痛苦,急、慢性病容或特殊面容),检查能否合作。

皮肤、黏膜:颜色(正常、潮红、苍白、发绀、色素沉着),温度,弹性,有无水肿、皮疹、瘀点、紫癜、皮下结节、肿块、蜘蛛痣、肝掌、溃疡和瘢痕等,毛发的生长及分布。

淋巴结:全身或局部淋巴结有无肿大(部位、大小、数目、硬度、活动或者粘连情况),局部皮肤有无红肿、波动、压痛、瘘管、瘢痕等。

头部及其器官:

头颅:大小,有无肿块、压痛、瘢痕,头发(量、色泽、分布)。

眼:眉毛(脱落、稀疏),睫毛(倒睫),眼睑(水肿、运动、下垂),眼球(凸出、凹陷、运动、斜视、震颤),结膜(充血、水肿、苍白、出血、滤泡),巩膜(黄染),角膜(云翳、白斑、软化、溃疡、瘢痕、反射、色素环),瞳孔(大小、形态、对称或不对称、对光反射与辐辏反射)。

耳:有无畸形、分泌物、乳突压痛、听力改变。

鼻:有无畸形、鼻翼翕动、分泌物、出血、阻塞,有无鼻中隔偏曲或鼻窦压痛等。

口腔:气味,有无张口呼吸,唇(畸形、颜色、疱疹、皲裂、溃疡、色素沉着),牙齿(龋齿、缺齿、义齿、残根、斑釉齿),牙龈(色泽、肿胀、溃疡、溢脓、出血、铅线),舌(形态、舌质、舌苔、溃疡、运动、震颤、偏斜),颊黏膜(发疹、出血点、溃疡、假膜),喉(发音清晰、嘶哑、喘鸣、失音)。

颈部:是否对称,有无强直,有无颈静脉怒张,肝颈静脉回流征阳性与否,颈动脉有无异常搏动,气管位置,甲状腺(大小、硬度、压痛、结节、震颤、血管杂音)。

胸部:

胸廓(对称、畸形,有无局部隆起或塌陷、压痛),呼吸(频率、节律、深度),乳房(大小、乳头有无红肿、压痛、肿块和分泌物),胸壁有无静脉曲张、皮下气肿等。

肺:

[视诊] 呼吸运动(两侧对比),呼吸类型,有无肋间隙增宽或变窄。

[触诊] 呼吸活动度、语颤(两侧对比),有无胸膜摩擦感、皮下捻发感等。

[叩诊] 叩诊音(清音、过清音、浊音、实音、鼓音及其部位),肺下界及肺下界移动度。

[听诊] 呼吸音(性质、强弱、异常呼吸音及其部位),有无干、湿性啰音和胸膜摩擦音,语音传导(增强、减弱、消失)等。

心:

[视诊] 心前区隆起,心尖搏动或心脏搏动位置、范围和强度。

[触诊] 心尖搏动的性质及位置,有无震颤(部位、时期)和心包摩擦感。

[叩诊] 心脏左、右浊音界,可用左侧和右侧第2、3、4、5肋间距正中线的距离(cm)表示。须注明左锁骨中线距前正中线的距离(cm)。

[听诊] 心率,心律,心音的强弱,P2和A2强度的比较,有无心音分裂、额外心音、杂音(部位、性质、时期、强度、传导方向以及与运动、体位和呼吸的关系)。收缩期杂音强度用6级分法,例如描述3级收缩期杂音时,应写作"3/6级收缩期杂音";舒张期杂音分为轻、中、重三度和心包摩擦音等。

桡动脉:脉搏频率、节律(规则、不规则、脉搏短绌),有无奇脉或交替脉等,以及搏动强度,动脉壁弹性、紧张度等。

周围血管征:有无毛细血管搏动、枪击音、水冲脉和动脉异常搏动。

腹部:

[视诊] 形状(对称、平坦、膨隆、凹陷),呼吸运动,胃肠蠕动波,有无皮疹、色素、条纹、瘢痕、腹壁静脉曲张(及其血流方向)、疝和局部隆起(器官或包块)的部位、大小、轮廓,腹部体毛。

[触诊] 腹壁紧张度,有无压痛、反跳痛,有无肿块(部位、大小、形状、硬度、压痛、移动度、表面情况、搏动)。肝脏:大小(右叶以右锁骨中线肋下缘,左叶以前正中线剑突下至肝下缘多少厘米表示),质地(Ⅰ度:软;Ⅱ度:韧;Ⅲ度:硬),表面(光滑度),边缘,有无结节、压痛和搏动等。胆囊:大小、形态,有无压痛、Murphy征。脾脏:大小、质地、表面、边缘、移动度、有无压痛和摩擦感等,脾脏明显肿大时以二线测量法表示。肾脏:大小、形状、硬度、移动度、有无压痛。膀胱:有无膨胀,肾及输尿管压痛点有无压痛。

［叩诊］ 肝上界在第几肋间,肝浊音界大小(缩小、消失),有无肝区叩击痛,有无移动性浊音,肾区有无叩击痛等。

［听诊］ 肠鸣音(正常、增强、减弱、消失、金属音),有无振水音和血管杂音等。

肛门指检:视病情需要进行检查。有无狭窄、肿块、触痛、指套染血等。

外生殖器:根据病情需要进行相应检查。男性:包皮、阴囊、睾丸、附睾、精索,有无发育畸形、鞘膜积液等。女性:应请妇科医生检查,包括外生殖器(阴毛、大小阴唇、阴蒂、阴阜)和内生殖器(阴道、子宫、输卵管、卵巢)。

脊柱:活动度,有无畸形(侧凸、前凸、后凸)、压痛和叩击痛等。

四肢:有无畸形,有无杵状指(趾)、静脉曲张,有无骨折及关节红肿、疼痛、压痛、积液、脱白、强直,有无水肿、肌肉萎缩等,记录肌力及肌张力变化。

神经反射:

［生理反射］ 浅反射(角膜反射、腹壁反射、提睾反射)、深反射(肱二头肌、肱三头肌及膝腱、跟腱反射)。

［病理反射］ 巴彬斯基征、奥本汉姆征、戈登征、查多克征、霍夫曼征。

［脑膜刺激征］ 颈项强直、凯尔尼格征、布鲁津斯基征。

(刘志华)

第 二 章

病 史 询 问 技 能

第一节 问诊的方法和技巧

问诊的方法与技巧直接影响所获取的病史资料的质量。临床背景不同,问诊的方法和技巧也会有所区别。

问诊开始时,要多和患者沟通,建立良好的医患关系。患者由于对医疗环境生疏和对疾病的担心,常有紧张情绪,对接诊的医生不熟悉,不敢畅所欲言。因此,医生接触患者时应主动创造一种宽松和谐的环境,以解除患者的不安情绪。

平等待人是医患双方沟通的前提。患者首先是一个平等的社会人,然后才是一个需要帮助的人。医务人员对患者是否有同情心,是患者是否愿意与医务人员沟通的关键。医务人员只有对患者有同情心,才能和患者有共同语言,从而与患者进行有效沟通。从有效沟通层面上获取的信息才是真实可靠的。

尊重患者,仔细倾听患者对疾病病情的叙述。患者文化程度不同,对疾病过程的记忆程度不同,叙述不全、讲错都可能发生,医务人员不能表现出不耐烦的情绪,甚至责难患者。注意保护患者的隐私,切忌随便泄漏其隐私或取笑、歧视患者。

运用得体的称呼语。合适的称呼是建立良好沟通的起点。称呼得体,会给患者留下良好的第一印象,为以后的交往打下互相尊重、互相信任的基础。对患者如何称呼要根据患者的身份、职业、年龄等具体情况因人而异,力求恰当。尽量避免直呼其名,尤其是初次见面呼名唤姓不礼貌,也不可用床号取代称谓。与患者谈及其配偶或家属时,适当用尊称,以示尊重。

问诊可先从礼节性的交谈开始,如打招呼、自我介绍,以营造一种轻松、和谐的会谈气氛。尽量直接询问患者,再从其亲属或知情者处获得更多的资料。询问时应遵循从一般性提问到直接提问的原则,先提一般性问题,使患者有主动、自由表达的可能,这样便于全面了解患者的情况。如可以先问"您哪儿不舒服?"在患者一般性叙述的基础上再直接提问,即针对性提问,这样便于医务人员对关键的信息有较肯定的答案,从而有利于疾病的诊断和鉴别诊断。

尽量让患者叙述疾病的全过程。病程有长有短,病情有轻有重,让患者自己叙述疾病的全过程,有助于医师了解患者疾病的概况,在此基础上再询问,省时省力,且获得的资料比较客观。在患者叙述病情时,不要轻易打断患者的讲话,以免中断患者的思路,导致患者叙述不连贯,使获得的资料不完整,有时甚至不客观。但如果患者在叙述病情时离题,甚至讲些与疾病毫不相干的事情,此时,可以针对性地提一个问题,把患者的注意力拉回到疾病上来。

围绕主诉展开。围绕患者就诊的主要症状展开,有助于掌握疾病的发展顺序及整个过程,既系统全面,又重点突出。例如,如果患者来院就诊的突出表现为腹痛,则应询问腹痛起病情况,腹痛的部位、时间、性质、严重程度,加重与减轻腹痛的方式及有无伴随症状等。

第二节　问诊的注意事项

问诊时既要严肃认真,又要平易近人,即让患者感受到医生对他既有责任感,又像亲人、朋友一样易于沟通和交流,这样他们才会对医生畅所欲言。

患者文化背景不同,来自五湖四海,对普通话的理解能力不尽相同,加上有些医生普通话不够标准,他们可能对医生的讲话产生理解偏差。因此,医生最好用患者能听懂的语言询问,如仍有困难,可找能听懂患者说话的同事或患者家属翻译。另外,讲话要通顺、简练,意思要表达清楚,尽量避免使用医学术语。例如,问痢疾患者"有没有里急后重"的话,患者可能不懂;但如果改为"有没有大便次数很多,量少,每次大便很急,刚结束站起来,又急着要大便这样的情况"这样的提问,患者就能听懂。

避免诱问、强迫患者表态,更不能责难性提问。医生不能主观武断,在措词上暗示期望的答案,使患者易于默认或附和医生的诱问。例如,问诊胸痛患者时,不要问"胸痛时放射到左肩、左臂内侧,是吗?"病程时间长,患者可能记忆不太清楚,甚至表述前后矛盾,此时不能强迫患者表态,不能责怪患者,更不能说些有伤感情的话,如"你怎么答非所问?""你说话怎么颠来倒去?""你记性怎么那么差?"等等。

尽量避免重复提问。问诊时应及时做记录,以免遗忘,尽量减少重复提问。不及时记录,反复重复提问易引起患者反感,觉得你不认真,不负责任,从而失去对你的信任。问诊时所获得的资料比较粗糙,有的与疾病有关,有的关系不大,有的重要,有的不重要,需要及时整理分析,然后向患者复述一遍,看是否符合患者的实际情况。如有不符合的,及时纠正。对重危患者,则只需简要问诊后即进行重点体检,并立即抢救,待病情稳定后再补充病史。

第三节　问诊的内容和顺序

良好的问诊内容框架及顺序对收集客观和完整的病史会大有帮助。以下是全面、系统的病史采集内容,即住院病历所要求的内容。

一、一般项目

一般项目包括患者姓名、性别、年龄、婚否、民族、职业、籍贯(出生地)、现住址(工作单位)、入院日期(急、重症者应注明时刻)、记录日期、病史陈述者、可靠程度。若病史陈述者并非患者本人,则应问清其与患者的关系。上述内容不能遗漏,顺序不应颠倒,书写不能含糊有误。年龄应是实足年龄。现在住址应详细填写,这对掌握病情、及时处理或随访具有重要意义。

二、主诉

主诉为患者感受最主要的痛苦或最明显的症状和(或)体征,也就是本次就诊最主要的原因,及其持续时间。确切的主诉可初步反映病情轻重与缓急,并提供对某系统疾患的诊断线索。在主诉的问诊和记录过程中应当注意如下要点:

(1)主诉应简明扼要,以简洁的语言来描述,应少于20个字;避免用诊断名词,也不能用方言、土语或含糊不清的词语。

例1:"发热、咳嗽1周,右侧胸痛2 d。"

例2:"腹痛、腹泻、脓血便2 d。"

例3:"多食、多饮、多尿伴体重下降3个月。"

下列主诉描写不正确:

例1:"心绞痛1周。"

例2:"肚子痛、拉稀2 d。"

例3:"心里感觉麻烦好几天。"

(2)对病史长和病情复杂的患者,应综合分析以归纳出更能反映病情特征的主诉。

例1:"反复咳嗽20年,心悸、气促3年,下肢水肿半个月。"

例2:"活动后胸闷气急3年,不能平卧1周。"

主诉"活动后胸闷、气急5年"结构完整,但未反映出本次就诊原因,故欠妥。

(3)主诉应完整,包括症状(部位)和症状持续时间。主诉"活动后胸骨后闷痛"缺症状持续时间,不完整。

(4)主诉可引出第一诊断,通过主诉的描述,一般可初步估计患者所患的是哪一系统的疾病及其缓急,从而为进一步明确诊断、制订诊疗计划指明方向。

例1:"发热、咳嗽1周,右侧胸痛2 d",首先考虑呼吸系统疾病。

例2:"活动后心慌、气短5年,下肢水肿10 d",应考虑循环系统疾病。

例3:"上腹部反复疼痛2年,伴呕血3 h",应考虑消化系统疾病。

例4:"乏力、皮肤与黏膜紫癜2个月",应考虑血液系统疾病。

例5:"多饮、多尿、多食、消瘦1个月",应考虑糖尿病。

(5)对当前无症状、诊断资料和入院目的十分明确的患者,可直接以入院目的作为主诉。

例1："腹部 B 超检查发现胆囊结石2周。"

例2："体检发现心脏杂音1周。"

[举例]

病例1：3年来,秋冬季反复发作剑突下饥饿样隐痛不适,常于空腹时发作,餐后2~3 h 或后半夜发生,进食后有所减轻,有时伴返酸、嗳气。1天来又出现剑突下疼痛,呈持续性、烧灼样疼痛,程度较前加重,解柏油样稀糊状黑便4次,总量约1 000 mL,伴乏力、头昏、心悸、口干。无呕血、进行性消瘦等。

主诉:上腹部反复饥饿样隐痛3年,黑便1 d。

病例2:1年前在爬山过程中出现胸部不适,休息后缓解。此后,在骑车上坡时,迎风疾走时会出现胸痛,向左肩放射,持续3~5 min,停止活动后好转。曾去医院门诊,心电图检查正常。

主诉:活动后胸闷、胸痛1年。

病例3：1天前胸骨后闷痛不适,向左臂内侧放射,伴出汗,2 h 后逐渐缓解,现无明显不适。

主诉:1天前出现胸骨后闷痛,持续2 h。

三、现病史

现病史是病史的主要组成部分,包括患者现在所患疾病从最初起病到本次就诊(或住院)时疾病的发生、发展及其变化的全过程。可在患者主诉的基础上通过进一步详细询问获得。

(一) 现病史的书写要求

(1) 应与主诉紧密结合,有鉴别诊断资料;

(2) 能反映主要疾病的发展变化过程;

(3) 简要记述入院前的诊疗过程及效果;

(4) 重点突出,层次清楚,概念明确。

(二) 现病史的内容

(1) 患病时间与起病情况:要问准起病的时间、地点、环境,急性起病或慢性起病,在平静状态或运动中发病,发病的可能原因或诱因。现病史时间应与主诉时间保持一致。急性起病如急性心肌梗死、脑出血等,慢性起病如酒精性肝硬化等;在剧烈运动中出现的胸痛多为心绞痛,睡眠醒来出现一侧肢体活动障碍,多为脑血栓形成所致。

(2) 主要症状的特征:要详细询问主要症状出现的部位、性质、持续时间、程度、缓解方法或加剧因素。①部位:如腹痛,要问清腹部的哪个部位(右上腹部、左上腹部、脐周围、右下腹部、全腹部等)疼痛最明显。②性质:如疼痛性质是否为钝痛、锐痛、灼痛、胀痛、绞痛、隐痛等。③程度:指患者的主观感觉。如疼痛有轻度或剧烈,能否忍受;发热有高热或低热等。④持续时间:不同疾病的主要症状和持续时间各异,如心绞痛发作一般持续3~5 min,而急性心肌梗死引起的胸痛可持续数小时或数天;消化性溃疡引起的上腹痛可持续数日或数周。

⑤缓解方法或加剧因素:如心绞痛发作时,患者立即停止活动,舌下含服硝酸甘油片可很快缓解,而情绪激动或劳累、饱餐等情况易诱发心绞痛发作。

(3)病情的发展与演变:包括患病过程中主要症状的变化或新症状的出现,都可视为病情的发展与演变。要询问患者患病过程中主要症状的变化,如主要症状是进行性还是间歇性,是反复发作还是持续存在,是逐渐好转还是加重恶化;症状的规律性有无变化,其变化的时间及原因等。如对风湿性心脏病心衰水肿患者,可循着"什么时候出现发热、关节痛""什么时候发现心脏杂音""什么时候出现活动后气急""什么时候有下肢水肿""本次发病情况如何"等问题进行问诊。

(4)伴随症状:在主要症状的基础上又同时出现一系列的其他症状,这些伴随症状常常是鉴别疾病的依据。例如:腹泻可能为多种病因的共同症状,单凭此不易作出诊断;腹泻伴呕吐,可能为饮食不洁或误食毒物引起的急性胃肠炎;腹泻伴里急后重,结合季节可考虑细菌性痢疾。因此,与鉴别诊断有关的阴性症状亦应询问。一份好的病史不应放过任何一个主要症状之外的细小伴随迹象,因为它们往往在明确诊断方面起到不可忽视的作用。

(5)入院前诊治情况:要简明扼要地询问患者发病后有无就医,此次就诊前曾在何时何地做过何项检查,检查结果如何,做过何种治疗,用药的名称、剂量、用法及效果如何,有无不良反应等。

(6)一般情况:简要了解患者起病后的精神状态、饮食、睡眠、体重、体力、大小便等情况,这些内容对全面估计预后及制订辅助治疗措施是十分有用的。

四、既往史

患者过去的健康状况与现有疾病常有密切关系,应详细询问。询问既往史时,应按时间先后顺序,自幼年起详细询问,重点记录主要病情经过,当时诊断情况及治疗效果,以及并发症和后遗症。一般不应用病名去提问,应按照某种疾病的重点症状询问。如要了解既往是否患过肺结核,则应问既往有无慢性咳嗽、咳血丝痰或咯血、午后发热、夜间盗汗、食欲减退、身体消瘦等症状或体征。既往史包括如下内容:

(1)过去健康状况及患过的疾病,重点了解与现有疾病有密切关系的疾病,只知道诊断、不了解证据者可写病名,但应加引号。诊断不肯定者,则简述其症状。例如:对风湿性心瓣膜病患者,应询问过去是否反复发生咽痛和游走性关节痛等。

(2)有无急、慢性传染病史及传染病接触史,有者应注明具体患病日期、诊断及治疗情况。

(3)外伤及手术史。

(4)预防接种史,包括接种疫苗种类及最近一次接种日期。

(5)有无中毒及药物过敏史。

五、系统回顾

系统回顾是为了避免在问诊过程中患者或医生忽略或遗漏的除现有疾病以外的其他各

系统的疾病而设立的问诊内容,是住院病历不可缺少的部分。它可以帮助医生在短时间内扼要地了解患者的某个系统是否发生过疾病,以及这些已发生过的疾病与本次疾病之间是否存在因果关系。

系统回顾问诊的主要内容如下:

(一)呼吸系统

包括咳嗽、咳痰、咯血、胸痛、呼吸困难等。

(二)循环系统

包括心悸、气促、发绀、心前区疼痛、端坐呼吸、血压增高、晕厥、下肢水肿等。

(三)消化系统

包括食欲减退、吞咽困难、腹痛、腹泻、恶心、呕吐、呕血、便血、便秘、黄疸等。

(四)泌尿系统

包括尿频、尿急、尿痛、血尿、排尿困难、夜尿增多、颜面水肿、尿道异常分泌物等。

(五)造血系统

包括皮肤苍白、头晕眼花、乏力、皮肤出血点、瘀斑、淋巴结肿大、肝脾肿大等。

(六)内分泌、代谢系统

包括多饮、多尿、多食、怕热、多汗、怕冷、乏力、显著肥胖或消瘦、色素沉着、闭经等。

(七)神经系统

包括头痛、记忆力减退、语言障碍、感觉异常、瘫痪、惊厥等。

(八)肌肉骨骼系统

包括疼痛、关节红肿、关节畸形、运动障碍、肌肉萎缩、肢体无力等。

六、个人史

(一)社会经历

包括出生地、居住地区和居留时间(尤其是疫源地和地方病流行区)、受教育程度、经济生活和业余爱好等。

(二)职业及工作条件

包括工种、劳动环境、接触工业毒物的情况及时间。

(三)习惯与嗜好

包括起居与卫生习惯、饮食的规律与质量、烟酒嗜好与摄入量,以及其他嗜好和麻醉毒品等。

(四)不洁性交史

包括有否患过淋病性尿道炎、尖锐湿疣和梅毒等疾病。

七、婚姻史

记述婚姻状况(未婚或已婚)、结婚年龄、配偶健康状况、夫妻关系等。

八、月经史和生育史

对女性患者,应了解月经情况,包括初潮年龄、月经周期和经期天数、经血量和颜色、经期症状、有无痛经与白带、末次月经日期(LMP)、闭经日期、绝经年龄等。妊娠与生育次数、人工流产或自然流产次数,有无早产、死胎、手术产、胎儿先天畸形或胎儿先天性疾病、妊娠高血压综合征、产褥热及产后大出血等情况。对男性患者,也应询问有无患过影响生育的疾病。

九、家族史

家族史应包括以下内容:

(1) 父母、兄弟姐妹及子女的健康状况。如已死亡,则要问明死亡原因和年龄。

(2) 家族中有无传染病(如结核、肝炎等)、先天性疾病、遗传性疾病(如血友病、白化病等)或与遗传有关的疾病(如糖尿病、精神病和高血压病等)。

(3) 必要时应了解患者非直系亲属的健康状况,如对血友病患者应追问外祖父、舅父及姨表兄弟等有无类似疾病,可绘出家谱图示明。

附:问诊内容纲要

(一) 一般项目 (general data)。

(二) 主诉(chief complaints,CC)。

(三) 现病史(history of present illness, HPI):即疾病的全过程,它是病史的主体。

1. 疾病的发生:日期、时间、缓急程度。

2. 病因及诱因。

3. 症状特点:部位、性质、时间、程度、加重与缓解因素。

4. 病情发展与演变:主要症状的变化,新症状的出现。

5. 伴随症状:重要阴性症状也应反映出来。

6. 诊治经过:病名、药名、剂量、疗程。

7. 病后一般情况的变化。

(四) 过去史(past history,PH)。

1. 一般健康情况。

2. 曾患疾病,包括传染病。

3. 外伤手术史。

4. 预防接种史。

5. 过敏史。

(五) 系统回顾(review of system,ROS):全面估计各系统状态。

(六) 个人史(personal history,PH)。

1. 一般资料(社会经历)：出生地、居留地区、受教育情况。

2. 职业、工作条件。

3. 习惯与嗜好。

4. 冶游史。

（七）月经史(menstrual history)。

（八）婚姻史(marital history)。

（九）生育史(childbearing history)。

（十）家族史(family history, FH)。

1. 双亲、兄弟姊妹及子女健康情况。

2. 家族中有无结核、肝炎、性病等传染病。

3. 有无家族性遗传病，如糖尿病、血友病等。

（刘志华）

第 三 章

内科常用诊疗技能

第一节 胸部及肺体格检查中应注意的一些问题

胸部指颈部以下和腹部以上的区域。胸部的物理检查临床上沿用已久,设备条件要求不高,使用方便,并能搜集到许多具有重要价值的资料和征象,因此它对胸部疾病的诊断具有十分重要的意义。

传统的胸部物理检查包括视诊、触诊、叩诊和听诊4个部分。检查应在合适的温度和光线充足的环境中进行。被检者尽可能暴露全部胸廓,视病情或检查需要采取坐位或卧位,全面系统地按视、触、叩、听顺序进行检查。一般先检查前胸部及两侧胸部,后检查背部。这样既可克服只注意叩诊和听诊而忽略视诊和触诊的倾向,又可避免重要体征的遗漏。

胸廓内含有心、肺等重要脏器,胸部检查的目的就是判断这些脏器的生理、病理状态。胸廓内各脏器的位置可通过体表检查予以确定。为标记正常胸廓内部脏器的轮廓和位置以及异常体征的部位和范围,熟识胸廓上的自然标志和人为的画线具有十分重要的意义。

视诊时,被检者一般采取坐位或仰卧位,脱去上衣,使腰部以上的胸部得到充分暴露。室内环境要舒适温暖。良好的光线十分重要。当卧位检查前胸壁时,光线应从上方直接照射在被检者前面;而检查后胸壁时,光线可自上方投射在被检者的背面;检查两侧胸壁时,可用同样的光线,于检查者将被检者由前面转向后面时进行检查。检查胸壁时,除应注意营养状态、皮肤和骨骼肌发育的情况外,还应着重检查胸壁静脉、肋间隙,观察胸廓有无畸形,呼吸运动、呼吸频率和呼吸节律有无异常。

触诊前医师要向被检者讲明触诊的目的,取得被检者的密切配合,医师的手应温暖,手法应轻柔,以免引起肌肉紧张,影响检查效果。要注意检查胸廓的对称性、扩张度、胸壁压痛及挤压痛、捻发感、振动感、语音震颤(又称触觉震颤)和胸膜摩擦感。

胸廓或肺部的叩诊方法有间接叩诊法和直接叩诊法两种,以间接叩诊法最常用。叩诊时,板指应平贴于肋间隙并与肋骨平行,叩击力量要均匀,轻重适宜,用右手中指的指尖以短而稍快的节律重复叩击板指第2节指骨前端,每次叩击2~3下。正确的叩击方法是:前臂应尽量固定不动,主要由腕关节的运动来完成。胸部叩诊时,被检者取坐位或仰卧位,放松肌肉,两臂垂放,呼吸均匀。叩诊按一定顺序进行,并作左右、上下、内外对比,注意叩诊音的变化。叩诊时要注意影响叩诊音的因素,熟悉叩诊音的分类,各自的特点,两侧比较,注意叩诊音在强度、音调、时限和性质方面具有各自的特点。

肺部听诊时,被检者取坐位或卧位。一般由肺尖开始,自上而下分别检查前部、侧胸部和背部(与叩诊相同)。听诊前胸部时沿锁骨中线和腋前线,听诊侧胸壁时沿腋中线和腋后线,听诊背部时沿肩胛线,自上而下逐一肋间进行,而且上下、左右对称的部位要进行对比。被检者微张口均匀呼吸,必要时可做较深的呼吸或咳嗽数声后立即听诊,这样更有利于察觉呼吸音及附加音的改变。注意肺泡呼吸音的强弱与性别、年龄、呼吸的深浅、肺组织弹性的大小及胸壁的厚薄等有关,男性的肺泡呼吸音较女性的强;儿童的肺泡呼吸音较老年人的强;肺泡组织较多、胸壁肌肉较薄的部位(如乳房下部及肩胛下部)的肺泡呼吸音最强,其次为腋窝下部,而肺尖及肺下缘区域则较弱。此外,矮胖体型者的肺泡呼吸音较瘦长者的弱。

听诊时要注意气管呼吸音、支气管呼吸音、支气管肺泡呼吸音和肺泡呼吸音这4种正常呼吸音的强度、音调、吸呼比、性质和正常听诊区域的特征。同时应注意异常呼吸音的种类、各自特点及产生的原因。啰音是呼吸音以外的附加音,正常情况下并不存在,故非呼吸音的改变,按性质的不同可分为湿啰音和干啰音,听诊时要注意区分两种啰音的特点、分类、发生机制、产生的原因。湿啰音的特点:断续而短暂,一次常连续出现多个,于吸气时或吸气终末较为明显,有时也出现于呼气早期,部位较恒定,性质不易变,中、小湿啰音可同时存在,咳嗽后可减轻或消失。湿啰音按音响强度不同可分为响亮性和非响亮性两种。按呼吸道腔径大小和腔内渗出物的多少分粗、中、细湿啰音和捻发音。干啰音的特点:持续时间较长,带乐性,音调较高,基音频率为300~500 Hz。吸气及呼气时均可听及,但以呼气时较为明显。其强度和性质易改变,部位易变换,在瞬间数量可明显增减。发生于主支气管以上大气道的干啰音,有时不用听诊器亦可听及,谓之喘鸣。根据音调的高低可分为高调和低调两种。高调干啰音又称哨笛音,低调干啰音又称鼾音。同时注意啰音出现的部位、局限性或广泛性。语音共振与语音震颤的产生方式基本相同,在病理情况下,语音共振的性质发生变化,要注意辨别支气管语音、胸语音、羊鸣音、耳语音的听诊音差异。最常听到胸膜摩擦音的部位是前下侧胸壁,因呼吸时该区域的呼吸运动度最大。肺尖部的呼吸运动度较胸廓下部为小,故胸膜摩擦音很少在肺尖听及。胸膜摩擦音可随体位的变动而消失或复现。胸腔积液的多少也会影响胸膜摩擦音的产生,当胸腔积液较多时,摩擦音可消失,在积液吸收过程中可再出现。当纵隔胸膜发炎时,于呼吸及心脏搏动时均可听到胸膜摩擦音。胸膜摩擦音通常于呼、吸两相均可听到,一般于吸气末或呼气初较为明显,屏气时即消失。深呼吸或在听诊器体件上加压时,胸膜摩擦音的强度可增加。

(张秀琴)

第二节 循环系统体格检查中应注意的一些问题

循环系统体格检查主要包括心脏的视诊、触诊、叩诊、听诊及外周血管的相关检查。循环系统是密闭的管腔,心脏周而复始地搏动以维持血液循环,因此它具有特殊的物理体征。当心脏发生病理改变,包括心肌、瓣膜、心包病变和异常通道等,将影响血流动力性甚至心腔大小,产生特有的病理体征。应扎实掌握正常的循环系统体格检查体征,认识主要的病理体征及其临床意义。

进行心脏体格检查时,被检者通常采取坐位或卧位,必要时可采取前倾坐位或侧卧位等。医师应注意被检者的面容、表情、体位和呼吸等的变化。检查顺序通常为视诊、触诊、叩诊、听诊,其中视诊和触诊常结合进行。

视诊时主要观察心前区有无异常隆起,因为胸骨发育成形前就有心脏扩大可影响到胸廓的外形。心前区异常隆起主要见于某些先天性心脏病及风湿性瓣膜病。另外,可适当注意心底部有无隆起及搏动,这可能与主动脉、肺动脉扩张和动脉瘤等有关。当大量心包积液时,心前区可显得饱满。

视诊结合触诊可确定心尖搏动的位置和范围。正常心尖搏动位于第5肋间左锁骨中线内0.5~1.0 cm,搏动范围直径2.0~2.5 cm。当胸壁较厚或受女性乳房遮盖时,不易看见心尖搏动,正常人中约有1/3的人心尖搏动不显见,此时可辅以触诊确定心尖搏动的部位。心尖搏动可随左侧或右侧卧位发生2~3 cm的移位,体型、妊娠等生理因素也影响心尖搏动的位置,要注意区分。

引起心尖搏动位置改变的病理因素包括心脏病变及邻近脏器病变。心尖搏动向左上移位(第4、5肋间锁骨中线外)提示右心室增大,向左下方移位(第6肋间锁骨中线外,甚至达腋前线)则见于左心室增大。胸部疾病,如一侧胸腔有萎缩性病变(胸膜粘连、增厚,肺不张),可使心脏移向患侧;一侧胸腔有扩张性病变(积液、气胸)则会使心尖搏动移向对侧。腹部疾病如腹腔肿瘤、大量腹水、肠道积气等可使横膈抬高、心尖搏动上移。而肺气肿、肺心病可在剑突下触及心尖搏动,此时要注意与腹主动脉搏动鉴别(检查者可将右手中间手指平放于剑突下,指尖指向剑突,向脊柱及头部方向适度按压,感受搏动的传导。如指尖感觉到搏动,则为右心室肥大;如指腹感觉到搏动,则为腹主动脉搏动)。

视、触诊时还要注意心尖搏动范围及强度变化。心尖搏动弥散、增强,见于甲状腺功能亢进、贫血、发热等。左心室肥大时,心尖搏动范围增大,搏动增强;右心室增大时,心尖搏动可呈抬举样(心脏收缩时出现强有力而持久的抬举,可持续到第二心音开始)。心尖搏动减弱、消失,见于肺气肿、左侧胸腔积液。心肌病变(如心肌梗死、重症心肌炎、心肌病)、心包积液时心尖搏动减弱。心脏收缩时出现心尖搏动内陷(Broadbent征),见于粘连性心包炎。

在心脏的触诊中发现震颤(手掌触及的细微颤动)具有重要的临床意义。震颤多为心脏器质性病变所致,其产生机制相当于心脏某些杂音,因此常在杂音最响亮(4/6级以上杂音)

的部位扪及震颤,震颤越强,杂音越响。通常,震颤的强弱与病变狭窄程度、血流速度和压力阶差成正比,但严重狭窄时可无震颤,瓣膜关闭不全时震颤较少见,房间隔缺损时因左右心房间压差小而一般不产生震颤,而室间隔缺损、动脉导管未闭等先天性心血管畸形时常因压差大、血流速度快而产生震颤。

分析震颤时应注意其出现的时相和部位。按出现的时期可分为收缩期震颤、舒张期震颤和连续性震颤3种。如果收缩期震颤位于胸骨右缘第2肋间,提示主动脉瓣狭窄;位于胸骨左缘第2肋间,提示肺动脉狭窄;位于胸骨左缘第3、4肋间,提示室间隔缺损。舒张期震颤位于心尖部,提示二尖瓣狭窄。连续性震颤位于胸骨左缘第2肋间,提示动脉导管未闭。

叩诊的目的是了解心界的大小。相对心浊音界反映了心脏的实际大小,绝对浊音界则是心脏裸区。叩心界常指叩诊相对心浊音界。叩诊时采用指指叩诊法,注意力度适中,掌握节奏,按一定顺序进行。测量时应记录与胸骨正中线的垂直距离。要掌握正常心脏相对浊音界的大小。

心浊音界改变可由心脏本身病变及心外因素所致。左心室增大:心左界向左下扩大,心腰凹陷,心脏浊音界呈靴形,又称"主动脉型"心脏,可见于主动脉瓣关闭不全和高血压性心脏病等。右心室增大:轻度增大时,仅有心脏绝对浊音界增大,相对浊音界增大不明显;显著增大时,相对浊音界向两侧扩大,常见于肺源性心脏病等。左、右心室增大:心浊音界向两侧扩大,且左界向左下扩大,呈普大型,常见于全心衰竭、扩张型心肌病和重症心肌炎等。左心房增大:胸骨左缘第3肋间心浊音界向外扩大使心腰部隆起。二尖瓣狭窄时,左心房及肺动脉均扩大,心腰部饱满或膨出,主动脉结缩小,心脏浊音界的外形似梨形,又称"二尖瓣型"心脏。主动脉扩张或升主动脉瘤者,第1、2肋间心浊音区增宽,常伴收缩期搏动。

心包积液时,心脏浊音界向两侧扩大,其相对浊音区与绝对浊音区几乎相同,坐位时呈三角烧瓶形,仰卧位时心底部浊音区明显增宽,心尖部浊音区可变小。心脏浊音界随体位改变而变化的特点,是鉴别心包积液还是全心扩大的要点之一。

心外因素也可影响心界,叩诊时也要注意甄别。①胸腔积液、积气时,病变同侧的心界叩不出,健侧心浊音界外移。②肺浸润或实变、肺部肿块或纵隔淋巴结肿大时,心脏浊音区与胸部病变浊音区可重叠在一起,使心脏本身的浊音区无法辨别。③重度肺气肿时,可能叩不出心浊音界。④大量腹腔积液或腹腔巨大肿瘤可使横膈抬高,心脏呈横位,叩诊时心界向左扩大。⑤胃内含气量增多时,Traube鼓音区增大,可影响心脏左界下部叩诊的准确性。⑥胸壁较厚或肺气肿时,心浊音界变小。

循环系统的特点决定了心脏听诊是心脏体格检查中信息量最多、诊断意义更重要的部分。

听诊前要知晓心脏瓣膜听诊区。受血流传导方向的影响,各瓣膜听诊区与瓣膜在体表的投影并不一致。常规的心脏瓣膜听诊区有二尖瓣听诊区、肺动脉瓣听诊区、主动脉瓣听诊区、三尖瓣听诊区等。心脏听诊要有一定的顺序,以免遗漏听诊部位。规范的顺序是按逆时针方向依次听诊,即从二尖瓣区(心尖部)开始,再依次为主动脉瓣第二听诊区、肺动脉瓣区、主动脉瓣第一听诊区和三尖瓣区。亦可从心底部开始,能较好地区分第一、第二心音,适用于在心尖部不易分清第一、第二心音的被检者。必要时在腹部、锁骨下、颈部、沿脊柱背部等进行听诊以发现血管杂音和心脏杂音的传导。

被检者可取卧位或坐位,也可根据杂音特点采取前倾位或侧卧位等,要注意不同呼吸时相对听诊的影响,必要时可观察活动、药物对心音、杂音的影响,此为动态听诊。听诊内容包括心率、心律、心音、额外心音、心脏杂音及心包摩擦音等。通过听诊可发现多种心律失常,如期前收缩、心动过速及心房颤动等。其中心房颤动的听诊特点鲜明,通过听诊即可有较明确的结论,其他心律失常则须结合心电图进行诊断。

通常听到的心音是第一、二心音,第三心音在青少年中可听到,第四心音一般听不到,如能听到多为病理性的。仔细区分第一心音(S1)、第二心音(S2)是心脏听诊的关键,由此才能将心动周期区分为收缩期和舒张期,才能对不同的听诊内容进行识别、描述并评价其临床意义。通常根据听诊部位、强度、音调、持续时间及在心动周期中发生的规律,必要时结合心尖、颈动脉触诊等加以识别。听诊时还要关注心音的改变,包括心音强度、心音性质和心音分裂等变化。

额外心音(又称附加心音),为 S1、S2 以外的心音,分为舒张期额外音及收缩期额外音两大类。舒张期额外音包括第三心音(S3)和第四心音(S4)、二尖瓣开放拍击音及心包叩击音。青少年通常可闻及 S3,属生理性,其他均为病理性附加音。病理性 S3(又称为室性奔马律、舒张早期奔马律)是心衰的重要体征。病理性 S4(又称为房性奔马律、收缩期前奔马律)发生于舒张晚期,是左室顺应性降低、舒张末期负荷过重、心房加强收缩所致,常发生于急性心肌梗死、心绞痛、高血压病、主动脉瓣狭窄等。二尖瓣开放拍击音是二尖瓣狭窄的体征,提示二尖瓣弹性尚可。心包叩击音是舒张早期心室快速充盈因缩窄心包所限,被迫突然停止而引起的振动。

收缩期额外心音分为收缩期早期额外心音和收缩中晚期额外心音。收缩期早期额外心音,又称喀喇音、半月瓣喷射音。收缩期早期喷射音呈高调、爆裂样,距 S1 约 0.07s,分瓣膜性及血管性,见于主、肺动脉瓣狭窄和体循环或肺循环高压及主、肺动脉扩张等。收缩中晚期喀喇音呈高调,时限短促,常伴有收缩中晚期杂音,与二尖瓣脱垂有关,故二尖瓣脱垂综合征又称为收缩期喀喇音-杂音综合征。

心脏杂音是心音和附加音以外持续时间较长的声音。杂音产生的常见原因有血流速度加快、瓣膜狭窄、瓣膜关闭不全、异常通道、心腔内赘生物等。结构性心脏病常具有特征性的杂音,因此要仔细听诊,以免遗漏。听诊及描述杂音均要关注杂音最响部位、出现时间、强度、性质、传导方向,及杂音与体位、呼吸、运动及某些药物的关系。杂音最响的部位常是瓣膜病变或心内分流部位所在。如二尖瓣病变杂音在心尖部闻及,主动脉病变杂音位于主动脉瓣第一、第二听诊区,室间隔缺损的杂音位于胸骨左缘第 3、4 肋间等。按杂音发生的时间可分为收缩期杂音、舒张期杂音、双期杂音及连续性杂音。除少数收缩期杂音可见于健康者外,舒张期杂音及其他杂音等均为病理性杂音。收缩期杂音强度分为 6 级,以 1~6/6 级表示。1/6 级杂音最轻,须仔细听诊才能发现;2/6 级杂音轻,但初听即可发现;3/6 级杂音明显,不太注意时也能听到;4/6 级杂音响亮,可伴有震颤;5/6 杂音更为响亮,听诊器体件稍接触胸壁即可闻及;6/6 级杂音极响亮,听诊器体件离开胸壁也可听到。生理性杂音强度一般小于 3/6 级;3/6 级以上的杂音,尤其伴有震颤者多为器质性杂音。舒张期杂音分为轻、中、重度,亦可按收缩期杂音强度分级表示。根据杂音的音色、音调,常将杂音的性质描述为柔和、粗糙、吹风样、叹息样、隆隆样、机器样、乐音样、鸥鸣样等。如主动脉瓣关闭不全的杂音为舒张期叹息样杂音;二尖瓣狭窄的杂音为舒张期隆隆样杂音。如运动可增快心率,增加血流速度,使瓣膜狭窄所致的杂音增强;深吸气时胸腔内压力降低,回心血量增加,可使三尖瓣病变产生的杂音增强;Valsalva's 动作可增加胸腔内压力,减少回心血量,使主动脉瓣关闭不全杂音增强;硝酸甘油可减少回心血量及心室容积,加重肥厚性心肌病左室流出道梗阻程度,使杂音加强等。连续性杂音见于动脉导管未闭。心包摩擦音是指壁层和脏层心包由于炎症或其他原因发生纤维蛋白沉着,两层心包表面变得粗糙,随心脏搏动互相摩擦而产生的声音。摩擦音可在整个心前区听到,但以胸骨左缘第 3、4 肋间最响,坐位前倾时更明显;性质粗糙,呈搔抓样,与心跳一致,声音呈三相,即心房收缩、心室收缩、心室舒张均出现摩擦音;与呼吸无关,屏气时摩擦音仍出现。心包摩擦音不是在心音之后出现,而是遮盖心音并与之重叠。心包摩擦音与胸膜摩擦音的主要区别是屏住呼吸时胸膜摩擦音消失,而心包摩擦音仍然存在。

(宋建平)

第三节　腹部体格检查中应注意的一些问题

腹腔内的脏器较多,且与消化、泌尿、内分泌、血液和心血管各系统均有联系。腹部检查之前医师应注意被检者的一般情况,如被检者的面容、表情、体位和呼吸等变化。腹部检查常包括视诊、触诊、叩诊和听诊等,检查的顺序则为视诊、听诊、叩诊和触诊,记录的顺序仍为视诊、触诊、叩诊、听诊。

腹部检查时,医师应熟悉腹部脏器的部位,熟悉各种体表标志和腹部分区,腹部四区分法和九区分法均是通过腹部天然标志和若干人工画线确定的,主要是便于描述其体表投影,从而为疾病的诊断提供一些线索。

腹部视诊时,应注意以下几点:①被检者应排空膀胱,充分暴露腹部(自剑突至耻骨联合处)。②医师站在被检者的右侧,在自然光线下进行自上而下的腹部视诊。腹部视诊的内容包括腹部外形、腹壁皮肤、腹壁静脉、腹股沟、呼吸运动、胃肠型和蠕动波等。腹部外形视诊的重点是注意全腹的变化,有无膨隆或凹陷、脐是否突出,必要时进行腹围的测量有助于评估。腹壁视诊时注意被检者有无皮疹和色素的变化、以往有无手术病史等。正常腹壁静脉一般不显露,如有显露,则用触诊的方法初步判断其血流方向有无改变。视诊时如发现被检者存在胃肠型和蠕动波,则提示被检者存在肠梗阻(机械性)。

腹部听诊时,应注意以下几点:①腹部听诊要全面,不要遗漏。②听诊的内容包括肠鸣音、血管杂音、摩擦音和搔弹音等。肠鸣音听诊时,重点注意肠鸣音的频率有无变化、音调有无改变。例如,肠鸣音高亢、金属性音调通常提示机械性肠梗阻;肠鸣音消失则见于麻痹性肠梗阻和急性腹膜炎。血管杂音的听诊常选择腹中部和腹部一侧,动脉性杂音往往提示血管狭窄。腹部听诊时,腹部摩擦音不常见,一般见于脾脏、肝脏和胆囊炎症累及局部腹膜时。

腹部叩诊时,应注意以下几点:①一般采用间接叩诊法。②主要了解胃肠道充气情况、腹腔内有无积气、积液和肿块,以及肝、胆囊、胃、脾脏、膀胱等脏器的大小和有无叩痛等。③腹部叩诊音可有鼓音、浊音(或实音),一般从左下象限开始,逆时针方向至右下象限,再至脐部结束。肝脏叩诊的重点是肝上界、肝下界的位置,从而了解肝浊音界有无扩大或缩小,一般宜在被检者的右锁骨中线上自上而下进行。肝浊音界消失代之以鼓音者,则提示急性胃肠穿孔。肝脏叩痛则提示肝脏存在炎症或肝癌。有无移动性浊音则是腹部叩诊的一项重要内容,疑及腹部有积液时均应行此项检查,如移动性浊音阳性,则提示存在腹腔积液。另外,肠梗阻、肠扩张、肠管内存在大量液体潴留时亦可阳性,但常存在肠梗阻;巨大卵巢囊肿可使腹部存在大范围浊音,但不是移动性的。膀胱叩诊一般在耻骨联合上方进行,膀胱内如有尿液充盈,叩诊呈圆形浊音区,排尿或导尿后则浊音区变为鼓音。

腹部触诊时,应注意以下几点:①触诊是腹部检查的主要方法,医师须在临床实践的过程中逐步掌握。②被检者一般取仰卧位,平静呼吸,根据被检者的具体情况,亦可选择左或右侧卧位、坐位或立位、肘膝位进行检查。③医师站在被检者的右侧,检查时手要温暖,以轻柔动作触诊,触诊的顺序是自左下腹开始逆时针方向依次检查全腹各区,原则是先触诊未主诉疼痛的部位,逐渐移向疼痛部位。检查过程中医师应观察被检者的反应与表情,注意与被检者交流,必要时给予一些安慰和解释,以使腹部触诊顺利完成。④腹部触诊的手法包括浅部触诊、深部触诊、双手触诊、冲击触诊、钩指触诊等,可根据临床灵活使用,其中冲击触诊和钩指触诊并不常用。腹壁紧张度触诊的注意点是应排除腹肌自主性痉挛,尤其应注意是否张力增加或减弱,有无板状腹、揉面感,但年老体弱、大量腹水、过度肥胖者的表现并不典型。压痛的部位常常是病变的所在位置,但急性阑尾炎早期可为上腹部疼痛,随后转移至右下腹。反跳痛提示腹膜壁层炎症累及。

肝脏触诊的注意事项:①常用单指触诊法,以医师的右手示指前端桡侧指腹迎触肝脏,一般置于右侧腹直肌外缘稍外处向上触诊。②触诊肝脏时须配合呼吸动作,吸气时手指上抬要落后于腹壁的抬起,而呼气时手指应在腹壁下陷前提前下压,这样就有两次机会触及肝缘。③触诊一般应从右侧髂前上棘平面开始,逐步向上,直至触及肝缘或肋缘。如触及肝脏,则应详细描述肝脏的大小(右锁骨中线和前正中线)、质地、边缘和表面状态及压痛情况,注意有无搏动和摩擦感。如触及肝下缘,其表面光滑、质地柔软,须应用叩诊法确定是否为肝下移。如确定为肝肿大,则应通过病史询问初步了解可能的原因。肝颈静脉回流征阳性提示早期右心功能不全、肺动脉高压、心包积液等。

触诊脾脏时,可采用双手触诊法,常须沿左肋缘仔细触诊,认真体会。一旦触及脾脏,提示脾肿大。脾肿大时,应以距肋缘下多少厘米记录脾脏肿大程度,结合患者病史可初步判断其原因。

胆囊触诊时,应注意胆囊是否肿大、有无压痛。如有胆囊肿大,且有明显压痛(Murphy

征阳性），则提示急性胆囊炎；而胆囊肿大但无压痛则见于壶腹周围癌，伴进行性黄疸者（Courvoisier 定律）提示胰头癌可能。当胰腺有炎症、肿瘤时，则上腹部有压痛或可触及肿物，必要时可结合患者病史或行 B 超、CT、MRI 等影像学检查予以明确原因。腹部触诊时应注意不能把正常腹部可以触到的组织和结构误认为肿物，如剑突、腹直肌、腰椎椎体、骶骨岬、乙状结肠粪块、横结肠、盲肠、腹主动脉、右肾下极等。如触及异常的肿块，应详细描述肿块的部位、大小（要有所测量或初步估计）、形态、质地、压痛、移动度、搏动等变化，以便于初步分析可能的来源或性质。

（陈卫昌）

第四节　肾脏系统体格检查中应注意的一些问题

肾脏的触诊一般采用双手触诊法。触诊右肾时，检查者将左手掌托住被检者右腰部并向上推，右手掌平放于右上腹部，微弯手指，将手指末端放于肋弓下方，嘱被检者腹式呼吸，在呼气末将右手逐渐探入深部，直抵后腹壁，双手夹触肾脏。如触及光滑、钝圆的脏器，可能为肾下极。如能在双手间握住更大部分，则略能感知其蚕豆状外形，握住时被检者常有酸痛或类似恶心的不适感。触诊左肾时，检查者左手从被检者前方绕至左侧后腰部，将后腹壁推向前方，右手触诊方法同上。如卧位未触及肾，还可让被检者站立床旁，医生于被检者侧面用双手前后联合触诊。肾下垂或游走肾患者，立位时较易触到。正常人通常不能触及，小儿或消瘦者可触及右肾下极。肾下垂、游走肾或肾脏代偿性增大时，肾脏较易触及。如肾脏下垂明显并能在腹腔各个方向移动时，称为游走肾。肾脏肿大见于肾盂积水或积脓、肾肿瘤、多囊肾等。肾盂积水或积脓时，肾的质地柔软而富有弹性，有时有波动感；多囊肾患者的一侧或双侧肾脏不规则增大，有囊性感；肾肿瘤患者的肾脏表面不平，质地坚硬。

当肾脏和尿路有炎症或其他疾病时，可在相应部位出现压痛点。①季肋点（前肾点）：第 10 肋骨前端，右侧位置稍低。此点相当于肾盂位置。②上输尿管点：在脐水平线上腹直肌外缘。③中输尿管点：在髂前上棘水平腹直肌外缘，相当于输尿管第二狭窄处。④肋脊点：背部第 12 肋骨与脊柱的交角（肋脊角）的顶点。⑤肋腰点：第 12 肋骨与腰肌外缘的交角（肋腰角）顶点。季肋点压痛提示肾脏病变。上输尿管点或中输尿管点出现压痛，提示输尿管结石、结核或化脓性炎症。肋脊点和肋腰点是一些肾脏炎症性疾患常出现的压痛部位，如肾盂肾炎、肾脓肿和肾结核等。

叩诊肾脏时，被检者采取立位、坐位或侧卧位。检查者立于被检者背后，用左手掌平放在被检者的肾区（肋脊角），右手握拳用由轻到中等强度的力量向左手背进行叩击。正常时肾区无叩击痛。当有肾炎、肾盂肾炎、肾结石及肾周围炎时，肾区有不同程度的叩击痛。

听诊肾脏时，在左、右上腹如闻及收缩期血管杂音，常提示肾动脉狭窄。

（李明）

第五节 神经系统体格检查中应注意的一些问题

神经系统体格检查常包括 12 对脑神经、运动功能、感觉功能及神经反射检查,同时须观察被检者意识是否清晰,是否配合检查,应答是否切题。注意观察全身营养状况,有无消瘦、恶病质或明显肌肉萎缩以及脂肪沉积等。

瘫痪的形式一般分为单瘫、偏瘫、交叉性偏瘫、截瘫等。单瘫为单一肢体瘫痪,多见于脊髓灰质炎。偏瘫为一侧肢体(上、下肢)瘫痪,常伴有同侧脑神经损害,多见于颅内病变或脑卒中。交叉性偏瘫为一侧偏瘫及对侧脑神经损害。截瘫为双下肢瘫痪,是脊髓横贯性损伤的结果,见于脊髓外伤、炎症等。

肌张力增高分为折刀样肌张力增高、铅管样肌张力增高和齿轮样肌张力增高,分别为锥体束及锥体外系损害所致。肌张力减低见于周围神经炎、前角灰质炎和小脑病变等。不自主运动是随意肌不自主收缩所产生的一些无目的的异常动作,多为锥体外系损害的表现,包括震颤、扭转痉挛、舞蹈样运动和手足徐动等。

共济运动检查包括指鼻试验、跟-膝-胫试验、闭目难立征和快速轮替动作试验等。正常人动作协调、稳、准。如果动作不协调,显得笨拙,称为"共济失调"。其病损部位分为小脑性、前庭性和深感觉性 3 种。异常步态包括痉挛性偏瘫状态、痉挛性剪刀步态、蹒跚步态、慌张步态、肌病步态和跨阈步态。

神经反射检查包括浅反射、深反射和病理反射等检查。软脑膜和蛛网膜的炎症,或蛛网膜下腔出血,会使脊神经根受到刺激,导致其支配的肌肉反射性痉挛,从而产生一系列阳性体征,统称为脑膜刺激征。应注意检查有无颈项强直、克尼格征(Kernig)、布鲁津斯基征(Brudzinski)等。

意识是指个体对外界环境、自身状况以及它们相互联系的确认。意识活动包括觉醒和意识内容两方面。前者是指与睡眠呈周期性交替的清醒状态,后者是指感知、思维、记忆、注意、智能、情感和意志活动等心理过程。

以觉醒度改变为主的意识障碍包括嗜睡、昏睡、昏迷等;以意识内容改变为主的意识障碍包括意识模糊和谵妄状态;以意识范围改变为主的意识障碍包括朦胧状态和漫游性自动症。最低意识状态是一种严重的意识障碍形式,意识内容受到严重损害,意识清晰度明显降低,但其行为表明存在微弱而肯定的对自身和环境刺激的认知,有自发的睁眼和觉醒-睡眠周期。去大脑皮质状态是指大脑皮质广泛损害导致皮质功能丧失而皮质下结构的功能仍然存在。植物状态的患者表现为:对自身和外界的认知功能完全丧失,呼之不应,不能与外界交流;有自发性或反射性睁眼,偶可发现视觉追踪,可有自发的无意义的哭笑;对疼痛刺激有回避动作,存在吮吸、咀嚼和吞咽等原始反射,大小便失禁;存在觉醒-睡眠周期,但可能缺乏昼醒夜眠节律,觉醒期和睡眠期持续时间长短不定,因此不同于正常觉醒-睡眠周期。持续植物状态是指颅脑外伤后植物状态持续 12 个月以上,非外伤性病因导致的植物状态持续 3 个月以上。

(薛寿儒)

第六节　内科血管穿刺技能

一、浅静脉穿刺术

静脉通路是现代医学临床上最重要的依靠,静脉注射套管介入技术涉及所有临床护理过程。在中国每年有大约 1.5 亿次以上的外周静脉套管置入,为患者提供了给药、输液的静脉通路,同时可采集血液标本用于实验室检查。静脉通路的建立通常在 2～5 min 内完成。

【适应证】

在诊疗过程中要优先建立及时和足够的静脉通路。外周静脉穿刺操作简便、速度适中、安全,用于静脉给药输液,也可用于实验室分析的血样采集。通常先于套管插入时抽取血样,以避免静脉注射液或药物的干扰;或停止补液 2 min 以上或至少抽血 5 mL 弃用后再利用外周静脉套管抽取血样。采用该办法可以减少外周静脉穿刺次数,减少对静脉的损伤,减轻患者的痛苦。

【禁忌证】

因有外渗风险,外周静脉通路不能放置在大面积水肿、烧伤、硬化、静脉炎或血栓的四肢末端。在乳腺癌根治术的同侧也应避免放置。因为有导致菌血症和血栓的风险,有蜂窝织炎或瘘管的四肢不宜置入。

【解剖】

成功的浅静脉穿刺术依赖于对血管解剖的熟悉。在上肢浅静脉中,手的血管分为手掌部和手背部浅静脉。手背部浅静脉发达,适合静脉注射,尺侧汇集成贵要静脉,桡侧汇集为头静脉,肘正中静脉在肘部头静脉和贵要静脉之间。前臂正中静脉起自手掌静脉丛,均为浅静脉穿刺的主要血管。肘前静脉包括正中尺侧、上臂大静脉和头静脉,通常被用于置入套管,采血和静脉注射均较容易,但会使前臂活动受限。相关的下肢浅静脉包括跖背静脉和足背静脉弓,最终分为大隐静脉的起始段和小隐静脉,结构上适合浅静脉穿刺。颈外静脉是颈部最大的浅静脉,位于耳下、下颌角的后面,向下横过胸锁乳突肌,穿过锁骨中间汇集到锁骨下静脉,现在逐渐成为浅静脉置管的常用血管,穿刺容易,但要注意静脉瓣位于锁骨上 4 cm,可能会成为穿刺的障碍。

【术前准备】

首先,要注意穿刺的安全性,特别是艾滋病和肝炎患者,不能忽视浅静脉穿刺置管的安全性。尤其是在急救医疗中,接触患者血液的机会增加,因此在患者感染状态不明的情况下,选择合适的安全装置是重要的。其次,选择合适大小的导管,用于不同的血管。导管粗细取决于临床需要。浅静脉穿刺位置的选择取决于静脉注射的持续时间、患者的配合程度、活动状况、临床情况和四肢情况。最好的开始位置是手静脉,然后逐渐向头侧寻找合适的静脉。头静脉和贵要静脉是理想的大静脉通路,避免选择无弹性、较硬和条索状的静脉。对于穿刺难度大的患者,可选用经皮肘前静脉穿刺术和颈外静脉穿刺术。对于行乳腺癌根治术的患者,避免选择外科手术同侧血管,因为手术可能导致循环回流受损,引起水肿或血栓。另外,低位的四肢静脉也能用于静脉通路,特别是儿童。头皮静脉适用于婴幼儿静脉穿刺。最后须提前准备浅静脉穿刺相关器材。提前准备静脉补液,移去静脉皮管和静脉输液袋的帽子,夹闭静脉皮管,刺入静脉输液袋。输液滴管(墨菲斯滴管)应当挤压后使其充满一半液体,然后打开输液夹,冲洗静脉通路。

【操作步骤】

(1)术前准备和定位:术前进行适当的准备,触诊是穿刺前的关键步骤,患者处于舒适体位,将止血带置于患者右上臂或前臂,阻断静脉回流,但对动脉血流无影响。

(2)消毒和麻醉:洗手后,戴手套,以碘酒或乙醇消毒穿刺部位。研究显示,碘酒优于乙醇用于杀菌,较少引起感染。如使用乙醇,要等到乙醇挥发,穿刺部位干燥,以避免污染。利多卡因局部麻醉能减轻患者的疼痛。特别是使用静脉穿刺套管时,虽然费时,而且有时麻醉和静脉套管插入一样疼痛,但麻醉穿刺部位仍认为是常规静脉注射护理的一部分。

(3)静脉套管置入:确定穿刺部位,固定静脉,以拇指和食指握持穿刺针(优势手),斜面向上,使针与静脉呈30°角,穿刺静脉。一旦见静脉回血,推送静脉套管2~3 cm,保证静脉套管进入静脉。避免穿刺过远或穿透静脉后壁,松开针体,只推送静脉套管,左手固定静脉,同时关闭静脉套管头,以免血液外渗,移去穿刺针,连接输液皮管或注射器,放松止血带。颈外静脉穿刺置管有其特殊性。患者取头低脚高位,使静脉充盈,头转向对侧,穿刺方向指向同侧肩胛。

(4)静脉通路的维护:静脉通路维护的主要内容是保持通畅,通常采用冲洗的办法,现常用肝素溶液冲洗静脉套管和保持静脉通路开放。对于看不见和触摸不到的静脉,硝酸甘油外用扩张静脉,可提高成功率,无并发症,对于儿童患者也安全有效,但避免用于低血压者。

【注意事项】

穿刺时在穿刺近心端使用止血带。如需长期静脉给药,应从小静脉开始选择,并注意保护静脉。

【常见并发症和处理】

浅静脉穿刺是常规操作,静脉炎、液体外渗、感染、神经损伤、空气栓塞、擦伤和血栓是最常见的并发症,但很少导致患者死亡。

(1)静脉炎:静脉炎是常见的浅静脉套管置入的并发症。使用某些药物后,特别是万古霉素、钾等其他高渗性溶液或细胞毒药物后出现。静脉注射装置损伤血管上皮和黏膜屏障,容易导致感染。病原微生物也可直接侵入血液,最常见的感染并发症是局限的带有菌血症的蜂窝织炎。败血症罕见。静脉炎表现为可触及的条索样血管,伴红斑、压痛和硬结,通常会使患者不适。即使给予最好的护理,所有长时间的静脉留置套管最终都会引起静脉炎,有时不得不移去静脉留置管。

(2)静脉溶液外渗:在静脉注射治疗中静脉溶液外渗是相对较少的常见并发症。通常发生在静脉留置管在静脉内移位时。在输液期间,如果外渗溶液是高渗、血管升压药(导致血管收缩)或化疗药物,可导致皮肤溃烂。在某些极端病例,可能需要进行皮肤移植。

(3)感染:感染在静脉治疗中可能成为严重的并发症。虽然在浅静脉治疗系统中极少发生感染,但与血管内留置装置相关的血行感染被认为是医院内感染。最常见的细菌感染是金黄色葡萄球菌感染和念珠菌感染。通过洗手、戴手套、局部仔细消毒可减少感染并发症的发生。

(4)空气栓塞:静脉输液管道中的较小气泡在临床上无关紧要,但大的气泡会导致空气栓塞,可表现为胸痛、气急、突然的血管塌陷、发绀和低血压。所以在治疗时,要避免空挂,假如气泡在输液管上端,可敲击输液管并绷紧输液管,使气泡从上部溢出,类似的卷迭输液管也可行。假如气泡接近 Y 型接口,可通过针尖或注射器直接排除。假如上述处理办法均无效,空气在 Y 型接口和患者之间,应立即停止输液。

(5)化脓性血栓静脉炎:为浅静脉穿刺留置治疗中相当少见的并发症,最常发生在烧伤患者。通常在长时间使用静脉留置装置后出现,严重病例须外科切除相关静脉和组织。通过严格无菌操作可预防其发生。

(6)血栓和肺栓塞:为少见并发症,多见于中央静脉置管,但可发生在外周浅静脉治疗中,可在未冲洗管道或液体流光后发生。假如出现液体流光,可尝试回抽。如有回血,丢弃注射器后,轻柔地冲洗管道,恢复输液;如没有回血,可使用 2～3 mL 盐溶液轻柔地冲洗;如有抵抗,应停止冲洗,以防血栓形成。

二、颈内静脉穿刺术

中央静脉通路是抢救危重症患者和心肺复苏的基石。血流动力学监测、经静脉起搏器置入、快速补液、静脉外营养和使用某些特殊药物等均需要可靠的中央静脉通路。因此,中央静脉穿刺置管术在危重症和复苏抢救中被广泛应用。锁骨下静脉、颈内静脉和股静脉由于体表标志明确,容易穿刺成功,通常被选择作为中央静脉通路。特别是近年来超声指导技术的应用,提高了穿刺成功率,降低了并发症的发生率。

【适应证】

颈内静脉穿刺术的优点是:有良好的体表标志,容易穿刺,还可使用超声技术提高成功率;气胸发生率较锁骨下静脉穿刺低;穿刺出血时容易被发现和控制;右侧颈内静脉至上腔静脉几乎成直线,无角度;容易识别颈内动脉,不易误穿。其适应证为:中心静脉压监测;急危重症的紧急静脉通路;外周静脉通路不足或不能及时建立给药途径,特别是烧伤、肥胖患者;需连续采集血样;需给予静脉外营养;需通过中央静脉穿刺行右心导管检查、起搏器安置、心律失常介入手术、肺血管造影和血液透析等。

【禁忌证】

颈内静脉穿刺禁忌证包括局部解剖变异、血管炎、出凝血障碍、可疑的血管损伤、局部放射损伤、局部感染硬结以及不合作和颈部静脉滥用药物成瘾的患者。

【术前准备】

颈内静脉穿刺通常是一可选择的有创操作,或为血管介入手术的一部分。首先须确认患者身份,获取患者的知情同意,并向患者告知颈内静脉穿刺的必要性,以取得患者的配合,遵循医院的规范化操作流程;消毒概念应贯穿整个操作过程,以避免感染。建立患者的静脉通路;准备阿托品(用于治疗操作过程中可能出现的血管迷走反射);准备颈内静脉穿刺术的相关器材,静脉穿刺包包括穿刺针、0.035 英寸导丝、血管鞘(6 – 7 F)、无菌手套及消毒用品等。

【操作步骤】

(1) 体位的选取和穿刺定位:患者去枕平卧,通常选择右侧颈内静脉穿刺。患者头面部转向左侧。颈内静脉穿刺径路有中央径路、后外侧径路和前位径路等。常用中央径路,以锁骨中点、胸骨头中点和胸锁乳突肌二头汇合处这三点形成三角区,三角区的中央位于颈内静脉上方,成为穿刺点。

(2) 消毒和局部麻醉:使用安尔碘常规消毒穿刺部位皮肤,消毒范围上界为颈部下颌角,下界为乳头水平,戴无菌手套,铺盖消毒洞巾,并检查穿刺包内器械是否齐全。选用 2%利多卡因 5 mL,首先在皮肤穿刺点注射一皮丘,行皮肤局部麻醉,然后沿穿刺方向在颈内静脉周围行局部浸润麻醉,边抽回血边进行浸润麻醉。

(3) 颈内静脉穿刺:左手在穿刺三角区内侧轻触颈动脉,确定颈动脉走向。将抽有肝素盐水的注射器连接穿刺针,刺入穿刺点皮肤后,保持负压进针,进针角度为 30° ~45°,偏向外侧,指向同侧乳头,直到注射器见静脉回血。左手固定穿刺针,将 J 型导丝沿穿刺针送入颈内静脉,送入 10 ~15 cm,透视下导丝顺利进入下腔静脉,表明穿刺成功。以消毒刀片沿导丝行皮肤开口,以蚊式钳扩张皮肤后,右手沿导丝送入血管鞘和扩张鞘,撤出导丝和扩张鞘,将血管鞘留置在颈内静脉内,通过血管鞘三通抽取回血后,以肝素溶液冲洗血管鞘,并确认血管鞘在颈内静脉内。

【注意事项】

(1) 穿刺见回血时,须区别是静脉血还是动脉血。如见搏动性喷血,则为误穿颈动脉,应立即退出穿刺针并在穿刺点压迫止血 3 ~5 min,充分止血,以避免局部血肿,影响进一步穿刺。

(2) 穿刺角度不宜过大,穿刺深度不宜过深,以免出现气胸或血气胸。

(3) 置入导丝时,如遇阻力,则可通过调节穿刺针角度、转动穿刺针等方法重新置入。如仍失败,则撤出导丝,观察注射器回血情况,必要时重新穿刺。切忌盲目大力推送导丝,以免损伤血管壁。

(4) 如将血管鞘管误置入颈动脉,须在做好探查手术准备的前提下拔出,在穿刺点压迫止血 10 min 以上,并密切观察出血情况。

(5) 穿刺时要防止空气进入,以免形成气栓。

【常见并发症和处理】

(1) 血肿:颈部血肿在颈内静脉穿刺术中相当常见。穿刺时由于血管压力可出现局部肿胀,但血肿可自行吸收。如误穿颈动脉,则须局部压迫止血。动静脉瘘罕见。

（2）神经损伤：颈内静脉穿刺可直接损伤神经。如损伤颈交感神经可导致霍纳综合征，另外还可损伤膈神经、臂丛神经等。

（3）气胸或血气胸：颈内静脉穿刺术的胸部并发症包括气胸、血胸、胸腔积液、纵隔积液和气管穿孔等。临床上有因张力性气胸、交通性气胸和血气胸致死的病例报告。如同时损伤血管，可导致血胸，甚至将液体灌注至胸膜腔导致胸腔积液。导管相关的气胸治疗并非所有患者均须行胸腔闭式引流，大部分患者（60%）仅需观察或抽气治疗。

（4）血管损伤：最常见的血管损伤是误穿颈动脉，容易识别，且经简单压迫即可止血。导致血管撕裂罕见，如有，则须手术修补。

（5）气栓：气栓罕见，但在中央静脉置管术中是潜在的严重并发症。使用中空的导管、开关鞘管阀、推注药物和维护静脉通路过程中都可能导致气体进入中央循环。推荐的治疗方法是让患者左侧卧位，以减少气泡阻塞右室流出道的可能。如不成功，则须将导管放入右室抽吸。

（6）血栓：血栓通常是可避免的严重并发症。血栓可发生在穿刺、送鞘、交换导丝、未关闭止血阀等多个环节。血栓可导致心律失常、静脉血栓形成、心内膜炎、心肌穿孔和肺栓塞等。必要时可行经静脉取栓术。

（7）感染：感染并发症包括蜂窝织炎、血栓性静脉炎、败血症、骨髓炎和脓毒性关节炎等。败血症的发生率为 0~25%。感染的发生率与是否严格无菌操作有关。

三、锁骨下静脉穿刺术

锁骨下静脉穿刺术自 1962 年以来在临床上得到广泛应用，成为中央静脉置管和电生理介入治疗的常用途径。

【适应证】

锁骨下静脉是最常使用的中央静脉通路，也是最受医师欢迎的中央静脉穿刺部位。锁骨下静脉穿刺适用于建立复苏和危重症患者的静脉通路。特别是左侧锁骨下静脉，是经静脉起搏器置入、心律失常介入治疗时电极导管置入的首选途径。

【禁忌证】

锁骨下静脉穿刺的相对禁忌证包括穿刺部位胸廓畸形、穿刺部位对侧气胸和阻塞性肺病患者，以及存在血管炎、出凝血障碍、可疑血管损伤、局部放射损伤和不合作的患者。

【术前准备】

同颈内静脉穿刺术。

【操作步骤】

（1）体位的选取和穿刺定位：患者去枕平卧，根据需要选择左、右侧锁骨下静脉穿刺。患者头面部转向穿刺对侧。锁骨下静脉穿刺有多种径路，可有锁骨上径路和锁骨下径路，后者较常用。取锁骨中内 1/3 交点，锁骨下 1~2 cm 为穿刺点。

（2）消毒和局部麻醉：使用安尔碘常规消毒穿刺部位皮肤，消毒范围上界为颈部下颌角，下界为乳头水平，戴无菌手套，铺盖消毒洞巾，并检查穿刺包内器械是否齐全。选用 2%

利多卡因 5 mL,首先在皮肤穿刺点注射一皮丘,行皮肤局部麻醉,然后沿穿刺方向在锁骨下静脉周围行局部浸润麻醉,边抽回血边进行浸润麻醉。

（3）锁骨下静脉穿刺:左手示指在胸骨切迹上做参考。将抽有肝素盐水的注射器连接穿刺针,刺入穿刺点皮肤后,进针角度为 10°~15°,进针后以锁骨为标志,方向指向胸骨切迹,寻找锁骨和第一前肋间隙。进入间隙后,保持负压退针,直到注射器见静脉回血。左手固定穿刺针,将 J 型导丝沿穿刺针送入锁骨下静脉 10~15 cm,透视下导丝顺利经锁骨下静脉、上腔静脉、右心房进入下腔静脉,表明穿刺成功。以消毒刀片沿导丝行皮肤开口,以蚊式血管钳扩张皮肤后,右手沿导丝送入血管鞘和扩张鞘,撤出导丝和扩张鞘,将血管鞘留置在锁骨下静脉内,通过血管鞘三通止血阀抽取回血后,以肝素溶液冲洗血管鞘,并确认血管鞘在锁骨下静脉内。

【注意事项】

（1）进针勿太偏外侧、太深,并避免多次穿刺,以减少误穿锁骨下动脉的可能或导致气胸或血气胸的可能。

（2）防止导丝误入颈内静脉。

（3）如穿刺不成功,则将穿刺针退至皮下,调整角度,重新穿刺,不要直接在锁骨下静脉周围盲目强行调整穿刺方向。

【常见并发症和处理】

（1）血肿:局部血肿是常见并发症。如误穿锁骨下动脉,则需局部压迫止血。动静脉瘘罕见。

（2）胸部并发症:锁骨下静脉穿刺术的胸部并发症包括气胸、血胸、胸腔积液、纵隔积液和气管穿孔等。其中气胸最常见,发生率为 2.4%~6%。

（3）血管损伤:最常见的血管损伤是误穿锁骨下动脉。误穿锁骨下动脉容易识别,且经简单压迫即可止血。导致血管撕裂罕见,如有,则需手术修补。

四、股静脉穿刺术

股静脉穿刺术逐渐成为广为接受的建立静脉通路的方法,特别是用于静脉快速补液、连续静脉测压等,穿刺部位表浅、穿刺简单快速,并发症发生率较颈内静脉和锁骨下静脉途径低。

【适应证】

股静脉穿刺术适用于需快速静脉补液的患者,是经静脉临时起搏器电极置入和心律失常介入治疗电极置入的常用途径,也是心肺转流术通路和血液透析通路。

【禁忌证】

股静脉穿刺的相对禁忌证包括存在可疑的静脉血栓,骨盆、腹股沟和髂骨损伤,存在局部解剖变异,血管炎,出凝血障碍,可疑的血管损伤和需下床活动的患者。

【术前准备】

同颈内静脉穿刺术。

【操作步骤】

（1）体位的选取和穿刺定位：患者取仰卧位，术者位于患者右侧。以左手食指、中指和无名指在腹股沟韧带上方触及股动脉搏动，摸清股动脉搏动后，皮肤穿刺点位于股动脉内侧1 cm，腹股沟韧带下方 2 cm 左右。皮肤刺入点和股静脉刺入点相距 2～3 cm，皮肤刺入点和股静脉刺入点的连线与皮肤水平线成 30°～45°角。穿刺针须与股静脉走行平行。

（2）消毒和局部麻醉：使用安尔碘常规消毒穿刺部位皮肤，消毒直径 15 cm 左右，戴无菌手套，铺盖消毒洞巾，并检查穿刺包内器械。选用 2% 利多卡因 5 mL，首先在皮肤穿刺点行皮肤局部麻醉，注射皮丘，然后沿穿刺方向在股静脉周围行局部浸润麻醉，并边抽回血边注射至皮下。

（3）股静脉穿刺：穿刺点局麻后，以消毒刀片行皮肤开口，以蚊式血管钳扩张皮肤。以左手在腹股沟韧带上方标示股动脉搏动最明显处。右手持穿刺针，连接抽有肝素生理盐水的注射器，针尖斜面向上，与皮肤表面成 30°～45° 夹角，刺入皮肤，经皮下，向正中线脐方向，直到有突破感，注射器保持负压回撤穿刺针，直到针尖退至股静脉内，注射器内有静脉回血，提示穿刺成功，即可取血或注射药物。如需置管，则左手固定穿刺针，右手将 J 型导丝经穿刺针送入股静脉，撤出穿刺针，右手沿导丝送入血管鞘和扩张鞘，撤出导丝和扩张鞘，将血管鞘留置在股静脉内，通过血管鞘三通止血阀抽取回血后，以肝素溶液冲洗血管鞘，并确认血管鞘在股静脉内。

【注意事项】

（1）如误穿股动脉，则回撤穿刺针，局部压迫止血 5 min 后，重新尝试穿刺股静脉。

（2）切忌穿过股动脉进入股静脉，以免导致动静脉瘘。

（3）置入导丝时，如遇阻力，则可通过调节穿刺针角度、转动穿刺针等方法重新置入。如仍失败，则撤出导丝，连接抽有肝素生理盐水的注射器，重新尝试。必要时可重新穿刺。切忌盲目大力推送导丝，以免损伤血管壁。

（4）严格无菌操作，防止感染。

【常见并发症和处理】

（1）出血和血肿：如穿刺手法不当，反复穿刺，误穿动脉止血不当，或存在凝血功能障碍，均可导致出血和血肿。通过局部压迫后一般无特殊不良后果。

（2）血管损伤：包括血管破裂和动静脉瘘。静脉破裂严重时须补充血容量，必要时可考虑外科治疗。

（3）血栓与栓塞：患者长期卧床，存在高凝状态，股静脉穿刺后易导致深静脉血栓，肺栓塞发生率明显增高。血管超声可帮助诊断深静脉血栓。高危患者应预防性使用抗凝药物，一旦出现深静脉血栓，应积极抗凝治疗。出现肺栓塞时应给予相应的积极治疗。

（4）感染：穿刺部位可出现红肿、疼痛，表现为感染的全身症状。通过严格无菌操作可以预防感染的发生，必要时给予抗菌药物治疗。

五、股动脉穿刺术

1953 年 Seldinger 所创立的经皮血管穿刺技术是现代血管介入诊疗的基础。以穿刺针、导丝和血管鞘管为主要材料的血管内置管技术,推动了血管介入治疗的发展。

【适应证】

股动脉穿刺术的适应证包括血气分析,连续动脉测压,经股动脉置管行诊断性血管造影,治疗动脉栓塞,开放性心脏手术涉及循环转流,经股动脉加压输血、输液并给予血管活性药。

【禁忌证】

股动脉穿刺的绝对禁忌证包括循环衰竭、雷诺综合征、闭塞性血栓性脉管炎和Ⅲ°烧伤;相对禁忌证包括穿刺部位曾行外科手术,凝血功能障碍,穿刺部位皮肤感染、动脉硬化,非全层皮肤烧伤。

【术前准备】

股动脉穿刺通常是一可选择的有创操作,或为血管介入手术的一部分。首先须确认患者身份,获取患者的知情同意,并向患者告知股动脉穿刺的必要性,取得患者的配合,遵循医院的规范化操作流程;消毒概念应贯穿整个操作过程,以避免感染;建立患者的静脉通路;准备阿托品(用于治疗操作过程中可能出现的血管迷走反射);准备股动脉穿刺术的相关器材,动脉穿刺包包括穿刺针、0.035 英寸导丝、血管鞘(6 – 8 F)、无菌手套及消毒用品等。

【操作步骤】

(1)体位的选取和穿刺定位:患者取仰卧位。术者位于患者右侧。以左手食指、中指和无名指在腹股沟韧带上方触及股动脉搏动,沿此方向,将腹股沟韧带中点下方 1 ~ 2 cm 处作为皮肤刺入点,皮肤刺入点和股动脉刺入点相距 2 ~ 3 cm,皮肤刺入点和股动脉刺入点的连线与皮肤水平线成 30° ~ 45°角。穿刺针须与股动脉走行平行。

(2)消毒和局部麻醉:同股静脉穿刺术。

(3)股动脉穿刺:以左手在腹股沟韧带上方标示股动脉搏动最明显处,并轻压固定股动脉。右手持穿刺针,斜面向上,与皮肤成 30° ~ 45°夹角刺入皮肤,经皮下,向左手标示方向刺入股动脉,可有突破感。当刺入股动脉时,即可看到喷射性血流呈搏动性喷出。穿刺成功即可取血或注射药物。如需置管,则左手固定穿刺针,右手将 J 型导丝经穿刺针送入股动脉,撤出穿刺针。左手压迫穿刺点止血,以消毒刀片沿导丝行皮肤开口,以蚊式钳扩张皮肤后,右手沿导丝送入血管鞘和扩张鞘,撤出导丝和扩张鞘,将血管鞘留置在股动脉内,通过血管鞘三通止血阀抽取回血后,以肝素溶液冲洗血管鞘,并确认血管鞘在股动脉内。

【注意事项】

(1)一次穿刺失败,应将穿刺针退至皮下,经调整方向后再次穿刺。切忌在股动脉周围盲目穿刺。

(2)如误入股静脉,应拔出穿刺针,局部压迫数分钟后重新穿刺。

(3)置入导丝时,如遇阻力,则可通过调节穿刺针角度、转动穿刺针等方法重新置入。如仍失败,则撤出导丝,观察穿刺针喷血情况,必要时重新穿刺。切忌盲目大力推送导丝,以免损伤血管壁。

(4)严格无菌操作,防止感染。

【常见并发症和处理】

(1) 出血和血肿:反复穿刺会引起局部渗血,导致出血和形成局部血肿;穿透血管后壁,止血不当,可引起出血,严重时可出现后腹膜血肿。拔除动脉鞘管后压迫不当或压迫时间过短或患者过早活动也可引起出血和血肿。穿刺部位出现出血和血肿时,应给予压迫止血,并尽量将皮下的出血放出;必要时利用超声确定出血部位,并注意肝素的使用方法。

(2) 动静脉瘘:穿刺时若同时穿透动脉和静脉,会在动脉和静脉之间形成交通,即引起动静脉瘘。此时在穿刺部位听诊可闻及连续性血管杂音。在超声指导下压迫,如不能愈合,则需外科手术治疗。

(3) 血管损伤:动脉硬化和严重扭曲,或操作粗暴,均会导致动脉夹层或血管破裂。一般动脉夹层不影响供血时可不予处理,严重者可行支架置入术或外科手术。血管破裂由于系动脉破裂,后果严重,应及时积极处理,常须采用介入栓塞或封堵方法,甚至须行外科急诊手术。

(4) 血栓:穿刺时间过长、穿刺困难、肝素使用不当、操作不当均可导致血管内膜斑块脱落,引起远端动脉栓塞。一般小动脉栓塞不需特殊处理,高危患者则需抗凝治疗。

(5) 假性动脉瘤:为血肿经动脉穿刺部位与动脉形成交通,在皮肤穿刺部位触及的搏动性包块,多由于穿刺不当、压迫止血不当所致,须在超声指引下压迫股动脉破口,并加压包扎24～48 h。少部分患者须行外科手术治疗。

(6) 感染:多为穿刺点皮肤局部感染,重者可导致菌血症。严格皮肤消毒和无菌措施可避免感染的发生。如出现感染,可以采取局部消毒、口服或静脉使用抗菌药物治疗。

六、桡动脉穿刺术

随着冠状动脉介入治疗的不断发展,桡动脉穿刺成为除股动脉穿刺路径以外的常用动脉穿刺路径。桡动脉周围无重要血管和神经,止血方便、简单、有效,患者术后活动不受限,可减少住院时间。

【适应证】

桡动脉穿刺术的适应证包括血气分析、连续动脉测压、经桡动脉置管行诊断性心血管造影、动脉栓塞的治疗。

【禁忌证】

动脉穿刺的绝对禁忌证包括循环衰竭、雷诺综合征、闭塞性血栓性脉管炎和Ⅲ°烧伤;相对禁忌证包括穿刺部位曾行外科手术,凝血功能障碍,穿刺部位皮肤感染、动脉硬化,非全层皮肤烧伤,Allen 试验阳性。

【术前准备】

同股动脉穿刺术。

【操作步骤】

(1) 体位的选取和穿刺定位:患者取仰卧位,术者位于患者右侧。可穿刺右或左桡动脉。以右桡动脉为例,术者以左手食指、中指在腕横纹上方触及桡动脉搏动,沿此方向,将腕横纹近端 1～2 cm 处作为穿刺点,皮肤刺入点和桡动脉刺入点相距 1～2 cm,皮肤刺入点和桡动脉刺入点的连线与皮肤水平线成 30°～45°角。穿刺针须与桡动脉走行平行。

(2)消毒和局部麻醉:使用安尔碘常规消毒穿刺部位皮肤,戴无菌手套,铺盖消毒洞巾,并检查穿刺包内器械。选用 2% 利多卡因 5 mL,首先在皮肤穿刺点行皮肤局部麻醉,然后沿穿刺方向在桡动脉周围行局部浸润麻醉。

(3)桡动脉穿刺:以左手在腕横纹上方标示桡动脉搏动最明显处,并轻压固定桡动脉。右手持穿刺针,斜面向上,与皮肤成 30°～40°夹角刺入皮肤,经皮下,向左手标示方向刺入桡动脉,可有突破感。当刺入桡动脉时,即可看到喷射性血流呈搏动性喷出。穿刺成功即可取血或注射药物。如需置管,则左手固定穿刺针,右手将 J 型导丝经穿刺针送入桡动脉,撤出穿刺针。左手压迫穿刺点止血,以消毒刀片沿导丝行皮肤开口,以蚊式钳扩张皮肤后,右手沿导丝送入血管鞘和扩张鞘,撤出导丝和扩张鞘,将血管鞘留置在桡动脉内,通过血管鞘三通止血阀抽取回血后,以肝素溶液冲洗血管鞘,并确认血管鞘在桡动脉内。如采用透壁穿刺法,即采用套管式穿刺针,穿透桡动脉后,退出穿刺针,回撤套管至桡动脉内,见喷射性血流后,送入导丝。

【注意事项】

(1)在桡动脉穿刺前须行 Allen 试验。Allen 试验用于评价手是否存在双重供血。具体方法是:同时压迫手的桡动脉和尺动脉 30～60 s,释放尺动脉压迫,如释放后 10 s 内手掌颜色恢复正常,则为该试验正常,可行桡动脉穿刺。

(2)严格无菌操作,预防感染。

(3)动作轻柔,避免诱发桡动脉痉挛。

【常见并发症和处理】

(1)血肿和出血:反复穿刺可引起局部渗血,导致出血和形成局部血肿;止血不当,可引起出血。拔除动脉鞘管后压迫不当或压迫时间过短也可引起出血和血肿。穿刺部位局部出血和血肿时,应给予压迫止血。小血肿多可由重复压迫得到控制。严重血肿较少见,却可引起严重后果,例如骨筋膜室综合征,常需外科手术处理。

(2)假性动脉瘤:假性动脉瘤为一种相对常见的并发症,发生率小于 1%。它是血肿经动脉穿刺部位与动脉形成交通,在皮肤穿刺部位可触及的搏动性包块,多由于穿刺不当、压迫止血不当导致。假性动脉瘤多能自行愈合,亦可采取延长加压的方法处理,少部分患者须行外科手术治疗。

(3)血管闭塞:桡动脉损伤后可致远端血管闭塞,穿刺部位远端动脉搏动消失。可能的原因是穿刺血管细小,或术后包扎时间过长。部分患者血管闭塞后可再通,通过其他血管或形成侧枝向远端供血。如出现远端肢体缺血,须行外科手术治疗。

(4)血栓:穿刺时间过长、穿刺困难、肝素使用不当、操作不当等导致血管内膜斑块脱落可引起远端动脉栓塞。一般小动脉栓塞不需特殊处理,高危患者则须行抗凝治疗。如抗凝治疗不充分,可使冠状动脉脉造影后桡动脉闭塞发生率明显增加,肝素最小用量应达到 5 000 IU,具体用量要根据性别、体重进行调整。

(5)感染:穿刺点皮肤可出现局部感染,重者可导致菌血症。严格皮肤消毒和无菌措施可避免感染的发生。如出现感染,可以采取局部消毒、口服或静脉使用抗菌药物进行治疗。

七、中心静脉压测定

早在1931年,Forssmas就描述过中心静脉压(CVP)的测定方法。直到1960年,CVP的测定才成为用于评估心脏功能和指导输液治疗的常规工具。CVP测定最常用于指导决定患者的容积状态。现在CVP测定被批评为无效的、过时的和不可靠的检测手段。但近几年通过了解CVP测定的基本原理、适应证和局限性,临床上又重新重视这一有效的、灵敏的和简便的检测手段,CVP测定已成为临床常用的有创性血流动力学监测手段。

【适应证】

CVP测定的主要适应证包括急性循环衰竭、经期大量出血后需大量补液者、需谨慎补液的心功能不全患者、可疑的心脏填塞、严重败血症患者。CVP测定最有价值的是应用于心肺疾病患者。

【禁忌证】

CVP测定的禁忌证包括严重凝血功能障碍者、严重的菌血症患者或急性感染期间以及局部穿刺皮肤感染的患者。

【术前准备】

同颈内静脉穿刺术。

【操作步骤】

(1)体位的选取和穿刺定位:患者平卧位,可选用锁骨下静脉、颈内静脉穿刺,插管至上腔静脉;也可选用股静脉穿刺,插管至下腔静脉。

(2)消毒和局部麻醉:同颈内静脉穿刺术。

(3)静脉穿刺:按深静脉穿刺操作规程操作。选择经锁骨下静脉或颈内静脉途径时导管进入深度为12~15 cm,选择经股静脉途径时为35~45 cm。以前者较为准确。

(4)测压:使用压力换能器或直接测定法测定中心静脉压。

【注意事项】

(1)注意测压零点为右心房压力。

(2)长期留置中心静脉导管,须定期用肝素生理盐水冲洗,以防血栓形成。

(3)穿刺部位定期换药,防止感染、出血和血肿。

【常见并发症和处理】

(1)感染:感染是中央静脉置管最主要及最常见的并发症,也是血液净化治疗的重要并发症。局部感染可先行抗感染治疗而无需拔管,如果有感染扩散的证据,则抗感染疗程必须延长。如果静脉造影证实存在附壁血栓,则应立即拔管、长疗程抗生素和全身抗凝治疗。

(2)栓塞:为少见并发症。血栓和肺栓塞可发生在中央静脉穿刺及置管过程中。

第七节　内科穿刺引流技能

一、胸腔穿刺术

胸腔穿刺术是指穿刺胸膜腔，在胸膜腔和大气之间导入引流管，使液体或气体溢出。临床上胸腔穿刺指从胸膜腔抽出液体，用于诊断和治疗。

【适应证】

胸腔穿刺术分为诊断性胸腔穿刺和治疗性胸腔穿刺，前者主要用于评估胸腔积液的原因，须抽出 50~100 mL 胸腔积液用于实验室检查。大多数新出现的胸腔积液，均需要行诊断性胸腔穿刺。例外情况是，基础疾病（如心力衰竭）和再次出现的胸腔积液。后者主要用于减轻由于大量胸腔积液所带来的临床症状，以及向胸膜腔内注入药物（如抗生素、粘连剂和抗肿瘤药物）进行局部治疗。

【禁忌证】

胸腔穿刺无绝对禁忌证。通常对于患有严重凝血功能异常，包括血小板计数小于 $50 \times 10^9/L$，凝血酶原时间或部分促凝血酶原时间延长大于正常范围 2 倍的患者为相对禁忌证。所有凝血功能异常的患者包括肾功能衰竭的患者，在胸腔穿刺前应密切观察出血情况。如存在胸腔穿刺处皮肤的蜂窝组织炎或带状疱疹，应避免选择上述穿刺部位。对以下情况要特别重视：已行机械辅助通气的患者、肺大疱、严重肺气肿、局限积液和积脓者，以及不能合作的患者相对禁忌行胸腔穿刺。

【术前准备】

首先，确认患者身份，获取患者的知情同意，并向患者告知胸腔穿刺的必要性，取得患者的配合，遵循医院的规范化操作流程。其次，通过物理检查和 X 线胸片，确认患者胸腔积液的位置；严格消毒，避免感染；建立患者的静脉通路，必要时先获取患者的生化资料如血清白蛋白和乳酸脱氢酶（LDH）等指标值；准备阿托品（用于治疗操作过程中可能出现的血管迷走反射）。如果需要，应通过脉氧监测氧饱和度，必要时给予吸氧。最后，准备胸腔穿刺术的相关器材，如胸腔穿刺包、无菌手套及消毒用品等。如需胸腔内注药，应准备好所需药品。

【操作步骤】

（1）选取体位和确定穿刺位置：患者在床边取坐位，伸臂，两前臂置于床边桌上，休息位，需要时前额可伏于前臂上，允许患者轻微地向前探身，以床边桌为支撑。不能起床的患者，可取半坐卧位，患侧前臂上举抱于枕部。穿刺点应位于叩诊实音明显、触觉语颤明显下降的区域。不能依赖 X 线胸片决定穿刺水平，因为胸片显示的胸腔积液水平随体位和呼吸会发生变化。可使用超声确定穿刺位点，一般在最高胸腔积液水平下 1~2 个肋间隙，常选择腋后线和肩胛下角线第 8、9 肋间隙，有时也选腋中线第 6、7 肋间隙和腋前线第 5、6 肋间隙，但较少用。穿刺点用龙胆紫在皮肤上做标志。当患者因病重而不能取坐直位而采用侧卧位时,胸腔积液在下面低位,穿刺位置在腋后线。另外,如患者是仰卧位,应尽可能抬高头部,穿刺位置在腋中线。后两种体位,必须通过叩诊判断胸腔积液水平,穿刺位点不能低于第8肋间隙。

(2)消毒和局部麻醉:使用安尔碘常规消毒穿刺部位皮肤,消毒直径15 cm左右,戴无菌手套,铺盖消毒洞巾,并检查穿刺包内器械。选用2%利多卡因5~10 mL,首先在皮肤表面打一皮丘,沿肋骨上缘,肋间隙下缘,自皮肤至胸膜壁层行连续浸润麻醉,边回抽边注射边前进,回抽时应观察有无气体、血液和胸腔积液。针尖行走在肋骨上缘向前进入胸膜腔,针尖必须对胸呈垂直握持,以避免损伤肋骨下缘的血管神经束。针尖进入胸膜腔时会有突破感。若能回抽到胸腔积液,则证明针已进入胸膜腔。这时用拇指和食指固定和握持针尖,回撤麻醉针,做标记用于测定皮肤至胸膜腔的大致深度。在麻醉过程中,假如没有抽到胸腔积液,称为干抽,显示针太短,或选择位置过高或过低,可选用长针;假如有气泡,可能进入肺实质,选择位置可能过高;如无胸腔积液或气泡,选择位置可能过低。如反复麻醉针抽液不能成功,则须在超声指导下行胸腔穿刺术。

(3)常规胸腔穿刺:用止血钳夹闭穿刺针后的橡皮胶管,以左手示指和中指固定穿刺部位的皮肤,右手握持穿刺针,在麻醉处沿肋骨上缘垂直缓缓刺入,穿刺深度取决于麻醉针的标记,当针锋抵抗感突然消失时,表示穿刺针进入胸膜腔,连接50 mL注射器,松开止血钳,抽吸胸腔积液。助手用止血钳固定穿刺针。注射器抽满后,用止血钳夹闭橡胶管,取下注射器,记录胸腔积液量并送检。诊断性胸腔穿刺一般抽取50~100 mL胸腔积液,治疗性胸腔穿刺一般首次不超过600 mL,以后每次不超过1 000 mL胸腔积液。

穿刺中止的标志:对于诊断性胸腔穿刺,操作终止的标志是抽出50~100 mL胸腔积液。对于治疗性胸腔穿刺,操作终点是减轻患者呼吸困难等症状,最多可抽取1 500 mL胸腔积液,但要注意避免胸膜腔负压、出现血容量不足等并发症,特别是致死性并发症,如肺复张性肺水肿。操作过程中要注意患者症状的变化,如出现呼吸短促、腹痛,以及原有症状恶化,怀疑患者出现并发症,应立即中止操作。

(4)经皮胸膜腔引流管置入术:这是当前首选的胸腔穿刺技术,使用8 F套管针,连接10 mL或20 mL注射器,用消毒刀片在穿刺部位切一小口,使引流导管容易穿过皮肤,按麻醉针标记深度握持套管针,用左手固定皮肤,经皮沿肋骨上缘穿过麻醉区,进入胸膜腔过程中注射器保持负压,当回抽到胸腔积液时,固定针尖,送入引流导管,然后回撤穿刺针芯,并用手指封堵导管尾端,以免空气进入,连接带三通阀的连接管,后接50 mL注射器抽取胸腔积液。也可以连接无菌负压瓶引流胸腔积液。在换瓶时要注意关闭三通阀,以免空气进入。假如导管是带侧孔的,回撤导管时要注意防止空气从侧孔进入胸膜腔。

(5)经皮胸膜腔导管留置术:使用标准中央静脉留置导管,用Seldinger技术,使用导丝和扩张管,技术上与中央静脉导管留置术相同。使用该技术可长期在胸膜腔留置引流管,方便反复抽取胸腔积液。

(6)术后处理:如达到操作终点,抽液完毕,可拔出穿刺针或引流导管,同时穿刺部位覆盖无菌纱布,稍用力压迫穿刺部位,以胶布固定。嘱患者卧床休息,注意观察生命体征和术后反应。

【注意事项】

（1）用 B 超定位穿刺部位，可以提高胸腔穿刺的安全性。

（2）操作中密切观察患者的反应，如有头晕、面色苍白、出汗、心悸等迷走神经反射症状所导致的胸膜休克反应，应立即停止抽液，皮下注射肾上腺素 0.3～0.5 mL。

（3）穿刺过程中患者应保持体位，切忌在第 9 肋间以下穿刺，以免损伤周围脏器。

（4）一次抽液不可过多过快。

【常见并发症和处理】

（1）气胸：气胸是胸腔穿刺术最常见的并发症。可能的原因是：穿刺针刺破肺，导致空气经针或导管进入胸腔。在操作过程中，假如在抽液时抽到气体，或患者出现新的呼吸困难、气急等不适，应怀疑气胸。与操作的相关因素包括操作者无穿刺经验、使用大直径针尖等。慢性阻塞性肺病患者有增加并发气胸的风险。

（2）咳嗽：咳嗽是另一个常见并发症，虽然被认为是轻微并发症，但可引起患者不适，这可能与医源性气胸有关。假如患者发生持续咳嗽，不缓解，应立即中止操作。

（3）感染：所有有创操作都有潜在的感染风险。只要注意操作前的准备和严格无菌技术，感染风险是很低的。

（4）未预料的严重并发症：未预料的严重并发症发生率低（小于 1%），包括血胸、脾破裂、腹部出血、肺水肿、气栓和导管折断遗留胸膜腔等。

① 血胸：血胸可能是由于肺损伤或横膈、肋间或内乳血管损伤所致。所以操作时要避免沿肋间隙上缘穿刺，不穿刺锁骨中线内侧，不要穿刺过深。血胸发生后通常需要外科会诊，行胸腔穿刺引流。

② 腹腔脏器破裂：经横膈穿破脾脏或肝脏，可能导致局部脏器血肿或腹腔积血。当穿刺针没有回抽到液体，而患者诉腹痛时，应怀疑腹腔脏器损伤，须行影像学检查。如果患者血流动力学指标不稳定，须行床边超声检查，并立刻外科处理。

③ 肺复张后肺水肿：肺快速复张可引起血管通透性过强而导致肺水肿。其症状有呼吸困难、呼吸急促、心动过速、咳嗽和泡沫痰等。如果能做到手术过程中仔细观察胸膜腔压力、小心缓慢抽液、每次抽液量小于 1 000 mL，这种情况应该可以避免。

二、腹膜腔穿刺术

腹膜腔穿刺术是通过穿刺腹膜腔来获取腹水，从而检查腹水性质，协助诊断，或通过该项技术抽去腹水，减少腹水量，从而减轻由大量腹水所引起的腹胀和呼吸困难等症状；也可通过该项技术行腹腔内药物注射，以达到治疗的目的。

【适应证】

腹膜腔穿刺分为诊断性腹腔穿刺和治疗性腹腔穿刺。前者主要用于评估腹腔积液的原因，须抽出 50～100 mL 腹腔积液用于实验室检查；后者主要用于减轻由于大量腹腔积液所带来的临床症状如腹胀、胸闷和气促等，以及向腹腔内注入药物（如抗生素和抗肿瘤药物）进行局部治疗。通过腹膜穿刺术还可行人工气腹,作为诊断和治疗的手段。

【禁忌证】

腹腔穿刺无绝对禁忌证。对下述情况:不能纠正的出血性疾病,不能合作的患者,出现肝性脑病先兆的患者,肠胀气明显、肠管明显扩张的患者,存在腹腔炎症、腹腔内有粘连的患者,腹部皮肤存在蜂窝织炎或局部感染的患者,以及妊娠期妇女,可列为操作禁忌。

【术前准备】

首先,确认患者身份,获取患者的知情同意,并向患者告知腹腔穿刺的必要性,取得患者的配合。其次,通过叩诊、听诊和 B 超检查确认患者腹腔积液的情况;严格消毒,避免感染;建立患者的静脉通路,必要时监测患者的生命体征;准备腹腔穿刺术的相关器材,如腹腔穿刺包、无菌手套及消毒用品等;如需腹腔内注药,应准备好所需药品;特别要注意让患者排尿,以免刺伤膀胱。

【操作步骤】

(1)选取体位和确定穿刺位置:患者取仰卧位、半坐卧位或侧卧位。通常穿刺点位于左下腹,脐和髂前上棘连线中外 1/3 交点,腹直肌外侧。侧卧位穿刺点位于脐水平线与腋前线或腋中线交叉点,如为少量腹腔积液的诊断性穿刺,可取此点。如腹腔积液局限,必要时可在 B 超指导下定位。

(2)消毒和局部麻醉:使用安尔碘常规消毒穿刺部位皮肤,消毒直径 15 cm 左右,戴无菌手套,铺盖消毒洞巾,并检查穿刺包内器械。选用 2% 利多卡因 5 mL,首先在皮肤表面打一皮丘,自皮肤至腹膜壁层行连续浸润麻醉,边回抽边注射边前进,回抽时应观察有无气体、血液和腹腔积液。

(3)常规腹腔穿刺:用止血钳夹闭穿刺针后的橡皮胶管,以左手固定穿刺部位的皮肤,右手握持穿刺针,在麻醉处垂直缓缓刺入腹壁。当针锋抵抗感突然消失时,表示穿刺针穿过腹膜壁层进入腹腔,连接注射器,松开止血钳,抽吸腹腔积液。如为诊断性穿刺,可抽取 50 ~ 100 mL 腹腔积液送检;如为治疗性穿刺,可连接橡皮管,使腹水沿橡皮管进入容器,记录腹水量并送检。治疗性腹腔穿刺一般首次放出腹水量不超过 2 000 mL,最多不超过 4 000 mL。

(4)术后处理:抽液完毕,拔出穿刺针或引流导管,同时穿刺部位覆盖无菌纱布,稍用力压迫穿刺部位,以胶布固定。嘱患者卧床休息,注意观察生命体征和术后反应。大量放液后,须缚紧腹带,以防腹压骤降,引起血管扩张,出现休克。

【注意事项】

(1)术前应仔细检查患者的腹部情况,如皮肤、手术疤痕、肠胀气、腹部肿块和肝脾等情况。必要时可行腹部平片检查。

(2)术前应测定患者的出凝血情况。

(3)术前应自行排尿或导尿,以排空膀胱。

(4)放液不可过快过多。如肝硬化患者一般一次不超过 3 000mL,因放液量过多会导致代谢紊乱、大量蛋白质丢失和诱发肝性脑病。

(5)大量放液时需注意引流速度,以防血压下降。

【常见并发症和处理】

（1）休克：腹压骤降可引起循环血液重新分布，导致血压下降，呈低血容量状态，常须快速补液纠正。

（2）出血：常由腹壁血管损伤或腹腔内脏器损伤所致。由腹壁血管损伤所致时可通过压迫止血，由腹腔脏器损伤所致时常需外科处理。

（3）腹膜炎：当肠道损伤或未重视无菌技术时，可导致腹膜炎，须使用抗生素治疗并严密观察病情变化。

三、腰椎穿刺术

腰椎穿刺术常用于脑脊液检查，对诊断脑血管病、颅内肿瘤和颅内感染等神经系统疾病有重要意义；也用于鞘内注射药物，发挥治疗作用。

【适应证】

腰椎穿刺分为诊断性穿刺和治疗性穿刺。前者主要通过对脑脊液的检查帮助诊断颅内感染、颅内肿瘤和出血性脑血管病等疾病；测定颅内压力，以判断颅内压增高或降低；检查脑脊液动力学状况，判断有无梗阻、梗阻程度以及横窦、乙状窦有无血栓形成。后者主要通过引流脑脊液来减轻临床症状，如颅内感染时引流有刺激性的脑脊液；也可行鞘内注射药物治疗某些感染和肿瘤。

【禁忌证】

腰椎穿刺术的绝对禁忌证包括穿刺部位的局部感染、腰椎畸形或脊柱病变者。其他禁忌证包括：临床诊断的颅内占位性病变，伴有明显颅内压增高者或脑疝者；心功能不全，处于休克、濒危状态，不能配合的患者；有脑脊液漏者，腰穿可引起感染向颅内扩散；高位颈段肿瘤患者，腰穿可导致脊髓急性受压，使病情恶化，出现呼吸停止；凝血功能不全、海绵窦炎或栓塞和颅骨骨髓炎的患者。

【术前准备】

确认患者身份，获取患者的知情同意，并向患者及其家属告知腰椎穿刺的必要性，取得患者的配合；严格消毒，避免感染；建立患者的静脉通路，必要时监测患者的生命体征；准备腰椎穿刺术的相关器材，如腰椎穿刺包、无菌手套、消毒用品及急救药品；如需鞘内注药，应准备好所需药品；让患者先行排尿排便；特别是操作前要装配好穿刺针，备用。

【操作步骤】

（1）选取体位和确定穿刺位置：患者一般取侧卧位，给予患者枕头，使头部保持和脊柱在同一水平上。硬质床，床放水平位，患者肩、背、臀部和床面垂直。传统体位是头屈向胸前，抱膝贴近腹部，腰部后拱，使椎间隙增大，以便穿刺。但现在认为屈颈并不提高操作的成功率，反而增加患者的不适，所以屈颈并不重要。某些情况下可取坐位进行穿刺，因为坐位时容易区分正中线，通常患者向前屈曲，双臂交叉和头部置于床边桌上，使脊柱后凸。需仔细观察直立位的血压变化并保持气道通畅。穿刺点在两髂前上棘连线的中点，相当于第3~4或第4~5腰椎椎间隙，或以髂后上嵴与后正中线交汇点为穿刺点。用龙胆紫标记穿刺点。

（2）消毒和局部麻醉：使用安尔碘常规消毒穿刺部位皮肤，消毒直径 15 cm 左右，戴无菌手套，铺盖消毒洞巾，在患者臀部和床之间铺消毒巾，并检查穿刺包内器械是否齐全。选用 2% 利多卡因 5 mL，首先在皮肤表面打一皮丘，自皮肤至椎间韧带行连续局部浸润麻醉，边回抽边注射边前进，回抽时应观察有无血液。同时也可麻醉更广泛的区域，包括两侧棘突。

（3）常规腰椎穿刺：用左手固定穿刺部位的皮肤，或用拇指指尖触摸椎间隙，右手握持穿刺针，在麻醉处垂直缓缓刺入背部，针尖稍向头侧倾斜，成人一般进针深度 4~6 cm（儿童 2~4 cm）。当针锋抵抗感突然消失时，表示穿刺针穿过黄韧带和硬脊膜，可缓慢拔出针芯。如有脑脊液流出，则穿刺成功，随即将针芯放回，以免脑脊液流失；若无脑脊液流出，则可将穿刺针做深浅调节，重复上述过程。穿刺成功后，嘱患者侧卧、放松、头腿伸直。放液前应测压，将穿刺针连接带刻度的直角玻璃管，只需少量脑脊液便可充满玻璃管进行测压，管中液面代表颅内压（正常卧位脑脊液压力为 70~180 mmH_2O）。测压完毕，应按病情和需要放出适量脑脊液，应用无菌操作法收集后送检。

（4）术后处理：放液完毕，将针芯插入穿刺针后一起拔出，同时穿刺部位覆盖无菌纱布，稍用力压迫穿刺部位，以胶布固定。嘱患者去枕卧床休息，注意观察生命体征和术后反应。

【注意事项】

（1）严格掌握腰椎穿刺术的适应证和禁忌证。放液要缓慢，一般在 10 mL 以内，最终压力不低于初测压力的一半。

（2）穿刺过程中如患者出现生命体征异常，应立即停止操作。

（3）严格无菌操作，正确掌握穿刺技巧。

【常见并发症和处理】

（1）头痛：头痛是腰椎穿刺术最常见的并发症，发生率为 13%~55%。通常腰椎穿刺术后头痛既无法预测也无法预防，穿刺后 48 h 内都可出现，持续 1~2 d（偶有持续 14 d 者）。特征性的表现为抬高头部或站立时发生，平卧后减轻或消失。疼痛表现为额、枕部疼痛，可伴有眩晕、恶心、呕吐、视物模糊、耳鸣和出汗等症状。头痛可转变为背痛和颈痛，可能系低颅内压所致，现在认为是由于硬脊膜穿刺部位漏液所致。治疗方法主要是补液和卧床休息。

（2）感染：局部穿刺部位感染的存在是腰椎穿刺术的禁忌证，包括蜂窝织炎、硬膜外脓肿和疖病（因为可能导致脑脊膜炎）。有研究显示，腰椎穿刺术后感染主要是由于未严格无菌操作引起的。

（3）脑疝：脑疝是腰椎穿刺术最严重的并发症，可发生于颅内压增高的患者，尤其是颅后窝肿瘤，多发生在穿刺后数小时至 24 h，其主要原因是放液后椎管内压力下降，导致脑组织下移而形成的。如出现，应立即停止放液，使用脱水剂治疗。

（4）腰背痛和神经根痛：多因穿刺针损伤神经根引起。

四、心包穿刺术

心包穿刺术于 1815 年首先在直视下施行，25 年后出现盲法的心包穿刺术。现因恶性肿瘤导致心包填塞的患者逐年增多。至 19 世纪末,使用套管穿刺针行心包穿刺术的方法成为常规方法。

【适应证】

心包穿刺分为诊断性穿刺和治疗性穿刺。诊断性穿刺时只抽取少量心包积液用于病因诊断,是选择性操作,理想的条件是在超声指导下完成。治疗性穿刺用于大量心包积液、有临床症状的患者。通过引流心包积液治疗心包填塞,可在无超声指导下或仅在心电图帮助下采用心包穿刺术紧急抢救急性心包填塞患者。

【禁忌证】

心包穿刺无绝对禁忌证。对于非急诊的诊断性穿刺,超声或 CT 的诊断是必需的,并且穿刺须在超声或 X 线透视指导下完成。对于有基础疾病的患者应在基础疾病得到很好治疗的基础上立即行心包穿刺术(如尿毒症患者的透析治疗、外伤患者的手术治疗)。

【术前准备】

首先,确认患者身份,获取患者的知情同意,并向患者告知心包穿刺的必要性,取得患者的配合;准备完善的复苏设备包括除颤器,给予患者心电监护,并保证静脉通路通畅;非急诊患者可能需要镇静药物,但急诊患者由于低心排血量而表现迟钝或无反应。存在血流动力学指标和呼吸功能恶化的风险,所以不要使用镇静药物;行心脏超声检查确定最优的心包穿刺途径。其次,准备患者体位,假如条件允许,抬高患者前胸至 45° 半卧位,使心脏更贴近前胸壁;准备心包穿刺术的相关器材,如心包穿刺包、无菌手套及消毒用品,以及抢救药物。

【操作步骤】

(1)选取体位和确定穿刺位置:患者取仰卧位或坐位,最佳取半卧位,根据心脏超声定位选择穿刺点,穿刺部位包括剑突下、胸骨旁和心尖。常用穿刺点为剑突下和心尖。剑突下穿刺点在剑突与左肋弓缘夹角处;心尖部穿刺点,根据横膈高低,一般在左侧第 5 肋间或第 6 肋间心浊音界内 2.0 cm 左右。

(2)消毒和局部麻醉:使用安尔碘常规消毒穿刺部位皮肤,消毒直径 15 cm 左右,戴无菌手套,铺盖消毒洞巾,并检查穿刺包内器械。选用 2% 利多卡因 5 mL,首先在皮肤表面打一皮丘,自皮肤至心包壁层行连续浸润麻醉,边回抽边注射边前进,回抽时应观察有无气体、血液和心包积液。意识状态清醒的患者一般对心包刺激很敏感,所以对清醒患者应完善麻醉。针尖进入心包腔后会有突破感,若回抽到心包积液,则证明进入心包腔。这时用拇指和食指固定和握持针尖,回撤麻醉针,做标记用于测定皮肤至心包腔的大致深度。

(3)常规心包穿刺:用止血钳夹闭穿刺针后的橡皮胶管,如需要,可用消毒刀片在穿刺部位切一小口,使引流导管容易穿过皮肤。以左手固定穿刺部位的皮肤,右手握持穿刺针,按麻醉针标记深度握持穿刺针,在麻醉处垂直缓缓刺入。虽然心包穿刺只需一个注射器和一个穿刺针即可完成,但借助心电图可以明显减少并发症、提高穿刺成功率。可以使用鳄鱼夹连接穿刺针体和任意胸导联,观察心电图的 ST 段改变。在剑突下进针时,自下向上向背部方向缓慢进针,针体与腹壁的夹角为 30° 左右,向上向后,指向左肩部刺入心包腔后下部。当针锋抵抗感突然消失时,表示穿刺针穿过心包壁层进入心包腔,同时感到心脏搏动,这时应将穿刺针稍退出少许,以免损伤心脏。心电监护如出现 ST 段抬高或室性早搏,表明针尖已达心外膜,也应平稳退针,直到心电图变化消失而针尖仍在心包腔内。连接注射器,松开止血钳,抽吸心包积液。如抽到心包积液,应立即固定针体,缓慢抽吸,记录抽液量,留置标本送检。

(4)经皮心包引流管留置:对于大量心包积液、需反复穿刺引流的患者,如恶性肿瘤患者,可置入心包引流管,持续引流心包腔或反复抽液,也可避免针尖损伤心脏,减少并发症,这是当前首选的心包穿刺方法。具体方法:使用 18 号穿刺针,连接 10 mL 或 20 mL 的注射器,用消毒刀片在穿刺部位切一小口,使引流导管容易穿过皮肤,按麻醉针标记深度握持穿刺针,可连接心电图导线,剑突下进针,进针过程中注射器保持负压,直至有突破感,回抽到心包积液,固定针尖,送入软头 J 型导丝进入心包腔,然后撤出穿刺针,穿刺部位扩张后,沿导丝送入 6 F 导管至心包腔。尝试从导管中抽吸心包积液,并在胸壁固定导管。如需持续引流,则可连接无菌真空密封瓶;如需留置引流管,抽吸完毕应使用肝素封管。

(5)术后处理:抽液完毕,拔出穿刺针或引流导管,同时穿刺部位覆盖无菌纱布,稍用力压迫穿刺部位,以胶布固定。嘱患者卧床休息,注意观察生命体征和术后反应。

【注意事项】

(1)心包穿刺前应常规做心脏超声检查,选择距离心室壁最远点为穿刺点,或在超声指导下穿刺。

(2)当使用心电图辅助操作时,心电图必须有良好接地。如有 ST 抬高、房性或室性心律失常,提示触及心外膜,应回撤针尖。

(3)心包积液如为血性,应为不凝固血。如抽出的血性液体短时间凝固或在纱布上均匀扩散呈深红色斑点,则提示可能损伤心肌或冠状动脉,应立即停止抽吸,观察有无心包填塞症状。

(4)一次抽液量不宜超过 200 mL,以后每次 300~500 mL,抽液要慢,以免心脏急性扩张。

(5)术中、术后应密切观察生命体征,包括心率、心律、血压和呼吸等的变化。

【常见并发症和处理】

心包穿刺失败,出现干抽现象时,要考虑存在并发症的可能。心包穿刺可能导致气胸、心肌损伤、冠状动脉撕裂和心包积血。气体栓塞可能是气体进入心脏。直接刺激心外膜或心电图机漏电产生的小电流可诱发心律失常。心脏超声的使用可明显降低心包穿刺术并发症,特别是心脏穿孔和肝脏损伤的发生率。

(1)心脏骤停和死亡:超声指导下的心包穿刺术出现心脏骤停和死亡的情况罕见,文献中仅见个案报告,是否与心包穿刺直接相关也不明确,多数可能与基础心脏病恶化相关。

(2)心脏、血管和肺撕裂:在盲穿和心电图辅助下的心包穿刺更易发生心脏、血管和肺损伤,有报道出现心脏穿孔、气胸、化脓性心包炎、肋软骨炎和气腹等。大多数心脏穿孔发生在右心室,但也有左心室和右心房穿孔的报道。冠状动脉损伤会导致心包积血,直至心包填塞。气胸和心包积气也有少量报道。

（3）心律失常：心包穿刺导致的严重心律失常罕见。在穿刺过程中，室性早搏较常见，在大多数病例，过程良好。有室性心动过速的报道，以及低血压血管迷走反应伴随的心动过缓，给予补液和阿托品后可好转。房颤和一过性的三度房室传导阻滞也有发生。

五、骨髓穿刺术

脊髓穿刺术是获取骨髓液的常规诊断技术，用于诊断血液系统疾病和感染性疾病。

【适应证】

骨髓穿刺术主要用于诊断血液系统疾病和感染性疾病，包括各种白血病的诊断、分型，以及各种类型贫血的诊断；也可用于诊断其他类型恶性肿瘤，如多发性骨髓瘤、淋巴瘤和骨髓转移性肿瘤等。

【禁忌证】

骨髓穿刺术无绝对禁忌证。对有出血倾向的患者，包括血友病、弥散性血管内凝血等，如无特殊需要，为相对禁忌。

【术前准备】

确认患者身份，获取患者的知情同意，并向患者告知骨髓穿刺的必要性，取得患者的配合；严格消毒，避免感染；建立患者的静脉通路，必要时监测患者的生命体征。准备骨髓穿刺术的相关器材，如骨髓穿刺包、无菌手套、消毒用品及急救药品；让患者先行排尿排便。

【操作步骤】

（1）选取体位和确定穿刺点：按照选择的穿刺部位，选择不同的体位。选用髂前上棘和胸骨为穿刺点时，患者取仰卧位；选用髂后上嵴为穿刺点时，患者取侧卧位，右下肢屈膝位于左下肢上方。髂前上棘穿刺点位于髂前上棘后 1~2 cm；髂后上嵴穿刺点位于骶椎两侧，臀部上方突出处；胸骨穿刺点位于胸骨体、胸骨柄第 1~2 肋间隙，此处骨髓液量相对较多，但要掌握穿刺深度，一般不超过 1 cm。

（2）消毒和局部麻醉：使用安尔碘常规消毒穿刺部位皮肤，消毒直径 15 cm 左右，戴无菌手套，铺盖消毒洞巾，并检查穿刺包内器械是否齐全。选用 2% 利多卡因 5 mL，首先在皮肤表面打一皮丘，自皮肤至骨膜垂直行连续浸润麻醉。特别要做好骨膜麻醉，做骨膜麻醉时，针尖应刺入骨膜，注入麻药时会有较强的抵抗感，为了保证麻醉充分，可做骨膜多点麻醉。

（3）常规骨髓穿刺：首先将骨髓穿刺针固定器固定在合适长度，胸骨穿刺距针尖约 1.0 cm，髂骨穿刺约 1.5 cm。以左手固定穿刺部位的皮肤，右手握持穿刺针，在麻醉处垂直向骨面缓缓刺入。注意胸骨穿刺时针体和骨面成 30°~45°夹角。当针尖接触骨质时，将针体用力左右旋转，缓缓钻入骨质。当针尖阻力感减小且穿刺针固定在骨内时，提示穿刺针进入骨髓腔。拔出针芯，连接干燥、无菌、容积为 20 mL 的注射器，适当用力抽吸，可见少许红色骨髓液进入注射器内。一次抽吸量 0.2 mL 左右，将骨髓液滴于载玻片上涂片。如需骨髓培养，可再次抽吸，量约 1 mL。抽吸完毕，将针芯插回原位，拔出穿刺针，同时穿刺部位覆盖无菌纱布，稍用力压迫穿刺部位，以胶布固定。嘱患者卧床休息，注意观察生命体征和术后反应。

【注意事项】

（1）避免"干抽"。如未能抽出骨髓液，须重新插入针芯，调整深度。如存在骨髓纤维化、恶性组织细胞病、恶性肿瘤骨髓转移等情况，则须更换位置。

（2）避免"血稀"。抽吸动作要快，适当用力，过缓则会混入血液形成"血稀"。

（3）避免溶血现象。注射器与穿刺针必须干燥。

（4）对有出血倾向的患者，要注意出血情况。

【常见并发症和处理】

（1）胸骨穿刺的常见并发症：胸骨骨折、血胸、气胸和心包填塞。

（2）髂骨穿刺的常见并发症：出血、下肢瘫痪。

第八节　内科活体组织检查技能

一、骨髓活组织检查

骨髓活组织检查又称骨髓活检术，是用骨髓活检针采集骨髓组织的操作方法。它是了解血液系统组织学改变的基本方法，也是对血液良、恶性疾病组织病理学诊断的重要手段。

【适应证】

骨髓活检术的适应证包括骨髓异常增生综合征、再生障碍性贫血、骨髓纤维化、骨髓硬化症、恶性肿瘤骨髓转移、白血病、恶性淋巴瘤、多发性骨髓瘤以及恶性组织细胞增生症等的病理诊断和组织化学分析。

【禁忌证】

骨髓活检术的禁忌证与骨髓穿刺术相同，无绝对禁忌证。对有出血倾向的患者，包括血友病、弥散性血管内凝血等，如无特殊需要，为相对禁忌。

【术前准备】

基本同骨髓穿刺术。

【操作步骤】

（1）选取体位和确定穿刺点：基本同骨髓穿刺术。

（2）消毒和局部麻醉：基本同骨髓穿刺术。

（3）常规骨髓活检：以左手拇指和示指固定穿刺部位的皮肤，右手握持穿刺活检针，在麻醉处垂直向骨面缓缓刺入。将手柄连同针套管刺入骨皮质。将穿刺针固定在骨内，拔出手柄和针芯，连接延长柱，再次插入针芯，按顺时针方向旋转前进 1 cm 左右，再转动针管360°，针管前端的沟槽可将骨髓组织切断。按顺时针方向退针，取出骨髓组织，置入标本固定液，送检。

（4）术后处理：拔出穿刺针后，消毒穿刺部位，覆盖无菌纱布，稍用力压迫穿刺部位，以胶布固定。嘱患者卧床休息,注意观察生命体征和术后反应以及局部出血情况。如出现疼痛,可临时给予止痛药。

【注意事项】

(1) 术前必须检查活检针是否锐利,避免断裂。

(2) 充分麻醉骨膜,多点麻醉。

(3) 不要穿刺过深,也不宜用活检针抽取骨髓液,以免混入周围血,导致"血稀"。

(4) 不可在胸骨做骨髓活检。

【常见并发症和处理】

(1) 出血:出血为骨髓活检术的常见并发症。

(2) 疼痛:疼痛常见,必要时可使用止痛药。

二、肝脏穿刺活检术

肝脏穿刺组织活检术简称肝活检,是获取肝组织标本的一种简易手段。利用穿刺针直接刺入肝脏,获取组织块进行组织学检查或细胞学检查,以确定相关肝脏疾病的诊断。根据用途不同可分为肝脓肿穿刺术和肝活组织检查术,从方法学上分为肝穿刺术、套管针穿刺术、分叶穿刺术和快速肝穿刺术等。

【适应证】

原因不明的肝肿大或肝功能异常,原因不明的门静脉高压或黄疸且已排除肝外胆道梗阻,肝功能检查阴性但临床症状和体征明显,疑有肝癌或肝结核,疑有弥漫性肝病或全身系统疾病或肝外疾病累及肝脏,须了解肝病严重程度、观察肝病进展情况及对治疗的反应时。

【禁忌证】

绝对禁忌证包括:凝血功能障碍未纠正,胸膜、肺、肝、膈下局部感染,重度肺气肿,肝包虫病、肝血管瘤、充血性肝肿大。相对禁忌证包括:一般情况差或严重贫血,肝外阻塞性黄疸,肝缩小、肝浊音界不清或消失,高度腹胀或大量腹水。

【术前准备】

确认患者身份,获取患者的知情同意,并向患者告知肝穿刺活检的必要性以及操作过程和可能的并发症,取得患者的配合;严格无菌操作,避免感染;建立患者的静脉通路,监测患者的生命体征;穿刺前应检测患者的血常规和凝血功能,进行基本的体格检查,并排除肺气肿和胸膜增厚;准备肝穿刺活检术的相关器材,如肝活检穿刺包、无菌手套、消毒用品及急救药品;训练患者做屏气动作,以便配合;让患者先行排尿排便。

【操作步骤】

(1) 选取体位和确定穿刺部位:通常患者取仰卧位,身体右侧靠近床沿,右侧上肢置于枕后。穿刺部位一般位于右侧腋前线第 8 肋间或腋中线第 9 肋间。肝肿大超过肋缘下 5 cm 时,也可由肋缘下穿刺。

(2) 消毒和局部麻醉:使用安尔碘常规消毒穿刺部位皮肤,消毒直径 15 cm 左右,戴无菌手套,铺盖消毒洞巾,并检查肝活检穿刺包内器械是否齐全。选用 2% 利多卡因 5 mL,首先在皮肤表面打一皮丘,自皮肤至肝包膜垂直行连续局部浸润麻醉。

(3)常规肝穿刺活检:首先连接橡皮管、注射器和穿刺针,检查有无漏气,注射器内吸入 10 mL 生理盐水,排气。以左手固定穿刺部位的皮肤,右手握持穿刺针,在麻醉处向肝脏向心方向缓缓刺入,并与患者冠状面平行,与矢状面成 80°角。将注射器内的生理盐水推出 1 mL,以保持穿刺针通畅。嘱患者依次深吸气、深呼气、屏气,此时抽吸注射器,形成持续负压,快速穿刺肝脏,停留 1 s 左右后迅速拔出。将穿刺所得组织置入标本固定液中,送病理检查。

(4)术后处理:穿刺后即恢复正常呼吸。穿刺部位覆盖无菌纱布,稍用力压迫穿刺部位,以胶布固定,沙袋压迫。嘱患者卧床休息,注意观察生命体征和术后反应。

【注意事项】

(1)进针和拔针必须在屏气情况下进行,穿刺针进入肝脏后绝不能改变方向,只能前后移动,以免损伤肝脏引起出血。穿刺深度不超过 8 cm,肝活检深度一般不超过 6 cm。

(2)如穿刺不成功,可将针退至皮下,必要时改变穿刺方向,重复进针,但最多不宜超过 3 次。

(3)术后卧床 24 h,密切观察血压、心率等生命体征。

【常见并发症和处理】

(1)损伤邻近脏器,如胆囊、结肠、肾和肺等,导致腹膜炎。

(2)术后观察血压等生命体征,如有出血征象,必要时可紧急输血,并请外科会诊。

(3)损伤肺实质,导致气胸。术中要防止空气进入。

三、肾脏穿刺活检术

肾脏穿刺活检术简称肾活检。随着超声诊断技术、肾移植技术和超薄病理切片技术的不断发展,许多情况都需要进行肾活检,以明确肾脏疾病性质与病理类型,指导治疗,判断预后。

【适应证】

肾活检的适应证包括原发性肾病综合征需确定病理类型和治疗方案、原因不明的急性肾功能衰竭、原因不明的无症状性血尿或蛋白尿、肾移植后出现原因不明的肾功能减退或严重的排斥反应。

【禁忌证】

肾活检的绝对禁忌证包括有严重的出凝血机制障碍和全身出血倾向者、全身情况极度衰竭者、孤立肾和对侧肾无功能者、双肾萎缩无功能者、尿毒症患者透析治疗期。相对禁忌证包括活动性肾盂肾炎、肾脓肿和肾周围脓肿,多囊肾、肾积水、肾盂积水或脓肿,肾肿瘤或肾动脉瘤,重度腹水,妊娠等。

【术前准备】

确认患者身份,获取患者的知情同意,并向患者告知肾活检的必要性以及操作过程和可能的并发症,取得患者的配合;消毒概念应贯穿整个操作过程,以避免感染;建立患者的静脉通路,监测患者的生命体征;穿刺前应检测患者的血常规、凝血功能、肾功能;行双肾 B 超检查,了解肾脏大小、位置和活动度等情况;准备肾活检的相关器材,如肾穿刺活检包、无菌手套、消毒用品及急救药品,特别是肾穿刺活检枪、穿刺支架等;常规准备 B 超仪器,训练患者做屏气动作,以便配合;让患者先行排尿排便。

【操作步骤】

(1) 选取体位和确定穿刺部位:患者取俯卧位,以 10 cm 硬枕垫高腹部,目的是将肾推向背侧。肾移植患者则取仰卧位。寻找穿刺点,一般选择距离最近同时又避开大血管、肺和腹腔脏器的部位。多选择右肾下极外侧,可选择脊肋角或肋缘下,即第 12 肋下 2 cm 与正中线旁 6~8 cm 夹角处作为穿刺点。穿刺点的选择最终需 B 超指导定位。

(2) 消毒和局部麻醉:使用安尔碘常规消毒穿刺部位皮肤,消毒直径 15 cm 左右,戴无菌手套,铺盖消毒洞巾,并检查肾活检穿刺包内器械。选用 2% 利多卡因 5 mL,首先在皮肤表面打一皮丘,自皮肤至肾包膜垂直行连续局部浸润麻醉。

(3) 常规肾穿刺活检:选用 9 cm 长的细穿刺针作为探针,在 B 超所示皮肤至肾被膜深度及探头所示方向进针,嘱患者屏气,垂直刺入后,边推麻醉药边进针,刺入肾周围脂肪囊时会有落空感,再进针至肾被膜,注射麻醉药麻醉肾被膜。标记深度后拔针。用消毒刀片在穿刺部位切一小口,以左手固定穿刺部位的皮肤,右手握持穿刺针,按标记深度,在麻醉处刺入至肾被膜,嘱患者平稳呼吸,按动弹射开关切割组织条。一般情况下,肾病需取 2~3 个组织条,将取出的组织条放入标本固定液,送病理检查。

(4) 术后处理:拔针后,穿刺部位消毒,覆盖无菌纱布,稍用力压迫穿刺部位,以胶布固定,沙袋压迫。嘱患者卧床休息 24 h、多饮水,注意观察生命体征和术后反应。必要时可应用抗生素预防感染,肌注维生素 K_1 止血。

【注意事项】

(1) 对于局限性肾脏病变,穿刺针选用 20~22 G,而弥漫性病变则选用 16~18 G。

(2) 对于移植肾,应避免同一部位穿刺,以免术后出血。

【常见并发症和处理】

(1) 出血:术后出血常见,发生率为 70%。以肉眼血尿为主,一般不需特殊处理,经 2~3 d 后多可自行消失;持续肉眼血尿,有时需止血治疗。

(2) 血肿:常见的为肾被膜下血肿,会出现腰痛,约 1 周后消失。

(3) 肾绞痛:并发肾绞痛极少见,可能为血块阻塞尿道所致,予解痉镇痛药后可缓解。

(蒋彬)

第 四 章

外科常用诊疗技能

第一节　常用手术器械及其使用

任何手术操作,不论大小、复杂或简单,均离不开手术器械。外科常用手术器械根据结构特点不同可分为许多种类和型号。只有掌握了各种手术器械的结构特点和基本性能,才能正确、灵活地使用,达到手术"稳、准、快、细"的基本要求。

一、手术刀

（一）组成及作用

手术刀由刀片和刀柄两部分组成,用时将刀片安装在刀柄上。常用型号为 20～24 号大刀片,适用于大创口切割;9～17 号属于小刀片,适用于眼科及耳鼻喉科手术。根据刀刃的形状不同,手术刀可分为圆刀、弯刀、球头刀及三角刀。刀柄根据长短及大小分型,其末端刻有号码,一把刀柄可以安装几种不同型号的刀片。为了防止割伤手指,刀片宜用持针器夹持安装。

（二）执刀法

手术刀一般用于切开和剥离组织,下面以普通手术刀为例来说明其使用情况。正确的执刀方法有以下4种:

1. 执弓式

执弓式是常用的执刀法。具体方法是:拇指在刀柄下,食指和中指在刀柄上,腕部用力(图4.1.1)。该法主要用于较长的皮肤切口及腹直肌前鞘的切开等。

2. 执笔式

执笔式动作的主要力量在指部(图4.1.2),为短距离精细操作,用于解剖血管、神经及腹膜切开和较小切口等。

3. 抓持式

本执刀法握持刀比较稳定,切割范围较广,用于使力较大的切开,如截肢、肌腱切开及较长的皮肤切口等(图4.1.3)。

4. 反挑式

反挑式全靠指端用力挑开(图4.1.4),多用于脓肿切开。使用这种执刀法可以防止损伤深层组织。

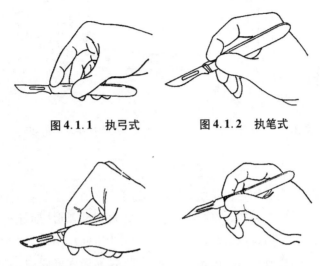

图4.1.1　执弓式　　　　图4.1.2　执笔式

图4.1.3　抓持式　　　　图4.1.4　反挑式

　　无论哪一种执刀法,都应以刀刃突出面与组织方向垂直,逐层切开组织,不要以刀尖部用力操作,手执刀位置要适中,不宜过高或过低(过高控制不稳,过低又妨碍视线)。术中传递手术刀时要做到刀柄在前、刀尖在后,将刀柄送到手术者手中,以防割伤手术者;术者接到手术刀后,递刀者松手要快,以防被割伤。

二、手术剪

　　根据手术剪的结构特点不同有尖、钝、直、弯、长、短各型,根据其用途不同分为组织剪、线剪及拆线剪。组织剪多为弯剪,锐利而精细,用来解剖、剪断或分离剪开组织。通常浅部手术操作用直剪,深部手术操作用弯剪(图4.1.5)。线剪多为直剪,用来剪断缝线、敷料、引流物等(图4.1.6)。线剪与组织剪的区别在于组织剪的刃锐薄,线剪的刃较钝厚。所以,决不能图方便、贪快,以组织剪代替线剪,以免损坏刀刃。拆线剪是一页钝凹另一页直尖带钩的直剪,用于拆除缝线(图4.1.7)。正确的持剪刀法为:拇指和第4指分别插入剪刀柄的两环,中指放在第4指环的剪刀柄上,食指压在轴节处起稳定和向导作用(图4.1.8)。

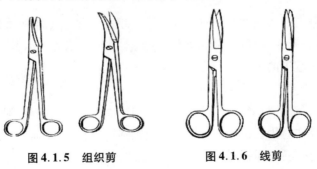

图4.1.5　组织剪　　　　图4.1.6　线剪

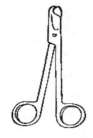
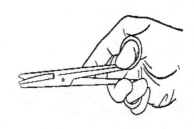

图 4.1.7　拆线剪　　　图 4.1.8　正确持手术剪的姿势

三、血管钳

血管钳亦称止血钳,主要用于提拉组织、钳夹血管或出血点。血管钳在结构上主要的不同是齿槽床,由于手术操作的需要,齿槽床分为直、弯、直角和弧形(如肾蒂钳)等。用于血管手术的血管钳,齿槽的齿较细、较浅,弹性较好,对组织的压榨作用及对血管壁和血管内膜的损伤均较轻,所以称无损伤血管钳。由于钳的前端平滑,易插入筋膜内,不易刺破静脉,也可供分离解剖组织用;还可用于牵引缝线、拔出缝针或代镊使用,但不宜夹持皮肤、脏器及较脆弱的组织。用于止血时,尖端应与组织垂直,夹住出血血管断端,尽量少夹附近组织。止血钳有各种不同的外形和长度,以适合不同性质的手术和部位的需要。除常见的直、弯两种外,还有有齿血管钳(全齿槽)、蚊式直血管钳和蚊式弯血管钳。

血管钳的使用基本同手术剪,但放开时用拇指和食指持住血管钳的一个环口,中指和无名指挡住另一环口,将拇指和无名指轻轻用力对顶即可。要注意血管钳不得夹持皮肤、肠管等,以免组织坏死。止血时只扣上一、二齿即可,要检查扣锁是否失灵,因为有时钳柄会自动松开,造成出血,应警惕。使用前应检查前端横形齿槽两页是否吻合,不吻合者不能用,以防止血管钳夹持组织时滑脱。上钳时仅用头端的前三分之一。

四、手术镊

手术镊用于夹持和提起组织,以利于解剖及缝合,也可用于夹持缝针及敷料等。有不同的长度,分为有齿镊和无齿镊两种。

(一)有齿镊

有齿镊又叫组织镊,镊的尖端有齿,齿又分为粗齿与细齿。粗齿镊用于夹持较硬的组织,损伤性较大;细齿镊用于精细手术,如肌腱缝合、整形手术等。因其尖端有钩齿,夹持牢固,但对组织有一定程度的损伤。

(二)无齿镊

无齿镊又叫平镊或敷料镊。其尖端无钩齿,用于夹持脆弱的组织、脏器及敷料。浅部操作时用短镊,深部操作时用长镊。尖头平镊对组织损伤较轻,用于血管、神经手术。

正确的持镊方法是:用拇指对食指与中指,执二镊脚中、上部。

五、持针器

持针器也叫持针钳,主要用于夹持缝针缝合各种组织,有时也用于器械打结。用持针器的尖夹住缝针的中、后 1/3 交界处为宜,多数情况下夹持的针尖应向左,特殊情况下可向右,缝线应重叠 1/3,且将绕线重叠部分也放于针嘴内,以利于操作。若将针夹在持针器中间,则容易将针折断。常用的执持针钳的方法有以下 3 种:

(一)掌握法

该执法也叫一把抓或满把握,即用手掌握拿持针钳。方法是:钳环紧贴大鱼际肌,拇指、中指、无名指和小指分别压在钳柄上,后三指并拢起固定作用,食指压在持针钳前部近轴节处。利用拇指及大鱼际肌和掌指关节活动推展、张开持针钳柄环上的齿扣,通过松开齿扣及控制持针钳的张口大小来持针。合拢时,拇指及大鱼际肌与其余掌指部分对握,即将扣锁住。此法缝合稳健,不容易改变缝合针的方向,缝合顺利,操作方便。

(二)指套法

指套法为传统执法。方法是:用拇指、无名指套入钳环内,以手指活动力量来控制持针钳的开闭,并控制其张开与合拢时的动作范围。用中指套入钳环内的执钳法,因距支点远而稳定性差,故为错误的执法。

(三)掌指法

将拇指套入钳环内,食指压在钳的前半部做支撑引导,余三指压钳环固定于掌中,通过拇指的上下开闭活动来控制持针钳的张开与合拢。

六、常用钳类器械

(一)海绵钳(卵圆钳)

海绵钳也叫持物钳,分为有齿纹和无齿纹两种。有齿纹钳主要用以夹持、传递已消毒的器械、缝线、缝针、敷料和引流管等,也用于钳夹蘸有消毒液的纱布,或用于手术野深处拭血;无齿纹海绵钳用于夹持脏器,协助暴露。换药室及手术室通常将无菌持物钳置于消毒的大口量杯或大口瓶内,内盛刀、剪药液。用其取物时须注意以下几点:①不可将其头端(即浸入消毒液内的一端)朝上,这样消毒液会流到柄端的有菌区域,放回时容易污染头端。正确持法是头端应始终朝下。②专供夹取无菌物品,不能用于换药。③取出或放回时应将头端闭合,勿碰容器口,也不能接触器械台。④放持物钳的容器口应用塑料套遮盖。

(二)组织钳

组织钳又叫鼠齿钳(Allis)。它对组织的压榨作用较血管钳轻,故一般用以夹持软组织,不易滑脱。例如:夹持牵引被切除的病变部位,以利于手术进行;钳夹纱布垫与切口边缘的皮下组织,避免切口内组织被污染。

(三)布巾钳

布巾钳主要用于固定铺盖手术切口周围的手术巾。

(四)直角钳

直角钳用于游离和绕过主要血管、胆管等组织的后壁,如胃左动脉、胆囊管等。

(五)肠钳(肠吻合钳)

肠钳用于夹持肠管,齿槽薄,弹性好,对组织损伤小,使用时可外套乳胶管,以减轻对肠壁的损伤。

（六）胃钳（分为小胃钳和大胃钳）

胃钳用于钳夹胃，以利于胃肠吻合。轴为多关节，力量大，压榨力强，齿槽为直纹且较深，组织不易滑脱。

七、牵引钩类

牵引钩也叫拉钩或牵开器，是显露手术野必需的器械。现将常用的几种拉钩分别介绍如下：

（一）皮肤拉钩

皮肤拉钩为耙状牵开器，用于浅部手术的皮肤拉开。

（二）甲状腺拉钩

甲状腺拉钩为平钩状，常用于甲状腺部位的牵拉暴露，也常用于腹部手术作腹壁切开时的皮肤、肌肉牵拉。

（三）阑尾拉钩

阑尾拉钩亦为钩状牵开器，用于阑尾、疝等手术中的腹壁牵拉。

（四）腹腔平头拉钩

腹腔平头拉钩为较宽大的平滑钩状拉钩，用于腹腔较大的手术。

（五）S 状拉钩

S 状拉钩是一种形如"S"的腹腔深部拉钩。使用拉钩时，应以纱垫将拉钩与组织隔开，拉力应均匀，不应突然用力或用力过大，以免损伤组织。正确的持拉钩的方法是掌心向上。

（六）自动拉钩

自动拉钩为自行固定牵开器，腹腔、盆腔和胸腔手术中均可应用。

八、吸引器

吸引器用于吸除手术野中的出血、渗出物、脓液及空腔脏器中的内容物，以使手术野清楚，减少污染机会。吸引器由吸引头、塑料管、玻璃接头、吸引瓶及动力部分组成。吸引头的结构和外形多种，主要有单管及套管型，尾部以塑料管接于吸引瓶上待用。单管吸引头用于吸除手术野的血液及胸腹内液体等。套管吸引头主要用于吸除腹腔内的液体，其外套管有多个侧孔及进气孔，可避免大网膜、肠壁等被吸住，堵塞吸引头。

九、缝针

缝针是用于各种组织缝合的器械，它由 3 个基本部分组成，即针尖、针体和针眼。针尖按形状分为圆头、三角头及铲头 3 种；针体有近圆形、三角形及铲形 3 种；针眼是可供引线的孔，有普通孔和弹机孔两种。圆针根据弧度不同分为 1/2、3/8 弧度等，弧度大者多用于深部组织。三角针前半部为三棱形，较锋利，用于缝合皮肤、软骨和韧带等坚韧组织，损伤性较大。无论用圆针或三角针，原则上应选用针径较细者，损伤较少，但有时组织韧性较大，针径过细易于折断,故应合理选用。此外,在使用弯针缝合时,应顺弯针弧度从组织中拔出,否则易折断。一般多使用穿线的缝针。目前多采用针线一体的缝合针(无针眼),这种针线对组织所造成的损伤小(针和线的粗细一致),可防止缝线在缝合时脱针,且免去了穿线的麻烦。无损伤缝针属于针线一体类,可用于血管神经的吻合等。根据针尖与针眼两点间有无弧度可分直针和弯针。

十、缝线

缝线分为可吸收缝线与不吸收缝线两大类。

(一)可吸收缝线

可吸收缝线主要有羊肠线和合成纤维线两种。目前羊肠线已少用;合成纤维线品种较多,如 Dexon(PGA,聚羟基乙酸)、Maxon(聚甘醇碳酸)、Vicryl(Polyglactin 910,聚乳酸羟基乙酸)、PDS(Polydioxanone,聚二氧杂环已酮)和 PVA(聚乙酸维尼纶)。它们的优点是:组织反应较轻,吸收时间延长,有抗菌作用。其中以 Dexon 为主要代表,为外观呈绿白相间、多股紧密编织而成的针线一体线。粗细从 6 - 0 至 1#;抗张力强度高,不易拉断;柔软平顺,容易打结,操作手感好;水解后产生的羟基乙酸有抑菌作用;60 ~ 90 d 完全吸收。3 - 0 线适合于胃肠缝合,1#线适合于缝合腹膜、腱鞘等。

(二)不吸收缝线

不吸收缝线有丝线、棉线、不锈钢丝、尼龙线、钽丝、银丝、麻线等数十种。最常用的是丝线。其优点是:柔韧性好,操作方便,对组织反应较小,能耐高温消毒,价廉,来源易。缺点是:在组织内为永久性异物,伤口感染后易形成窦道,长时间后线头排出,延迟愈合;用于胆道、泌尿道缝合可导致结石形成。一般 4 - 0 号丝线可用于肠道、血管神经等缝合,3 - 0 号丝线用于皮肤、皮下组织和结扎血管等,2 - 0 号线用于缝合筋膜及结扎较大的血管,1 - 0 号线用来缝合腹膜和张力较大的伤口组织。

金属合金线习惯称"不锈钢丝",用来缝合骨、肌腱、筋膜、减张缝合或口腔内牙齿固定。尼龙线的组织反应少,且可以制成很细的线,多用于小血管缝合及整形手术。用于小血管缝合时,常制成无损伤缝合线。尼龙线的缺点是:线结易于松脱,且结扎过紧时易在线结处折断,因此不适于有张力的深部组织的缝合。

目前已研制出多种代替缝针、缝线的切口黏合材料,使用方便、速度快,切口愈合后瘢痕小。主要有以下三大类:①外科拉链,主要用于皮肤的关闭,最大优点是切口内无异物。②医用黏合剂,可分为化学性黏合剂和生物性黏合剂,前者有环氧树脂、丙烯酸树脂、聚苯乙烯和氰基丙烯酸酯类等,后者有明胶、贻贝胶和人纤维蛋白黏合剂等,主要用于皮肤切口、植皮和消化道漏口的黏合。使用时,将胶直接涂擦在切口创缘,加压拉拢切口即可。生物胶的毒性作用小,吸收较快,应用前途较好。③金属钉直接钉合。

十一、高频电刀

现代外科中电子外科手术已广泛普及,电子外科手术系利用高频电流来切开组织,达到止血的效果。电刀是外科常用的设备,它融切割、分离和止血为一体,使这些分开的操作同时完成,减少了结扎或缝合止血的频度,大大缩短了手术时间。

电刀系利用高频电流来切开组织和达到止血的效果。电刀在手术中可达到以下几种功能:①切割:释放电光,对组织有切割效果;②凝固:电光对组织不会割伤,可用于止血和烧焦组织;③混切:同时起切割及止血作用。

常用电刀高频电子发生器的电能等级调节至关重要。电能等级是依据各种不同的外科手术、医生技巧及电刀头的不同而定的。在普通外科手术中一般单极输出,电能的等级设定原则是:①低电能:用于细小出血的电凝止血、粘连的分离、中小血管的解剖分离;②中电能:用于较大出血的电凝止血,腹腔内脏器和组织的切割、游离;③高电能:用于肝脏组织的切割、癌细胞切除(如乳腺癌根治术)。电能的等级还需要依据主刀医生的个人经验来设定。手术者操纵高频电刀头,电刀头上有两个控制开关按钮,上方的主管电凝,下方的主管电切。电凝主要用于点状止血,一般直径 1 mm 以下的血管用电凝可以控制出血;电切主要用于切割组织兼有止血功能。高频电刀头的电极有长短之分,长电极用于深部组织操作,短电极用于浅部组织操作。

现在高频电刀又有一些改良。例如:伸缩性电极,可以随意控制长短;管状电极的电刀尾部连接吸引器管,这有利于术中边操作边吸引,减少空气中的烟雾,吸净视野内的血液和渗液;刮匙样电极具有边刮吸、边电切的作用,这特别有利于切除肿瘤的操作。

应用高频电刀的优点是:手术操作中不需要很多的结扎,切割和止血一气呵成,切口内不留异物,术野干净清晰,操作迅速,特别是长电极有利于深部(如盆腔)的操作。其缺点是:由于电刀的热散射作用,往往造成切口周围组织小血管的损伤,特别是切割操作缓慢时造成的损伤更大,结果手术切口很容易液化,造成延迟愈合。在开放式气管内麻醉术中应用高频电刀时,发生器的放电火花可以引起爆炸事件,造成人员伤亡;高频电刀极板应与患者紧密接触,接触不良可以造成患者烧灼伤;电凝和电切时可产生组织气化烟雾,污染空气环境,术中应注意用吸引器将烟吸净。

第二节 外科打结法

打结是外科手术操作中十分重要的技术,也是最基本的操作技术之一,它贯穿在外科基本操作的全程。牢固可靠的结扎有赖于熟练、正确的打结技术。打结的速度与质量不仅与手术时间的长短有关,也会影响整个手术质量及患者的预后,甚至危及患者的生命安全。质量不高的结或不正确的结,可能引起组织的粗暴牵拉,或导致结扎不稳妥、不可靠,术后线结滑脱和松结,引起出血、继发感染及消化液泻漏等。因此必须正确、熟练地掌握外科打结技术。

临床上采用丝线结扎最多,其主要原因是丝线柔韧性好、质软、抗拉性强,操作方便,不易滑脱,组织反应轻,能耐高温消毒,价廉,来源易。所用丝线的粗细,要以张力足够而又遗留异物最少为原则。

一、结的种类

外科手术中的结有以下 6 种(图 4.2.1)：

(一) 单结

单结为各种结的基本结,只绕一圈,不牢固,偶尔在皮下非主要出血结扎时使用,其他很少使用。

(二) 方结

方结也叫平结,由方向相反的两个单结组成(第 2 个单结与第 1 个单结方向相反),是外科手术中主要的结扎方式。其特点是:结扎线来回交错,着力均匀,打成后愈拉愈紧,不会松开或脱落,因而牢固可靠,多用于结扎较小血管和各种缝合时的结扎。

(三) 外科结

外科结第 1 个线扣重绕两次,使线间的摩擦面及摩擦系数增大,从而也增加了安全系数,这样打第 2 个线扣时不易滑脱和松动,比较牢固。外科结常用于较大血管和组织张力较大部位的结扎。但因麻烦及费时,手术中极少采用。

(四) 三叠结

三叠结又称三重结,就是在方结的基础上再重复第 1 个结,且第 3 个结与第 2 个结的方向相反,以加强结扎线间的摩擦力,防止线松散滑脱,因而牢固可靠,常用于较大血管和较多组织的结扎,也用于张力较大组织的缝合。其缺点为组织内的结扎线头较大,会使较大异物遗留在组织中。

(五) 滑结

在打方结时,由于不熟练,双手用力不均,致使结线彼此垂直重叠无法结牢而形成滑结,而不是方结,应注意避免,改变拉线力量分布及方向即可避免。手术中不宜采用此结,特别是在结扎大血管时应尽量避免使用。

(六) 假结

假结又名顺结、"十"字结,结扎后易自行滑脱。构成假结的两单结方向完全相同,手术中不宜使用,尤其是在重要部位的结扎时忌用。

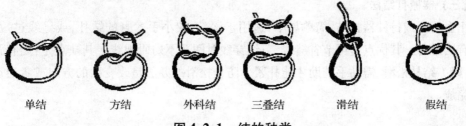

| 单结 | 方结 | 外科结 | 三叠结 | 滑结 | 假结 |

图 4.2.1　结的种类

二、打结的递线方式

打结的递线方式常因结扎组织的深浅及个人的习惯不同而异。一般分为器械递线和手

（指）递线两种,每种又有左手递线和右手递线之分。

（一）器械递线

器械递线多用于深部组织的结扎,要求夹组织的钳微露出钳头,否则难以挂线。如果实在未露,亦可通过助手的反作用力配合挂上线。

（二）手递线

手递线后又因线的位置是否相交,分为交叉递线和非交叉递线。交叉递线时,以左手食指钩线,保证线头交叉,可用左手拇指轻压手掌轴线上。交叉递线后,打第 1 结为右手示指结。由于线已交叉,打结时不需要再交叉两手拉线即可打结,也不致因手的交叉影响手术视野。非交叉递线以快速为优点,但打结时第 1 结为中指结,须用两手交叉拉线,否则易成滑结,这样就因手臂的交叉而影响手术视野。而递线后造成的交叉位,可为下一步的操作创造有利的条件。

三、打结方法及技术

打结的方法可分为单手打结法、双手打结法及器械打结法 3 种。

（一）单手打结法

该打结法简单、迅速,左、右两手均可进行,应用广泛,但操作不当易成滑结。打结时,一手持线,另一手单手完成打结,主要动作由拇、食、中三指来完成。凡持线、挑线、钩钱等动作必须运用手指末节近指端处,才能做到迅速有效。拉线做结时要注意线的方向。如用右手打结,右手所持的线要短些(图 4.2.2)。此法适合于各部的结扎。

中指结为双手手指末节指腹持线,右手线在下,右中、环指从下跨过左手线,在其上方夹住右手线,右拇指和食指帮助递线。右中、环指将线向上方迎出, 适当抽紧。

食指结为右拇指末节夹线,中、食指挑起右手线,跨过左手线于其左侧将右手线勾住挑起,右中指迅速帮忙夹住并向下迎出。

（二）双手打结法

双手打结法较单手打结法更为可靠,不易滑结,但操作较复杂。除用于一般结扎外,对深部或组织张力较大的缝合结扎较为可靠、方便。此法适用于深部组织的结扎和缝扎(图 4.2.3)。

（三）器械打结法

用血管钳或持针器打结,简单易学,适用于深部、狭小手术野的结扎,或缝线过短、用手打结有困难时。其优点是可节省缝线、节约穿线时间及不妨碍视线。其缺点是:当有张力缝合时,第 1 结易松滑,需助手辅助才能扎紧。防止松滑的办法是改变结的方向或者通过助手辅助完成。

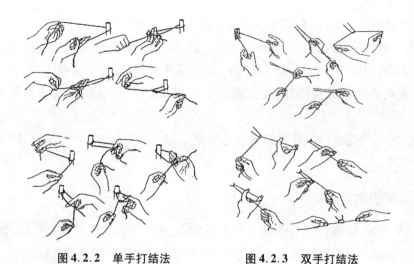

图 4.2.2　单手打结法　　　　图 4.2.3　双手打结法

四、打结注意事项及原则

（1）无论用何种方法打结，第 1 个结与第 2 个结的方向不能相同。如果方向错误，就会变成滑结，或者割线导致线折断。相同方向的单结也易形成假结。要打成一方结，两道打结的方向必须相反。若第 1 个结的缝线处于平行状态，结扎后双手交叉相反方向拉紧缝线，第 2 个结则双手不交叉；若第 1 个结在结扎前缝线已处交叉状态，结扎后双手不交叉，拉紧缝线，第 2 个结结扎后双手再交叉。当然，在实际打结的过程中，打结的方向可因术野及操作部位的要求而有范围较小的方向性改变，但是这种改变应在小于 90° 的范围内。如果大于 90° 或接近 180°，就会形成滑结或造成割线折断线的可能。

（2）在打结的过程中，两手的用力一定要均匀一致，这一点对结的质量及安全性至关重要。否则，可能形成滑结和造成对结扎组织的牵拉，由此酿成撕裂和撕脱等。

（3）打结后收紧时要求三点（即两手用力点与结扎点）成一直线，两手的反方向力量相等，每个结均应放平后再拉紧。如果未放平，可线尾交换位置，忌使之成锐角，否则稍一用力即被折断，不能成角向上提拉，否则易使结扎点撕裂或线结松脱，应双手平压使三点成一直线。

（4）结扎时，两手的距离不宜离线结处太远，特别是深部打结时，最好用一手指按线结近处，徐徐拉紧，用力缓慢、均匀。用力过猛或突然用力，均易将线扯断或未扎紧而滑脱。

（5）打第 2 个结扣时，注意第 1 个结扣不要松弛，必要时可用一把止血钳压住第 1 个结扣处，待收紧第 2 个结扣时，再移去止血钳，或第 1 个结扣打完后，双手稍带力牵引结扎线不松开也可。

（6）打结应在直视下进行，以便根据具体的结扎部位及所结扎的组织，掌握结扎的松紧度，又可以使术者或其他手术人员了解打结及结扎的确切情况。即使对某些较深部位的结扎，也应尽量暴露于直视下操作。但有时深部打结看不清，就要凭手的感觉打结，但这需要手术者具有相当良好的技术功底。

（7）皮上组织尽量少结扎，利用血管钳最前端来夹血管的断裂口，最好与血管方向垂直夹住断端,钳夹组织要少,切不可大块钳夹。因大块结扎会使组织坏死过多,术后全身和局部反应较大。埋在组织内的结扎线头,在不引起松脱的原则下剪得越短越好。丝线、棉线一般保留 1~2 mm,但如果为较大血管的结扎,保留线头应稍长;肠线保留 3~4 mm;不锈钢丝保留 5~6 mm,并应将线头扭转,埋入组织中;皮肤缝合后结扎线的线头保留 1 cm,以便拆线。

（8）打结时,要选择质量好且粗细合适的线。结扎前将线用盐水浸湿,以增加线间的摩擦力,增加拉力。

五、正确的剪线方法

打完结剪线时,应在直视下将剪刀尖端稍张开,沿拉紧的缝线滑到结扎处,剪刀头稍向上倾斜,然后剪线。剪刀倾斜角度一般为 25°~45°,但取决于所保留线头的长短。剪刀与缝线的倾斜角度越大,保留的线头越长。

第三节　外科洗手和消毒

一、外科洗手

外科洗手是外科手术和其他无菌操作的基础,临床上现在常用的洗手方法有碘伏刷手和洁肤柔刷手两种。

（一）碘伏刷手方法

（1）参加手术的人员进入手术室前应换穿手术衣,戴好口罩、帽子,勿使头发和鼻孔外露。

（2）修剪指甲,剔除指甲内的污物,使甲缘平整、光滑,然后用肥皂洗手。

（3）在用流水、肥皂洗手的基础上,用持物钳夹取第 1 把消毒手刷,接取碘伏 5 mL,刷手 2 min。

（4）自指尖开始,依次向上刷至肘上 10 cm 处。双手交替,刷手时要用适当的力量,特别注意甲缘、指间、皮肤皱褶和肘后部。冲洗时,双手上举,使水自手部流向肘部,不可倒流,并注意尽量避免水花喷溅到手术衣上。

（5）直接用手更换第 2 把手刷,接取碘伏 5 mL,方法同前,依次刷手 2 min 后,冲洗干净,用无菌小毛巾擦手,注意从手部向上一次性擦干,毛巾不可返回,擦干一只手后,丢弃毛巾,取第 2 块毛巾擦另一只手。

（6）最后,接取适量碘伏涂擦手后自然晾干。

（二）洁肤柔刷手方法

（1）接取洁肤柔抗菌洗手液 3 mL,采用六步洗手法均匀揉搓双手及前臂,至肘上 10 cm,然后用流水冲洗。

（2）用灭菌手刷接取洗手液 3 mL,自指尖向上刷至上臂三分之一处,注意甲缘和指缝部位,共刷 2 min。

（3）用流水彻底冲洗干净,注意保持手具有一定的高度,使水沿手部流向肘下。

（4）用无菌小毛巾擦干。

（5）消毒双臂:取洁肤柔消毒凝胶适量,均匀搓擦左、右手臂各 1 次,每次约 1.5 mL,使消毒凝胶在湿润状态下作用 3 min。

（6）消毒双手:取消毒凝胶 3 mL 于掌心,双手均匀搓擦,再按六步洗手法充分搓擦双手,使消毒凝胶在湿润状态下作用 3 min。

（7）让双手自然干燥。

（三）六步洗手法

（1）掌心相对,手指并拢,相互搓擦。

（2）手心对手背沿指缝相互搓擦,两手交换进行。

（3）掌心相对,双手交叉,沿指缝相互搓擦。

（4）一手握另一手大拇指旋转搓擦,两手交换进行。

（5）一手握拳,在另一掌心旋转搓擦,两手交换进行。

（6）将一手 5 个指尖并拢,在另一手掌心旋转搓擦,两手交换进行。

最后,用流水冲洗双手。

二、手术消毒铺巾

（一）消毒方式

（1）环形或螺旋形消毒:用于小手术野的消毒。

（2）平行形或迭瓦形消毒:用于大手术野的消毒。

（二）消毒原则

（1）离心形消毒:清洁刀口皮肤的消毒,应从手术野中心部开始向周围涂擦。

（2）向心形消毒:感染伤口或肛门、会阴部的消毒,应从手术区外周清洁部向感染伤口或肛门、会阴部涂擦。

（三）外科手术消毒范围

（1）头部手术皮肤消毒范围:头及前额。

（2）口、唇部手术皮肤消毒范围:面唇、颈及上胸部。

（3）颈部手术皮肤消毒范围:上至下唇,下至乳头,两侧至斜方肌前缘。

（4）锁骨部手术皮肤消毒范围:上至颈部上缘,下至上臂上 1/3 处和乳头上缘,两侧过腋中线。

（5）胸部手术皮肤消毒范围:(侧卧位)前后过中线,上至锁骨及上臂 1/3 处,下过肋缘。

（6）乳腺癌根治手术皮肤消毒范围:前至对侧锁骨中线,后至腋后线,上过锁骨及上臂,下过肚脐平行线。如在大腿部取皮,则周圈消毒大腿过膝。

（7）上腹部手术皮肤消毒范围:上至乳头,下至耻骨联合,两侧至腋中线。

（8）下腹部手术皮肤消毒范围：上至剑突，下至大腿上 1/3，两侧至腋中线。

（9）腹股沟及阴囊部手术皮肤消毒范围：上至肚脐线，下至大腿上 1/3，两侧至腋中线。

（10）颈椎手术皮肤消毒范围：上至颅顶，下至两腋窝连线。

（11）胸椎手术皮肤消毒范围：上至肩，下至髂嵴连线，两侧至腋中线。

（12）腰椎手术皮肤消毒范围：上至两腋窝连线，下过臀部，两侧至腋中线。

（13）肾脏手术皮肤消毒范围：前后过中线，上至腋窝，下至腹股沟。

（14）会阴部手术皮肤消毒范围：耻骨联合、肛门周围及臀，大腿上 1/3 内侧。

（15）四肢手术皮肤消毒范围：肢体周圈消毒，上、下各超过 1 个关节。

（四）腹部消毒

手术区皮肤的消毒由第一助手在洗手后、戴手套之前进行。术者采取洁肤柔刷手方法。

（1）腹部正中切口手术画线，开始消毒。

（2）医生从器械护士手中接取第 1 把浸蘸碘伏液的消毒棉球碗及消毒钳。

（3）由手术中心开始向周围皮肤无遗漏地涂擦消毒液，注意消毒液不要浸蘸过多。

（4）丢放第 1 把消毒钳，接取第 2 把消毒钳，以同样方式做第 2 遍消毒，注意第 2 遍消毒范围不得大于第 1 遍的消毒范围。丢放第 2 把消毒钳。

（5）皮肤消毒完毕，铺无菌单。第 1 块盖住切口下方，第 2 块盖住切口对侧，第 3 块盖住切口上方，第 4 块盖住切口自身侧。

（6）铺巾完毕，助手须重新对手进行消毒，再穿衣、戴手套，然后铺剖腹单。注意用剖腹单包裹住无菌手，先向上展开，盖住麻醉架，再向下展开，盖住手术托盘及床尾。

三、穿手术衣

（一）穿手术衣的步骤

（1）手术人员自手术包内取出折叠的手术衣，拿住衣领的两角，轻轻抖开，使手术衣内面对着自己。

（2）将手术衣向上抛起，顺势将两手伸入衣袖内，双手平行伸向前方，待巡回护士将背后带子拉紧系好，同时双手伸出衣袖。

（3）交叉双手，提起左、右两侧衣带，并小心递向后方，由巡回护士接过系好。

（4）包背式无菌手术衣的穿衣法基本同上，只是当术者穿上手术衣、戴好无菌手套后，术者将腰带传递给器械护士后，旋转一圈，然后自己系扎。包背式手术衣的后页盖住术者的后背部分，使其无菌。

（二）穿手术衣的注意事项

（1）穿手术衣时，须选择较宽敞的地方，以防碰脏。

（2）穿好手术衣后，腰部以上、肩部以下、两侧腋中线以前以及两手臂的范围被视为无菌区。

四、戴无菌手套

（1）穿好手术衣后，选择尺码适宜的无菌手套，看清左、右手，将两只手套的反折部一并捏住取出。

(2)将一只手伸入手套内戴好,再用已戴好手套的手指插入另一只手套的反折部内提持,将另一只手伸入手套,向上拉好整平。

(3)拉开手套的反折部,套在手术衣的袖口上。

(4)用无菌生理盐水将手套上的滑石粉冲洗干净。

(5)注意事项:裸手只能触及手套的里面。

第四节　切口缝合术和外科清创术

一、切口缝合术

常规的持针方式是将拇指和无名指分别插入持针器的环中,食指扶在针持的前端,以增加稳定性。缝合时选择合适的进针点和角度。初学时应给自己预设一个理想的进针点和出针点,缝合时控制好进针和出针,争取达到理想的点。缝合的要领是:依照针的弧度旋转手腕,使针穿过组织,针尖从预定的部位穿出。注意出针应有足够的长度,以便拔针。如果针尖刚刚露出,即停止推针,会给拔针带来困难。拔针时同样需要按照针的弧度拔出,以免撕扯组织。缝合时让持针器与切口保持平行,由于夹在上面的针与针持呈90°,缝合与切口自然也就垂直了。如果习惯斜着进针,缝合与切口呈斜角,缝合时,掌面向下抓住针持使针尖以合适的角度对准进针点,手腕沿着针的弧度旋转180°后恰好手掌向上,完成缝合。

二、外科清创术

清创术是外科手术中用于处理被污染的伤口,清除伤口内的异物,切除坏死、失活或被严重污染的组织,使其转变为清洁创口的方法。

(一)清创的目的

通过正确、有效地清创,可达到以下目的:

(1)清除创面及其周围皮肤上的污物。创面和皮肤上沾染的尘土、油垢等污物必须彻底清除,从而减少污染和细菌数量。

(2)切除被污染的组织。人们常在污染环境中受伤,因此,凡被致伤物接触或暴露于空气中的损伤创面,均应认为已被污染。在清创过程中,不论伤口是一个宽阔的暴露创面还是一个深狭的小口,都应逐一寻到其伤断面,毫无遗漏地将断面切除一层,以达到彻底清除污染的目的。

(3)切除失活的组织。受损伤的无活力的组织,不但是细菌生长繁殖的培养基,易导致感染,而且由于失活的组织将健康的组织隔开,妨碍毛细血管和淋巴管等组织的再生,不利于伤口愈合。同时由于大量失活组织坏死液化,滞留于伤口内,产生毒性物质,使毛细血管通透性增加,体液外渗,引起伤口周围组织严重肿胀,影响血液循环,不利于创面的愈合,甚至引起全身中毒症状,危及生命。因此,彻底地清除失活组织,也是清创术中必须注意的。

(4)清除异物。开放性损伤创面甚至创口深部常存有异物,如金属、石块、木屑、泥沙、衣物等,这些异物上均存在大量的微生物,很容易引起感染。因此,在清创术中应将其尽量清除。只有那些距伤口较远的深在的小异物,如土枪小弹丸或小的金属屑片等,可以暂不取出,留待后期处理。

(5)清除血肿,消灭死腔。伤口内的血肿或死腔,不但容易感染,而且有碍组织接触,不利于愈合。因此,在清创过程中,应彻底细致地止血,注意各种组织的对合,不遗留死腔。

(二)清创的时间

(1)伤后6~8 h内的新鲜伤口,细菌尚未侵入组织深部,也未大量繁殖,在患者全身情况许可的条件下,均应清创,并Ⅰ期缝合伤口。

(2)如果局部污染不严重,伤口整齐,受伤即使超过6~8 h,但在24 h内,感染尚未确立,伤后已应用抗生素,仍可争取行清创术。如损伤部位血运丰富(如头面)或某些浆膜腔(胸腔、腹腔、关节腔等)的开放性创伤,伤口无明显感染,虽时间较长,也应尽可能彻底清创后缝合。

(3)受伤时间已超过24 h,伤口已有感染时,只能做简单清理,不宜关闭伤口;火器伤一般只做清创处理,不宜Ⅰ期缝合伤口。

(三)术前准备

(1)清创前检查患者全身情况,考虑能否接受手术。如果有休克或其他部位严重损伤,如颅脑、胸部损伤,都应及时、有效处理,再行清创术。如有失血性休克,则应在输血等抗休克的同时进行清创、止血。

(2)对局部进行初步检查,了解伤口部位、大小、污染程度、骨关节是否外露等,四周的损伤则要检查手指、足趾的活动和感觉情况,了解有无神经、肌腱损伤和肢体有无血循环障碍。

(3)创口内疑有金属异物或骨折者,术前应做X线检查。

(4)四肢创伤伴活动性出血,经加压包扎后不能控制者,术前可加用止血带,并记录时间,不可持续1 h以上,超过1 h者应每0.5~1 h松解止血带5~10 min,同时伤口加压止血。

(5)对于较大的伤口、污染较重或骨关节损伤者,术前需应用抗生素。

(四)麻醉

根据受伤部位及患者的情况采用不同的麻醉方法。

(五)清创方法

1. 清洗与消毒

(1)麻醉后,先用无菌纱布填塞伤口,剃除伤口周围的毛发,剪除患肢趾(指)甲,用乙醚脱去周围皮肤的油垢。

(2)术者常规洗手后戴手套,用软毛刷蘸消毒肥皂水刷洗伤口周围皮肤1遍后再用消毒盐水冲洗干净,更换毛刷重复刷洗2~3遍。刷洗范围至少距离伤口20 cm。

(3)取出填塞伤口中的纱布,用生理盐水冲洗伤口,注意每一个死角,力求洗净,如有较大的异物,可以取出。明显的出血点应先钳夹止血。根据伤口情况,再以 3% 的双氧水或 1/5 000 的高锰酸钾溶液冲洗伤口,生理盐水冲净药液。然后用活力碘溶液稀释 10 倍冲洗,或稀释 100 倍浸泡 5 min,再用生理盐水冲洗,擦干皮肤。对于被脏物污染严重的伤口可加用甲硝唑溶液冲洗。

(4)伤肢常规用 3% 的碘酊和 70% 的乙醇或活力碘消毒皮肤,铺无菌巾,术者重新洗手,穿无菌手术衣,戴无菌手套,进行伤口处理。

2. 清理伤口

要彻底清创,必须按一定顺序,先清除伤口内异物及血块,然后由浅至深,仔细操作,有序地进行清理。

(1)皮肤的处理:伤口整齐、伤后时间短、污染不重者,皮缘可不切除。皮缘不整齐者,可用锐刀沿创缘切除 1~2 mm 无活力皮肤,并使创缘整齐。若皮肤失去生机,应切除直至出血为止,尽量少切除正常皮缘尤其颜面部、手部、关节等处。皮肤大块撕脱但尚有生机者不可切除。如果血运已有障碍,可将皮下脂肪组织尽量剪成中厚皮片,作为植皮覆盖创面。

为了充分显露深部组织,若伤道较深或潜行剥离者,为了更好地清除伤口内异物及坏死组织,可做补充切口。伤口若不在关节处,可沿肢体纵轴向上、下两端扩大伤口。在关节部位延长切口时,应顺皮肤横纹走行,至关节的另一端再沿纵轴方向延长,使切口呈"S"形,以免疤痕挛缩影响关节功能。

(2)筋膜层的处理:肢体损伤较重的,要沿肢体纵轴切开深筋膜,防止术后严重肿胀引发骨筋膜室综合征。必须切除破碎的皮下组织及坏死筋膜。扩大切口时,筋膜切口方向应与皮肤相同。

(3)肌肉的处理:失活的肌肉(肌肉暗红色,切之不出血,刺激后无收缩反应)应尽量切除,切至出血的肌肉为止。断裂的肌肉,在将其污染坏死部位切除后,若生机良好,伤口情况允许,肌肉断端可行褥式缝合。有死腔者必须打开,清除异物、血肿,尤其是泥沙、子弹及弹片、碎布及棉絮,应力求取净。

(4)骨骼的处理:已完全与骨膜及周围组织分离的小骨片应清除之。但对于大骨片,即使与周围组织已分离,亦应保留,以保持骨骼的连接。用稀释的活力碘浸泡 5 min,冲洗干净后放回原处。无骨膜覆盖的尖锐断端及污染骨端不易清除者,可用咬骨钳咬除少许。髓腔内的污染,可用刮匙刮净,然后进行骨折复位。

(5)肌腱的处理:污染严重、失去生机的肌腱应予切除;对于较长的肌腱,如果具有活力,应将腱周筋膜修剪一层,这样既保证了肌腱的完整,又达到了清创的目的。

(6)血管损伤的处理:小的渗血,可用温盐水纱布垫压迫止血,或钳夹结扎止血;但较大血管损伤时,如侧支循环良好,不妨碍远端血运,可以用丝线双重结扎。例如,对危及肢体远端血循环的主要血管损伤,不予结扎,用血管夹控制出血,将污染的断端剪除 1~2 mm 后,行无张力下吻合或自体血管移植。

(7)再次用稀释的活力碘溶液、生理盐水冲洗伤口,彻底止血,更换手术单、器械和手术者手套,重新消毒铺巾。

3. 修复与缝合

（1）先行骨折复位，如受伤时间较短，污染不太严重，应行内固定术（根据不同情况选择不同的内固定方法，如髓内钉、接骨板、钢针、钢丝等）；如污染较重，受伤时间长，可选用骨外固定架或骨牵引等方法。

（2）缝合肌腱、肌肉。肌腱缝合要求达到良好的对合，缝合口平滑，避免露出肌腱的粗糙面，以防粘连；并应不损伤肌腱内血供，促进其愈合。根据不同的部位选用不同的缝合方式，如双"十"字缝合法、Bunnel 缝合法、编织缝合法、Kessler 显微肌腱缝合法。肌肉断端可行褥式缝合，并缝合其筋膜。

（3）修复血管、神经。对于影响肢体血供的主要血管损伤，必须修复，严格按照无创原则吻合血管。如血管缺损过大，无法直接缝合，可行静脉移植或人造血管修复。对神经损伤，如有条件，应一期修复，最好采用显微外科技术缝合，以提高疗效。如伤口污染严重，严重火器伤或当时手术条件有限，不宜进行一期缝合者，可将两断端分别缝合一针固定于邻近组织上，以利于二期修复时寻找。

（4）关闭伤口：皮肤无缺损者，可直接缝合；如创口皮肤张力过大，可行减张缝合。如皮肤大片缺损，可从其他肢体取中厚皮植皮，或利用撕脱的皮肤，去除皮下脂肪，剪成中厚皮片植皮，覆盖创面。如皮肤缺损合并软组织缺损，骨骼、肌腱、血管、神经等重要组织外露，可用局部组织瓣转位或游离移植覆盖创面。如伤口污染严重、组织水肿或有渗液，不宜一期缝合，伤口用凡士林或生理盐水纱布覆盖引流，待炎症消退后行延期缝合或游离植皮。

（六）术后处理

（1）清创术后应严密观察病情变化、有无多发伤的存在以及心肾功能情况。

（2）抗休克、抗感染。

（3）预防特异性感染。肌注破伤风抗毒素（TAT）1 500～3 000 U。如污染严重应用气性坏疽抗毒血清 10 000 U 肌肉注射。注射前均应做皮肤过敏试验，阴性者，方可应用；如为阳性，应按脱敏方法注射。

（4）固定、抬高患肢。肢体创伤如有骨折，清创后必须进行有效的外固定，以防骨折移位，可采用小夹板、石膏托、石膏夹板。但不应用管型石膏固定，以免伤后组织肿胀，影响肢体血运。此外，伤肢抬高有利于血液、淋巴液回流，以减轻组织水肿，避免张力，促进伤口愈合。

（5）对于已做包扎、固定的肢体，应观察肢端血液循环情况，如血管搏动，皮肤的颜色、温度及是否肿胀等，并密切注意早期发现厌氧菌感染等，以便及早处理。

（6）酌情使用镇静、止痛及安眠药物。

（7）对于血管损伤缝合修复者，术后酌情应用抗凝剂如肝素、低分子右旋糖酐等，解痉药物如罂粟碱、苯妥拉明。

（8）对于神经损伤修复者，术后要用大量 B 族维生素及营养神经的药物。

（9）如局部已发生感染，应拆线引流，按感染伤口换药处理，并适当延长应用抗生素的时间或增加其用量。

第五节 换药术

伤口换药(简称换药)又称敷料交换,是处理伤口和创面的必要措施。医护人员应根据伤口创面的具体情况,选择不同的换药方法。

(一)换药的目的

观察伤口或创面情况,并给予及时、适当的处理;清理伤口,清除脓液、分泌物和坏死组织,减少细菌繁殖因素,控制感染,促进伤口愈合;清洁伤口及覆盖敷料;拆除伤口缝线。

(二)换药的无菌操作规则

不论是清洁伤口还是污染、感染伤口,均应严格执行无菌操作规则,防止交叉感染。

(1)不应在扫地、整理床铺的时候换药,以免灰尘飞扬污染伤口。

(2)换药者应穿好工作服,戴好口罩和帽子,清洗双手,必要时戴手套。

(3)多位患者或多个伤口同时换药应有一定的次序,先换无菌伤口,再换感染轻的伤口,最后换感染重的伤口。

(4)换药者左手持有齿镊向右手传递无菌物品,右手持无齿镊接触伤口并清洁伤口,使用时勿使两镊相碰。

(5)换药者当日有无菌手术时,不应在手术前给感染伤口换药。

(6)如病情许可、条件允许,应在换药室进行换药。

(7)凡接触伤口的用具和物品经洗净后应放在指定的位置,进行无菌处理。

(8)从伤口换下的污染敷料应放入指定的污物桶,进行统一处理,不可随便乱扔。

(9)高度传染性伤口,如破伤风、气性坏疽、绿脓杆菌感染,应严格遵守隔离术,换下的敷料应焚毁,用过的器械应用2%的来苏儿溶液浸泡1 h后再清洁灭菌,换药者应洗手再用1‰的新洁尔灭或75%的乙醇浸泡消毒。

(三)换药的注意事项

(1)患者的准备:了解患者的心情,向患者讲解换药的目的和意义,消除患者的心理恐惧。患者应保持合适体位,做到既舒适,也有利于医生换药。

(2)换药者操作应当稳、准、轻,切忌动作过粗过大。

(3)根据伤口情况准备换药敷料和用品,应勤俭节约,物尽其用,不浪费。

(4)合理掌握换药的间隔时间。间隔时间过长不利于伤口愈合,过短则因反复刺激伤口也会影响伤口愈合,同时增加患者的痛苦,并造成浪费。

(四)换药用具

换药用具包括:无菌换药碗1个,有齿镊、无齿镊各1把,剪刀,某些特殊用具如探针、刮匙、血管钳等,棉球、纱布、棉垫、绷带、胶布,盛脏物弯盘1个。

(五)常用换药的药品

1. 乙醇

乙醇的作用机制是使细菌蛋白脱水,发生沉淀,呈现收敛,从而杀灭细菌。

（1）常用制剂为70%～75%的乙醇，以70%乙醇的杀菌作用最强，低于30%者则几无杀菌作用，而浓度过高则会使菌体表面蛋白凝固，妨碍乙醇向内渗透，从而影响其杀菌效果。

（2）因乙醇兼有溶解皮肤表面油脂的作用，在外科中常单独或与碘酊结合用于皮肤消毒。

（3）40%～50%的乙醇溶液涂擦皮肤可使皮肤血管扩张，增加血液循环，防止褥疮。

（4）20%～30%的乙醇溶液可用于高热患者擦浴退热。

2. 碘酒

碘酒因能与蛋白质的氨基结合，使其变性，从而具有强大的杀菌能力，包括真菌和变形虫，并能杀死芽孢。但对皮肤、黏膜有强烈的刺激作用。一般皮肤消毒用2%～2.5%的碘酊，术前用3.5%～5%的碘酊，小儿用1.5%～2%的碘酊，待其干后，穿透皮肤较深，灭菌作用较强，再用70%的乙醇脱碘。一方面，乙醇脱脂（溶解脂肪）能促进碘酒的渗透，加强皮内杀菌作用；另一方面，乙醇脱去皮肤下残留的碘酒，避免碘的刺激引起皮肤起泡、脱皮，以及碘过敏反应。但应注意以下几点：①忌用于会阴、阴囊、口腔黏膜、破溃皮肤及新生儿皮肤，因碘酒可造成这些部位皮肤的损伤。②忌用高浓度碘酒，因其对组织有腐蚀性。③忌与红汞同用，以免产生碘化汞而烧伤皮肤。

3. 活力碘

活力碘是一种以表面活性剂为碘载体、呈棕色略带黏性的液体。本品与皮肤黏膜接触后，缓慢释放出碘而起消毒作用，对细菌、真菌、病毒均有较强的杀灭能力。可用于外科洗手、手术皮肤黏膜和创口消毒，亦可用于口腔、阴道黏膜感染及疱疹病毒感染。本品易溶于水，着色后易用水去除。本品无需脱碘，无刺激、无致敏、无腐蚀性，使用方法如下：

（1）手术部位皮肤、医务人员手臂消毒：用原液涂擦2遍。

（2）注射部位、会阴消毒：原液稀释1倍，涂擦1～2遍。

（3）创伤、烧伤、体腔消毒：原液稀释10倍，涂擦或冲洗。

（4）口腔和咽部消毒：原液稀释20倍，洗漱或涂擦。

（5）会阴部冲洗或坐浴：原液稀释40倍。

（6）患者衣服、用具消毒：原液稀释20～40倍，浸泡30 min。

用蒸馏水、无菌盐水或新鲜的凉开水作为稀释液。

4. 生理盐水

生理盐水是一种最常用的药物，无刺激性。用于手术时伤口、内脏的冲洗，一般换药时用纱布蘸生理盐水敷盖新鲜的肉芽创面。

5. 高渗盐水

高渗盐水一般为10%的盐水。多用于肉芽水肿创面，能消退水肿，减少细菌生长、繁殖，有利于新鲜肉芽组织的形成及创面愈合，但可引起伤口痛。

6. 双氧水

双氧水为强氧化剂，与组织中过氧化氢酶相遇会很快放出氧，从而产生抗菌、除臭、清洁、收敛、止血的作用。但作用时间短，杀菌力弱。主要用3%的溶液清洁面部创面、溃疡、脓窦、耳内脓液,用1%的溶液含漱治疗口腔炎、扁桃体炎等。因其产气过快,在体腔创面使用时应注意有引起栓塞、感染扩散的危险,而贮存过久则易分解而失效。

7. 高锰酸钾

高锰酸钾为强氧化剂,遇坏死组织等有机物则释放出新生态氧,起杀菌、除臭作用。但作用表浅,时间短,低浓度有收敛作用。使用本品应根据病情合理选用浓度:①0.1% ~ 0.5%的溶液冲洗感染创面、皮肤溃疡、痔疮。②1%的溶液消毒毒蛇咬伤的创口。③0.012 5 ~0.025%的溶液用于坐浴、冲洗阴道、含漱。④因本品能氧化某些有机毒物而起解毒作用,故可用0.01% ~0.02%的本品溶液洗胃,以解救食物中毒、吗啡、士的宁(番木鳖碱)、巴比妥类中毒。

8. 凡士林纱布

凡士林纱布多用于脓腔引流,具有不易干结、可保持引流、促进肉芽生长的特点。

9. 龙胆紫

龙胆紫为碱性染料,因与细菌蛋白质的羟基结合而灭菌,主要作用于革兰阳性细菌和霉菌,并能与损伤、坏死组织凝结成保护膜而起收敛作用。本品刺激性小,1% ~2%的溶液用于皮肤黏膜感染、小面积灼伤、口疮、溃疡、各种癣症及霉菌性阴道炎的治疗。

10. 新洁尔灭

新洁尔灭为季铵盐阳离子表面活性剂,其特点是杀菌力强、穿透力强、刺激性小。常用0.1% ~0.5%的浓度,用于手部、皮肤、黏膜和器械的消毒及深部伤口的冲洗。注意勿与肥皂、洗涤剂合用,以免降低其灭菌效力。

11. 呋喃西林

呋喃西林抗菌谱广,对革兰阳性和阴性菌均有较强的杀菌作用,且不易产生耐药性。常用0.01% ~0.02%的水溶液湿敷或冲洗伤口,冲洗膀胱。

12. 鱼石脂

一般配制成10%的鱼石脂软膏外用,能轻度抑菌,作用温和,具有消炎、消肿、抑制分泌、防腐等作用。

13. 苯氧乙醇

苯氧乙醇有较强的杀灭绿脓杆菌的作用,常以2%的溶液涂于绿脓杆菌感染的伤口。

14. 氧化锌软膏

10% ~15%的氧化锌软膏具有收敛、止痒、抗菌、防腐等作用,用于肠瘘周围的皮肤保护、擦伤的皮肤保护,以及湿疹、溃疡等各种皮肤病。

15. 石炭酸

石炭酸是一种原浆毒,能使菌体蛋白变形而起杀菌作用,1%的溶液就能杀死大多数病菌(包括革兰阳性和阴性菌)。因其与蛋白结合疏松,不受蛋白质或有机物阻碍,能渗透至深部组织,对组织伤害作用也很大。临床上常用本品腐蚀不健康或过剩的肉芽组织,处理阑尾切除后残端。用于体表的水溶液,浓度不宜超过2%,以免损伤组织。3% ~5%的溶液用于消毒外科器械、排泄物、室内地面等。

（六）各类伤口的换药

1. 无菌伤口的换药

一期缝合的无菌伤口,应保持伤口敷料的清洁干燥和固定位置。如果敷料被污染、浸湿或移位,应立即更换敷料;如果怀疑伤口可能感染,应立即揭去敷料,观察伤口,更换敷料。薄、中层植皮的供皮区和植皮区,一般术后 4~5 d 需更换敷料。具体操作如下:

（1）用手揭去外层敷料,用镊子揭去内层敷料,暴露伤口。如敷料与伤口粘连较紧,不可强行将其揭下,应先用生理盐水将敷料润湿,然后慢慢地将敷料揭下,这样可减少对伤口的撕裂,减轻患者的痛苦。

（2）观察伤口有无红肿、出血,有无分泌物及其性质,注意创面皮肤、黏膜、肉芽组织的颜色变化。

（3）用碘酒、乙醇或活力碘棉球清洁、消毒伤口,消毒顺序是从创缘向外周呈离心性消毒。

（4）伤口上覆盖消毒的干纱布、蘸乙醇或生理盐水的纱布。

（5）外层覆盖消毒的干纱布或棉垫后用胶布条粘贴或绷带包扎。

2. 感染伤口的换药

感染伤口换药的基本步骤类似于无菌伤口换药,先揭去伤口敷料,再用碘酒、乙醇或活力碘消毒伤口周围的皮肤、黏膜,伤口周围有胶布或油脂等物粘连者可用松节油、乙醚或汽油拭去。然后,根据伤口性质采取进一步的措施。

（1）清洁伤口。一般用较干的生理盐水棉球沾净伤口内分泌物,并用镊子、探针或止血钳探查伤口,用镊子、剪刀清除伤口内脓苔、坏死组织、缝线头等异物。用棉球或纱布清除伤口分泌物时,要做到仔细耐心、动作轻巧、清除彻底,勿将棉球或纱布遗留于伤口内。

（2）化脓性伤口的处理。一般化脓性感染伤口可用 0.2% 的呋喃西林纱条湿敷;厌氧菌感染伤口可用 2% 的双氧水洗涤,也可用 0.5% 的甲硝唑或替硝唑溶液冲洗;绿脓杆菌感染伤口常用 0.1%~0.5% 的多黏菌素、1%~2% 的苯氧乙醇、10% 的水合氯醛等湿敷。

（3）肉芽组织伤口的处理。肉芽色鲜红,芽密细,触之易出血并有痛感,无分泌物时,此种肉芽组织为新鲜健康的肉芽组织,是感染伤口正常愈合的标志,可选用生理盐水纱布、呋喃西林纱布、雷佛奴尔纱布或凡士林纱布外敷;肉芽色淡,表面光滑发亮,水肿,分泌物多时,可选用高渗盐水或 20%~30% 的硫酸镁纱布外敷;肉芽组织生长过盛超出创缘平面,有碍新生上皮向创面中心生长时,可用刮匙刮去肉芽或以硝酸银腐蚀肉芽,再敷以盐水纱条或油纱条;陈旧性肉芽色暗,芽粗大质脆,表面常覆盖一层猪脂状分泌物,触之不易渗血,无生长趋势。此种肉芽组织可能是由于伤口处理不当、局部血循环不良所致,应设法改善局部血循环,如用红外线灯烤,去除不健康的、陈旧的肉芽,创面可用 0.1% 的雷佛奴尔纱布、呋喃西林纱布或碘仿纱布外敷;已生长的肉芽发生销蚀现象,多由于某种细菌的感染所致,如绿脓杆菌,应选用合理的抗生素纱布外敷;坏死肉芽色灰白或紫黑,有脓液混杂其中,臭味较大,应剪去坏死肉芽,用生理盐水或 0.1% 的雷佛奴尔纱布湿敷。

（4）慢性溃疡、褥疮。去除病因,防止局部受压,促进血液循环,改善全身情况,局部可选用3%的双氧水清洗,0.1%的雷佛奴尔纱布、呋喃西林纱布湿敷等。

(5)高位肠瘘、胰瘘和分泌物较多的伤口,周围皮肤常常被腐蚀、糜烂或发生皮炎,应涂擦10%的氧化锌软膏防治。

(6)创面使用抗生素:应针对伤口感染细菌的种类选用合理的抗生素,临床上最常用庆大霉素。若发现有真菌感染,须选用酮康唑等抗真菌药。

(7)中药制剂:许多中药具有抗感染、刺激肉芽组织生长、收敛伤口等作用,如鱼石脂、黄金散、玉红膏等,合理选用,疗效较好。

3. 拆线

(1)一期愈合伤口的拆线。基本操作同无菌伤口换药,揭去敷料,伤口消毒。具体步骤是:一手用镊子轻轻提取线头,另一手持线剪,靠近皮肤剪断裸露于体外较短的线头,向同侧方向将皮内缝线轻轻拉出。再以碘酒、乙醇或活力碘消毒,伤口覆盖干纱布或乙醇纱布。伤口拆线时间:头面部4~5 d,下腹、会阴部6~7 d,胸、上腹部7~9 d,四肢、臀部、脊柱12~14 d。减张缝合线14 d。老年、营养欠佳、估计伤口愈合不良者宜延期拆线。伤口较长、考虑伤口愈合可能欠佳时,可先间断拆除缝线,观察1~2 d后再拆除剩余缝线。

(2)感染伤口的拆线。伤口红肿、积脓时,应拆除缝线,然后按感染伤口进行换药处理。

(七)伤口分泌物的认识

1. 血液

伤口血液来源于受损伤的血管,一般为渗血。

2. 血浆

伤口血浆一般从毛细血管和淋巴管渗出,为淡黄色透明液体,对伤口有一定的保护作用。

3. 脓液

伤口脓液由脓细胞、细菌及其毒素和酶分解的坏死组织等组成。脓液的性质、颜色、气味、黏稠度依细菌种类而异。

(1)葡萄球菌:脓液呈黄色、黏稠、无臭,多见于软组织和骨的感染。

(2)链球菌:脓液呈淡黄色、稀薄、量多、腥臭,多见于软组织感染。

(3)大肠杆菌:脓液呈灰白色如面汤样,无臭。常为混合感染,多见于消化道、胆道和泌尿系统的感染。

(4)肺炎球菌:脓液呈黄色或浅黄带绿,稠厚呈乳酪样或黏液状,其中有大量的纤维蛋白凝块,引流困难。多见于呼吸系统的感染。

(5)肺炎杆菌:脓液呈灰白色,非常黏稠。多见于脓胸、阑尾脓肿及泌尿系统的感染。

(6)变形杆菌:脓液具有特殊臭味,见于肠道和泌尿系统的感染。

(7)绿脓杆菌:脓液呈淡绿色,具有微甜腐霉气味。常见于烧伤感染。

(8)结核杆菌:脓液呈淡黄色或淡茶色,内有干酪样物。

(9)厌氧菌:脓液有腐败性臭味或甜味,组织坏死,有气体存在。

(10)淋球菌:脓液淡黄,稠厚如奶油。

（11）其他:放线菌的脓液中有硫黄样颗粒,阿米巴性肝脓肿的脓液呈棕褐色(巧克力色)。

4. 空腔脏器漏出液

（1）胆瘘:排出液为胆汁,呈黄色,实验室检查胆红素定性阳性。

（2）胰瘘:排出液为无色透明液体,实验室检查胰淀粉酶含量很高。

（3）胃肠瘘:排出液含食物残渣。

（4）尿瘘:排出液有尿臭味,经实验室检查显示为尿液。

（5）甲状舌管瘘、腮裂瘘:排出液与分泌液相似。

（董晓强）

第 五 章

妇产科常用诊疗技能

第一节　妇科常用特殊检查和操作

一、妇科检查

妇科检查也称之为盆腔检查,主要通过视诊和触诊对外阴、阴道、子宫、附件和宫旁等女性生殖系统相关组织进行检查。主要检查方法包括双合诊、三合诊和肛门指诊。

【适应证】

疑似妇科疾病、需要进行妇科检查者。

【禁忌证】

无性生活史者禁做双合诊和三合诊以及阴道窥具检查。如果病情需要,则必须获得患者及家属的知情同意,并签署《知情同意书》。

【操作步骤】

1. 外阴部检查

(1)视诊:患者多取膀胱截石位(图5.1.1),首先观察外阴部的发育及阴毛分布情况,皮肤黏膜的色泽、质地及有无水肿、炎症、溃疡、赘生物、异常色素沉着或色素减退。然后将患者大阴唇分开,按小阴唇、阴蒂、尿道口、阴道口、处女膜、会阴体和肛门的顺序观察上述结构的解剖形态、上皮和黏膜情况。如有无赘生物和肿块或脓肿、处女膜是否完整、有无会阴侧切、正中切开或陈旧性产伤撕裂的瘢痕等。对于怀疑盆腔脏器脱垂的患者,也可采用胸膝卧位,嘱患者用力向下屏气以观察有无阴道前后壁膨出或子宫脱垂及其分度等。

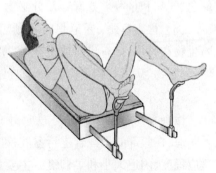

图 5.1.1　截石位(摘自 *Berek & Novak's Gynecology*, 14th ed.)

(2)触诊:对外阴部异常者进行触诊,观察肿块的边界、活动度、质地;观察皮肤黏膜异常处的温度和质地。对疑有尿道旁腺疾病的患者,应通过阴道前壁挤压尿道表面,观察有无异常分泌物,如有,进行相关的检查和培养。对于阴唇肿胀的患者,应将拇指放于大阴唇后部,食指置于阴道口检查有无前庭大腺囊(脓)肿。对张力性尿失禁的患者,按压尿道口两侧后再嘱患者增加腹压,如无尿液溢出,则可进一步证实诊断。无性生活史且处女膜完整未破者,其阴道口勉强可容一指,而有性生活者的阴道口可容两指通过。

2. 阴道窥具检查

根据患者阴道口的大小和阴道壁的松紧度,选用合适的窥具(图5.1.2)。非必要时,无性生活史者不得行窥具检查。否则,必须经过患者和家属的书面同意。在使用窥具检查时要充分、全面暴露阴道,以免漏诊。

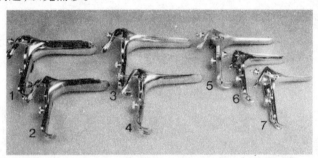

1. 加长 Graves 窥具　2. 普通 Graves 窥具　3. 加长 Pederson 窥具　4. 普通 Pederson 窥具
5. 处女型 Huffman 窥具　6. 普通儿童窥具　7. 窄型儿童窥具

图5.1.2　阴道窥具(摘自 *Berek & Novak's Gynecology*, 14th ed.)

(1) 根据实际使用需要,使用相应的润滑剂在窥具的前、后叶片上,将叶片合拢、倾斜并下压于会阴体上,将窥具置于阴道口,沿阴道壁走向向下向内缓缓插入。当其完全插入阴道后,旋转叶片至水平位后打开,充分暴露阴道和宫颈,使宫颈位于两叶片之间。

(2) 检查阴道:沿窥具长轴轻轻旋转,观察阴道前后壁和侧壁黏膜的色泽、皱襞,以及有无血液、炎症、瘢痕、溃疡、赘生物、囊肿,阴道有无畸形;穹隆的色泽、饱满度,阴道分泌物的颜色、气味和量等。如有异常分泌物,须做相应的检查。

(3) 检查宫颈:重返暴露宫颈后,观察宫颈的大小、形状、颜色,有无糜烂、息肉、囊肿、赘生物和肿块;如有出血或分泌物,判断其来源于宫颈口还是宫颈管内。根据需要行细胞学、分泌物、病毒等相关检测。

3. 双合诊

检查者一手置于下腹壁,另一手的手指(食指和中指或仅食指)沿阴道走向向下向后放入阴道,在腹部的手配合进行盆腔检查,称之为双合诊。伸入阴道手指的数量取决于患者的适应程度、阴道大小和柔韧度。主要目的是检查包括子宫颈、子宫体、附件和宫旁组织等盆腔内脏器和肿块的性质。

(1) 阴道:了解阴道的松紧度、通畅度和深度,下压会阴并嘱患者向下屏气,检查会阴张力,及隐匿性阴道前后壁膨出和子宫脱垂情况。检查阴道有无压(触)痛、畸形、瘢痕、结节、肿块以及肿瘤浸润。对后三者应密切注意其范围、大小、活动度和质地。

(2) 子宫颈和穹隆:了解宫颈大小、形状、软硬度。如有赘生物,注意了解其数量、大小、形状、基底部相关情况、是否有蒂以及蒂部的位置和深度,感受宫颈外口和内口的松弛度,观察有无接触性出血。手指放于宫颈下方,上抬宫颈,观察有无宫颈举痛和摇摆痛;手指置于穹窿,沿宫颈环绕穹窿一周,了解穹窿是否光滑、有无肿块、是否有肿瘤浸润,后穹窿是否饱满及有无触痛、触痛结节和包块。

（3）子宫:将手指放于宫颈下方,向上抬举宫颈,另一手在腹部沿脐部向耻骨联合方向向下、向后按压腹壁,通过两手的互相协调按压,以扪清子宫的位置、大小、形状、质地、活动度以及有无压痛等。正常情况下子宫呈轻度前倾前屈位。

（4）附件:附件包括输卵管和卵巢。正常情况下不能扪及输卵管,但在腹壁脂肪组织比较薄的患者可以扪及卵巢,约 3 cm×2 cm×1 cm 大小,可活动,触之略有酸胀感。触摸完子宫后,将手指置于一侧穹窿,尽可能伸向盆腔深部。另一只手由同侧髂嵴水平由上向下按压,并与阴道内手指配合,触摸该处有无增厚、肿块和触痛。如有肿块,应注意其大小、位置、质地、活动度、边界及其与子宫和盆腔内其他脏器的关系以及有无压痛等。

4. 三合诊

三合诊为经腹部-阴道-直肠的联合检查,用于弥补双合诊的不足。具体方法是:一手食指放入阴道,中指放入直肠,另一手置于下腹壁,检查手法同双合诊。适用于检查后倾后屈子宫、子宫后壁、直肠子宫陷凹、宫骶韧带和了解盆腔后部病变与邻近器官的关系。尤其是对宫颈癌患者,三合诊有助于详细了解病变范围,以明确分期和决定下一步治疗方案。

5. 腹部-直肠诊

检查方法:将一手指伸入患者直肠,另一手在腹部配合,检查手法同双合诊。通过腹部-直肠诊检查,既可了解盆腔病变,也可了解直肠病变以及妇科疾患和肠道的关系。它对盆腔疾患的检查满意度不如双合诊或三合诊检查。适应证为不能行双合诊的患者,如无性生活史者、阴道畸形者等。

【注意事项】

（1）盆腔检查是一项私密度相对较高的检查,会对患者的心理造成一定的紧张和害怕感。检查室要保持安静、温度适中;态度要柔和,动作必须轻柔;男性医师在检查时须有女性工作人员陪同。

（2）除了需要检查尿失禁等少部分情况以外,妇科检查前均须排空膀胱,必要时可予导尿排空。肠道内粪块淤积时也要予以排空。如需行尿检,则嘱患者留尿送检后检查。

（3）所有侵入性器具均应为一次性使用,并为每位患者配备一次性臀部垫单,以防交叉感染。

（4）经期尽量避免检查,如为异常阴道出血、必须行妇科检查时,应在严格消毒的情况完成。

（5）在需要做细胞学检查时不能使用石蜡油类润滑剂,以免影响结果。

（6）对疑有盆腔病变而患者肥胖或过度紧张不能配合时,不要强求,可改行超声检查,或在麻醉下检查。在对宫颈癌患者需明确临床分期时,必要时也可如此。

二、阴道分泌物检查

阴道分泌物检查主要用于常见阴道炎症的诊断和鉴别诊断。一般通过悬滴法和培养法检测滴虫、念珠菌、细菌性阴道炎和其他感染性阴道炎或宫颈疾患,也可通过革兰染色筛查淋球菌,还可也通过阴道分泌物的 pH 测定进行初步筛选。

【操作方法】

1. 悬滴法

（1）生理盐水悬滴法:主要用于检测滴虫性阴道炎和细菌性阴道炎。前者可见波状运动的滴虫,后者可见线索细胞。

（2）10% 氢氧化钾悬滴法:主要用于检测外阴和阴道假丝酵母菌病（外阴和阴道念珠菌病）,可见芽孢和假菌丝。

2. 培养法

通过培养法以鉴别不同感染原造成的阴道和宫颈炎症。

3. pH 测定

由于滴虫性阴道炎和细菌性阴道炎分泌物的 pH >4.5,外阴和阴道假丝酵母菌病的 pH <4.5,因此可以根据阴道分泌物的 pH 大小协助鉴别诊断。

【注意事项】

（1）取材前 24~48 h 避免性生活和阴道灌洗用药。

（2）使用窥具前不用润滑剂。

（3）取材后及时送检,如疑为滴虫感染,还需注意样本的保温检测,以免滴虫活动力减弱造成辨认困难。

三、细胞学检查

女性生殖道的细胞主要包括阴道、宫颈以及内生殖器脱落的细胞。由于阴道上皮细胞可以受卵巢激素影响而发生周期性变化,故可以据此来监测卵巢功能。此外,根据不同部位的脱落细胞可以进行恶性肿瘤的筛查。

【适应证】

需要了解体内性激素水平和对生殖系统恶性肿瘤进行筛查者。

【操作步骤】

1. 阴道脱落细胞学检查

被检者取膀胱截石位,充分暴露阴道,在阴道侧壁上 1/3 处轻刮,均匀涂成薄片,固定。

2. 宫颈脱落细胞学检查

在暴露宫颈后,以前多用刮板轻刮宫颈黏液及分泌物,涂片固定后检查,现多为液基薄层涂片技术（thinprep cytologic test, TCT）取代,即应用特制的毛刷伸入宫颈管内,旋转取样,固定后制片,镜下检测。该项技术可使细胞均匀分布,并能去除黏液和红细胞的干扰,从而提高准确率,加之辅以计算机自动阅片系统,将细胞学诊断标准和计算机图形处理技术相结合,从而制成计算机自动化细胞学诊断程序,两者结合形成宫颈液基细胞学检查（liquid-based cytologic text, LCT）,使检测更加方便和快捷。

3. 吸片和印片检查

吸片法是指用吸管吸取后穹窿、子宫颈管内、宫腔内病变组织,固定后检测;而印片是指对外阴部的病变用清洁玻璃片直接按压在病变部位处制备印片,固定后镜下观察。

【注意事项】

(1)在标本采集前 3 d 避免性生活、经阴道用药和冲洗。

(2)采集标本前避免在阴道窥具上使用液状石蜡等润滑剂。

(3)尽量避免在阴道出血期间采集标本。

【临床意义】

(1)评价卵巢功能:可以根据阴道脱落细胞的成熟状态来判断患者体内的性激素水平,从而判断闭经和功能失调性子宫出血的病因。

(2)在肿瘤诊断中的作用:可以根据脱落细胞的大小、形态、染色、细胞核以及细胞排列状况进行初步的良恶性肿瘤筛查。

四、宫颈黏液检查

宫颈黏液是子宫颈腺体的分泌物,由于其含有糖蛋白和氯化钠,故随着女性月经的周期性变化而发生相应的理化改变。排卵期,在高水平的雌激素作用下,宫颈黏液分泌量达到高峰,含水量增加,宫颈黏液稀薄、透明、拉丝度 >10 cm,镜下观察可见典型的直、长并伴有多级分支的羊齿状结晶。而排卵后,随着孕激素的分泌,宫颈黏液分泌量减少,变浑浊、黏稠,拉丝度下降,镜下观察可见羊齿状结晶消失,变成窄长形椭圆体。因此,根据宫颈黏液的变化可以协助诊断妊娠、卵巢功能和月经失调。

【适应证】

1. 预测排卵

在排卵期,宫颈黏液分泌量明显增多,外观稀薄、透明,附着在宫颈口,可呈典型的"瞳孔样"改变。拉丝度延长(>10 cm 不断)。镜下呈典型的羊齿状结晶。

2. 协助诊断月经失调

通过在月经周期中动态观察宫颈黏液的变化以了解有无排卵。在异常阴道出血前或当日,镜下见羊齿状结晶提示无排卵。

3. 协助诊断妊娠和评估妊娠状态

如被检者停经伴镜下宫颈黏液呈椭圆体持续 >2 周,提示妊娠;如出现羊齿状结晶,提示月经失调,可排除妊娠状态;确诊早孕后,如不能见到典型的椭圆体,提示体内孕激素含量不足,流产风险增加。

4. 协助闭经定位

如患者宫颈黏液呈正常周期性变化,而无月经来潮,提示卵巢功能良好,病变部位可能在子宫;若无周期性变化,则提示闭经原因可能在卵巢或者卵巢以上部位。

【操作步骤】

(1)被检者取膀胱截石位,充分暴露宫颈后,观察宫颈口黏液性状。

(2)擦净宫颈及穹隆部分泌物后,用干燥血管钳或棉签伸入颈管,夹取黏液置于清洁的玻璃片上,涂片,镜下观察。

宫颈黏液结晶的分类和周期性变化：

Ⅰ类结晶：典型的羊齿状结晶，主干粗、硬、直，分支密而长。排卵期的典型改变，排卵后逐渐向Ⅱ类结晶过渡（图5.1.3）。

Ⅱ类结晶：较Ⅰ类结晶略弯、软，分支少而短，类似雪后树枝的改变。

Ⅲ类结晶：不典型结晶，树枝形象模糊，分支稀疏。自月经第7天起，随着卵泡的发育，雌激素分泌的增加而逐渐向Ⅱ类结晶过渡。

Ⅳ类结晶：透光的椭圆体，沿同一方向排列。在有排卵的月经周期的第22天，孕激素分泌高峰时的典型改变如图5.1.4所示。

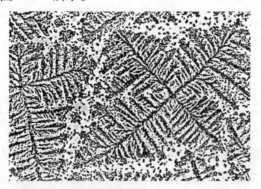

图**5.1.3** 典型的羊齿状结晶图像（摘自 *Manual of Obstetrics*, 7th ed. ）

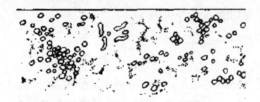

图**5.1.4** 典型的椭圆体图像

五、妊娠试验和人绒毛膜促性腺激素的定量测定

通过测定被检者外周血液或尿液中的人绒毛膜促性腺激素（human chorionic gonadotropin，HCG）的水平来诊断、检测和随访妊娠以及滋养叶细胞相关疾病。由于 HCG 的 α 亚单位与黄体生成素（luteinizing hormone，LH）、卵泡刺激素（follicle simulating hormone，FSH）和促甲状腺素（thyroid stimulating hormone，TSH）的结构相似，故通常通过测定其特有的 β 亚单位来检测体内 HCG 的分泌水平。HCG 测定可分为定性和定量测定两种。

【适应证】

1. 检测停经和不规则出血的原因

通过检测体内 HCG 的分泌水平，可分析停经原因和不规则出血的原因，排除妊娠及妊娠相关疾病。

2. 监测宫内妊娠状态

宫内妊娠6～8周后，胚胎发育正常，其HCG水平以平均每天66%的速度递增。如血β-HCG每48 h倍增不足66%，则提示宫内妊娠预后不良。

3. 诊断异位妊娠和监测异位妊娠治疗后的疗效

（1）当胚胎存活或滋养细胞尚有活力时，即可分泌 HCG。但是异位妊娠时，胚胎大多不能得到充足的营养，故其活力多低于正常宫内妊娠。其 β-HCG 分泌量每48 h 倍增多不足66%。在无其他阳性体征和超声检查结果时，可据此间接推断异位妊娠的可能。

（2）异位妊娠经保守治疗后，监测血 HCG 水平，如呈下降趋势直至连续3次转阴，伴症状缓解或消失，盆腔包块缩小，提示保守治疗有效。若保守治疗后 HCG 持续不降，或用药后第7天下降15%~25%，超声检查包块无明显变化，可再次用药治疗；如用药后第7天下降<15%，伴症状、体征加重，提示保守治疗可能失败。

（3）在异位妊娠保守性手术后，监测 HCG 水平，以排除残留滋养细胞造成的持续性异位妊娠的可能。

4. 诊断、监测和随访滋养叶细胞疾病

（1）在葡萄胎患者初次清宫前，了解其初始血 HCG 水平。对于 HCG >100 000 U/L 的患者，应注意其恶变风险增高。

（2）葡萄胎患者清宫后定期随访血 HCG 水平，以便及时发现早期恶变的患者并进行治疗。正常葡萄胎清宫后每周监测 HCG，其水平应呈对数下降，并在9~14周内降至正常。如 HCG 水平降后又上升，或呈平台，则要考虑恶变的可能。

（3）滋养叶细胞肿瘤患者有效的化疗结束18 d 内，其血 HCG 水平至少应下降1个对数级。如连续两个疗程的化疗后，HCG 均未能呈对数下降，则须考虑对药物反应不佳或耐药而应更换治疗方案。在 HCG 连续3次阴性后，根据患者具体情况再给予1~3个疗程的巩固化疗。治疗结束后须随访至少1年以上。

【检测方法】

测定 HCG 的方法包括生物测定和免疫测定两大类。前者由于敏感度低，步骤复杂，耗时长，故现各个实验室大多利用抗原抗体结合的免疫反应来测定 HCG 水平。而免疫法又可分为放射免疫测定（RIA）和非放射免疫测定两大类。前者由于操作相对复杂，且有放射性污染可能，故目前各大实验室检测 HCG 以后者为主。

1. 定性检测

HCG 定性检测多采用尿试纸法。将 HCG 抗体用胶体金标记后固化于试纸条上，将试纸条浸入患者尿液中20 s 后取出，水平放置后观察对照线和诊断线是否显色。如对照线显色，无诊断线，为阴性；如两条线均显色，为阳性；如两条线均阴性，提示试纸条本身问题，需要更换试纸条重做。

2. 定量检测

HCG 定量检测多采用非放射免疫测定法，主要包括酶联免疫测定（EIA）法和化学发光物质标记免疫测定（CIA）法。由于后者为完全自动化检测，故其稳定性、准确性、敏感性以及可重复性均优于酶联免疫测定法。

六、基础体温测定

基础体温（basal body temperature，BBT）是机体处于静息状态下的体温，是指人经过6~

8 h 的睡眠以后,体温尚未受到运动、饮食或情绪变化影响时所测出的体温。由于孕激素可以作用于下丘脑体温调节中枢,使体温上升 0.3 ℃ ~ 0.5 ℃,故具有正常卵巢功能的育龄妇女其基础体温呈特征性的"双向"变化。在经期和卵泡期呈低温相,排卵后黄体形成,产生孕激素致体温呈高温相,持续 11 ~ 14 d(图 5.1.5)。

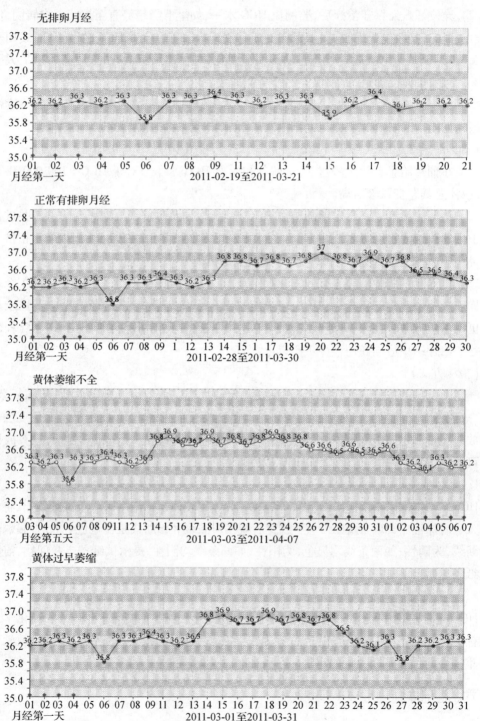

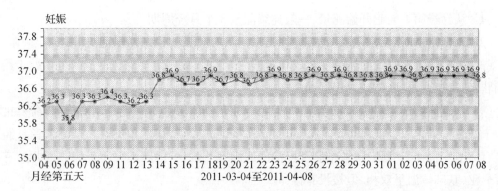

图 5.1.5　基础体温变化示意图

【适应证】

1. 协助指导受孕和避孕

精子在女性生殖系统中一般可以存活 48~72 h，而卵子自卵巢排出后一般可以存活 24~48 h。由于排卵后黄体形成才可使基础体温升高，故基础体温上升 4 d 左右，可以肯定已经排卵，故从此时至月经来潮前不易受孕，称之为安全期。在基础体温上升的前后 2~3 d，是女性的排卵期，此期则易受孕，称之为危险期。

2. 协助诊断月经失调

通过基础体温的变化趋势可以大致了解患者的卵巢功能状态。如基础体温为单相，则考虑卵巢无排卵；如基础体温为双相但高温相的体温上升 <0.3 ℃，提示有排卵，但黄体功能不足；如基础体温为双相但高温相的体温上升持续时间 <11 d，说明有排卵，但黄体过早萎缩；如基础体温为双相但高温相的体温在下一次月经来潮后 5 d 仍未能降至正常，说明有排卵，但黄体萎缩不全。如基础体温呈正常周期性变化而无月经来潮，提示卵巢功能良好，病变部位可能在子宫；若无周期性变化，则提示闭经原因可能在卵巢或者卵巢以上部位。

3. 协助诊断妊娠及了解妊娠状态

正常情况下，排卵后如未受孕，黄体在排卵后 9~10 d 开始萎缩，一般黄体的寿命为 12~16 d，平均 14d。孕激素也随之分泌下调，基础体温随之下降。而妊娠后，由于妊娠黄体的作用，排卵后基础体温持续增高。如果基础体温持续升高 2 周以上，则提示妊娠可能；如高温相持续升高 3 周以上，则基本可以确定妊娠；如在孕早期检测基础体温时发现其呈下降趋势，则提示黄体功能不足，有流产倾向。

4. 检查女性不孕的原因

通过测量基础体温可以大致了解是否有排卵以及排卵后卵巢黄体的功能。

【操作步骤】

（1）准备工作：睡前将体温表水银柱甩至 36℃以下，并将之放于伸手可及处。

（2）醒后（避免任何脑力和体力活动）即将体温表放入舌下，测量口腔温度 5 min。

（3）记录每日测量温度，并将感冒、发热、性生活、失眠、情绪紧张、睡眠不足等可能会影响体温波动的情况同时记录在案。

【注意事项】

（1）从月经第1天起开始测量，一般连续测量3个月经周期。

（2）每日测量时间最好固定，如非常日班患者，在测量前最好能保证6 h的充足睡眠。

（3）由于孕激素所致的体温变化仅0.3 ℃～0.5 ℃，故一定要保证测量时机体处于最低代谢状态，避免言语、肢体或思想活动。

（4）基础体温单相提示卵巢无排卵，但是双相基础体温并不一定提示有排卵，需要排除卵泡未破裂黄素化综合征（luteinized unruptured follicle syndrome，LUFS）。该类患者月经周期中有卵泡发育伴卵泡膜-颗粒细胞和卵泡间质细胞黄素化，但卵泡并不破裂。因此虽有孕激素分泌，基础体温呈双相，但是没有排卵。

七、性激素测定

性激素的测定对于女性内分泌系统相关疾病的诊治非常重要。其测定方法包括放射免疫测定、酶联免疫测定和化学发光免疫测定等。其中放射免疫测定法虽然灵敏度高，但是由于有放射性，故现已基本废弃不用。目前临床多以酶联免疫测定和化学发光免疫测定为主。各实验室应严格按照相关试剂盒的使用说明书操作，并建立严格的质量控制体系，以确保结果的真实、准确和可靠。

【适应证】

了解卵巢功能和监测卵泡发育，判断月经失调或闭经的病因，协助诊断性早熟，协助诊断多囊卵巢综合征，监测胎儿胎盘单位功能，协助判断妊娠预后，协助诊断两性畸形。

（一）下丘脑促性腺激素释放激素（gonadotroin-releasing hormone，GnRH）

GnRH由下丘脑释放，由于其促使垂体释放LH的作用远高于FSH，故也称之为促黄体生成素（luteinizing hormone-releasing hormone，LHRH）。临床上可以通过GnRH兴奋试验和氯米芬试验来了解下丘脑和垂体的功能。

1. GnRH兴奋试验

通过给患者注射外源性GnRH后检测不同时间段外周血中促性腺激素的含量变化，以了解垂体功能。如垂体功能良好，则促性腺激素水平升高；反之，则表示垂体功能受损。正常反应为接受外源性GnRH注射后15～30 min内LH值较基础值上升2～3倍；如高峰值超过正常5倍以上，说明功能活跃；如高峰值出现时间迟于15～30 min，说明有延迟反应；若LH值无明显变动，或上升小于2倍，说明垂体无反应或低弱反应。

2. 氯米芬试验

通过在月经第5天给患者口服氯米芬50～100 mg，每天1次，连续5 d后，观察FSH和LH水平的动态变化。正常反应为服药后两者水平均上调，其中LH可上调85%，FSH可上调50%；停药后即下降。如停药后LH再次上调，并诱发排卵，则称之为排卵型反应；如停药后20 d LH无变化，称之为无反应型。

临床意义：青春期延迟表现为GnRH兴奋试验反应正常；下丘脑病变表现为GnRH兴奋试验反应延迟或正常，氯米芬试验无反应；垂体功能减退表现为GnRH兴奋试验反应弱或无反应；卵巢功能不全表现为GnRH兴奋试验反应活跃，FSH和LH基础值明显增高（＞30 IU/L）；多囊卵巢综合征 LH/FSH >3,表现为 GnRH 反应活跃。

（二）垂体促性腺激素

垂体促性腺激素主要包括 FSH 和 LH。FSH 可以直接刺激卵泡生长、成熟和雌激素分泌,在 LH 协同下可促进排卵。LH 同时还有促黄体形成和孕酮合成的作用。正常情况下,在一个正常的有排卵的月经周期中,FSH 和 LH 的变化规律为:卵泡早期 FSH 维持在较低水平,随卵泡的发育,雌激素水平增高,FSH 略降,至排卵前 24 h 左右达到低值后急剧升高,排卵后又下降。LH 在卵泡期处于低水平,后逐渐上调,至排卵前 24 h 与 FSH 同时达到高峰,其峰值远高于 FSH。排卵后骤减,黄体期与 FSH 一起维持于低水平。

临床应用:

（1）判断闭经原因。FSH 和 LH 低值,提示闭经原因在下丘脑或垂体;LH 明显增高,说明病变在下丘脑;LH 正常,说明病变在垂体;FSH 和 LH 均增高,说明病变在卵巢。

（2）了解排卵状况。通过监测排卵前 24 h 的 LH 峰值来估计排卵时间。

（3）多囊卵巢综合征的诊断。LH/FSH >3 可协助诊断多囊卵巢综合征。

（4）性早熟的分类。真性性早熟表现为 FSH 和 LH 呈现周期性变化;而假性性早熟表现为 FSH 和 LH 低值,无周期性变化。

（三）垂体泌乳素（prolactin, PRL）

PRL 主要由垂体催乳素细胞分泌,受下丘脑催乳素抑制激素的调节,同时也可受 TSH、雌激素和 5-羟色胺的影响。其主要作用为泌乳,同时可以与雌激素协同作用,促进分娩前的乳腺导管和腺体增长,对性腺功能有一定的抑制作用。正常情况下,PRL 无周期性变化,但是其分泌水平受外界环境影响大,包括睡眠、进食、性交、应激等都会对其分泌有影响。青春期后 PRL 略有上升,绝经前下调,妊娠期随孕周增大而升高,产后如不哺乳,3 个月后降至正常。在成年女性其正常值一般 <20 ng/mL, >30 ng/mL 即可视为高泌乳素血症。

临床应用:

（1）闭经及月经失调的病因诊断。

（2）垂体瘤的诊断。

（3）PRL 增高常见于性早熟、原发性甲状腺功能减退、卵巢早衰、黄体功能不足、长期哺乳、神经精神刺激和药物(抗癫痫和抑郁药物、避孕药、雌激素和利血平)作用等。

（4）PRL 降低常见于垂体功能不全和单纯性泌乳素分泌缺乏综合征。

（四）雌激素

雌激素主要来源于卵巢、胎盘和肾上腺。在育龄妇女中,95% 的雌二醇是由卵巢分泌的。女性不同年龄阶段和育龄妇女月经周期的不同时期,其分泌量均呈动态变化。青春期前女性雌激素处于低水平,青春期后逐渐上调,至绝经后又处于低水平。此时体内的雌激素主要来源雄烯二酮的外周转化。在育龄妇女的有排卵的月经周期中,雌激素由卵泡早期的低水平逐渐上调,排卵前达到高峰,排卵后下降到低点后随着黄体的形成其分泌又逐渐增加,至排卵第 8 天达到第 2 个高峰(低于第 1 个),以后迅速降至最低水平。

临床应用:

（1）监测卵巢功能。① 判断闭经原因:雌激素水平变化正常,说明病变在子宫;雌激素低水平,说明病变在卵巢及其以上水平。② 判断有无排卵:无周期性雌激素变化,说明无排卵。③ 监测卵泡发育:利用药物促排卵期间,可以通过监测雌二醇分泌量来指导 HCG 的用药和取卵时间。④ 诊断性早熟:8 岁以前出现第二性征发育伴外周血雌二醇 >275 pmol/L 可协助诊断。

（2）监测胎儿-胎盘单位功能。由于妊娠期雌三醇主要由胎儿胎盘单位生成,故可以通过监测孕妇血尿中雌三醇的含量变化来监测其功能。如尿雌三醇 <10 mg/24 h 或连续测定下降 >30%,提示胎儿胎盘功能不良。

（五）孕激素

孕激素主要由卵巢黄体和胎盘分泌。正常月经周期中卵泡期孕激素处于低水平,排卵后急剧上升,在 LH 峰后 6~8 d 达到峰值,月经前 4 d 逐渐下调至卵泡期水平。妊娠后随孕周的增大而逐渐上调,6 周前主要来源于妊娠黄体,后逐步为胎盘分泌所取代。主要作用是利于胚胎着床、降低母体免疫排斥反应、抑制子宫收缩和促进乳腺腺泡导管发育。

临床应用:

（1）监测排卵。血孕酮水平 >15.6 mmol/L 提示排卵。可结合超声排除未破裂卵泡黄素化综合征。

（2）了解黄体功能。黄体功能不足的患者表现为黄体期孕酮水平低于正常,而黄体萎缩不全的患者则表现为月经来潮 4~5 d 仍处于高水平。

（3）判断妊娠状态。宫内妊娠如孕酮水平呈下降趋势,提示流产可能性大;如单次孕酮 <5 ng/mL,提示死胎;孕酮水平如超过 25 ng/mL,则基本可以排除异位妊娠。

（六）雄激素

女性体内的雄激素 25% 来源于肾上腺,25% 来源于卵巢,50% 来源于外周转化,主要为睾酮和雄烯二酮。在正常育龄妇女中,雄激素的分泌无周期性变化。

临床应用:

（1）协助诊断多囊卵巢综合征。该类患者可有外周血雄激素水平增高。如有增高,可用于监测治疗效果。

（2）协助诊断卵巢男性化肿瘤、肾上腺肿瘤和皮质增生。这 3 种疾病的表现为雄激素水平异常增高。

（3）两性畸形的鉴别诊断。男性假两性畸形及真两性畸形表现为睾酮水平在男性正常范围内,而女性假两性畸形者的睾酮水平在女性正常范围内。

（4）协助诊断女性多毛症。女性多毛症患者的睾酮水平正常。

（5）协助诊断高泌乳素血症。有高雄激素症状和体征的患者,如雄激素正常,则需排除高泌乳素血症。

八、活检

（一）外阴活组织检查
【适应证】

异常赘生物需要明确诊断者;诊断不明或疑为恶性病变者;外阴白色病变或外阴阴道溃疡经久不愈,疑有恶变者。

【禁忌证】

急性生殖系统感染,经期或异常阴道出血。

【注意事项】

疑为恶性黑色素瘤者要在有根治手术的条件下活检,尽可能将完整的病灶切除送检。一旦确诊,须尽快手术,以免扩散。

【操作步骤】

患者取膀胱截石位,常规消毒铺巾,局部麻醉后视病灶具体情况用活检钳取材或切除部分组织,局部压迫止血。标本置于 10% 的甲醛溶液中固定后送病检。

(二)阴道活组织检查

【适应证】

阴道赘生物,阴道溃疡灶。

【禁忌证】

急性生殖系统感染,经期或异常阴道出血。

【操作步骤】

患者取膀胱截石位,阴道窥器暴露活检部位并消毒,活检钳取材,对于表面有坏死的肿物,要取至深层新鲜组织,无菌纱布压迫止血。必要时阴道内置无菌带线棉球压迫止血,留尾线于阴道外口,嘱患者 24 h 后自行取出。标本置于 10% 的甲醛溶液中固定后送病检。

(三)宫颈活组织检查

【适应证】

宫颈炎症反复治疗无效者;宫颈异常赘生物或溃疡;宫颈细胞学检查异常,疑为宫颈病变者;疑为宫颈癌的患者。

【禁忌证】

急性生殖系统感染,经期,非病变所致的异常阴道出血。

【操作步骤】

(1)患者取膀胱截石位,阴道窥器充分暴露宫颈,用干棉球揩净宫颈黏液及分泌物。

(2)局部消毒后,用宫颈钳钳夹宫颈,用活检钳视具体情况单点或多点取材。

(3)对于赘生物或宫颈息肉,如其蒂根部较细而表浅,可用血管钳沿其根部钳夹,旋转拧断后送检;如蒂部较粗或位于宫颈管内口深处,可局部取材活检。

(4)局部创面压迫止血。如出血较多,可用硝酸银或三氯化铁溶液烧灼止血,也可用带线棉球局部压迫止血,留尾线于阴道外口,嘱患者 24 h 后自行取出;如出血多且局部压迫或烧灼止血无效,则须行局部微波或电灼止血。

【注意事项】

(1)取材部位应在病变组织与正常组织交界处,所取组织应有一定的深度,包括上皮和间质。

（2）对局灶病变明显者,可行单点活检。如可疑恶变,应多点取材。必要时,可局部涂碘液,按不着色区域对可疑部位进行活检。不同部位的取材须分别送检。

九、后穹隆穿刺

阴道后穹隆由于其紧邻腹腔内最低点——子宫直肠凹陷,故通过经后穹隆穿刺可以用于辨别盆腹腔积液的性质。对于该部位生长的性质不定的肿瘤,也可采用此方法进行穿刺针吸活检送细胞学或组织学检查以进一步明确诊断。

【适应证】

疑有腹腔内出血、不明原因的腹腔内积液以及盆腔子宫直肠陷凹处生长的性质不定肿块的活检。

【禁忌证】

无绝对禁忌证。子宫后壁与肠道重度粘连为相对禁忌证。

【操作步骤】

（1）向患者及其家属说明穿刺目的,消除并安抚其紧张情绪以配合操作。

（2）患者术前排空膀胱,取膀胱截石位。如估计盆腹腔积液不多,可嘱患者取半卧位。

（3）妇科检查明确子宫位置,了解后穹隆是否饱满、有无波动感和触痛,局部有无肿块及肿块大小、活动度、质地以及是否有压痛等;常规外阴阴道消毒、铺巾后暴露宫颈和穹隆。

（4）再次消毒后,用宫颈钳轻轻钳夹宫颈后唇并向前牵引,充分暴露后穹隆。

（5）在后穹隆中央部或稍偏病侧,用22号长针头接 5～10 mL 的注射器,沿平行于颈管的方向快速进针,深度 2～3 cm,负压抽吸。如为局部肿块或囊肿,则在其最凸起、波动感最明显处穿刺进针(图 5.1.6)。如无液体抽出,可边退针边抽吸。

（6）穿刺结束后,观察有无活动性渗血。如有,可予以局部压迫止血。

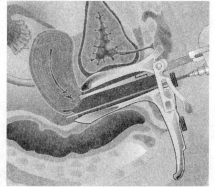

图 5.1.6　后穹隆穿刺示意图

【注意事项】

（1）注意穿刺方向和深度,避免损伤子宫和直肠,尤其是对高度怀疑直肠和子宫后壁粘连的患者,慎做后穹隆穿刺检查。

（2）肉眼观察抽吸标本,如为血液,则静置 5～10 min,观察其是否凝固。如为不凝血液,可考虑为腹腔内出血;如发生凝血,则考虑误入血管可能,需改变穿刺部位、方向和深度后重新穿刺;如为淡红色、稀薄液体,则考虑局部组织渗出可能性大;如为脓液,则提示盆腹腔化脓性病变。

（3）如未穿刺到液体,结合病史、体征和辅助检查,须考虑以下几点:①盆腹腔积液不多,患者持续平卧位,可致液体在腹腔内弥散,而不能积聚于后陷凹,故可嘱患者取半卧位后再次穿刺。②短期内腹腔大量出血至局部血凝块形成,阻塞穿刺针头。此时,可尝试改变穿刺部位或方向和负压抽吸。

（4）穿刺标本送检。如为脓液，可做细菌培养和药物敏感试验；如为肿块针吸活检，则须做病理学检查。

十、诊断性刮宫

诊断性刮宫，又称诊刮（diagnostic curettage，D&C），是指通过刮取子宫腔内膜组织或宫腔内其他组织，以获取病理诊断。它是诊断宫腔疾病的重要方法之一。对于阴道大出血的患者，诊刮还能起到止血的作用。若同时怀疑宫颈管疾病，则对宫颈管及宫腔分步进行诊刮，简称分段诊刮。

【适应证】

子宫异常出血，不孕症患者（了解卵巢有无排卵和内膜发育情况），月经失调或闭经患者的病因诊断（了解子宫内膜的变化和对药物治疗的反应以及排除内膜结核），绝经后子宫出血或月经紊乱怀疑子宫内膜癌或宫颈管癌时（可行分段诊刮）。

【禁忌证】

急性生殖系统炎症。

【操作步骤】

（1）患者排空膀胱后，取膀胱截石位。

（2）常规消毒、铺巾后行双合诊检查，以明确子宫大小和位置以及盆腔内组织相关情况。

（3）窥具暴露阴道和宫颈后，再次消毒。

（4）用子宫颈钳钳夹宫颈，用探针沿子宫方向探查宫腔深度。如为分段诊刮，则先行宫颈管内诊刮后再探查宫腔深度。

（5）在阴道后穹隆处放置生理盐水纱布一块，以收集刮出组织。用宫腔刮匙由内向外，由宫角向宫底、宫腔方向有序搔刮宫腔后，将纱布上的刮出组织固定于10%的甲醛或95%的乙醇溶液中，送病理检查。如为分段诊刮，则先行宫颈管内诊刮，颈管内组织送病理检查，换一块纱布放入阴道后穹隆后，再探查宫腔深度，行宫腔诊刮，刮出组织同样送病理检查。

【注意事项】

（1）在宫腔操作前，必须查清子宫的位置和大小，尤其对于哺乳期、妊娠、绝经期或疑为恶性肿瘤的患者要警惕子宫穿孔的可能。

（2）对于疑为子宫内膜癌的患者，诊刮的目的是取材送病理检查以明确诊断。如肉眼已高度怀疑为恶性肿瘤，不必强求刮尽宫腔。而对于诊刮目的为止血的患者，则应尽量刮尽内膜和宫腔内组织。

（3）为判断卵巢功能而行诊刮时，术前最好停用性激素类药物3个月以上，以免药物后续作用而影响结果。

（4）疑为结核的患者，术前术后均须预防性使用抗结核药物治疗。

（5）对于异常阴道出血的患者，应预防性使用抗生素，以防感染。

（6）刮宫患者术后2周内禁止性生活及盆浴，以防感染。

（7）针对不同的病情确定诊刮的时间。

① 不孕症患者的诊刮时间应在月经来潮前1~2 d。如为分泌性内膜，提示有排卵；如为增殖期内膜，提示无排卵。

② 功能失调性子宫出血患者，如疑为无排卵性功血，应在月经前1~2 d诊刮，以观察内膜有无分泌期改变；如疑为子宫内膜剥脱不全者，应在月经来潮后5~7 d诊刮，以观察内膜是否仍有分泌期改变。

③ 疑为内膜结核的患者，应于经前1周或经后12 h内诊刮，注意两侧宫角部组织的获取。

④ 疑有子宫内膜癌者，随时可行诊刮，除宫体处外，还应自宫底取材。

（8）不能因唯恐刮不彻底而反复刮宫，否则易伤及子宫内膜基底层，造成内膜炎或宫腔粘连而致闭经。

十一、输卵管通畅性检查

（一）输卵管通液/通气检查

【适应证】

原发或继发不孕症患者检测其输卵管是否通畅；评价输卵管再通术后的疗效；疏通轻度输卵管粘连。

【禁忌证】

生殖系统的急性炎症；术前体温 >37.5℃；本次月经干净后有性生活史；经期或不规则阴道出血；妊娠；严重的内科合并症，不能耐受手术者。

【操作步骤】

（1）患者排空膀胱后取截石位，常规消毒铺巾。

（2）双合诊明确子宫大小和位置，暴露阴道和宫颈，再次消毒。

（3）宫颈钳钳夹宫颈，探针探查宫腔深度。

（4）沿子宫位置置管，并将管与压力表、通气机或注射器相连，行通畅度检测。

【输卵管通畅性判断】

（1）使用通气检测时，如压力升至70~100 mmHg后自动下降20~30 mmHg，在患者下腹两侧用听诊器闻及水泡音，患者直立上身后感肩部酸胀，则表示输卵管通畅；如单侧闻及水泡音，提示该侧输卵管通畅，而对侧不通；如压力升至160~200 mmHg后仍无自动下降，患者下腹两侧不能闻及水泡音，直立上身后无肩部酸胀感，提示输卵管不通可能性大；如压力升至140~160 mmHg后有压力下降，提示原有轻度的输卵管粘连已被分离。

（2）使用输卵管通液检测时，压力维持在60~80 mmHg，注入液体20 mL时，无阻力，无反流，提示输卵管通畅，通畅输卵管侧多有酸胀感；如大多数液体可以注入，稍有阻力或少许反流，提示通而不畅；如液体注入5 mL即有阻力，无法注入或大多（完全）反流，提示输卵管不通；如最初注入时阻力大，加压后可以顺畅推入，提示原有轻度的输卵管粘连已被分离。

（3）B超引导下输卵管通液时,还可在通畅侧见连续小气泡由宫腔进入输卵管,并由伞端溢出。

【注意事项】

（1）操作时间限于月经干净后3~7 d,术前3 d避免性生活。

（2）术前0.5 h肌肉注射阿托品0.5 mg解痉。

（3）对于高度紧张的患者,术前可予以适当镇静。

（4）动作宜轻柔、缓慢。如行通液检测,液体不宜过冷,以免诱发输卵管痉挛。

（5）输卵管通液一般使用生理盐水/注射用水 + 庆大霉素8~16万U + 糜蛋白酶或透明质酸酶1 500 U + 地塞米松5 mg,必要时还可加入0.5%利多卡因10 mL。B超引导下输卵管通液一般使用2%的H_2O_2 20 mL。

（6）术后2周内禁止性生活及盆浴,酌情给予抗生素预防感染。

（二）子宫输卵管造影检查

【适应证】

原发或继发不孕症患者检测其输卵管形态是否有阻塞、积水及其部位;评价输卵管再通术后的疗效;疏通轻度输卵管粘连;了解宫腔形态,判断有无畸形以及畸形种类,观察有无宫腔粘连以及子宫内占位和异物;疑为生殖道结核的患者。

【禁忌证】

生殖系统的急性炎症;术前体温 >37.5℃;本次月经干净后有性生活史;经期或不规则阴道出血;妊娠;有严重的内科合并症,不能耐受手术者;有碘过敏史或禁用碘化油造影者;既往6周内有宫腔操作史。

【操作步骤】

（1）患者排空膀胱后取截石位,常规消毒铺巾。

（2）双合诊明确子宫大小和位置,暴露阴道和宫颈,再次消毒。

（3）宫颈钳钳夹宫颈,探针探查宫腔深度。

（4）沿子宫位置置管,缓慢注入造影剂,在透视下观察生殖系统显影情况,待造影剂达到输卵管伞端时和大部流出后摄片。如使用76%的泛影葡胺,10~20 min再次摄片;如使用40%的碘化油,则在术后24 h再次摄片,以观察造影剂在盆腔内的弥散情况。

【结果评定】

（1）正常子宫、输卵管:宫腔呈倒三角形,双侧输卵管显影形态柔软,24 h后摄片见盆腔内散在造影剂。

（2）宫腔异常:患宫腔结核时,可见子宫失去原有的倒三角形态,内膜呈锯齿状不平;患子宫黏膜下肌瘤时,可见宫腔充盈缺损;子宫畸形时,有相应的形态显示。

（3）输卵管异常:患输卵管结核时,显示输卵管形态不规则、僵直或呈串珠状,有时可见钙化点;患输卵管积水时,输卵管远端呈气囊状扩张;24 h后盆腔X线摄片未见盆腔内散在造影剂,说明输卵管不通;输卵管发育异常时,可见过长或过短的输卵管、异常扩张的输卵管、输卵管憩室等。

【注意事项】

（1）操作时间限于月经干净后 3～7 d,术前 3 d 避免性生活。

（2）术前碘过敏试验阴性,术前 0.5 h 肌肉注射阿托品 0.5 mg 解痉。

（3）对于高度紧张的患者,术前可予以适当镇静。

（4）碘化油充盈宫颈导管时,必须排尽空气,宫颈导管应紧贴子宫内口,导管不要插入太深,注油时动作宜轻柔、缓慢。

（5）警惕碘油栓塞的发生。一旦发生,停止操作,嘱患者取头低脚高位,并给予留院吸氧观察等相应的处理。

（6）术后 2 周内禁止性生活及盆浴,酌情给予抗生素预防感染。

第二节　产科常用特殊检查和操作

一、骨盆外测量

孕妇初次产检时即应行骨盆外测量(图 5.2.1)检查。主要测量径线和方法如下:

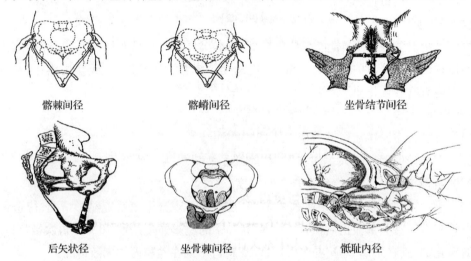

髂棘间径　　　　　　髂嵴间径　　　　　　坐骨结节间径

后矢状径　　　　　　坐骨棘间径　　　　　　骶耻内径

图 5.2.1　骨盆测量示意图(摘自 *Williams Obstetrics*, 23rd ed. 和 *Manual of Obstetrics*, 7th ed.)

（一）髂棘间径

孕妇取伸腿仰卧位,测量两髂前上棘外缘的距离。正常值为 23～26 cm。根据此径线值可以间接推断骨盆入口横径长度。

（二）髂嵴间径

孕妇取伸腿仰卧位,测量两髂嵴外缘的距离。正常值为 25～28 cm。根据此径线值也可以间接推断骨盆入口横径长度。

（三）骶耻外径

孕妇取左侧卧位,左腿屈曲,右腿伸直,测量第 5 腰椎棘突下缘相当于米氏菱形窝的上角至耻骨联合上缘中点的距离,正常值为 18 ~ 20 cm。根据此径线值可以间接推断骨盆入口前后径长度。

(四)坐骨结节间径(出口横径)

孕妇取仰卧位,双腿弯曲尽量外展,双手抱膝使之尽量靠近腹部。测量两坐骨结节内侧缘之间的距离。正常值为 8.5 ~ 9.5 cm。根据此径线值可以直接测量骨盆出口横径长度,如此径线值 < 8 cm,则需测量后矢状径。

(五)出口后矢状径

孕妇取仰卧位,双腿屈曲并略分开,测量坐骨结节间径中点到骶骨尖端之间的距离。检查者右手食指从被检者肛门向骶骨方向伸入,拇指置于被检者骶尾部,找到骶尾尖端。用骨盆出口测量器一端放于坐骨结节间径的中点,另一端放在骶尾部尖端处,测量两者之间的距离。正常值为 8 ~ 9 cm。如坐骨结节间径 < 8 cm,则需测量后矢状径。如坐骨结节间径 + 后矢状径 ≤ 15 cm,提示骨盆出口狭窄。

(六)耻骨弓角度

孕妇取伸腿平卧位,测量耻骨降支指尖的角度。检查者两手拇指沿耻骨降支走行方向斜行对拢放置,测量耻骨弓角度。正常值为 90°。如 < 80° 则为异常。该角度可间接反映骨盆出口横径宽度。

二、骨盆内测量

骨盆内测量(图 5.2.1)一般在孕 24 ~ 36 周进行,此时阴道松软,易于操作。过早进行,阴道较紧,过晚进行则有感染风险。超过 32 周后行阴道检查前应进行外阴消毒。主要测量径线和方法如下:

(一)骶耻内径

骶耻内径又称为对角径,指耻骨联合下缘至骶岬上缘中点的距离。正常值为 12.5 ~ 13 cm。检查者一手食指和中指伸入孕妇阴道,中指触及骶岬上缘中点,食指上缘紧贴耻骨联合下缘,标记该接触点。测量该点和中指指尖的距离。如果测量时中指在阴道内触不到骶岬,则提示对角径 > 12.5 cm。

(二)坐骨棘间径

坐骨棘间径又称为中骨盆横径,指两坐骨棘间径的距离。正常值为 10 cm。检查者一手食指和中指伸入孕妇阴道内,分别触及两侧坐骨棘,估计两者之间的距离,也可用中骨盆测量器测量(测得结果较准确)。坐骨棘间径是中骨锚最短的径线,此径线小会影响分娩过程中胎头的下降。

(三)坐骨切迹宽度

坐骨切迹宽度又称为骶棘韧带宽度,代表中骨盆后矢状径,指坐骨棘与骶骨下部间的距离。检查者一手食指和中指伸入孕妇阴道内,将食指置于骶棘韧带上移动,如能容纳 3 横指为正常,否则为中骨盆狭窄。

三、肛查

【适应证】

需要评估骨盆大小、宫颈成熟度,明确胎产式,了解胎先露、宫颈扩张程度、先露下降程度以及是否破膜等情况者。

【禁忌证】

孕中晚期不明原因的阴道出血,疑为前置胎盘者。

【操作步骤】

孕妇取仰卧屈腿位。检查者位于孕妇右侧,戴手套并润滑后,食指轻柔伸入直肠,拇指伸直,其余各指屈曲以利食指深入。食指在直肠前壁前方探查胎先露。如是头先露,则可触及质硬的胎儿头颅骨质部分;如为臀先露,则可触及胎儿较软的臀部或不规则的足先露。在先露与直肠前壁之间,食指放射状向中心仔细辨认宫颈位置、质地、容受程度或扩张程度。通过肛查还可了解是否破膜。如已破膜,则先露与宫颈之间无羊膜囊感觉,检查时上推先露可见羊水自阴道流出。

1. 评估骨盆大小

(1) 食指向后触及尾骨尖端,了解其活动度。

(2) 食指向两侧触及坐骨棘,测量坐骨棘间径。

(3) 在坐骨棘内侧探查坐骨切迹宽度。

2. 判断胎先露及其位置

最先进入骨盆入口的胎儿部分为胎先露。纵产式有头先露和臀先露,横产式有肩先露。头先露因胎头屈伸程度不同又分为枕先露、前囟先露、额先露及面先露。臀先露因入盆的先露部分不同又分为混合臀先露、单臀先露、单足先露和双足先露。偶见头先露或臀先露与胎手或胎足同时入盆,称复合先露。产科肛门检查结合腹部四步触诊,可判断头先露的情况下、臀先露或肩先露。坐骨棘平面是判断先露高低的标志。例如:头先露的情况下,胎头颅骨最低点平坐骨棘时以"0"表述,在坐骨棘平面以上 1 cm 时以"-1"表述,在坐骨棘平面以下 1 cm 时则以"+1"表述,依此类推(图 5.2.2)。

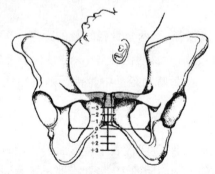

图.2.2　胎先露与坐骨棘的关系(摘自 *Manual of Obstetrics*, 7th ed.)

3. 评估宫颈成熟度

用食指指端掌侧探查宫颈口,扪清其四周边缘,根据子宫颈口的位置、软硬度、颈管消退程度、先露的位置和宫口扩张度等进行宫颈成熟度评估。Bishop 提出用宫颈成熟度评分法，估计人工破膜进行引产加强宫缩的效果评判，该评分法满分为 13 分。若产妇得分≤3 分，则提示人工破膜均失败，应用其他方法；若得分为 4~6 分，则成功率为 50%~60%；若得分为 7~9 分，则成功率约为 80%；若得分>9 分，则均成功(表5.2.1)。

表 5.2.1　宫颈 Bishop 评分

指　标	分　数			
	0	1	2	3
宫口开大/cm	0	1~2	3~4	5~6
宫颈管消退/%	0~30	40~50	60~70	≥80
先露高低(坐骨棘水平)	-3	-2	-1~0	+1~+2
宫颈硬度	硬	中	软	
宫口位置	后	中	前	

四、阴道检查

孕晚期阴道检查应在严格消毒后进行，主要用于评估骨盆大小，确定胎先露、胎方位、是否破膜、宫颈扩张及先露下降程度和进行人工破膜。疑有脐带先露或脱垂或轻度头盆不称且试产 4~6 h 后进展缓慢者亦可行阴道检查。

五、四步触诊检查

在孕晚期可通过四步触诊检查来了解胎儿的胎产式、胎先露、胎方位和胎先露是否衔接等情况。做检查前，孕妇排空膀胱，去枕平卧，双脚略屈曲分开，充分暴露腹部；前三步检查时，检查者面对孕妇头侧；做第 4 步检查时，检查者面对孕妇足端。

【操作步骤】

1. 第 1 步手法

检查者站在孕妇右侧，双手置于孕妇子宫底部，了解子宫底的高度、子宫形状，估计胎儿大小是否与孕周相吻合，两手指腹交替轻推，以判断宫底部的胎儿部分。如为胎头，则表现为硬、圆且有浮球感；如为胎臀，则表现为不规则，相对质地较软；如果子宫较宽，宫底未能触及明确的胎儿凸起部分，则要警惕横产式。

2. 第 2 步手法

检查者分别将双手置于孕妇腹部两侧，一手固定，另一手轻按，双手交替，触摸到胎儿的大而平坦的部位是胎背，高低不平的是胎儿四肢部分。如为横产位，则会在两侧触及胎儿的头部或者臀部。

3. 第 3 步手法

检查者拇指和其余四指分开，置于患者耻骨联合上方，握住胎儿的先露部分，左右推动，一方面进一步判断胎先露是胎头还是胎臀，另一方面确定胎先露是否已经衔接。如已经衔接，则先露部不能被推动；如未衔接，则胎先露可以被推动。

4. 第 4 步手法

检查者背对孕妇,面向其足部,双手分别置于胎先露两侧,向骨盆入口方向深按,再次确定先露部是否衔接以及胎先露进入骨盆的程度。同时也可以进行头盆评估,检查是否有跨耻征。检查者将手放在耻骨联合上方,将浮动的头向骨盆方向推压。若胎头低于耻骨联合前表面,表示胎头可以入盆,头盆相称,称胎头跨耻征阴性;若胎头与耻骨联合前表面在同一平面,表示可疑头盆不称,称胎头跨耻征可疑阳性;若胎头高于耻骨联合前表面,表示头盆明显不称,称胎头跨耻征阳性。胎头跨耻征阳性的孕妇应让其取两腿屈曲半卧位,再次检查胎头跨耻征,若转为阴性,提示骨盆倾斜度异常,而非头盆不称。

六、听胎心音

妊娠 12 周以后,利用多普勒超声仪即可从孕妇腹部听及胎儿心跳声音。初在耻骨联合上缘,随着妊娠月份的增大,胎心音听诊部位逐渐上移。用胎儿听诊器也可闻及。在孕 6 个月前胎心音的听诊部位一般在脐下正中或左右。孕 6 个月以后则根据胎方位判断胎背位置后,在胎背侧听诊最为清晰。正常胎心音为双音,120~160 次/min。如为双胎,在孕妇不同部位可闻及两个不同频率的胎心音,相差 >10 次/min,且在两者之间存在一无音区。

七、胎心监护

胎儿胎心监护是胎儿胎动宫缩图的简称,是应用胎心率电子监护仪将胎心率曲线和宫缩压力波形记录下来进行临床分析的图形,是评估胎儿宫内状况的主要手段之一。通过连续观察并记录胎心率的动态变化,可以评估胎儿在宫内的安危状况。

(一)胎心率监测

1. 胎心率基线

胎心率基线是指无胎动及无子宫收缩影响的情况下 10 min 以上的胎心率平均值,观察指标包括胎心率、变异振幅和变异频率。正常胎心率为 120~160 次/min;变异振幅为胎心率波动范围,正常为 10~25 次/min;变异频率指 1 min 内胎心率波动次数,正常为 ≥6 次。胎心率 >160 次/min 称之为心动过速,<120 次/min 称之为心动过缓。

2. 胎心率一过性变化

胎心率一过性变化反映了胎心率与子宫收缩的关系。根据变化类型不同,可以分为加速和减速两大类。

(1)加速:指宫缩时胎心率基线暂时增加 >15 次/min,持续时间 >15 s。胎心率加速是胎儿储备能力良好的表现。

(2)减速:指随着宫缩出现的暂时性胎心率减慢,又可以分为以下三大类:

① 早期减速:减速与宫缩同时开始,减速的最低点与宫缩高峰一致。下降幅度 <50 次/min,持续时间短,恢复快。多认为是胎头受压所致。

② 变异减速:胎心减速形态不规则,与宫缩无显著关系,持续时间不等,下降幅度 >70 次/min,恢复迅速。多认为是脐带受压所致。

③ 晚期减速:减速多发生于宫缩高峰后,下降缓慢,下降幅度多小于 50 次/min,持续时间长,恢复缓慢。多认为是胎儿缺氧的表现。

(二)预测胎儿宫内储备能力

1. 无应激试验(non-stress test, NST)

无应激试验是指在没有宫缩及其他外界负荷刺激情况下,观察胎动后胎心率的变化。通过该试验可以了解胎儿的储备能力。若 20 min 内有 ≥3 次胎动,胎动时胎心率加速 ≥15 次/min,持续时间 ≥15 s 则称 NST 反应型;若胎动时无胎心率加速,或加速 <15 次/min,持续时间 <15 s,则为 NST 无反应型。监护时间可延长至 40 min 或更长,以避开胎儿的睡眠周期。高危妊娠每周复查 2 次。此试验为缩宫素激惹试验的筛选试验。

2. 缩宫素激惹试验(oxytocin challenge test, OCT)

缩宫素激惹试验又称之为宫缩应激试验(contraction stress test, CST),指通过静脉滴注缩宫素或乳头刺激诱发宫缩,使其 10 min 有 3 次宫缩,强度达 40 s。观察 20 min 内宫缩时胎心率的变化,了解胎盘一过性缺氧的负荷变化,测量胎儿的储备能力。1999 年,美国妇产科学会制订的 CST 诊断标准为:①阴性:无晚期减速和明显的变异减速,提示胎盘功能良好,1 周内胎儿无死亡危险。CST 阴性者可于 1 周后重复试验。②阳性:≥50% 的宫缩后出现晚期减速,或宫缩未能达到 10 min 内 3 次,即有晚期减速,提示胎儿已出现不能耐受缺氧状态。对 CST 阳性者,临床须紧急处理。③可疑阳性:包括宫缩时有间断晚期减速或明显的变异减速、可疑过度应激(如缩宫素、前列腺素、乳头刺激等刺激下宫缩频率在 2 min 内超过 1 次,或每次宫缩持续时间 >90 s 时出现胎心减速)以及图形不佳者(10 min 之内宫缩 <3 次或不能判读的曲线)。

(韩冰 胡建铭)

第 六 章

儿科常用诊疗技能

第一节　儿童保健诊疗技能

一、儿童体格指标的测量方法

身长(身高)、体重等是儿童生长发育的重要指标,所以测量时要力求准确。首先要注意测量用具的精确性,用前应进行严格的校正;每次测量要用统一的测量器具,方法必须统一;由于身长(身高)和体重在一天中有一定的变化,所以每次测量最好在一天的同一时间进行,以早晨空腹排便后进行为好。

(一) 身长(身高)测量

身长指卧位长度,测量身长可使用标准的量床或携带式量板;身高指立位长度,身高可用身高计或固定于墙壁上的立尺或软尺测量。

3 岁以下儿童一般用量板(或有刻度的木板,或长硬直尺)量卧位长。量时脱去鞋袜,仅穿单裤,仰卧于量床底板中线上,测量者用手轻轻固定儿童头部使其面向上接触量板的头,两耳在同一水平,两侧耳珠上缘和眼眶下缘的连接线构成与底板垂直的平面。测量者位于儿童右侧,左手握住两膝,使两下肢互相接触并紧贴底板,右手移动足板,使其接触两侧足底。若用双侧有刻度的量床,应注意两侧读数一致;若无量板,应注意足板底边与量尺紧密接触,使足板后面与量尺垂直。读刻度,记录到 0.1 cm。

3 岁以上儿童采取立位量身高。脱去厚衣服、帽子和鞋袜,直立于木板台上,取立正姿势,两眼直视正前方,胸部稍挺起,腹部微后收,两臂自然下垂,脚跟靠拢,脚尖分开约 60°,脚跟、臀部和两肩胛角几乎同时靠着立柱,头部保持正直,测量者手扶滑板使之轻轻向下滑动,直到板底与颅顶点恰相接触。读刻度,记录到 0.1 cm。

身长(高)指头部、脊柱与下肢长度的总和,是营养状况的远期指标。身长(高)的增长规律与体重相似。年龄越小,增长越快,出生时身长平均为 50 cm,1 岁时身长约为 75 cm;2 岁时身长约 85 cm;2 岁以后身高每年增长 5~7 cm。2 岁至青春期身高的粗略估计公式为:身高(cm) = 年龄 ×7 +70(cm)。

(二) 体重测量

新生儿用婴儿磅秤测量,最大载重为 15 kg,准确读数至 10 g。亦可用特制木杆式市秤,最大载重为 10 kg,准确读数至 50 g。1 个月至 7 岁儿童用杆式体重计,最大载重 50 kg,准确读数至 50 g,亦可用经鉴定的吊式木杆市秤,其载重限及准确度同前。

测量体重时,儿童应排空大小便,脱去鞋、袜、帽子和外衣,仅穿背心(或短袖衬衫)、短裤。婴儿平卧于秤盘中,1～3 岁儿童蹲于秤台中央,年长儿童可赤足轻轻地站在画好脚印的踏板适中位置,两手自然下垂,不可摇动或接触其他物体,以免影响准确性。一般以千克为单位,记录至小数点后两位。

体重是近期营养状况的指标。婴儿出生体重平均为 3 kg,1 岁时的体重约为出生时的 3 倍(9 kg),是出生后体重增加的第 1 个生长高峰;2 岁时体重约为 12 kg;2 岁至青春前期体重增加减慢,每年增加约 2 kg。

不同年龄阶段儿童的体重可按以下公式进行粗略估计:

1～6 月龄:体重(kg) = 出生体重(kg) + 月龄×0.7(kg);

7～12 月龄:体重(kg) = 出生体重(kg) + 月龄×0.5(kg);

2 岁至青春期前:体重(kg) = 年龄×2(kg) + 8(kg)。

(三)头围测量

被测者取立位、坐位或仰卧位,测量者立于被测者前方或右方,用左手拇指将软尺零点固定于头部齐眉弓上缘处,软尺从头部右侧经过枕眉粗隆最高处绕头一周回至零点,读至 0.1 cm。量时软尺应紧贴皮肤,左右对称。长发者应先将头发在软尺经过处分开。

头围的测量在 2 岁以内最有价值。头围的增长与脑和颅骨的生长及双亲的头围有关。出生时头围 32～34 cm,1 岁时约为 46 cm;2 岁时约 48 cm;2～15 岁头围仅增加 6～7 cm。较小的头围常提示脑发育不良;头围增长过快往往提示脑积水。

(四)胸围测量

3 岁以下儿童取卧位或立位,3 岁以上取立位,不要取坐位。被测者处于平静状态,两手自然平放或下垂,两眼平视。测量者立于被测者前方或右方,用左手拇指将软尺零点固定于被测者胸前乳头下缘(男孩及乳腺尚未发育的女孩),乳腺已发育的女孩可以胸骨中线第 4 肋间高度为固定点,右手拉软尺使其绕经右侧后背,以两肩胛下角下缘为准,经左侧而回至零点,使软尺轻轻接触皮肤(1 岁以下皮下脂肪松厚的婴儿应稍紧),取呼气及吸气时的平均值,读至 0.1 cm。

胸围代表肺与胸廓的生长,也是评价营养状况的指标。新生儿出生时胸围约 32 cm,略小于头围 1～2 cm。1 岁左右胸围约等于头围。以后胸围超过头围,胸围与头围的差数等于实足年龄数。

(五)围度

1. 上臂围

上臂围代表肌肉、骨骼、皮下脂肪和皮肤的生长,是评价营养的简易指标。1 岁以内上臂围增长迅速,1～5 岁增长缓慢,约 1～2 cm。1～5 岁儿童上臂围 12.5～13.5 cm 为中等,小于 12.5 cm 表示营养状况低下,超过 13.5 cm 为营养良好。上臂围的测量方法:被测者上肢放松下垂,在肱二头肌最突出处进行测量。测量处为肩峰与尺骨鹰嘴连线中点,周径与肱骨成直角。测量时软尺只需紧贴皮肤即可,勿压迫皮下组织。

2. 大腿围

被测者自然站立,双腿稍分开,测量者站其左侧,软尺自左腿臀肌皱褶下经腿间水平至大腿前面测量。

3. 小腿围

被测者直立位,将身体重量平均落于双下肢上,测量者用软尺测量小腿最粗的部分(将软尺绕腓肠肌最隆起处测量)。

4. 脚踝围

被测者把脚跟放在椅子上,测量者用软尺绕脚踝最细的部分测量,便是脚踝围。

一般正常情况下,大腿长度应为身长的 1/4,大腿围的围径比腰围小 10 cm,小腿围径比大腿围径小 20 cm。

(六) 皮下脂肪厚度

皮脂就是贮存于皮下的脂肪组织。人体的脂肪大约有 2/3 贮存在皮下组织。通过测量皮下脂肪的厚度,不仅可以了解皮下脂肪的厚度,判断人体的肥瘦情况,而且可以用所测得的皮脂厚度推测全身脂肪的量,评价人体脂肪组成的比例。

当没有卡尺时,测量者可用拇指和食指捏起测试皮肤皱褶及皮下组织(拇指和食指指间保持 3 cm 距离)捏紧提起,在距离手指捏起部位用尺子测量皱褶上下缘的厚度。

测定皮下脂肪通常采用皮脂厚度计来测量。测定部位选择:上臂部为左上臂肩峰至桡骨头连线之中点,即肱三头肌肌腹部位;背部为肩胛角下方;腹部为右腹部脐旁 1 cm。

此外,有时还要测量颈部、胸部、大腿前后侧和小腿腓肠肌部位。应当指出,用皮脂计所测得的皮下脂肪厚度是皮肤和皮下脂肪组织两者厚度的和。

皮褶指数计算方法:

脂肪(%)=0.911 37×上臂皮褶+0.178 1×背部皮褶+0.153 8×腰部皮褶-3.601 46(1~37岁的男性);

脂肪(%)=0.990 09×上臂皮褶+0.464 26×腰部皮褶+2.445 23(1~37 岁女性)。

我国正常成年人的身体脂肪含量约占身体总重量的 10%~30%。

我国男性成人的肱三头肌皮肤皱褶厚度大于 10.4 mm,女性大于 17.5 mm 时属于肥胖。

正常成年男性腹部的皮肤皱褶厚度为 5~15 mm,大于 15 mm 为肥胖,小于 5 mm 为消瘦;正常成年女性的腹部皮肤皱褶厚度为 12~20 mm,大于 20 mm 为肥胖,小于 12 mm 为消瘦。

二、儿童神经心理发育水平的评价

儿童神经心理发育水平表现为儿童在感知、运动、语言和心理等过程中的各种能力,和体格生长一样,心理发育水平在正常范围内是参差不齐的,少数也有偏离正常的。儿童的心理发育是否正常(或超常),应由儿童心理医师,或具备儿童心理相关知识的儿童保健医生,或心理卫生工作者做一客观评估。儿童心理评估的目的是了解儿童的心理发展水平是否与年龄相一致,判断儿童是否有行为偏离或行为障碍及心理疾病。

(一)评估内容与步骤

1. 筛查

将有心理行为偏离及疾病的儿童从健康儿童中区分出来的程序,称为筛查。一般常使用筛查量表或测验进行筛查。例如,可用儿童行为核检量表(CBCL)来做行为筛查,用丹佛发育筛查测验(DDST)来做发育筛查,用绘人测验、皮博迪图片词汇测试(PPVT)来做智力筛查,用入学合格50项测试来筛查学习能力等。

2. 评估程序

(1)准备及条件:评估者必须是熟悉儿童发育及行为儿科学和临床心理学理论及技术的儿科医师、儿童心理医生或儿童保健医师。这些医师应具备与儿童交流及会谈的技巧,对儿童热情、慈祥,具有能倾听儿童及其家长倾诉的耐心,充满帮助儿童的信心。另外,患儿及其监护人应有求医的要求。

(2)资料的搜集:必须搜集各方面资料,可通过与家长的交谈来了解发育史、家庭环境和教育环境。如有可能,尽量耐心与患儿交谈,寻求其直接感觉。有时为科研需要和避免遗漏,可采用定式调查表格搜集病史资料。

(3)检查:包括体格检查、神经系统检查、生化检查以及一系列的辅助检查。①一般体格检查:通过体格检查以发现身心问题;②心理状态描述:包括意识状态、适应状态、感知觉、思维、记忆、情感、智力及语言等;③神经系统检查:有些行为疾病尚可出现神经系统体征;④生化及器械检查:与行为相关的一些生化指标,如递质、微量元素、血铅含量、免疫指标等,器械检查包括脑电图、脑电地形图、脑诱发电位、CT、磁共振成像等。

(4)症状评定和心理测量:通过初步的筛查及相应的检查后,有时还要借助症状评定量表或心理测量方法,对症状进行定性和定量分析,最后作出较为客观的诊断。

3. 诊断标准的选择

我国目前普遍采用的心理障碍或精神疾病的命名和诊断标准有以下3个体系:

(1)国际疾病分类(international classification of disease,ICD):由世界卫生组织颁布,已经多次修订,目前最新版本是1989年出版的第10版(ICD-10)。

(2)精神障碍诊断与统计手册(diagnostic and statistical manual of mental disorders,DSM):由美国精神病学会(APA)编制,目前的最新版本是第4版(DSM-Ⅳ)。

(3)中国精神疾病分类(CCMD):由中华医学会精神科分会编制,目前最新版本是《中国精神障碍分类与诊断标准》第3版(CCMD-3)。

(二)常用的心理测量技术

心理测量又称心理测验,是一种使心理现象数量化的心理学技术,即行为样本的客观的标准化的测量。一般采用心理测验量表,以分数或等级对人的心理行为变化进行定量分析和描述。心理测验按功能不同可分为能力评价、行为评定、临床心理诊断、干预效果评估、教育评价、人才选用等方面的内容。评价儿童的心理发育通常以年龄别心理发育水平作为标准。

心理测量须由经专门训练的专业人员根据实际需要选用,不可滥用。实施心理测验应遵循下列原则:①根据目的选择测验;②与被测儿童建立友好、信任的关系;③正确解释测验结果;④遵守测验道德;⑤保密原则。心理测验按测验目的不同,大致分为以下几类:

1. 能力测量

能力测量又称智力测验,测定结果常以发育商(development quotient,DQ)或智商(intelligence quotient, IQ)表示。

智力是儿童精神医学领域涉及较多的心理品质,但对于智力的定义和性质,研究者们一直没有完全相同的见解。一般都认同智力包括4个方面的内容,即学习的能力、适应环境的能力、解决问题的能力、抽象思维和推理的能力。智力测验是对智力水平进行量化的一种心理测量工具。智商是智力数量化的单位。智力测验可分为筛查性测验和诊断性测验两类。

(1)筛查性测验。

① 丹佛发育筛查测验(Denver development screen test,DDST):DDST 主要用于6 岁以下儿童的发育筛查。该测验分为4 个能区,即个人-社交能区、精细动作-适应性能区、语言能区、大运动能区。筛查的结果分为正常、异常、可疑及无法解释等。对于后三种情况的儿童应在一定时间内复查。若复查结果仍为原样,应进一步做诊断性测试。

② 绘人测验(draw a person test):适用于4 ~ 12 岁儿童。要求被测儿童依据自己的想象绘一全身正面人像。以身体部位、各部比例和表达方式的合理性计分。绘人法测试结果与其他智能测试的相关系数在0.5 以上,与推理、空间概念和感知能力的相关性更显著。

本方法只能反映儿童的一种特殊能力。对绘人测验水平较高或过低的结果应慎重分析,建议用其他智力量表进行复查。

③图片词汇测试(PPVT):适用于4 ~ 9 岁儿童的一般智能筛查。该法的工具是120 张图片,每张有黑白线条画4 幅,测试者说一个词汇,要求儿童指出其中相应的一幅画。该法简单,尤适用于语言或运动障碍者。

(2)诊断性测验。

① 盖塞尔发展量表(Gesell developmental schedules):适用于4 周龄至3 岁的婴幼儿,从大运动、细动作、个人-社会、语言和适应性行为等5 个方面测试,测试结果以发育商表示。

② 贝利婴儿发展量表(Bayley scale of infant development,BSID):适用于2 ~ 30 月龄的婴幼儿。包括3 个分量表,即智能量表、运动量表和行为记录。

③ 斯坦福-比奈智力测验(Stanford-Binet test of intelligence):适用于2 ~ 18 岁儿童。量表包括大量的认知作业和操作作业,由易到难排列,用以评价儿童学习能力以及对智能发育迟缓者进行诊断及程度分类,结果以智商表示。

研究表明,本量表的测信度高于0. 90。效度研究显示,根据本量表所测得智商与学业成绩测验的相关系数为0. 40 ~ 0. 75,是较有影响的智力测验量表之一。

④ 韦氏学龄儿童智力量表(Wechsler intelligence scale for children,WISC)及韦氏学龄前儿童智力量表(Wechsler preschool and primary scale of intelligence,WPPSI)。

韦氏智力量表是国内外数百种智力测验中使用最为广泛的智力量表之一。它分为成人量表、学龄儿童量表和学前儿童量表,这三个量表既各自独立,又相互衔接。

韦氏学龄儿童智力量表适用于 6~16 岁的儿童,分为言语测验和操作测验两大部分。

学龄前儿童智力量表适用于 4~6.5 岁的儿童。此量表分为城市版和农村版两套,每套测验仍分为言语测验和操作测验两大部分,共计 11 个子测验。按照完成答题和作业的正确性和完成速度评分,可分别得出言语智商、操作智商和总智商,可较客观地反映学龄前儿童的智能水平。

⑤ 瑞文标准推理测验:适用于 5 岁以上的儿童及成年人。该测验是由系列图案项目组成的,每个题目都有一定的主题图,但每张主题图中都缺少一部分,主题图下有 6~8 张图片,被测者选出其中正确的一张使主题图完整。由于本测验是非言语智力功能的测试,测验对象不受文化、种族与语言的限制,所以它非常适合用于儿童、老年人及一些有生理缺陷者。

2. 适应性行为测试

常用于精神发育迟滞(mental retardation,MR)儿童的评估。对 MR 的诊断与分级,除了智力测验以外,必须做适应性行为的评定,才能下结论。

(1)婴儿-初中学生社会生活能力量表:此量表适用于 6 个月至 15 岁儿童社会生活能力的评定。共 132 个项目,分独立生活能力、运动能力、职业能力、沟通能力、社会化和自我管理能力 6 个领域。

(2)儿童适应行为评定量表:适用对象为 3~12 岁智力正常或低下的儿童。目的在于评定儿童适应行为及发育水平,协助诊断或筛查智力低下的儿童,以及帮助制定智力低下儿童的特殊训练计划。

3. 儿童行为量表

(1)Achenbach 儿童行为量表(Achenbach child behavior check list,CBCL):是目前使用较为广泛的评定儿童行为和情绪的量表之一,适用于 4~16 岁的儿童。CBCL 主要用于评定儿童的社交能力和行为问题,分家长用量表、教师用量表和自填量表(智龄在 10 岁以上的儿童用);分 3 个年龄组(4~5 岁、6~11 岁、12~16 岁)和 2 个性别组,共 6 个组别。

(2)Conners 儿童行为量表:包括父母症状问卷(parent symptom question,PSQ)和教师用量表(teacher rating scale,TRS),主要用于评估儿童行为问题,特别是注意缺陷多动障碍(又称儿童多动症),适用于 3~17 岁的儿童。

PSQ 是目前临床最常用的量表之一,有 48 个条目,按 4 级(0、1、2、3 级)评分。经因子分析,得到 6 个因子,即品行问题、学习问题、心身障碍、冲动-多动、焦虑、多动指数。本量表对评估外向性障碍(如攻击性行为、多动等)较内向性障碍(如抑郁、心身问题)敏感,主要用于多动症的诊断评估,也可用于多动症药物及行为纠治疗效的评估。

(3)Rutter 儿童行为量表:适合于学龄儿童行为问题的筛查,有较好的信度和效度,分家长用和教师用两种问卷。分析时将儿童行为分为 A 行为和 N 行为两大类。A 行为即违纪行为或反社会行为,包括的项目有:经常破坏自己和别人的东西,经常不听管教,经常说谎,欺负别的孩子,偷东西。N 行为即神经症行为,包括的项目有:腹痛、呕吐,经常烦恼,对许多事情都感到烦,害怕新事物和新环境,到学校就哭或拒绝上学,睡眠障碍等。

每项条目评分分为 3 个(0、1、2)等级,父母用表最高分为 64 分,临界分为 13 分;教师用表最高分为 52 分,临界分为 9 分。总分高于或等于临界分被认为有问题。当所有标有 A 行为项目评分的总分大于 N 行为项目总分时,即被认为该儿童有反社会行为;反之,则是神经症行为;假如 A 行为与 N 行为总分相等,则为 M 行为,即混合性行为。

4. 家长评定儿童气质问卷(parent temperament questionnaire,PTQ)

根据年龄不同,国内已分别编制了中国婴儿气质问卷(CITS)、中国幼儿气质问卷(CTTS)、中国学龄前儿童气质问卷(CPTS)和中国学龄儿童气质问卷(CSTS),年龄跨度为 4 个月至 16 岁。这 4 个问卷均已制定国内常模(1997 年)。每个问卷有 100 个条目,分 9 个维度,即活动水平、节律性、趋避性、适应性、反应强度、心境特点、分心程度、注意广度和持久性。分析结果得出各维度的分值及 5 个气质类型,即平易型、麻烦型、发动缓慢型、中间偏平易型和中间偏麻烦型。

第二节　新生儿疾病诊疗技能

一、新生儿评分

新生儿评分又称 Apgar 评分法,指根据皮肤颜色、心搏速率、呼吸、肌张力及运动和反射等 5 项体征对新生儿进行评分。具体评分标准如下:

(1) 皮肤颜色:评估新生儿肺部血氧交换的情况。全身皮肤呈粉红色为 2 分,手脚末梢呈青紫色为 1 分,全身呈青紫色为 0 分。

(2) 心搏速率:评估新生儿心脏跳动的强度和节律性。心搏有力、大于 100 次/min 为 2 分,心搏微弱、小于 100 次/min 为 1 分,听不到心音为 0 分。

(3) 呼吸:评估新生儿中枢和肺脏的成熟度。呼吸规律为 2 分,呼吸节律不齐(如浅而不规则或急促费力)为 1 分,没有呼吸为 0 分。

(4) 肌张力及运动:评估新生儿中枢反射及肌肉强健度。肌张力正常为 2 分,肌张力异常(亢进或低下)为 1 分,肌张力松弛为 0 分。

(5) 反射:评估新生儿对外界刺激的反应能力。对弹足底或其他刺激大声啼哭为 2 分,低声抽泣或皱眉为 1 分,毫无反应为 0 分。

以上述五项体征为依据,评分满 10 分者为正常新生儿,7 分以下的新生儿考虑为轻度窒息,4 分以下考虑为重度窒息。大部分新生儿的评分在 7～10 分,医生会根据孩子的评分予以相应的处理。轻度窒息的新生儿一般经清理呼吸道、吸氧等处理后会很快好转,预后良好。

二、新生儿窒息复苏技术

(一) 新生儿窒息复苏方案
新生儿复苏步骤包括以下 5 步:A(air way)——尽量吸净呼吸道内的黏液;B(breath-

ing）——建立呼吸，增加通气；C（circulation）——维持正常循环，保证足够心搏出量；D（drug）——药物治疗；E（evaluation）——评价。前三项最为重要，其中通气是关键。具体复苏程序如下：

1. 最初复苏步骤

（1）保暖：婴儿娩出后即置于经远红外或其他方法预热的保暖台上，用温热干毛巾擦干头部及全身，以减少散热。

（2）摆好体位，肩部以布卷垫高 2～2.5cm，使颈部轻微伸仰。

（3）娩出后立即吸净口、咽、鼻部黏液，吸引时间不超过 10 s，先吸口腔，再吸鼻腔黏液。

（4）触觉刺激。婴儿经上述处理后如仍无呼吸，可通过拍打足底 2 次和摩擦婴儿背部的方法来诱发自主呼吸。

以上 5 个步骤要求在出生后 20 s 内完成。

2. 通气复苏步骤

婴儿经触觉刺激后，如出现规则呼吸，心率＞100 次/min，肤色红润或仅手足青紫，可予以观察。如无自主呼吸、喘息和（或）心率＜100 次/min，应立即用复苏气囊加压给氧；15～30 s 后如心率＞100 次/min，出现自主呼吸，可予以观察；心率在 80～100 次/min，有增快趋势者宜继续复苏气囊加压给氧；如心率不增快或＜80 次/min，同时加胸外按压心脏 30 次，无好转，则行气管插管术，同时给予 1∶10 000 肾上腺素 0.1～0.3 mL/kg，静脉或气管内注入；如心率仍＜100 次/min，可根据病情酌情用纠酸、扩容剂；有休克症状者可给多巴胺或多巴酚丁胺，每小时 5～15 μg/kg，从小量开始，逐渐增量，最大量不超过每分钟 20 μg/kg；对婴儿出生前 6 h 内其母曾用过麻醉药者，可用纳洛酮 0.1 mg/kg，静脉或气管内注入。

3. 复苏技术

（1）复苏气囊加压给氧法：面罩应密闭遮盖下巴尖端、口鼻，但不盖住眼睛；频率为 30～40 次/min，手指压与放的时间比为 1∶1.5，使胸部呈浅呼吸状；加压 2 min 以上者须插胃管，以免过多气体进入胃导致腹胀。

（2）心脏胸外按压：采用拇指法（操作者双拇指并排或重叠于患儿胸骨体下 1/3 处，其他手指围绕胸廓托在后背）或双指法（操作者一手的两个指尖压迫胸部，用另一只手或硬垫支撑患儿背部）进行心脏胸外按压；按压速率为 120 次/min（每按压 3 次，间断加压给氧 1 次），压下深度为 1～2 cm，按压放松过程中，手指不离开胸壁；按压有效时应摸到股动脉搏动。

（3）喉镜下经口气管插管：在复苏过程中出现以下指征者要求在 20 s 内完成气管插管和一次吸引。插管指征包括：胎粪黏稠或声门下有胎粪颗粒需吸净者；重度窒息需较长时间加压给氧者；应用气囊面罩复苏器胸廓扩张效果不好或心率在 80～100 次/min 不继续增快者；疑诊膈疝者。

4. 复苏后监护与脑复苏

应注意监护体温、呼吸、心率、血压、尿量、肤色和窒息所导致的神经系统症状；注意酸碱失衡、电解质紊乱和胃肠功能等问题。严重窒息者常存在缺氧性脑损害，应早期予以脑保护措施,如控制颅高压、惊厥,及应用改善脑细胞代谢的药物如脑活素、胞二磷胆碱等。

(二)抢救新生儿窒息的注意事项

抢救新生儿窒息最关键的步骤是清理呼吸道。胎头经阴道娩出后应立即拭去口腔内的羊水和黏液,然后将窒息的新生儿仰卧于台上,避免胎头过度屈曲及仰伸,用吸管或吸痰器迅速轻巧地在 1 min 内将口、鼻、咽喉部黏液吸出。千万不可强烈刺激咽部,以防引起呼吸暂停。苍白窒息时可行气管内插管。在尚未彻底清理呼吸道前绝不允许施以任何刺激促其呼吸,否则可致吸入性肺炎、肺不张等并发症。抢救的同时应擦干胎儿头面及周身羊水,注意保温。低温会降低新生儿的生存能力,影响复苏。

轻度窒息儿呼吸道通畅后,抢救者用手指轻弹其足跟,常可诱发自主呼吸。禁忌用乙醇、冷水浇注,或倒提新生儿双腿拍击臀背部等,这些都是可增加颅内出血风险的不科学的抢救方法。

在呼吸道畅通的前提下进行人工呼吸,同时给氧,直至建立自主呼吸为止。比较有效的人工呼吸是"口对口"的方法。具体方法是:用无菌纱布 2 ~ 4 层置于新生儿嘴巴上,救护者右手第 4、5 指将小儿下颌角抬起,同时拇指和示指在吹气时捏其鼻部(闭合鼻孔),左手协助开启新生儿口腔,吹气后立即松开捏鼻之手指,左手轻压胸部,协助排气。一吹一压,周而复始,每分钟 30 次,直至呼吸恢复。注意吹气时不可用力过度,以防引起肺泡破裂。口对口人工呼吸无效时改用气管内插管、加压给氧人工呼吸。节律性压迫胸部或腹部的人工呼吸方法对新生儿肺通气作用不大,且有增加胎儿损伤的可能,最好不用。

重度窒息儿多有酸中毒,经清理呼吸道及人工呼吸后无明显好转者,应纠正酸中毒。可给予 5% 碳酸氢钠按 3 ~ 5 mg/kg 体重加入 10% ~ 25% 葡萄糖溶液 10 mL 内,5 min 经脐静脉缓慢注入。切忌快速注药。否则,脑脊液 pH 改变过快可导致呼吸抑制。

补充血容量、疏通微循环可用低分子右旋糖酐或 10% 葡萄糖加维生素 C 500 mg,静脉点滴。同时给予氟米松 2.5 mg 肌注或静注,以增强机体的抗休克能力。

新生儿娩出后无心跳时,应进行体外心脏按摩。抢救者用拇指或示、中两指轻轻挤压胸骨中段上方,100 次/min,挤压力量适当,可摸到颈动脉搏动。若肌注或脐静脉给药无效,可行心内注射肾上腺素 0.3 mL,在第 4 肋间乳头内 1 cm 处进针,心内注药,药液注完后立即行体外心脏按摩。

新生儿窒息复苏后应继续保温,密切观察患儿病情变化,间断吸气至青紫消失、呼吸平稳为止。并且应延期哺乳,以免发生误吸。给予抗生素预防感染,肌肉注射维生素 C 和维生素 K 预防颅内出血。窒息严重者静脉输入细胞色素 C(注意此药可引起过敏反应)、辅酶 A 和三磷酸腺苷,以改善脑组织营养代谢。

三、新生儿黄疸光照疗法

光照治疗是一种通过荧光灯照射治疗新生儿高胆红素血症的辅助疗法,主要用于预防胆红素脑病。一般采用波长 420 ~ 470 nm 的蓝色荧光最有效,亮度以 160 ~ 320 W 为宜,双面光的疗效优于单面光。

【光照前准备】

1. 物品准备

（1）光疗箱：一般采用波长 420～470 nm 的蓝色荧光灯最为有效,还可用绿光或白光照射,光亮度以 160～320 W 为宜。分单面和双面光疗箱,单面光疗可用 20 W 灯管 6～8 支,平列或排列成弧形;双面光疗时,上下各装 20 W 灯管 5～6 支,灯管与皮肤距离为 33～50 cm。

（2）遮光眼罩：由不透光的布或纸制成。

（3）其他：长条尿布、尿布带、胶布等。

2. 护士准备

了解患儿的诊断、日龄、体重、黄疸的范围和程度,以及胆红素检查结果、生命体征、精神反应等资料。估计光疗过程患儿常见的护理问题。操作前戴墨镜,洗手。

3. 患儿准备

患儿入箱前须进行皮肤清洁,禁忌在皮肤上涂粉或油类。剪短指甲,以防抓破皮肤。双眼佩戴遮光眼罩,以免光线损伤视网膜。脱去患儿衣裤,全身裸露,只用长条尿布遮盖会阴部,男婴注意保护阴囊。

【操作步骤】

1. 光疗前准备

清洁光疗箱,特别注意清除灯管及反射板的灰尘。箱内湿化器水箱加水至 2/3,接通电源,检查线路及光管亮度,并使箱温升至适中温度,相对湿度为 55%～65%。

2. 入箱

将患儿裸体放入已预热的光疗箱中,记录开始照射的时间。应使患儿皮肤均匀受光,并尽量使身体广泛接受照射,禁止在箱上放置杂物,以免遮挡光线。若使用单面光疗箱一般每 2 h 更换体位 1 次,可以仰卧、侧卧、俯卧交替更换。俯卧照射时要有专人巡视,以免口、鼻受压而影响呼吸。

3. 监测体温和箱温变化

光疗时应每 2～4 h 测体温 1 次或根据病情、体温情况随时测量,使体温保持在 36 ℃～37 ℃为宜,根据体温调节箱温。光疗最好在空调病室中进行。冬天要特别注意保暖,夏天则要防止过热。若光疗时体温上升超过 38.5 ℃,要暂停光疗,经处理体温恢复正常后再继续治疗。

4. 保证水分及营养供给

光疗过程中,应按医嘱静脉输液,按需喂奶,因光疗时患儿不显性失水比正常儿童高 2～3 倍,故应在喂奶间喂水,观察出入量。

5. 严密观察病情

光疗前后及期间要监测血清胆红素的变化,以判断疗效。光疗过程中要观察患儿精神反应及生命体征,注意黄疸的部位、程度及其变化,大小便颜色与性状,皮肤有无发红、干燥、皮疹,有无呼吸暂停、烦躁、嗜睡、发热、腹胀、呕吐、惊厥等,注意吸吮能力、哭声的变化。若有异常,须及时与医师联系,以便检查原因,及时进行处理。

6. 保持灯管及反射板清洁,并定时更换灯管

如有灰尘,会影响照射效果,因此每天应清洁灯箱及反射板。灯管使用 300 h 后其灯光能量输出减弱 20%,900 h 后减弱 35%,因此灯管使用 1 000 h 后必须更换。

7. 出箱

一般光照 12~24 h 才能使血清胆红素下降,光疗总时间按医嘱执行。一般情况下,血清胆红素 < 171 μmol/L 时可停止光疗。出箱时给患儿穿好衣服,除去眼罩,抱回病床,并做好各项记录。

8. 光疗箱的维护与保养

光疗结束后,关好电源,拔出电源插座,将湿化器水箱内的水倒尽,做好整机的清洗、消毒工作,有机玻璃制品忌用乙醇擦洗。光疗箱应放置在干净、温湿度变化较小、无阳光直射的场所。

【注意事项】

(1) 光疗可有发热、不显性失水增加、短暂腹泻与皮疹、血钙降低、核黄素分解增多等副作用,但多不严重。

(2) 血清结合胆红素 > 68.4 μmol/L 时,光疗可使皮肤呈青铜色,停止光疗后可缓慢消退。

(3) 灯光与患儿距离为 20~25 cm。光疗中必须用不透光黑布或黑纸保护患儿双眼,以免损伤视网膜。

四、新生儿暖箱的应用

【适应证】

早产儿、低体重儿及危重儿,新生儿硬肿症,新生儿黄疸。

【操作流程】

(1) 将已经清洁消毒的暖箱置于温暖无风地带,避免放在门口及窗口。

(2) 检查暖箱结构功能是否正常。铺好床单。对于出生体重低于 1 000 g 的早产儿及烫伤等严重皮肤受损患儿,箱内一切用物(布类)须经高压蒸汽消毒。

(3) 翻开水槽杯盖按上、下限水位灌入蒸馏水,然后将水杯盖好,每天更换。

(4) 接通电源,打开电源开关。

(5) 按新生儿体重、日龄、胎龄从中性温度表上选择正确起点箱温,一般体重 1 501~2 000 g 者,暖箱温度为 30 ℃~32 ℃;体重 1 001~1 500 g 者,暖箱温度为 32 ℃~34 ℃;体重 < 1 000 g 者,暖箱温度宜为 34 ℃~36 ℃。湿度保持在 55 %~65 %。

(6) 暖箱温度达到预定值后核对患儿姓名、床号,将新生儿置入暖箱。

(7) 患儿在暖箱内应裸身或仅着少量单衣、尿布,对于足后跟等易磨损处可用创可贴加以保护。

(8) 使用中密切注意监测患儿体温(至少每 4 h 测量体温 1 次),检查患儿四肢是否温暖,按检查结果调整箱温直至患儿连续两次体温均在 36.5℃ 左右。

【新生儿暖箱使用注意事项】

（1）注意暖箱保养：每天清洁消毒暖箱，可用 1 000 mg/L 的健之素消毒液擦洗消毒。水箱内的水应每天更换，防止细菌生长繁殖。使用时间达 1 周时需更换保温箱，患儿出箱后行终末消毒处理，可用 1 000 mg/L 的健之素消毒液彻底擦洗消毒。箱体的空气净化材料应每 2 个月更换 1 次。

（2）使用时暖箱不宜放在阳光直射、有对流风或取暖设备附近及其他各种冷、热风直吹处，并尽量减少开箱门，以利于保持恒温。

（3）暖箱放置呈水平位，防止振动，以免自动控制失灵。

（4）一切护理操作、体检应通过操作孔进行。

（5）使用中密切观察电源开关是否保持开启，设定箱温及箱内温度是否符合要求。

（6）活动过多、哭吵多的患儿应适当约束或必要时遵医嘱适当使用镇静剂，以防撞伤或踢伤。

（7）开蓝光时要注意做好患儿眼睛、外生殖器的防护，护理人员也要做好眼睛的防护。

（8）保温箱中的患儿需外出检查或出箱操作时应用温暖的包被包裹。

（9）患儿在箱内时要经常测体温，增加水分的补充。须有专业人员定期检修，确保暖箱结构、功能正常。

第三节　儿科常见疾病诊疗技能

一、空气灌肠术

空气灌肠术分为诊断性灌肠术和治疗性灌肠术，主要用于治疗肠套叠。

【适应证】

诊断性灌肠适应证：没有肠穿孔体征及相应的影像学表现者。治疗性灌肠适应证：年龄 <6 月龄、发病时间 <24 h；年龄 >6 月龄、发病时间 <48 h 的回结肠套叠、回回结肠套叠、回肠套叠，以及发病 >48 h、年龄在 1 岁以上的慢性肠套叠患儿。诊断性与治疗性空气灌肠总的适应证是：肠套叠患儿发病时间 <48 h；便血时间 <24 h，无大量鲜血样血便，无脱水，腹软，无腹胀，无腹膜刺激征，无酸中毒，无呼吸困难。治疗性灌肠对于 6 月龄以内的小婴儿应严格控制发病时间（<24 h），该年龄组治疗性灌肠肠穿孔发生率高。结肠注气压力通常控制在≤120 mmHg 水平，1 岁以上的慢性肠套叠患儿多不考虑发病时间限制，可酌情增加结肠注气压力，以利提高整复率。

【禁忌证】

肠套叠患儿发病时间 <48 h；有精神萎靡，脱水明显，肠胀气显著，腹部压痛，肿块僵硬压痛者；套入部在乙状结肠以下；灌气时套叠部到横结肠不动者；在盲肠升结肠内出现"弹簧征"；回回结肠型发病时间 >24 h；立位片显示完全性肠梗阻；肠坏死；气腹；腹膜炎；肠梗阻 3

d 以上;发热 38 ℃以上;白细胞 $> 1.4 \times 10^9/L$;过敏性紫癜肠道型;继发性肠套叠(蛔虫型)等。

【术前准备】

(1)使用设备:X 线机,中心供氧、负压吸引和多功能监护仪,专用空气压力灌肠机。灌肠时多选 18F Foley 氏管,同时配有压力计量装置。

(2)空气灌肠术前应提供以下影像信息:①心、肺表现,腹部肠梗阻情况。②肠套叠"杯口征"或块影,以及所在的解剖位置。③诊断性空气灌肠结束后的胸腹部 X 线表现,是否有误吸或气腹存在。④继诊断性空气灌肠之后,展示肠套叠"杯口征"或肿块影消失,小肠充气等治疗成功的 X 线表现。⑤治疗性灌肠结束后的腹部改变。

(3)事先应向家长告之治疗性灌肠的优点和相关并发症,以及出现并发症时的处理方案,家长签署《治疗同意书》,取得家长签字同意后才能开展治疗性空气灌肠术。

(4)对于严重脱水、电解质失衡的患儿,术前应有效地纠正后再行治疗性灌肠。

【操作步骤】

患儿肛门及肛管涂抹液状石蜡,取左侧卧位,用 Foley 管插入肛门,插入深度为 7 ~ 10 cm,然后用 50 mL 注射器向气囊内注入空气 20 ~ 30 mL,以防止空气灌肠时脱出肛门。连接并启动空气压力灌肠机,以 60 mmHg 的压力持续缓慢向结肠内注入空气,同时在 X 线透视下观察气柱前端情况及气柱前端突向充气结肠的软组织块影的特征,以明确急性肠套叠的诊断。随后,逐渐提高灌肠压力,并稳定在 60 ~ 90 mmHg,最大安全压力不超过 120 mmHg。每位患儿灌肠压力大小视病情而定,同时在灌肠时辅助腹部反复按摩,当观察到肿块由远端向结肠近端逐渐移动,肿块逐渐缩小消失,气柱前端的杯口影消失,大量空气经回盲瓣进入回肠,呈皂泡状迅速扩张至腹中部和左侧腹部肠曲(小肠充气)时,提示整复成功,可缓慢排出肠腔内气体。整复未成功者,须行外科手术。

空气灌肠整复后,常规腹部透视了解小肠内气体量的变化情况,并观察膈下有无游离气体,除外肠穿孔,并口服碳粉 1 g,6 ~ 8 h 后即可排出,以进一步证实肠套叠已整复。此外,加强支持治疗。

【并发症的预防及处理】

(1)安置胃肠减压引流是预防空气灌肠术中、术后胃-食管反流而造成误吸的有效方法。

(2)治疗性灌肠术后禁食 24 h,有利于降低迟发性肠穿孔的发生率。灌肠复位过程中可以造成不同程度的肠壁肌层、浆膜层的撕裂,术后即开始进食将促使迟发性肠穿孔的发生。

(3)肠穿孔产生大量气腹常引起呼吸、心跳停止,是治疗性灌肠最凶险的并发症,应及时就地给予腹部穿刺排气减压,患儿的呼吸、心跳通常能够迅速恢复。3 ~ 5 min 内实施有效的心肺复苏,一般无严重后遗症。放射科医生应熟练掌握相关的急救和心肺复苏技能,机房内应配备供氧、负压吸引和监护仪等设施,为急救和心肺复苏提供支持。一旦患儿的生命体征稳定,即转外科手术治疗。

二、支气管哮喘的吸入治疗技术

吸入疗法就是通过特殊装置将药物和溶剂制成雾粒或微粒吸入,沉降在各级支气管及肺泡内,从而达到局部或全身治疗作用的一种方法。它是当今世界治疗支气管哮喘的主要方式。吸入疗法与其他途径给药相比,具有直接作用于局部、起效快、药物剂量小、全身吸收少、避免了首过代谢、副作用轻微、方便快捷、安全可靠等优点。

【吸入的药物及装置】

1. 定量吸入器(metered dose inhalers，MDI)

在过去30年里,MDI已普遍应用,成为最受欢迎的吸入器,常用的吸入药物有沙丁胺醇(万托林)、二丙酸倍氯米松(必可酮)、丙酸氟替卡松(辅舒酮)等。MDI便于携带,操作简单,随时可用,不必定期消毒,没有继发感染问题,经济实用。贮药罐内药物溶解或悬浮在液态助推剂中,常用的助推剂为低沸点的氟利昂。距喷口10 cm处微粒直径1.4～4.3 μm,每次手压驱动,计量活瓣供应25～100 μL溶液。由于其初始速度快,上气道惯性沉积多,因而沉积在下呼吸道仅10%左右。MDI的主要缺点是:患者不能正确和协调地完成吸气和喷药动作,尤其是儿童;另在肺活量严重减小的患者,吸入到下呼吸道的药量大为减少,会影响疗效。为此,研制生产不同类型的储雾器成为吸气嘴的延伸,使用时先将药物喷入储雾器内,随后患者吸入储雾器内的空气和药物,这就有助于气雾在肺内沉积,以降低咽部药物的沉降,减少声音嘶哑、口咽部霉菌感染等副作用。

2. 干粉吸入器(dry power inhalers，DPI)

患者主动吸气是干粉吸入器的驱动力,故不需要使用MDI时吸气和喷药动作的协调,但需要较高的吸气流量,所以,对病情严重或最大吸气压力低的儿童会影响吸入效果。干粉吸入器不需要助推剂,克服了氟利昂效应和环境污染问题。单剂量吸入器如旋转式或转动式吸入器,使用时,将内盛干粉的胶囊装进吸入器,旋转吸入器,用其针刺破胶囊后,患者通过深吸气带动吸入器的螺旋桨叶片搅拌干粉,药粉微粒随之被吸入,约5%的药物被吸入肺内。单剂量干粉吸入器应用较少,国内现有丙酸倍氯米松(贝可乐)、沙丁胺醇(沙普尔)和色甘酸钠DPI等,主要用于儿童过敏性哮喘的预防,因为每次只给单剂量,可避免儿童滥用和浪费药物。

准纳器是一种新型多剂量型DPI,含有60个剂量,药物置于盘状输送带的囊泡内,通过转盘输送,口器上有一个保护性的外部封盖。当操作杆滑回后,口器打开,一个囊泡被刺破。此前药物与周围环境一直处于隔离状态,因此密封性能较好,药物不易受潮。使用时装置的位置并不影响药物的吸入。该装置的药物输出部分结构并不复杂,装置的内在阻力也较低,吸入时的吸气流速为30 L/min,适用年龄范围广,可用于4岁以上儿童。由于吸气阻力低,绝大多数的药物在吸气初即被吸出,增加吸气流速并不能增加肺部药量,使用准纳器时肺部药物沉积量可达12%～17%。目前国内有丙酸氟替卡松和沙美特罗的复合制剂——舒利迭(Seretide),两药合一使用方便,提高了患者的用药依从性。吸入肺部沉降率高于MDI,操作简单,携带方便,并可反复使用。

都保(tuberhaler)是一种贮存剂量型 DPI,通过激光打孔的转盘精确定量。其口器部分的内部结构采用了独特的双螺旋通道,气流在局部产生湍流,以利于药物颗粒的分散,增加了微颗粒的输出量和吸入肺部的药量。由于吸气部分结构复杂,装置的内在阻力略高,属中阻力型,吸入药量与吸气流速直接相关,使用时应尽可能采用快速的峰流速吸气方式吸药。在理想的吸气流速 60 L/min 时,吸入肺部的药量可达到 20% 以上,显著高于压力定量吸入器,吸气流速在 35 L/min 时,吸入药量可达到 14.8% ±3.2%,适用于 5 岁以上的儿童。由于贮药池位于装置上端,使用时必须垂直旋转。目前国内有 3 种剂型,即单纯的干粉制剂布地奈德都保(普米克都保)、富马酸福莫特罗都保(奥克斯都保)和信必可都保。信必可都保含长效 β_2 受体激动剂(福莫特罗)和吸入型糖皮质激素(布地奈德)。

射流雾化器是以压缩空气或氧气为动力,利用射流原理,将水滴撞击成微小颗粒,呈雾状被气流带走并吸入气道。常用气流量为 6 ~ 8 L/min,微粒直径为 2 ~ 4 μm,雾粒在肺内沉积约 10%。与 MDI 相比,射流雾化所用的药物剂量较大。患者只要潮气量呼吸即可,无特殊吸药动作要求,适用于重症患者和未掌握 MDI 吸药要领者。其缺点是消耗气源、携带不方便、易发生交叉感染等。

【吸入装置的选择】

应综合考虑患者的年龄、病情急缓、全身情况、治疗目的、家庭经济承受能力和药液的种类及性质等多种因素决定使用哪一种装置。一般症状较轻的患者选择 MDI,吸药动作不规范者可加用贮雾器或改用 DPI。重症患者用射流雾化器,痰液干结者可用超声雾化器。儿童和婴儿也常用气溶胶吸入疗法来治疗哮喘。临床研究表明,婴儿和儿童即使气溶胶在下呼吸道的沉降率低至 1% ~ 2%,仍可有较显著的药理学作用。很多儿童可有效地应用 MDI,小于 10 岁的患儿应用 MDI 时手揿和吸气动作的协调性差,应加用贮雾器,小于 3 岁的患儿可用带面罩的辅助装置。因为气溶胶进入下呼吸道的量儿童比成人要低,因此每次应用 MDI 的揿压次数不能因患儿体重轻而减少。家庭经济条件较好的可选用 DPI,因为 DPI 不必像 MDI 那样要求吸气和手揿喷药同步。对于重度发作的哮喘患者及不能配合的小儿,可采用射流雾化或超声雾化,将药液放在雾化器内,通过喷射气流或超声使之成为雾状,通过呼吸吸入肺内。

【吸入装置的使用方法】

1. MDI

正确使用方法:①取下喷口盖,充分摇动气雾剂;②轻轻地深呼气,同时将喷嘴放在口内并用双唇含住,调整角度对准咽喉;③开始吸气的同时按压药罐,继续深吸气使喷出的药物达肺的深部;④屏气 10 s 左右,或在没有不适的情况下尽量屏息持久些,然后才缓慢呼气;⑤平静呼吸 1 min 后再进行下一次吸入。

常见的使用错误:①没有充分摇匀药物;②颠倒喷嘴(向上);③含喷嘴过紧;④喷药时未吸气,或鼻吸气;⑤吸药太快(药物沉积于口腔,引起咽部不适);⑥吸气后无屏气(让药物在口腔停留);⑦多次连续吸入(用药过量)。

2. 定量吸入器 + 储雾罐

由于儿童不太会掌握正确的吸入方法,使用面罩或口含储雾罐有利于更充分地吸入药粉。正确操作方法：①打开药盖，摇匀药物，插入储雾罐孔内；②将储雾罐面罩盖住患儿的鼻和嘴；③按压药物 1 揿，张口呼吸 0.5 min（约 6~8 次呼吸），如需吸入 2 揿，则重复该步骤；④盖好药盖，用纸巾擦干净储雾罐面罩；⑤用毛巾擦面，漱口或喝水；⑥每周清洗储雾罐 1 次，用自来水缓缓流动冲洗，自然晾干。

常见的使用错误：①没有充分摇匀药物；②吸气不充分（药物没有完全吸入）；③呼吸频率过快，多次连续吸入。

3. 准纳器

正确使用方法：①打开：用一只手握住外壳，另一只手的大拇指放在手柄上，向外推动直至完全打开。②推开：握住准纳器使吸嘴对着自己，向外推滑动滑竿发出"咔哒"声，一个标准剂量的药物已备好，以供吸入。在剂量指示窗口有相应显示，不要随便拨动滑竿以免造成药物的浪费。③吸入：尽量呼气，但切不要将气呼入准纳器中。将吸嘴放入口中，由准纳器深深、平稳地吸入药物，切勿从鼻孔吸入。将准纳器从口中拿出，继续屏气约 10 s，在没有不适的情况下尽量屏住呼吸，缓慢恢复呼气。④关闭：将拇指放在手柄上，往后拉手柄，发出"咔哒"声表示准纳器已关闭，滑竿自动复位，准纳器又可在下次吸药时使用。

4 岁以上儿童可用干粉吸入器，使用药物之前要练习吸气的力度。由于药物无臭无味，很难判断是否吸入药粉，因此一定要在家长监测下使用。

4. 喷射式雾化器

使用方法：①用清洁的针筒或吸管将指定剂量的药物雾化溶液注入雾化器中。用清水冲洗针管或吸管，再用来量度适量的稀释液，稀释液与药品雾化液同置于雾化器中，使总容量为 2 mL。②盖好雾化器，并接上咬嘴或面罩。③利用塑料管，将雾化器分别按顺序接至压缩气泵、压力循环通气机或者氧气瓶。④接上电源，开通气泵或者通气机。如用氧气瓶，则打开阀门，调校流速。⑤气雾开始出现时把咬嘴放入患者口中，或将面罩盖上面部。嘱患者张口慢慢呼吸，将气雾深深吸入肺中。⑥溶液必须完全雾化才可停止治疗，关上电源或阀门，清洗雾化设备。⑦患者使用后用水反复漱口，将漱液吐出，不要咽下。如用的是面罩，则须清洗面部接触药雾的皮肤表面。

（严文华）

第 七 章

眼科、耳鼻咽喉科和口腔科常用诊疗技能

第一节 眼科常用诊疗技能

一、中心视力检查

视力测定是最基本的视功能检查项目,是测量分辨二维物体形状和位置的能力,代表视网膜黄斑中心凹的视觉敏锐度。我国常用的视力测定借助于国际标准视力表,采用"E"字形视标,从 0.1 ~ 1.0、1.2、1.5、2.0,检测距离为 5 m。

(一) 远视力检查

应按选用视力表的规定距离要求(如国际标准视力表为 5 m),视力表光线要充足,照明度要稳定。被检者取坐位,其眼应与标准视力行等高。一般先测右眼,再测左眼,检查一侧眼时要遮盖好对侧眼。由上而下指点视标,被检者须在 3 s 内指出视标所示,并记下其最后测得的视力数值。如被检者视力低于 0.1,应加针孔板检查;如视力有改进,则可能有屈光不正。戴镜者应先测裸眼视力,然后测戴镜视力并记录矫正眼镜片度数。视力低于 0.1 者,应嘱其向视力表移动,直到能识别视标为止,记录以实际距离折算。如在 2 m 处才能看清 0.1 行的视标,其实际视力 = 0.1 × 2/5 = 0.04;如站至视力表前 1m 处仍不能识别最大视标,则应检查指数。检查距离从 1 m 处开始逐渐移近,并记录该距离,如指数/30 cm。如在 5 cm 处仍不能识别指数,则检查手动。若不能识别眼前手动,则检查光感和光定位。通常由 9 个方位测定,嘱患者向前注视不动,并用" + "或" - "表示光定位"阳性"或"阴性"。

(二) 近视力检查

检查距离为 30 cm,亦先测右眼后测左眼,用国际标准视力表检查,检查结果为 0.1 ~ 1.5,例如近视力 1.0/30 cm。

二、视野检查

视野是指眼向前方固视时所见的空间范围,它反映了周边视力。正常人白色标所测的视野最大。正常的视野范围为:上方 60°,下方 75°,鼻侧 60°,颞侧 90°。色视野按蓝、红、绿依次各减去 10°。生理盲点位于注视点颞侧旁中心区,其中心距注视点 15.5°,水平线下

1.5°,形状为一长 7.5°、宽 5.5°的纵椭圆形。

（一）对比法

此法主要通过利用检查者的正常视野与被检者的视野作比较来了解被检者的视野有无异常。具体方法为:检查者与被检者相对而坐,两者相距 1 m,被检者朝向亮的一面,遮盖一眼,例如检查右眼时,被检者遮盖左眼,右眼注视检查者左眼,而检查者遮盖右眼,左眼注视被检者的右眼。检查者将手指置于两者间中间等距平面,分别从不同方向由外向中心移动,并嘱被检者发现手指即告之。将被检者的视野与检查者的正常视野进行比较,判断被检者视野范围有无缺损。此法的优点是操作简便,缺点是不够精确。

（二）视野计检查法

目前国内常用的有平面视野计、Goldmann 视野计、弧形视野计,为动态视野检查法,其中 Goldmann 视野计为应用最为广泛的视野计。计算机自动视野计多应用于静态视野检查法。

1. 手动视野计检查方法

（1）松开视野计侧面视野纸垫板旋钮,将视野纸插入其中并对准视野图框,旋紧旋钮,固定视野记录纸。

（2）安置被检者:遮盖非被检眼,调整视野计及受检者座椅高低,使其舒适地坐于视野计前,下颏及前额紧贴额架及头靠,调节头位旋钮使被检者头位及受检眼位处于正确位置。

（3）选用适当的矫正眼镜。

（4）示教和指导被检者:嘱受检者固视视野计中心固视点,告知其每当察觉视野范围内出现光点时立即按蜂鸣器。选用不同大小、不同亮度的光标在不同视野部位出现,使被检者了解检查方法。

（5）测绘中心视野等视线和生理盲点:确定中心度视线值光标并测绘等视线及生理中心盲点。

（6）测绘周边等视线:确定周边等视线阈值光标并测绘等视线。

（7）记录:视野检查完毕,应记录被检者姓名、性别、年龄、眼别、日期、瞳孔大小、视力及矫正视力。

2. 自动视野计检查方法

（1）计算机录入被检者一般资料,如姓名、年龄、出生日期、视力、矫正镜度数和瞳孔直径等。

（2）安置被检者:遮盖非被检眼,调整视野计高低,使其处于舒适位,并调整头位旋钮,使被检者头位及眼位处于正确位置。

（3）选用适当矫正眼镜。

（4）示教和指导被检者:嘱被检者固视中心固视点,告知其察觉视野范围内出现光点时按下按钮。

（5）选择检查程序,自动检查。

（6）打印并分析结果。

3. 影响正常视野的因素

（1）屈光不正。未矫正的屈光不正可使视野向心性缩小。

（2）瞳孔大小。瞳孔过小，可致视野向心性缩小；如瞳孔过大，影响视网膜成像从而影响视野检查结果。

（3）年龄。年龄对中心视野影响较小，年龄大者周边视野呈向心性缩小。

（4）学习效应。

（5）面型。被检者面部的形状、睑裂的大小、鼻梁高低等均可影响视野检查结果。

（6）身心状态。身体衰弱或体力及精神状况差均可影响检查结果。

三、眼压检查

眼内压一般称眼压，是指眼球内容物作用于眼球壁上的压力。眼压测量常用的方法有指测法和眼压计测量法。

（一）指测法

其检测方法是：检查前嘱被检者双眼向下注视，松弛眼睑，检查者将两手的指头放在眼球正对上睑板上方的睑皮上，两指交替轻压眼球，使巩膜产生凹陷现象，则可感触到眼球张力大小及眼球波动的软硬程度，以估计眼压的高低。记录时以 T_n 代表正常眼压，T_{+1} 表示眼压稍高，T_{+2} 表示眼压相当高，T_{+3} 表示眼压极高，T_{-1} 表示眼压稍低，T_{-2} 表示眼压较低，T_{-3} 表示眼压极低。本法是简单地定性估计眼压的方法，需检查者通过反复实践，然后凭经验进行估计。

（二）Schiotz 眼压计

（1）使用前，先将眼压计的脚板置于试验台，测试压针与圆柱间无摩擦力。

（2）用 75% 的乙醇棉球消毒擦脚板及压针底部，等乙醇挥发后再用。

（3）被检者仰卧于检查台，双眼局部滴眼球表面麻醉药 1～2 次，嘱被检者两眼直视天花板或指示灯固定眼位。

（4）检查者位于被检者头部上端，以左手拇指及示指分开上下眼睑，注意勿压迫眼球，右手持眼压计，进行测量。一般先测右眼，后测左眼。

（5）先用 5.5 g 砝码测量，如指数 <3，应改用 7.5 g 砝码；如仍 <3，则用 10 g 砝码。

（6）查表记录眼压数。

（7）测量完毕，应用抗生素冲洗结膜囊。

（三）非接触眼压计

（1）被检者取坐位，将下颏置于托架，前额紧贴头带，移动调焦手柄，将测压头对准待测角膜。

（2）选择自动或手动测量方式及 0～30 mmHg 或 0～60 mmHg 测量范围。

（3）移动测压头至屏幕上的对准点并放入标计圈内，机器自动喷出气流，测量眼压并显示。

（4）同法连续测量 3 次后按"打印"输出结果。

四、裂隙灯显微镜检查

裂隙灯显微镜由裂隙灯照明系统和双向显微镜两部分组成,用它可在强光下放大 10 ~ 16 倍检查眼部病变,主要有以下 6 种基本检查方法。

(一)弥散光线照射法

该法主要是利用弥散光线在低倍放大下对角膜、虹膜和晶状体进行全面检查的一种方法。

(二)直接焦点照射法

该法是裂隙灯显微镜检查法的基础。检查前,须将光线的焦点调节至与显微镜的焦点完全一致。当光线焦点照在不透明组织如巩膜、虹膜上时,因大部分被反射而得到一光亮而整齐的照射区。但如焦点光线通过透明而分散光线的间质如角膜和晶状体时,由于组织内部结构的光学不均匀性,光线发生反射、曲折和分散,可在角膜及晶状体形成乳白色的光学平行六面体。宽光带照射时,在光线的焦点部分可形成整齐的光学平行六面体,而因晶体较厚,故不能一次看清楚晶体整个切面,须向后推才能看清后部;窄光照射时,可形成一个很薄的光学切面,从而确定病变的位置、分辨角膜伤口是否为穿通性并观察其他细微病变。

(三)镜面反光照射法

该法主要利用光线照射于角膜或晶状体表面所形成的镜面反光区,借反光区光度增强而检查该处组织。使用该方法可查见角膜表面泪膜上的脱落细胞。

(四)后方反光照射法

本法是借后方反射光线来检查眼部结构的。将光线焦点照射于被检查组织后方的不透明组织或反光面,而显微镜焦点调整至被观察的组织上。使用该检查法可观察角膜水肿、上皮水泡和角膜后沉着物。

(五)角巩膜缘分光照射法

本法主要利用光线在穿过透明组织时会发生折射来检查角膜上的病变。将光线集中在角膜上,由于折射和反射,可在全部角巩膜缘上形成坏形光晕,如角膜某处发生极淡的混浊,则该处可见明显的灰白色遮光体。

(六)间接照射法

该法主要通过将光线照射到组织的一部分,然后借助光线在组织内折射、反射及分散来观察其附近组织的病变。使用该法便于观察瞳孔括约肌、虹膜内出血、虹膜新生血管等。

五、眼底检查法

检查眼底的方法称为眼底检查法,需借助检眼镜实施。检眼镜的发明对眼科而言具有划时代的意义,检眼镜包括直接检眼镜与双目间接检眼镜,用检眼镜检查眼底应遵循一定的顺序进行。

(一)检查方法

1. 双目间接检眼镜检查法

双目间接检眼镜由照明系统、目镜、物镜及附件组成,检查所用的光源及双目间接检眼镜均固定于头部,可双眼检查眼底,立体感强,配合使用巩膜压陷器,可使检查范围扩大到周边部。检查应在暗室进行,被检者多取平卧位或坐位,检查者则站立或坐于被检者对面。通常用20D的球面镜,方便易用,放大2.3倍,球面镜一面朝向检查者,略倾斜使镜面反光离开中心。被检者双眼睁开或固视某点对检查有帮助。先用较低强度照射,检查上方周边部,把集光镜置于被检眼前方5 cm,一般左手持镜,使被检眼瞳孔、球面镜和检查者的注视光线位于同一直线上,检查周边部时应令被检者向检查方向转动眼球,检查锯齿缘时需用巩膜压陷器。检查应在暗室进行,对未散瞳者,嘱双眼同时向远方注视,用彻照法了解屈光介质(如晶状体、玻璃体、角膜)情况。

2. 直接检眼镜检查法

直接检眼镜包括照明系统和观察系统。照明系统使光线变成平行光线,经棱镜折射,进入被检者眼内;观察系统有一小孔,其后带小球镜片转盘。

检查应在暗室进行。检查者与被检者相对。打开电源后检查者自窥孔向被检眼注视,先行彻照法检查,将转盘转至12D,距眼约10 cm,观察角膜、前房、晶体及玻璃体,以了解屈光介质情况。移近至距角膜4 mm处进行眼底检查。在检查过程中以示指拨动转盘,直至眼底图像最为清晰。先让被检者注视正前方,循眼底红光反射可窥见血管,沿血管由细向粗方向寻找视盘,然后分别沿鼻上、鼻下、颞上、颞下血管分支检查各象限,最后让被检者注视光源,检查黄斑。注视时可将光亮度调弱,避免强光损害黄斑。如检查者与被检者均为正视眼,则检查时可以不用任何镜片;如双方均有屈光不正,则所需镜片的屈光度数正是两者屈光不正的代数和。

间接检眼镜检查法所见眼底像为倒像,放大倍数小,但可见范围大,结合巩膜压陷器,可至锯齿缘,且光源强,屈光介质混浊时亦可窥见眼底,立体感强。直接检眼镜放大倍数大,可窥见细小病变,为正像,易为检查者接受,但可见范围小,赤道部以后难窥清,且屈光介质混浊时会影响检查效果。

(二)注意事项

(1)检查前应对被检者情况进行全面了解,包括主诉、病史、视力及全身情况。

(2)检查应在暗室进行,对未散瞳者,嘱双眼同时向远方注视,用彻照法了解晶状体、玻璃体、角膜等屈光介质的情况。

(3)眼底检查的顺序是先检查视乳头,注意形状、颜色、大小、杯盘比,然后沿着实盘发出的血管一次检查鼻上象限、鼻下象限、颞上象限及颞下象限,最后嘱被检者注视灯光检查黄斑区。

(4)散瞳检查眼底前应检查有无散瞳禁忌证,如有无青光眼、浅前房等。

(三)全身疾病的眼底病变

1. 糖尿病视网膜病变

糖尿病视网膜病变是糖尿病全身小血管病变的一部分,其严重程度主要取决于病程长短和血糖控制状况。根据糖尿病病史和眼底改变,可以作出诊断。荧光素眼底血管造影有助于诊断和了解眼底病变的严重程度。

（1）糖尿病视网膜病变早期患者可无任何症状。当出现黄斑水肿,或视网膜水肿,或玻璃体积血时,视力会有不同程度的下降。

（2）非增生性视网膜病变:①早期出现微血管瘤、小点状或圆形出血、硬性渗出、棉絮斑。②视网膜血管病变:视网膜小动脉硬化、闭塞;视网膜静脉充盈、扩张,管径不规整和血管白鞘。③毛细血管闭锁、代偿性扩张及视网膜内微血管异常。微血管异常可导致渗漏,引起视网膜水肿。

（3）增生性视网膜病变:①新生血管形成:开始出现在毛细血管无灌注区的边缘,可沿血管生长,可与毛细血管、小动脉及小静脉相连接,受牵拉时易破裂出血。②玻璃体增生性病变:新生血管在视网膜与玻璃体之间,使玻璃体产生后脱离;在玻璃体内形成纤维血管膜,其收缩、牵拉可致玻璃体出血、视网膜脱离,亦可形成视网膜前膜、视网膜下膜及黄斑皱褶等。

（4）黄斑病变:黄斑区水肿、渗出、出血、缺血及增生性病变,可形成黄斑下膜及黄斑前膜等。

（5）视乳头病变:包括视乳头水肿、缺血和视乳头新生血管生成等。

2. 高血压性视网膜病变

高血压可以影响眼部的视网膜、脉络膜和视神经。依据高血压病史和眼底改变可以明确诊断。

（1）检眼镜下根据高血压的不同程度可以有视网膜小动脉收缩,继而发生小动脉硬化,表现为早期动静脉交叉压迫现象。继而小动脉变硬如"铜丝状",再进一步硬化如"银丝状"。急性血压升高时,可以发生视网膜出血、渗出和棉絮斑,部分患者黄斑部出现星芒状或扇形硬性渗出。

（2）高血压患者常发生分支动脉阻塞、分支静脉阻塞、中央静脉阻塞和视网膜大动脉瘤。高血压患者合并糖尿病时,可加重糖尿病视网膜病变。

六、眼科用药的给药方式和途径

眼科最常用的给药方式是眼局部给药,如将滴眼液、眼用凝胶或眼膏等滴入结膜囊内。如果眼部治疗需要较高药物浓度,可以采用眼局部注射方式,如球结膜下注射、眼内注射等。

（一）结膜囊内给药

通常滴用滴眼液的方法是:嘱患者将头部稍后仰或平卧,眼向上注视,滴药者用手指轻轻向下牵开下睑,将药液缓慢地滴入下穹隆部,一般滴1滴即可,再轻提上睑使药液在结膜囊内充分弥散,然后嘱患者轻轻闭合眼睑2~3 min,并以干棉球拭去流出结膜囊的药液。眼用凝胶和眼膏的给药方法与滴眼液大致相同:将凝胶或眼膏涂入结膜囊的下穹隆部,用药后轻轻闭眼和按摩眼球以帮助药物扩散。当两种不同的滴眼液同时使用时,如果用完一种后马上就用第二种,就会发生药物被稀释或药物溢出结膜囊的情况。因此,当需要同时使用两种滴眼液时,应当在用完一种至少5 min后再用第二种。滴入结膜囊的药物可以通过结膜血管吸收,结膜囊中多余的药物可从鼻泪管流入鼻腔,由鼻黏膜吸收而进入全身循环,引发全身性效应,其程度与眼部给药的剂型有很大关系。经鼻泪道流入鼻腔的药物多与滴眼液有关,而很少与眼用凝胶和眼膏有关。当应用滴眼液时,用手指轻压内眦部的泪囊区,可以明显减少药物经鼻泪道流入鼻腔而引起的全身效应。

(二)结膜下注射

结膜囊内给药后疗效不显著时,为有效地控制病情,抗感染药、散瞳剂或糖皮质激素等可以采用结膜下注射方式来给药。药物通过角膜和巩膜扩散到前房、后房和玻璃体内而发挥治疗作用。结膜下注射的单剂量体积通常不超过 1 mL。

(三)眼内注射

为有效地控制病情和提高疗效,必要时可以采用眼内注射的方式,包括前房内注射和玻璃体腔内注射。通常单剂量体积不超过 0.3 mL。眼内注射可能发生一些严重的并发症,应当慎用。

(四)全身给药

一些药物,如抗菌药和糖皮质激素,可以通过全身给药的方式来治疗一些眼部易感的疾病。一些降眼压药物也需要采用全身给药的方法,如口服乙酰唑胺、甘油盐水,静脉滴注高渗剂甘露醇等,以快速降低眼压。

(陆培荣)

第二节　耳鼻咽喉科常用诊疗技能

一、鼻骨骨折复位术

鼻骨下端宽而薄,易发生骨折。骨折严重者常伴有鼻中隔骨折、软骨脱位、面部明显畸形、眶壁骨折等。鼻骨单纯性骨折而无移位者不需处理。发生外鼻畸形者,大多数可用闭合性复位法加以矫正。须在肿胀发生前或消肿后进行手术复位,但最好在受伤后 2 ~ 3 h 内或 1 周内进行,不宜超过 2 周,以免影响鼻腔的生理功能或后遗难治畸形。骨折超过 2 周者,因骨痂形成而使复位困难,有时需行开放式复位,这种情况较少见。

【适应证】

鼻部骨折后鼻梁变形、鼻骨下陷性骨折和鼻中隔骨折,触诊有骨摩擦感,鼻骨 X 线片显示骨折错位。如鼻部肿胀严重,须待肿胀消退后尽早(2 周内)进行骨折复位。

【禁忌证】

无特殊禁忌证。合并严重的颅脑外伤时,应首先处理颅脑外伤。如有严重的高血压病、冠心病,外伤后恶化,应等待病情稳定后再行骨折复位。

【操作步骤】

鼻骨骨折复位术分闭合式复位法和开放式复位法两种。

1. 闭合式复位法

用1%的丁卡因肾上腺素棉片行鼻腔黏膜表面麻醉,小儿可在全身麻醉下进行,但应注意维持呼吸道通畅。

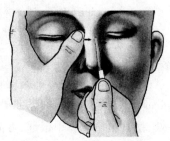

（1）单侧骨折:先在鼻外沿鼻侧用鼻骨整复钳或剥离子量出鼻翼至双内眦连线的长度,并以拇指标示。然后将鼻骨复位钳伸入塌陷的鼻骨下方,将其抬起复位(图7.2.1)。

（2）双侧骨折:可用鼻骨复位钳伸入两侧鼻腔至骨折部位的下后方,向前、上轻轻用力平行抬起鼻骨,用另一手的拇指和食指在鼻外协助复位,此时常可闻及鼻骨复位声。复位后仔细

图 7.2.1　鼻骨骨折复位法

观察鼻外形,确保复位满意。若为粉碎性骨折,复位后行鼻腔凡士林纱条填塞。

（3）鼻骨骨折并发鼻中隔骨折、脱位或外伤性偏曲:可先将鼻骨复位钳的两叶伸入两侧鼻腔,置于鼻中隔偏曲处的下方,挟住鼻中隔,垂直向上移动钳的两叶,脱位、偏曲之处即可恢复正常位置,复位钳向上已达鼻骨下后方时,即按上述方法抬起鼻骨,或在偏曲一侧先填塞,将鼻中隔压向对侧,再填塞对侧鼻腔,必要时在鼻外加固定。

（4）鼻骨骨折伴鼻中隔血肿:应先切开引流并严防感染形成鼻中隔脓肿,然后再复位。

2. 开放式复位法

做内眦部弧形切口,必要时行两侧内眦部切口并中间连接成"H"形切口,在直视下根据骨折的情况,用电钻钻孔,用不锈钢丝固定在额骨鼻突、上颌骨额突或将两个碎骨片连接在一起,填塞鼻腔。

【术后处理】

（1）鼻腔内填塞的纱条可在3~5 d后取出。

（2）对有开放性创伤者,给予抗生素预防感染。

（3）2~3周内不要按压鼻骨。

【注意事项】

（1）对情绪异常紧张者,可给予镇静药。

（2）对合并脑脊液鼻漏者,勿堵塞鼻腔。

（3）对昏迷患者,为预防窒息,在填塞前应放入鼻通气管。

二、上颌窦穿刺术

上颌窦穿刺术既是诊断方法又是治疗方法。对慢性或亚急性化脓性上颌窦炎患者,可通过此法了解脓液的性质和量,做脓液的细菌培养和药物敏感试验。通过生理盐水冲洗、抗生素灌注达到治疗目的。此法仅适用于上颌窦炎。

【适应证】

慢性或亚急性化脓性上颌窦炎;通过上颌窦穿刺途径行窦内活检。

【禁忌证】

急性化脓性上颌窦炎炎症未控制者。

【操作步骤】

（1）患者取坐位，用1%麻黄碱先收缩鼻腔，再用1%～2%丁卡因加0.1%肾上腺素的棉拭子或棉片置于下鼻道前端外侧壁下鼻甲附着处稍下的部位（该部位骨壁最薄，易于穿透），麻醉10～15 min。

（2）一手固定患者头部，另一手持上颌窦穿刺针，拇指和食指固定针管的后2/3处，掌心顶住针柄，针尖斜面朝向鼻中隔，由前鼻孔伸入下鼻道，针尖落于距下鼻甲前端约1.5 cm处，使其紧靠下鼻甲根部，方向斜对同侧眼外眦，稍用力钻动，有落空感即停止前进，表明已经进入上颌窦内（图7.2.2）。

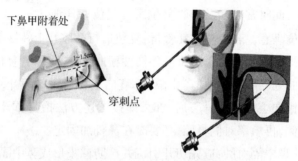

下鼻甲附着处

穿刺点

图7.2.2　上颌窦穿刺示意图

（3）拔出针芯，回抽无血，抽出脓液送检，用无菌温生理盐水冲洗上颌窦直至洗净为止。脓液较多者，每周1次，窦内可根据脓液致病微生物培养药敏试验结果注入相应的抗生素。

【术后处理】

拔出穿刺针后塞入消毒棉片，用以压迫止血。

【注意事项】

（1）穿刺部位及方向要正确，穿刺针要稳且用力适度，防止刺入上颌窦其他壁、眶内或面颊部软组织引起气肿或感染。

（2）未能确定刺入上颌窦前，不要进行冲洗。

（3）冲洗前务必回吸针管无血并无阻力方可进行。

（4）冲洗时如有阻力，可轻轻变动针头位置重新冲洗。如仍有阻力，重新收缩中鼻道后再行冲洗。若阻力仍大，不可勉强冲洗。

（5）穿刺后若下鼻道出血不止，可用麻黄碱或肾上腺素棉片填塞下鼻道，妥善止血后取出。

（6）冲洗前后若无必要，尽量不要注入空气，以防穿刺针刺破窦内较大的静脉造成空气栓塞。

（7）穿刺过程中，若患者发生晕厥，必须停止穿刺，拔出穿刺针，平卧休息，对症处理。

（8）若疑发生气栓，应立即置患者头低位和左侧卧位（以免气栓进入颅脑血管和动脉系统、冠状动脉），并采取给氧和其他急救措施。

三、鼻出血的常用止血方法

鼻出血属于急诊。大量出血者常伴有紧张和恐惧情绪,故应予以安慰,使之镇静。首先了解是哪侧鼻腔出血或哪侧先出血,然后仔细检查鼻腔,进而选择适宜的止血方法达到止血目的。

(一) 烧灼法

【适应证】

反复少量出血且明确出血点者。

【操作方法】

(1) 用浸有 1% 丁卡因和 0.1% 肾上腺素溶液的棉片麻醉和收缩出血部位及其附近黏膜。

(2) 对出血部位进行烧灼。常用的化学药物如 30% ~50% 的硝酸银或 30% 的三氯醋酸,或采用微波、射频或 YAG 激光烧灼,烧灼部位涂以软膏。

(3) 借助内镜进行止血,可提高寻找出血部位的准确性和止血效果,且对小病变如毛细血管瘤等可一并处理。

【注意事项】

烧灼范围越小越好,应避免烧灼过深和烧灼时间过长,避免同时烧灼鼻中隔两侧对称部位,以免引起鼻中隔穿孔。

(二) 鼻腔填塞

1. 前鼻孔填塞

【适应证】

各种鼻腔出血,尤其是鼻腔前部出血。

【禁忌证】

明确的鼻咽部出血。

【填塞材料】

可吸收性材料如明胶海绵、纤维蛋白棉等;不可吸收材料如凡士林油纱条、碘仿纱条、藻酸钙纤维素材料、膨胀海绵等。

【操作方法】

(1) 前鼻镜或内镜检查鼻腔,了解出血部位。不少患者出血较猛烈,观察较困难。

(2) 如患者状况许可,可应用 1% ~2% 丁卡因 +1% 麻黄碱的棉片表面麻醉鼻腔黏膜,以减轻疼痛。

(3) 如观察到出血部位,可用不同的止血材料直接压迫出血点及周围组织,填塞材料可用线拴住并固定于面颊部,以防脱落和取出困难。

(4) 如出血创面较大或暂时无法看清出血部位,可用油纱条填塞。填塞油纱条时应将纱条一端双叠约 10 cm,将其折叠端置于鼻腔后上部,然后将双叠的纱条分开,短端平贴鼻腔上部,长端紧贴鼻腔底,形成一向外开放的“口袋”。然后将长纱条末端填入“口袋”深处,自上向下、从后向前将鼻腔填满,以达到良好的止血效果和防止脱落(图7.2.3)。

【注意事项】

(1) 通常于填塞后48~72 h取出,碘仿纱条可于填塞2周后取出。

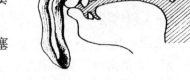

(2) 鼻腔填塞后全身应用抗生素,以防止鼻腔、鼻窦感染。

(3) 如无法彻底止血,可加后鼻孔填塞、血管造影栓塞或血管结扎。

(4) 对血液病患者或疑有脑脊液漏者,不宜用纱条填塞。

图7.2.3 前鼻腔填塞示意图

2. 后鼻孔填塞

【适应证】

鼻孔填塞无效,鼻腔后部、鼻咽部出血。

【禁忌证】

明确的鼻腔前部出血。

【填塞材料】

锥形油纱球,鼻腔或鼻咽部水囊、气囊。

【操作方法】

(1) 用导尿管头端经出血侧鼻腔插入,经口咽部从口腔内拉出,导尿管尾端仍留于前鼻孔外。

(2) 将预置的锥形油纱球尖端的固定线拴于导尿管头端。

(3) 回抽导尿管尾端,将锥形油纱球(图7.2.4)引入口腔,用手指或器械将纱球越过软腭纳入鼻咽腔,同时稍用力牵拉导尿管引出纱球尖端丝线,使纱球紧

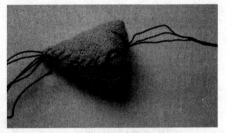

图7.2.4 后鼻腔填塞纱球

贴后鼻孔,一般都需加行鼻腔填塞,前方用纱条固定结扎,防止填塞物下滑。锥形油纱条底端的线由口咽引出经口角固定于面部(图7.2.5)。

(4) 如使用气囊或水囊填塞,先将气囊或水囊置于鼻咽部,然后将囊内充气或充水以达到压迫出血部位的目的。

【注意事项】

(1) 锥形油纱条底端应用粗线固定,以便取出时牵拉用。

(2) 通常填塞物于填塞后48~72 h取出。

(3) 填塞后全身应用抗生素,以防止鼻腔、鼻窦感染。

(4) 后鼻孔填塞易引起软腭、腭垂水肿,还需注意防止窒息。

(5) 一旦取锥形纱球时线脱落或断离,应用直角血管钳从咽部伸到鼻咽部夹住纱球,另用直血管钳从前鼻腔伸入辅助向下推,注意防止纱球进入下咽引起窒息。

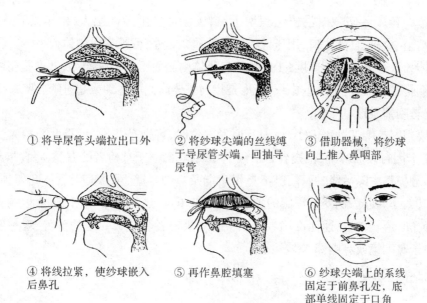

① 将导尿管头端拉出口外　② 将纱球尖端的丝线缚于导尿管头端，回抽导尿管　③ 借助器械，将纱球向上推入鼻咽部

④ 将线拉紧，使纱球嵌入后鼻孔　⑤ 再作鼻腔填塞　⑥ 纱球尖端上的系线固定于前鼻孔处，底部单线固定于口角

图7.2.5　后鼻腔填塞操作示意图

（三）血管结扎

对于经反复前后鼻孔填塞及内科治疗后仍不能止血者、外伤或手术损伤大血管后出血猛烈者,可考虑血管结扎。因鼻腔由颈总动脉供血,其中中鼻甲上部为筛前动脉和筛后动脉,中鼻甲平面以下为颈外动脉系统,所以常用的结扎方法有颈外动脉结扎和筛前动脉结扎两种。手术前一定要查明出血部位,不能盲目结扎。

【禁忌证】

凝血机制障碍所致的鼻腔出血。

（四）血管栓塞

血管栓塞是指将动脉导管选择性地置于颈外动脉主干,行造影和数字减影摄片,在数字减影下观察颈外动脉分支及走行情况、造影剂外溢程度及显影范围,当确定出血血管分支后,栓塞鼻出血靶动脉。这是一种有效的止血方法。栓子为 1～3 mm 大小的冻干脑膜、明胶海绵、Ivalon 颗粒;假性动脉瘤用的是可脱气囊栓子。此方法用于顽固性鼻出血经有效的反复前、后鼻孔填塞及内科治疗无法止血,特别是应用鼻内镜并结合激光、电凝和微波治疗无效者,外伤或手术损伤大血管后出血猛烈者及假性动脉瘤破裂的诊断和治疗。

【禁忌证】

本术式不能用来控制由筛前动脉和筛后动脉引起的鼻出血。对造影剂过敏者,严重的动脉粥样硬化,肝及肾功能不全者,颌内动脉、眼动脉与椎动脉有吻合支者及凝血机制障碍所致的鼻出血者均禁用此法。

四、咽及喉部疾病常用检查及治疗方法

（一）扁桃体的分度

扁桃体又称腭扁桃体,位于口咽两侧腭舌弓与腭咽弓围成的三角形扁桃体窝内,为咽淋

巴组织中最大者。6～7岁时淋巴组织增生,扁桃体可呈生理性肥大,中年以后逐渐萎缩。让被检者端坐、放松、自然张口,用压舌板轻压舌前2/3处,可观察扁桃体大小。

扁桃体大小可分为以下3度：Ⅰ度是指扁桃体内侧面不超过咽腭弓；Ⅱ度是指扁桃体内侧面超过咽腭弓,不超过咽后壁中线；Ⅲ度是指扁桃体内侧面达到或超过咽后壁中线。

（二）鼻咽部触诊

对需要判断鼻咽部肿物大小、质地及原发部位时,特别是儿童,可行此项检查。检查前用1%的丁卡因行表面麻醉,检查者右手戴手套或指套,立于被检者的右侧,将食指经口腔伸入鼻咽部,触摸鼻中隔后缘、后鼻孔、下鼻甲后端及鼻咽各壁,观察有无后鼻孔闭锁、腺样体或肿块及其大小、硬度、病变与周围的关系(图7.2.6)。当撤出手指时,注意指端有无脓液或血迹,操作时应轻柔、迅速而准确。此项检查对被检者会造成一定的痛苦,现一般很少采用,改为电子鼻咽镜或鼻咽部X线检查。

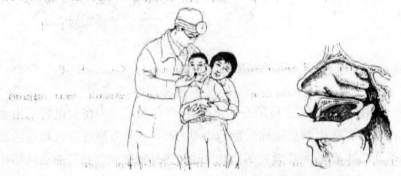

图7.2.6　鼻咽部触诊示意图

（三）口咽部触诊

口咽部触诊是临床上常用的检查方法,尤其是对咽部肿块的触诊较视诊更为重要,通过触诊可了解肿块的范围、大小、硬度、活动度,有利于作出诊断。方法是：被检者端坐,检查者立于被检者右侧,右手戴手套或指套,用食指沿右侧口角伸入咽部。对扁桃体窝、舌根及咽侧壁的触诊有助于这些部位肿瘤的诊断。此外,咽部触诊对茎突过长症、咽异常感觉的定位均有诊断意义。

（四）喉阻塞呼吸困难分度

喉阻塞又称喉梗阻,系指喉部或其邻近组织病变,使喉部通道发生狭窄或阻塞而引起的呼吸困难,可由喉部炎症、外伤、异物、肿瘤、畸形等引起。幼儿更易发生喉阻塞。若不及时救治,可窒息死亡。根据病情轻重,可将喉阻塞分为以下四度：

一度：安静时无呼吸困难,活动或哭闹时有轻度吸气性呼吸困难,稍有吸气性喉喘鸣及吸气性胸廓周围软组织凹陷。

二度：安静时也有轻度呼吸困难、吸气性喉喘鸣和吸气性胸廓周围软组织凹陷,活动时加重,但不影响睡眠和进食,无烦躁不安等缺氧症状,脉搏尚正常。

三度：呼吸困难明显,喉喘鸣声较响,吸气性胸廓周围软组织凹陷显著,并出现缺氧症状,如烦躁不安、不易入睡、不愿进食、脉搏加快等。

四度：呼吸极度困难。患者坐卧不安,手足徐动,出冷汗,面色苍白或发绀,定向力丧失,心律不齐,脉搏细弱,血压下降,大小便失禁等。若不及时抢救,则可因窒息、昏迷及心力衰竭而死亡。

五、气管切开术

气管切开术是将颈段气管切开插入气管套管以解除喉源性呼吸困难及下呼吸道阻塞性呼吸困难的一种急救手术,适用于临床各科。

【适应证】

(1)咽喉部阻塞所致的吸气性呼吸困难(多因炎症、异物、外伤、肿瘤等引起)。

(2)下呼吸道分泌物潴留(多因昏迷、胸外伤、胸腹手术后咳嗽无力等引起)。

(3)下颌、口腔、咽喉大手术前(先行气管切开,以保证术中术后呼吸通畅)。

(4)下呼吸道异物(偶有需经气管切开处取出)。

(5)各种原因所致的呼吸功能减退(气管切开后进行辅助呼吸)。

【禁忌证】

(1)严重呼吸循环障碍,不能耐受手术者。

(2)严重出凝血功能障碍者。

(3)未获得患者或患者家属同意者。

【操作步骤】

术前准备:手术器械主要包括注射器、枕头、圆头刀、尖头刀、解剖剪、直形和弯形止血钳、甲状腺拉钩、气管撑开器、气管套管等,同时应备好氧气、吸引器、人工呼吸器材。婴幼儿呼吸困难、手术条件欠佳者,应准备气管插管或气管镜,必要时可先行插管或放入气管镜后再行气管切开术。气管套管的选择必须坚固耐用、表面光洁、管径长度恰当,内外管吻合无间隙、长度一致,插入或取出内管无阻力。气管套管号别及适用年龄如表7.2.1所示。

表 7.2.1　气管套管选用表

号　别	00	0	1	2	3	4	5	6
内径/mm	4.0	4.5	5.5	6.0	7.0	8.0	9.0	10
长度/mm	40	45	55	60	65	70	75	80
适用年龄	1～5月龄	1岁	2岁	3～5岁	6～12岁	13～18岁	成年女子	成年男子

手术方式主要有常规气管切开术、紧急气管切开术和气管造口术3种,病情极其危急时也可行环甲膜切开术。

1. 常规气管切开术

(1)体位:多取仰卧位,肩下垫枕,头后仰,助手扶持头颈部正中位。若呼吸困难非常严重、不可平卧时,可半卧位或坐位,肩下垫枕,头后仰(图7.2.7)。

(2)麻醉:含少量0.1%肾上腺素的1%利多卡因在切口区皮下和深部组织注射。

(3)切口:①纵切口:于颈前正中,自环状软骨下缘至胸

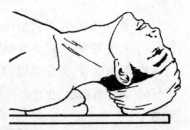

图7.2.7　气管切开术体位

骨上窝,纵行切开皮肤,操作方便,较易暴露气管,适用于病情紧急时,但术后瘢痕明显。②横切口:在颈前环状软骨下缘1 cm处沿皮纹横行切开4~5 cm切口。

(4)分离舌骨下肌群:分离、剪开皮下组织、颈阔肌后,沿中线分离胸骨舌骨肌、胸骨甲状肌,沿中线拉钩均匀用力将其向两侧牵拉。

(5)暴露气管:将第2、3气管环前的甲状腺峡部向上牵拉,即可暴露气管。若峡部过大,暴露困难,可将其分离、切断和缝扎。

(6)切开气管:用手指触摸或注射器穿刺确认气管后,尖刀自下而上于第3~4气管环切开气管前壁,避免损伤环状软骨而造成术后喉狭窄,也应避免穿刺过深损伤气管后壁。

(7)插入套管:用弯血管钳或气管撑开器扩大气管切口,也可切除切口两侧少许软骨,以便于导入气管套管。将事先准备好的带有管芯的套管经切口插入气管,迅速拔出管芯。此时,若有分泌物自管口咳出或经吸引管吸出,则证明套管确已插入气管;否则,取出套管重新插放。有自动呼吸者,可以将少许纱布纤维靠近管口,通过观察其是否随呼吸飘动来判定。

(8)切口处理:检查切口有无出血,必要时予止血。可于切口上端缝合1~2针。套管系带松紧适度,防止套管脱出,切口周围放置纱布垫(图7.2.8)。

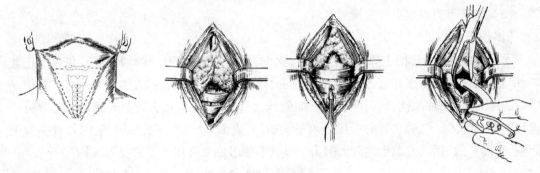

图7.2.8 气管切开术

2. 紧急气管切开术

极度呼吸困难的患者,无条件立即进行经口插入支气管镜或直接喉镜下气管插管以迅速解除呼吸困难时,可行紧急气管切开术,无需麻醉,以在最短时间内解除气道阻塞。

(1)摸清气管:患者仰卧,肩下垫枕,术者用左手拇指和第3、4指在环状软骨下将颈部血管推向气管两侧、胸锁乳突肌下,左手食指辨别气管。

(2)切口:在左手食指引导下,沿颈前中线,自甲状软骨下缘至胸骨上窝切开达气管前壁。

(3)确认气管:左手食指深入切口,触及气管软骨环。

(4)切开气管:在左手食指引导下切开第3、4软骨环。

(5)插入套管:用止血钳、刀柄或其他管状替代物撑开气管切口,插入套管。

(6)清理呼吸道、止血。

3. 气管造口术

对于需要长期气管切开的患者,可行气管造口术。术中在气管前壁做"U"形切口,做成蒂在下方的舌形瓣,向前翘起与颈部切口皮肤对位缝合或切除部分气管软骨环,颈部皮肤与气管造瘘口处黏膜直接缝合,愈合后形成永久性瘘口。

【术后处理】

(1) 全身应用抗生素,预防感染。

(2) 保持套管内管通畅,每 4～6 h 定时清洗内管。

(3) 保持下呼吸道通畅,及时吸除分泌物,雾化治疗。

(4) 室内温度宜在 22℃,湿度 90% 以上。

(5) 保持颈部切口清洁。

(6) 防止套管阻塞或脱出。

【注意事项】

(1) 为预防发生皮下气肿,暴露气管时不宜过多分离气管前筋膜,避免术中剧烈咳嗽,切口缝线也不宜过紧。

(2) 过多分离气管前筋膜还可发生纵隔气肿;损伤胸膜可并发气胸,尤其小儿胸膜顶常突向颈部切口。

(3) 一般术后 2 周内不宜经常调换外管。长期带管者 1～2 个月更换 1 次,最长 6 个月更换 1 次。对于可能外管重新插入困难者,应谨慎考虑、充分准备。

(4) 套管脱出可引起窒息,应立即重新插入套管。脱出的原因可能为固定套管的带子过松,或套管太短、切口位置过低,或取出内管时将外管一并拔出。

(5) 拔管前必须连续堵管 48～72 h,若活动、睡眠呼吸平稳,无分泌物残留,可拔管,颈部切口不必缝合。

六、鼓膜穿刺及冲洗术

鼓膜穿刺及冲洗术既是某些中耳疾病的重要诊断方法,又是行之有效的治疗方法。

【适应证】

分泌性中耳炎,鼓室内有积液,梅尼埃病,鼓室内注射庆大霉素治疗,突发性聋,鼓室内注射糖皮质激素。

【禁忌证】

颈静脉球体瘤(鼓室型),严重心脏病或血液病。

【操作步骤】

向患者或家属做好解释工作,讲明鼓膜穿刺的目的和可能发生的问题,征得他们的同意及配合。备好无菌消毒的穿刺针头,针头斜面部分要短,约 1 mm,坡度要小,接 2 mL 的注射器。

(1) 体位:成人取正坐位,儿童最好采用卧位,也可取与检耳时相同的体位。

(2) 麻醉:在鼓膜表面用浸有 1% 丁卡因的棉片麻醉 10～15 min。

(3) 消毒:用蘸 70% 乙醇的卷棉子消毒外耳道和鼓膜。

(4) 暴露鼓膜:选用适当大小的耳镜暴露鼓膜,并用一手的拇指和食指固定耳镜。

（5）鼓膜穿刺：另一手持穿刺针从鼓膜的后下或前下刺入鼓膜，进入鼓室，固定好，抽吸积液（图7.2.9）。

（6）冲洗：用注射器向中耳腔注入少许抗生素或糖皮质激素。

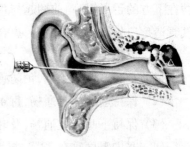

图7.2.9　鼓膜穿刺术位置示意图

【注意事项】

（1）急性卡他性中耳炎鼓室内可有渗液，但经过正确的治疗后多可经咽鼓管引流或吸收，急性期不必穿刺。如经治疗仍不能吸收或引流者，可行鼓膜穿刺。

（2）鼓膜穿刺时勿撕裂鼓膜。

（3）应在鼓膜前下和后下穿刺，以防损伤中耳腔内的重要结构。

（4）鼓膜穿刺针不可刺入太深，以免伤及中耳腔内壁。

七、音叉试验

音叉试验是耳科门诊最常用的听力检查法之一，用于初步判定与鉴别耳聋性质，但不能判断听力损失的程度。音叉检查可验证电测听结果的正确性。每套音叉由5个不同频率的音叉组成，即C128、C256、C512、C1024和C2048，其中最常用的为C256和C512。

【操作方法】

（1）检查时，检查者手持叉柄，将叉臂向第一掌骨外缘或肘关节处轻轻敲击，用力适当，使其振动。

（2）将振动的叉臂置于距外耳道口1 cm处，两叉臂末端应与外耳道口在同一平面上，以检查气导听力。

（3）检查骨导听力时，应将叉柄末端的底部置于颅面中线或鼓窦区。

（4）采用以下试验可初步鉴别耳聋为传导性或感音神经性耳聋，但不能准确判断听力损失的程度，无法进行前后比较。① Rinne 试验：又称气骨导对比试验，用于比较被检耳气导和骨导长短；② Weber 试验：又称骨导偏向试验，用于比较被检者两耳的骨导听力。③ Schwabach 试验：又称骨导对比试验，用于比较被检者与正常人的骨导听力。④ Gelle 试验：对于鼓膜完整者，用于检查其镫骨是否活动。

八、纯音测听法

纯音测听法是测定受试耳对一定范围内不同频率纯音的听阈的一种方法。采用该法进行测试，不仅可以了解被检耳的听敏度，估计听觉损害的程度，而且可初步判断耳聋的类型和病变部位。由于它是一种主观测听法，其结果可受多种因素的影响，故分析结果时应结合其他检查结果综合考虑。纯音测听法包括气导听阈测试和骨导听阈测试两种。

测试前准备：一般先测试气导，然后测骨导。测试前先向被检者说明检查方法，描述或示范低频音与高频音的声音特征，请被检者在听到测试声时，无论其强弱，立即以规定的动作表示之。检查从1 000 Hz开始，以后按2 000 Hz、3 000 Hz、4 000 Hz、6 000 Hz、8 000 Hz、

500 Hz、250 Hz 的顺序进行,最后再对 1 000 Hz 复查 1 次。正式测试前先选择听力正常或听力较好之耳作熟悉试验。

纯音测听听力图举例:

(1) 正常听力气导、骨导都没有听力损失(图 7.2.10)。

(2) 感音神经性听力下降时,气导、骨导都下降,而且阈值相同,无传导因素的存在(图 7.2.11)。

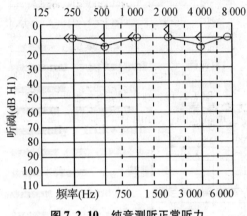

图 7.2.10 纯音测听正常听力

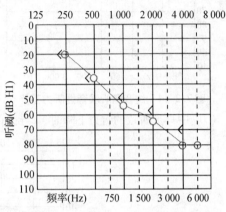

图 7.2.11 纯音测听感音神经性听力下降

(3) 传导性听力下降时,骨导在正常范围,无感音神经因素,气导不在正常范围(图 7.2.12)。这是单纯传导性听力下降,外耳、中耳的传导机制受损导致声音不能到达内耳,但内耳神经细胞的功能是正常的,因此它不会影响到骨导。

(4) 混合性听力下降时,骨导在某些频率上超出了 20 dB 的正常范围,有气导、骨导差的存在,骨导好于气导(图 7.2.13)。

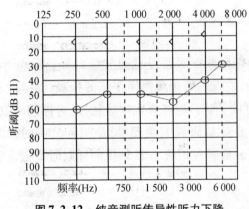

图 7.2.12 纯音测听传导性听力下降

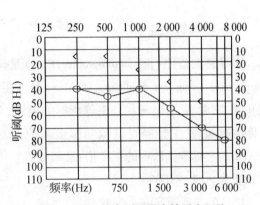

图 7.2.13 纯音测听混合性听力下降

(5) 噪音性听力下降的典型表现为听力图在 3 000 Hz、4 000 Hz 或 6 000 Hz 处有一"V"形缺口(图 7.2.14),双耳的阈值几乎相同。

(6) 老年性听力下降的听力图与噪音性听力下降相似,只是没有"V"形缺口(图 7.2.15)。中枢性与其他 3 种(感音神经性、代谢性、机械性)老年性听力下降不同,有语言分辨率差的症状。助听器对这种有"语音衰退"者的效果并不理想,此类听障者多有动脉粥样硬化的病史,检查鼓膜常可发现鼓膜硬化。代谢性和机械性老年性听力下降常有传导因素的存在,有时仅在高频处发生听力损失。

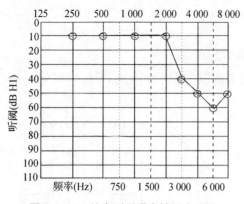

图7.2.14 纯音测听噪音性听力下降

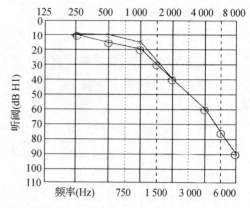

图7.2.15 纯音测听老年性听力下降

（7）中耳炎所致的听力下降时,骨导的阈值都在正常范围,气导值有个倒斜坡（图7.2.16）。

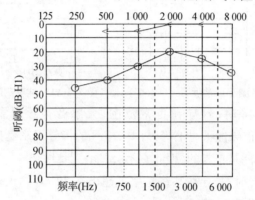

图7.2.16 纯音测听中耳炎所致的听力下降

九、多导睡眠监测

多导睡眠监测（polysomnography,PSG）是诊断睡眠呼吸暂停低通气综合征（obstructive sleep apnea hypopnea syndrome,OSAHS）最重要的检查。通过对夜间连续的呼吸、动脉血氧饱和度、脑电图、心电图和心率等指标的监测,可以了解打鼾者有无呼吸暂停、暂停的次数、暂停的时间、发生暂停时最低动脉血氧值及对身体健康影响的程度,是国际公认的诊断OSAHS的金标准。PSG的正常值:睡眠呼吸暂停和低通气指数小于5;夜间睡眠时最低血氧饱和度为90%～100%。

PSG的临床意义:

（1）根据PSG结果,不仅能对OSAHS作出诊断,而且能对其严重程度作出判断,便于制定临床治疗方案和定量评估手术或其他治疗的效果。因此,对于打鼾和OSAHS患者在采取任何治疗措施前都应该先进行PSG。

（2）诊断OSAHS最好的方法是进行睡眠的监测,这是在特定的睡眠中心进行的一种夜间试验,多种监控器被用来测量睡眠时各种不同的生理信号,测量的参数包括以下7项:

① 呼吸:气流监控仪可以发现OSAHS的长度和频度。呼吸停止达10 s以上称为暂停,

低通气通常是指呼吸气流下降 50% 以上,持续 10 s 以上。

②血氧饱和度:监测与呼吸暂停相关的血氧饱和度变化,是 PSG 的重要监测指标。

③胸腹呼吸运动:监测呼吸暂停时有无呼吸运动存在,据此判断是中枢性呼吸暂停还是阻塞性呼吸暂停。

④脑电波、眼动电图和颏下肌群电图:判断患者睡眠状态、睡眠结构并计算睡眠有效率,即总睡眠时间与总监测记录时间的比值。

⑤心电图:部分 OSAHS 患者可以出现心律异常。

⑥体位:OSAHS 最易发生于平卧位时,因为平卧时舌根后坠,容易阻塞上呼吸道。

⑦胫前肌肌电图:用于鉴别不宁腿综合征。该综合征患者夜间反复规律的腿动可引起多次睡眠觉醒,导致嗜睡。

(唐云青)

第三节　口腔科常用诊疗技能

一、口腔一般检查

口腔一般检查应按先口外后口内的顺序进行,以免遗漏。

（一）口外检查内容

（1）观察面部是否对称,有无肿物、肿胀。如有,则应注意肿物和(或)肿胀的准确部位、周围解剖界限、直径大小(以 cm 计)、色泽、性质等,必要时可画图表示。对两侧不对称者,应注意区别是一侧肿大、膨隆,还是另一侧萎缩、缺损。

（2）观察颌面有无畸形或缺损。如有畸形或缺损,除文字描述外,最好绘图补充说明。

（3）观察有无瘢痕、窦道,皮肤颜色及光滑度。

（4）对疑为面神经损伤者,应观察双眼是否能闭合及吹口哨时双侧唇部运动状况。

（5）检查淋巴结有无肿大。检查应按一定顺序,由浅入深,滑动触诊。一般的顺序为:枕部、耳后、耳前、腮腺、颊部、颌下、颏下;顺胸锁乳突肌前后缘、颈前后三角直至锁骨上凹。仔细检查颈深、浅淋巴结,颈部淋巴结的所在部位和引流方向。淋巴结如有肿大,应注明部位、大小、数目、硬度、活动度、有无压痛或波动感及与皮肤或基底部有无粘连等。

（6）检查颞下颌关节运动有无异常,如双侧运动是否协调、有无杂音、杂音性质及其与开口运动的关系;然后检查髁突附近组织情况,如髁突前后方、乙状切迹及各组肌群的肌肉等部位。

（二）口内检查内容

1. 张口度

临床上张口受限可分为以下 4 度(以切牙的切缘间距为标准):

轻度张口受限:切牙距在 3 cm 以内、2 cm 以上者;

中度张口受限:切牙距在 1~2 cm 者;

重度张口受限:切牙距在 1 cm 以内者;

完全性张口受限(即牙关紧闭):完全不能张口。

2. 病变部位的描述

包括病变的准确部位、周界、大小(以厘米计)、性质等。对于唇、颊、舌、口底、颌下的病变,可双手口内外扪诊检查,以便准确地了解病变的范围和性质。

3. 牙列情况

包括现存牙、缺失牙、多生牙、阻生牙及牙𬌗关系等的检查。

4. 牙周情况

包括有无牙龈红肿、萎缩、牙周袋、牙周溢脓、牙松动等。

(1)牙周探诊。牙周探诊是牙周炎诊断中最重要的检查方法。探诊的主要目的是了解有无牙周袋或附着丧失,并探测其深度和附着水平。

探诊时,探针应沿着牙齿长轴分别在颊、舌侧的远中、中央、近中进行测量,探针必须与牙体长轴平行,探针尖端应始终紧贴牙面,沿着牙周袋底的宽广度提插式行走测量。每个牙要记录 6 个位点的探诊深度。

探诊时,还应观察探诊后是否出血,探测龈下牙石的量及分布,根分叉是否受累。同时应检查龈缘有无退缩或增生、肿胀等(因为这些因素可使牙周袋变浅或形成假性牙周袋),以便准确判断牙周组织的破坏程度。

探诊时,支点要放稳,用力不可过大,以 20~25 g 为好,做到既探测到实际深度又不致让患者感到疼痛和受到损伤。训练方法是:将探针轻轻插入指甲内而不引起疼痛。

全口检查时,应按一定顺序进行。一般从右上后牙开始,按象限顺序完成全口检查。

(2)附着丧失的测量。牙周袋是指龈缘至袋底的距离;附着水平是指釉牙骨质界至袋底的距离。附着丧失的计算方法如下:

牙龈增生者:附着丧失 = 袋深 − 釉牙骨质界至龈缘的距离;

牙龈退缩者:附着丧失 = 袋深 + 釉牙骨质界至龈缘的距离。

(3)牙的松动度检查。检查方法:前牙用镊尖夹住切缘,作唇舌向摇动,后牙则闭合镊尖抵住牙𬌗窝摇动。临床检查结果常分 3 度进行记录:

Ⅰ度:牙松动大于生理动度,但幅度在 1 mm 以内。

Ⅱ度:牙松动幅度在 1~2 mm。

Ⅲ度:牙松动幅度大于 2 mm。

5. 牙体情况

包括有无缺损、龋坏及龋坏程度、冷热反应、探痛、叩痛及松动度等,必要时应记录牙髓活力测试结果。

6. 黏膜情况

应记录全口黏膜(包括唇、颊、舌、腭及口底、牙龈)检查结果,必要时还应检查咽部黏膜。注意有无颜色异常、瘘管、溃疡、新生物或缺损畸形,以及舌、唇、颊系带情况。

7. 涎腺情况

包括各导管口有无红肿、脓液分泌,有无结石等。

8. 口腔卫生情况

主要检查牙面菌斑、软垢、结石等沉积情况。

9. 口内其他情况

包括已有修复体或充填物的情况。

二、口腔特殊检查

(一)牙髓活力测试

牙髓活力测试的基本原理是:突然、明显的温度变化可诱发牙髓一定程度的反应或疼痛,故可根据牙髓对温度或电流的不同反应来协助诊断牙髓是否有病变、病变的发展阶段以及牙髓的活力是否存在。

正常牙髓对 20 ℃ ~ 50 ℃的温度刺激无明显反应,但当牙髓有病变时,其温度耐受阈会发生变化,对低于 10°C 的冷刺激和高于 60°C 的热刺激可表现为敏感、迟钝或无反应。温度测试既可提示患牙位置,又可反映牙髓状态,经济、简便、可靠。

1. 冷诊法

可选用冷水、小冰棒、无水乙醇、氯乙烷作为冷刺激源。

(1)使用冷水时,应按一定的顺序进行,以防干扰。一般顺序是:先下颌牙,后上颌牙;先后牙,后前牙。

(2)使用小冰棒时,要避免融化的冰水接触牙龈导致假阳性。

(3)测试部位为患牙唇(颊面)颈 1/3 处,测试时间为数秒钟。

2. 热诊法

可选用热水、热牙胶或加热的金属器械。临床最常用的是热牙胶法。测试部位为患牙唇(颊面)颈 1/3 处,时间为数秒钟。

3. 温度测试操作的注意事项

(1)检查前应向患者说明测试的目的、方法,以取得患者的配合。

(2)先测正常牙(对侧同名牙或邻牙),再测可疑牙,以便排除个体差异,取得对比标准。

(3)测验前应对所测牙隔湿、擦干牙面。

此外,牙髓活力还可利用牙髓活力电测器来进行检查。但因牙髓活力电测器可干扰心脏起搏器的工作,故禁用于装有心脏起搏器的患者。临床使用牙髓活力电测器进行测试时,因其种类较多,故应按不同产品的说明书进行操作。电流检查时同样要以相邻牙或对侧同名牙作为对照。注意牙髓对外界刺激的反应可随年龄的增长而逐渐降低。月经期、妊娠期、精神紧张等均可使其反应增强。因此,在做牙髓活力检查时,应考虑到这些情况。

(二)涎腺分泌功能检查

1. 一般检查

涎腺检查的重点是 3 对大涎腺,但对某些疾病来说,不能忽视对小涎腺的检查。临床上常依据涎腺和病变所处的解剖位置及相互关系,考虑病变来自某涎腺的可能性。涎腺检查应采用两侧对比的方法,对两侧均有病变者,应与正常解剖形态、大小相比较。除形态以外,还应注意导管口分泌物的情况。必要时可按摩、推压腺体,以增加分泌。对分泌液的色、量、质进行观察和分析,必要时应进行实验室检查。腮腺和下颌下腺的触诊应包括腺体和导管。腮腺触诊一般以食指、中指、无名指三指平触为宜,忌用手指提拉触摸。下颌下腺及舌下腺的触诊则常用双手扪诊法检查。涎腺导管的触诊除注意有无结石存在外,还应注意导管的粗细和质地。对有狭窄涎腺导管的检查可采用探诊的方法,要选择钝、细的探针,且应在排除结石存在的可能后进行,以避免将结石推向深部。在行涎腺造影、冲洗和注药等检查、治疗时,动作应轻柔、准确,避免刺伤导管、乳头或将药物注入导管外的软组织中。

2. 分泌功能检查

(1)定性检查:给患者以酸性物质(临床上常以2%的枸橼酸、维生素C和1%的柠檬酸等置于舌背或舌缘),使腺体分泌反射性增加;然后根据腺体本身变化和分泌情况,判断腺体的分泌功能和导管的通畅程度。

(2)定量检查:正常人每日涎液总量为1 000~1 500 mL,其中90%为腮腺和下颌下腺所分泌,而舌下腺仅占3%~5%,小涎腺则分泌更少,故涎腺分泌功能的定量检查,是根据在相同程度刺激的条件下(临床上常用2%的枸橼酸或1%的柠檬酸)腮腺和下颌下腺的涎液分泌多少来协助某些涎腺疾病的诊断。如急性口炎和重金属中毒等症患者的涎液分泌增加,而慢性涎腺炎、涎石症和淋巴上皮病等患者的涎腺分泌明显减少。核素扫描检查可测定涎腺分泌状况。

涎腺中所含的电解质、蛋白质、尿酸、酶和免疫球蛋白等有一定的正常值范围,在病理条件下各种成分会发生相应的变化,因而检测这些指标有助于某些疾病的诊断。

三、根管治疗术

根管治疗是针对牙髓病、根尖周病变的治疗方法之一。根管治疗术主要通过清除根管内的坏死物质进行适当的消毒、充填根管,以去除根管内容物对根尖周围组织的不良刺激,防止发生根尖周病变或促进根尖周病变愈合。

【适应证】

(1)包括龋齿、隐裂、冠折、畸形中央尖、过度磨耗、牙周病逆行性感染、意外穿髓等引起的牙髓炎及牙髓坏死,不能保留活髓等情况。

(2)物理和化学的原因引起牙髓根尖的感染,如充填后垫底温度不佳引起的牙髓刺激、不同金属的电流刺激、牙髓治疗过程中药物引起的根尖炎等。

(3)包括牙髓炎继续发展、干尸塑化治疗失败、牙周炎逆行感染引起的根尖病变。

(4)不明原因引起的牙髓退行性改变,如根管内吸收、髓石引起的牙髓病理变化等。

【操作步骤】

1. 术前评估

术前评估应该包括以下两方面:第一方面是对患牙和患者的评估,包括适应证选择、有无禁忌证、患者治疗的意愿；第二方面是结合患牙对术者自己操作可行度的评估。

2. 髓腔预备(根管冠上段预备)

髓腔预备的质控标准如下：

(1) 去净腐质和原有充填物。

(2) 揭净髓顶，看到整个髓底解剖结构。

(3) 髓壁与根管壁连续流畅。

(4) 没有牙颈部台阶，没有过度切割髓壁和髓底。

3. 工作长度测定

这一步其实包含了冠上段预备、根管的疏通和工作长度测定3项内容。建议将冠上段根管预备放在根管预备的第1步。敞开根管上段后，可以着手测定根管长度。测定长度可用以下3种方法相结合：① X线片法；② 根测仪测量；③ 手感法。建议以根测仪为准，但是在以下3种情况下根测仪常常不准确：① 根尖孔破坏或根尖孔较大的患牙；② 根尖暗影较大的患牙；③ 经过一次不彻底拔髓后有残髓的患牙。所以建议通过拍初挫片来测量。

4. 根管预备

根管预备一般采用3种方法，即标准法、逐步后退法、逐步深入法。常用的器械大致有 k 挫(10# ~ 40#)、G 钻、protaper 手用器械3种。不锈钢 k 挫常规使用逐步后退法或者改良的逐步后退法；protaper 器械使用逐步深入法。

根管系统是很复杂的，任何器械和任何方法的预备都不能到达整个根管系统，所以机械预备和化学预备的结合非常重要(化学预备时要求针头到达距工作长度4 mm 处，采用尽量小的针头，上下移动轻压冲洗，并防止针头卡住)。

5. 根管消毒

彻底的机械和化学预备后的根管消毒，活髓牙或感染仅限于冠髓的患牙，可以采用一次法，其他的可以行根管封药。

目前认可的封药有四大类，即氢氧化钙(包括各种成品和调制的)、碘仿、抗生素类和洗必泰类。这四类可以单独使用，也可联合使用。

6. 根管充填

(1) 充填时机：患者无自觉症状，无明显叩痛，根管内无异味、无渗出、无急性尖周炎症状时即可充填，不必等到所有症状消失，也不一定等待瘘管完全愈合，反复的封药容易对尖周造成更大的刺激。

(2) 充填方法：冷牙胶侧方加压法仍是主流，热牙胶是未来趋势。

冷牙胶侧方加压法：充填前选择一根牙胶尖，按根管工作长度做一记号，插入根管，超过长度则太细，可将尖部剪去一段或换较粗的；如达不到则太粗，换稍粗的牙胶尖直到合适，备用。用扩孔钻或螺旋充填器将糊剂送入根管内，逆时针方向旋转，缓慢多次将糊剂送入根管内。将备用的牙胶尖尖部剪去0.5 ~ 1 mm 后插入根管内，用侧压器在牙胶尖一侧挤压出空间后再插入另外的牙胶尖直至根管紧密填满。用热器械去除髓腔内多余的牙胶后行窝洞充填。

【注意事项】

（1）根管治疗术大多不能一次完成治疗,通常根据临床检查情况,分步分次进行治疗。一般来说,根管治疗要分 2~4 次才能完成。

（2）由于根管治疗术较繁杂,要求术者必须熟悉牙体结构的解剖及熟练操作技术,同时需要专用配套的根管治疗器械及设备和材料。

（3）根管治疗期间或完成后可能出现短暂不适,通常服用消炎或止痛药可缓解,局部出现肿痛时应告知医生。

（4）牙齿治疗后脆性较大,最好行嵌体或冠修复,以防止牙齿折裂,延长牙齿的使用寿命。

（5）有些慢性根尖周炎患者,治疗时病变的根尖炎症处于静止状态,或者刚刚有急性发作的趋势,自觉症状不明显,就诊时仅有轻微叩痛。在治疗中要冲洗根管,将根管内的感染物质清除出根管,激惹了原本静止状态的炎症病变区。如果患者抵抗力低,治疗后又未及时服用消炎药,就会发生急性炎症,产生疼痛感觉。如果患者抵抗力强,治疗后及时服用消炎药,不过度疲劳,那么,一般情况下不会引起疼痛。如发生疼痛,可及时到医院做开放引流,口服消炎药,局部理疗,很快就会恢复正常。

【根管治疗的主要优点】

（1）根管治疗可以保持天然牙齿排列的完整性,预防邻接牙齿的移位、龋病、牙周病的发生,可防止拔牙后的支持骨质丧失过多,影响脸形及义齿的稳定性,更由于牙齿的保持可解决若干义齿制作上的困难。

（2）避免因牙齿早期拔除所造成的不正咬𬌗,进而免除矫正治疗的麻烦。

（3）对于伴严重全身性疾病的患者,选用根管治疗可减少危险性。

（4）节省费用。由于根管治疗可以保持天然牙处于完整及生物学的适当状态,而不用将患牙拔除,如此就不需借用邻近牙齿来支持义齿装置,免除不正常的压力,并且减少义齿制作的费用。

四、拔牙术

【适应证】

（1）牙体牙周病不能保存的牙齿,如残根、残冠、极度松动的牙齿。

（2）影响咀嚼功能的多生牙、异位牙。

（3）影响恒牙萌出的乳牙滞留。

（4）智齿阻生,反复引起冠周炎者。

（5）外伤后牙冠折断至龈下或同时有牙根折断无法修复者,位于骨折线上的牙齿伴有感染影响骨折愈合者。

（6）影响义齿修复设计、矫正设计、按治疗计划需要拔除的牙齿。

（7）放射治疗前需要拔除的牙齿。

（8）可疑引起身体其他疾病(如风湿性心脏病、细菌性心内膜炎、肾脏病、上颌窦炎、虹膜睫状体炎等)的病灶牙。

【禁忌证】

(1)血液病。血友病、再生障碍性贫血、血小板减少性紫癜、白血病等伴有凝血障碍者拔牙后可因出血不止而危及生命。血液病患者如必须拔牙,应在住院和内科协作条件下,采取有效的防治出血措施,才能进行拔牙。

(2)心血管疾病。应事先了解其病情轻重、性质,是否经内科治疗得到控制,然后考虑拔牙时机。决定拔牙时还应分不同情况给予术前术后药物,以防意外。

(3)其他慢性病如严重糖尿病、肺结核和肝肾疾患等患者,应经内科治疗待病情好转后再考虑拔牙。

(4)急性传染病、口腔黏膜急性炎症、口腔恶性肿瘤患者在决定治疗方案前,均不宜拔牙,以免引起病情加重、肿瘤扩散等后果。

(5)妊娠期。在怀孕前3个月和后2个月内,为了避免引起流产和早产,不宜拔牙。妇女月经期一般暂缓拔牙。

(6)全身健康情况较差或在饥饿、疲劳、睡眠不足等情况下,最好暂缓拔牙。

【术前准备】

(1)术者要认真检查核对以下问题:① 拔哪颗牙? ② 为什么拔牙? ③ 现在能不能拔?做到心中有数,并对患者解释清楚,解除患者的顾虑。

(2)调整椅位,对好光源,使患者位置舒适,手术野暴露清楚,便于手术操作。

(3)准备拔牙器械。常用的拔牙器械有牙龈分离器、牙挺、牙钳和刮匙等。为适应牙齿的形态和部位不同,拔牙钳有各种不同类型,应根据所拔牙齿选用合适的拔牙钳。

【操作步骤】

1. 分离牙龈

用牙龈分离器从龈沟插入,将附着于牙颈周围的龈组织分离,以免拔牙时造成牙龈撕裂。

2. 挺松牙根

用牙挺插入牙根和牙槽骨之间,牙挺的凹槽对着牙根面,左手保护邻近牙齿,右手持牙挺,以牙槽骨为支点,利用杠杆作用和转动力量,从近中或远中部位逐渐挺松牙齿。

3. 拔除患牙

将牙钳喙准确放置于患牙的唇舌侧或颊舌侧,使钳喙与牙齿长轴方向缓慢摇动,随着牙齿松动度增大,用力向外牵引拔出。

(1)单根牙牙根呈锥形者,可以稍加旋转力量拔出。

(2)单根牙牙根呈扁平状者和多根牙,应避免旋转用力,而宜顺着牙根弯曲的方向拔出。否则易折断牙根。

4. 伤口处理及注意事项

拔除牙后,用刮匙刮净牙槽窝内的肉芽组织和异物,搔刮创面,使渗血充盈牙槽窝,然后用手指按压颊(唇)舌侧牙龈,使其复位。对较大的拔牙创口,尚须缝合牙龈。最后用消毒纱条或棉卷覆盖伤口,嘱患者将纱条轻咬0.5～1 h至不再出血时,即可吐出。注意纱条不能长时间留置口内,以免拔牙创口感染。并嘱患者在拔牙后当天不要漱口,以免洗掉牙槽窝内的凝血块而影响拔牙创口的愈合。如有缝合线,嘱患者在术后1周左右拆除缝线。

【并发症的预防及处理】

1. 晕厥

在口腔局部麻醉和拔牙术中,有时患者会出现晕厥,其临床表现为面色苍白、出冷汗、头晕、胸闷、脉快而弱、心悸甚至晕倒。一般多与精神过度紧张、空腹、休息睡眠不足和迷走神经张力增高有关。处理方法:立即平卧或头低足高位,松解衣服腰带,一般在短时间内即可恢复。预防方法:先给患者做好解释工作,消除紧张顾虑情绪,空腹者嘱先进食后拔牙,疲倦、睡眠不足或体质较差者,嘱患者休息好后,改日再来拔牙。

2. 出血

首先要查清出血原因,区别情况给予不同处理。

(1)局部因素出血。牙龈撕裂造成的出血,可通过缝合牙龈来止血。牙槽小血管破裂出血时,可用止血粉、明胶海棉、棉卷加压止血。仍不易止血者,可用碘仿纱条填塞,并将其缝合,固定于牙龈上,待24～48 h后逐渐取出。

(2)全身因素出血。对血液病、肝脏病等患者,除进行局部止血外,还需根据不同病情采取全身治疗措施,如注射止血药物、输血等。

3. 干槽症

干槽症是指在拔牙后牙槽窝内血凝块腐败分解,骨壁裸露,继发感染,引起的剧烈疼痛,严重者可致一侧头痛,夜不能眠,症状可持续10～15 d。多由于拔牙时创伤较大、时间较长、异物感染等因素所引起。处理:先用3%的过氧化氢溶液、生理盐水洗净伤口,然后用碘仿纱条加丁香油、抗生素放入牙槽窝内。同时口服镇痛消炎药物,保持口腔清洁,每天或隔日换药1次,可逐渐好转。

(葛自力)

第 八 章

急诊急救常用诊疗技能

一、心肺复苏术

（一）概念

心肺复苏（cardiac pulmonary resuscitation）或心肺脑复苏（cardiac pulmonary cerebral resuscitation），是针对心跳呼吸骤停后，由于缺血、缺氧造成机体组织细胞和器官衰竭而采取的阻断并逆转其发展过程的方法，其目的在于保护脑和心、肺等重要脏器不致造成不可逆的损害，并尽快恢复自主呼吸和循环功能。

从不同的临床角度出发，心脏骤停的定义不完全相同。世界卫生组织（World Health Organization，WHO）规定：发病或受伤后 24 h 内心脏停搏，即为心脏骤停。美国心脏协会（the American Heart Association，AHA）为冠心病患者心脏骤停所作的定义是：冠心病发病后 1 h 内心脏停搏，即为心脏骤停。《希氏内科学》第 16 版规定：任何心脏病患者或非心脏病患者，在未能估计到的时间内，心搏突然停止，即应视为心脏骤停。

（二）心肺复苏术的历史

19 世纪 50—60 年代，西方国家首先建立了现代心肺复苏理论和技术体系。1956 年，Zoll 应用体外电除颤成功抢救了 1 例心室颤动的患者。1958 年，美国的 Peter Safer 证实了口对口人工呼吸优于"压胸抬臂通气法"。1960 年，Kouvenhoven 发表了第 1 篇关于胸外心脏按压的文章，被称为心肺复苏的里程碑。口对口呼吸法、胸外心脏按压、体外电除颤构成了现代心肺复苏的三大要素。1961 年，Safer 进一步将心肺复苏分为 3 个阶段：基础生命支持、进一步生命支持和高级生命支持。AHA 于 1974 年首先制定了美国的心肺复苏指南，并于 1980 年、1986 年和 1992 年多次修订。2000 年 2 月，AHA 主持召开了以"国际心肺复苏和心血管急救指南"为主题的会议，并于 2000 年 8 月在美国《循环》杂志发表了《国际心肺复苏指南（2000 版）》；5 年后国际复苏理事会再次在美国德克萨斯州的达拉斯召开指南修订会议，并将《国际心肺复苏指南（2005 版）》在当年 11 月的《循环》杂志上发表。2010 年 1 月 31 日—2 月 6 日国际复苏联合会（International Liaison Committee on Resuscitation，ILCOR）和 AHA 共同在美国达拉斯举行的"2010 年心肺复苏指南暨心血管急救国际共识"推荐会上公布了最新的《心肺复苏指南》。

（三）2010 年心肺复苏指南成人心肺复苏操作内容与步骤

1. 判断意识并呼救

通过外界刺激来判断患者的意识，通常采用"重唤轻拍"法，即响亮地询问患者"喂，你怎么啦"2次,并双手拍打患者的肩部。应注意此过程不宜过长,尽可能拍打肩部而不摇晃患者的肩部,避免对合并有颈椎伤的患者造成二次损伤。若患者对刺激无反应,应立即拨打急救电话,启动急救医疗服务体系。

2. 安置体位

身体必须整体转动,仰卧于地面或硬板上,头、颈、躯干成直线,双手放于躯干两侧,解开衣物、领带等。

3. 判断呼吸状况及颈动脉搏动

确认成人患者无反应且没有呼吸或不能正常呼吸(即仅仅是喘息)之后立即识别并启动急救系统。在检查反应时应快速检查是否没有呼吸或不能正常呼吸(即无呼吸或仅仅是喘息),并立即开始进行心肺复苏。

判断颈动脉搏动:先用食指和中指指尖触及气管正中部(喉结处),旁开两指,至胸锁乳突肌前缘凹陷处触诊颈动脉搏动。

检查脉搏的时间不应超过 10 s。如果 10 s 内没有明确触摸到脉搏,应开始心肺复苏并使用自动体外复律除颤器。另外,触摸颈动脉不能用力过大,以免颈动脉受压,妨碍头部血供。不可同时触摸两侧颈动脉,否则易造成晕厥。

4. 胸外心脏按压

(1)按压部位:胸骨下半部分(中下 1/3)。

(2)定位方法:手指先触及肋弓下缘,滑向中线,到肋骨与胸骨连接处向上 4 cm(两横指)或为两乳头连线中点。

(3)按压手法:急救者跪于患者肩颈侧,一手掌根置于按压部位,手掌根部长轴与胸骨长轴保持一致,另一手掌根叠放其上,使手指脱离胸壁,可双手指紧扣进行按压,双臂绷直,使肩、肘、腕位于同一轴线上,与患者身体平面垂直,身体稍前倾,以髋关节为支点,用上身重力按压,按压深度至少 5 cm,频率至少 100 次/min。胸壁按压时间与放松时间相同。

(4)按压通气比:对于成人,单人与双人心肺复苏均为 30∶2。

注意事项:按压应平稳、有规律,尽可能减少按压的间断;不得冲击式按压,按压时间与放松时间相等;垂直用力,不可左右摆动;放松时手掌根部不离开按压点,以免下次按压时错位,引起骨折;手指不应压在胸壁,仅掌根贴在胸骨上,以免引起肋骨骨折;放松时应使胸部充分回弹,保证胸部不受压,血液能回流至心脏。

5. 开放气道

通常使用仰头抬颏法或托颌法开放气道。

(1)仰头抬颏法:急救者位于患者一侧,一手小鱼际放在患者前额用力使头部后仰,另一只手食指与中指放在下颏骨性部向上抬颏,使下颌角、耳垂的连线与地面垂直。

(2)托颌法:急救者位于患者头侧,两手拇指置于患者口角旁,余四指托住患者的下颌部位,在保证头部和颈部固定的前提下,用力将患者下颌向上抬起,使下齿高于上齿。

开放气道后,2010 年"国际心肺复苏指南"不再建议通过"一看二听三感觉"来判断患者有无呼吸。

6. 人工呼吸

在院外,多采用口对口人工呼吸;在院内,主张采用简易呼吸气囊进行人工通气。

口对口人工呼吸施救方法:急救者正常呼吸,用按压前额的手的食指和拇指捏住患者的鼻翼,将口罩住患者的口,将气吹入患者口中。

无论采用哪种方法,每次吹气时间应持续 1 s 左右,潮气量约 500 mL,吹 2 次气后再进行下一轮的胸外心脏按压。

注意事项:

(1) 在进行人工呼吸前,应先查明口腔中有无血液、呕吐物、其他分泌物及义齿。若有,应先尽量清除。对于气道异物阻塞的患者,可采用海姆立克(Heimlich)手法。

(2) 避免急速、过大潮气量的人工呼吸,以免急性胃扩张及胃内容物反流造成误吸。

(3) 人工呼吸时,要注意始终保持气道在开放状态。

(4) 吹气完毕,施救者要松开患者的口鼻,吸气后再进行第 2 次人工呼吸。

7. 电除颤

在院外心搏骤停发生时如未被目击,尤其是快速反应时间超过 5 min 者,推荐先进行心肺复苏,然后给予电击除颤。

二、经口气管插管术

【适应证】

(1) 上呼吸道梗阻。口鼻咽喉部软组织损伤、异物或分泌物潴留均可引起上呼吸道梗阻。

(2) 气道保护性机制受损。患者意识改变(特别是昏迷)以及麻醉时,正常的生理反射受到抑制,导致气道保护机制受损,易发生误吸及分泌物潴留,可能导致严重肺部感染。对于气道保护性机制受损的患者,有必要建立人工气道,以防止误吸和分泌物潴留。

(3) 气道分泌物潴留。咳嗽反射受损时,分泌物在大气道潴留,易导致肺部感染及呼吸道梗阻。及时建立人工气道,对清除气道分泌物是必要的。

(4) 实施机械通气。需要接受机械通气的患者,首先应建立人工气道,提供与呼吸机连接的通道。

【禁忌证】

经口气管插管无绝对禁忌证,但患者存在以下情况时,可能导致插管困难或有引起上呼吸道黏膜和脊髓严重损伤的可能,应慎重操作或选择其他建立人工气道的方法:①口腔颌面部外伤;②上呼吸道烧伤;③喉及气道外伤;④颈椎损伤。

【操作方法及程序】

(1) 准备适当的喉镜。根据镜片的形状不同,喉镜可分为直喉镜和弯喉镜。直喉镜的使用方法:插入会厌下,向上挑,即可暴露声门。弯喉镜的使用方法:插入会厌与舌根之间,向前上方挑,会厌间接被牵拉起来,从而暴露声门。

(2) 准备不同型号的气管导管。准备不同型号的气管导管备用,检查导管气囊是否漏气。气管导管远端 1/3 表面涂上液状石蜡。如使用导丝,则把导丝插入导管中,利用导丝将导管塑形。导丝不得超过导管远端,以免损伤组织。

（3）头颈部取适当位置。患者取仰卧位,肩背部垫高约 10 cm,头后仰,颈部处于过伸位,使口腔、声门和气管处于一条直线上,以利于插入气管插管。

（4）预充氧、人工通气及生命体征监测。在准备气管插管的同时,应利用简易呼吸器或麻醉机,给患者吸入纯氧,同时给予人工通气,避免缺氧和二氧化碳潴留。只有当经皮血氧饱和度达到 90% 以上（最好在 95% 以上）时,才能开始插管。如插管不顺利,或经皮血氧饱和度低于 90%,尤其低于 85% 时,应立即停止操作,重新通过面罩给氧人工通气,直至氧饱和度恢复后再重新开始。插管前、插管过程中及插管后均应密切监测患者的心电图和经皮血氧饱和度。

（5）插入喉镜,暴露声门。操作者站在患者头端,用左手握喉镜,从患者口腔右侧插入,将舌头推向左侧,喉镜应处于口腔正中,此时可见到悬雍垂（此为暴露声门的第一标志）,同时观察口咽部。如有分泌物,则须充分抽吸,以免影响插管的视野。慢慢推进喉镜达舌根,稍上提喉镜,看到会厌的游离边缘（此为暴露声门的第二标志）。将喉镜插入会厌与舌根之间或插入会厌下方,向前上方挑,就可将会厌挑起,看到杓状软骨间隙（此为暴露声门的第三标志）,再用力上挑,则可看到声带。

（6）插入气管导管和调节导管深度。暴露声门后,右手将导管插入声门。避免插入过深,一般情况下,男性患者插入深度为距离门齿 24 ~ 26 cm,而女性为 20 ~ 22 cm。给气囊充气,将气管导管接呼吸机或麻醉机,实施机械通气,先吸入纯氧。使用导丝者,在气管导管插入声门后,一边送导管,一边将导丝拔除。

（7）确认导管插入气管。主要通过以下手段:①用听诊器听胸部两肺呼吸音是否对称。②监测患者呼气末二氧化碳浓度。如插入气管,则可见呼气时呈现二氧化碳的方波,即测得的呼气末二氧化碳浓度值。③监测流速-时间波形。如有自主呼吸,可监测到典型的呼气波形。

（8）固定气管导管。将牙垫插入口腔后才能将喉镜取出,用蝶形胶布将气管导管和牙垫一起固定于面颊部及下颌部。

（9）拍摄 X 线胸片,进一步调整导管位置,气管导管远端应在隆突上 3 ~ 4 cm。根据 X 线胸片,调整导管深度,同时观察患者肺部情况及有无并发症。

【注意事项】

（1）每次操作均应密切监测血氧饱和度、心率、血压。

（2）插管前评估患者气道,预计插管难度,可提前进行准备。如判断可能出现气管插管困难,可考虑经纤维支气管镜插入气管导管、逆行插入法、经皮穿刺气管导管导入术、环甲膜切开术等方法。

（3）插管操作时间不应超过 30 ~ 40 s。如一次操作不成功,应立即行简易呼吸气囊人工通气,待血氧饱和度上升后再重复上述步骤。

（4）注意调整气囊压力,避免压力过高引起气道黏膜损伤;同时压力也不能过低,以免气囊与气管之间出现间隙。不需对气囊进行定期的放气和充气。

（5）应常规做好紧急更换人工气道的准备，包括准备同样型号（或偏小）的气管导管、紧急插管器械、简易呼吸气囊等。这样一旦发生漏气，可及时更换。

（6）防止意外拔管，主要注意以下几点：①正确、牢靠固定气管导管，每日检查，并及时更换固定胶布或固定带。②检查气管导管深度，导管远端应距隆突 3~4 cm，过浅则易脱出。③烦躁或意识不清者，用约束带将患者手臂固定，防止患者拔管。④呼吸机管路不宜固定过牢，应留有一定的活动范围，以防患者翻身或头部活动时导管被牵拉而脱出。⑤一旦发生意外拔管，应立即重建人工气道，保证患者氧供。

【并发症】

（1）缺氧。一般情况下每次操作时间不应超过 30~40 s。严密监测血氧饱和度，一旦低于90%，应立即停止插管，保证氧供。

（2）损伤。常见的损伤包括口腔、舌、咽喉部的黏膜擦伤、出血，牙齿脱落和喉头水肿。所以操作时动作应规范，不应用喉镜冲撞上门齿并以此为杠杆，以免造成牙齿缺损。

（3）误吸。插管时可引起呕吐和胃内容物误吸，导致严重的肺部感染和呼吸衰竭。必要时在插管前应放置胃管，尽可能吸尽胃内容物，避免误吸。

（4）插管位置不当。导管远端开口嵌顿于隆突、气管侧壁或支气管多见于导管插入过深或位置不当等，应立即调整气管导管位置。

（5）痰栓或异物阻塞管道。应进行积极有效的人工气道管理护理，如充分湿化、保温、气道抽吸等。

（6）气道出血。常见原因包括气道抽吸、肺部感染、急性心源性肺水肿、肺栓塞、肺动脉导管过嵌、气道腐蚀和血液病等。

三、电除颤术

心室颤动为最严重的致命性心律失常之一。常见原因为急性心肌梗死、低血钾、多源性室性早搏、室性心动过速、药物中毒和触电早期等。若得不到及时纠正，将会发展为心室停搏或电-机械分离，直接威胁到患者的生命，故主张对心室颤动早期干预，及时纠正。

【适应证】

心室颤动、心室扑动为电除颤的绝对适应证。

【术前准备】

心室颤动、心室扑动进行除颤时，无需特殊准备，强调紧急，争取在最短时间内进行除颤，以恢复窦性心律。

【操作方法】

1. 手动除颤

（1）患者去枕平卧于硬板床。

（2）暴露患者胸部，必要时建立心电监护。

（3）判断患者心律失常类型。

（4）电极板均匀涂抹导电胶。

（5）选择合适的能量（成人单向波 360 J，双向波 120~200 J）

（6）放置电极板于合适位置（胸骨右缘第 2 肋间——心底部；左腋前线第 5 肋间——心尖部）。

（7）再次确认非同步，心电监测提示确需除颤时，充电，大声嘱其他人员离开患者和病床，两手同时按下两个电极板上的放电键。

（8）立即进行 5 个循环心肺复苏（以胸外心脏按压开始）。

（9）观察患者的心电图改变。

（10）必要时重复以上步骤。

操作完毕，将能量开关回复至零位。清洁皮肤，安置患者。监测心率、心律，适当给药，并记录。进行终末处理。

2. 自动体外除颤

（1）接通电源：按下电源开关（ON/OFF）。

（2）安放电极：将电极片贴在患者裸露的胸部（位置同手动除颤），并连接至自动除颤仪上。

（3）分析心律：按下自动除颤仪上的"Analyze"键，监测和分析患者心律。如果患者出现心室颤动，自动除颤仪会通过声音报警或图形报警提示。

（4）电击除颤：嘱所有人远离患者，按"Shock"键进行电击除颤。

【注意事项】

（1）除颤前确定患者除颤部位无潮湿、无敷料，避开起搏器和电极片位置。

（2）导电胶涂抹要均匀，防止皮肤灼伤。

（3）放电除颤时，避免其他人、物与患者接触。

（4）儿童患者的能量选择：首次 2 J/kg，第 2 次至少 4 J/kg，但不超过 10 J/kg 或成人最大剂量。

（5）动作迅速准确；保持除颤器性能良好，及时充电。

四、简易呼吸气囊

简易呼吸气囊的结构包括呼吸囊、进气瓣、储气囊、储气囊瓣膜、呼吸瓣膜（单向瓣膜）、呼吸面罩和安全阀。

【适应证】

用于紧急氧供、各种危重病患者转运、病房外检查、气管插管前麻醉诱导。

【操作方法及流程】

1. 应用前检查

（1）检查简易呼吸气囊表面有无裂痕、破口等。

（2）关闭安全阀，用手堵住呼吸囊的患者接口，用手挤压呼吸囊，检查气囊的气密性是否完好。

（3）挤空气囊内的气体，然后堵住呼吸囊的患者接口，再松开囊，检查呼吸囊呼吸瓣膜的功能。

（4）简易呼吸气囊接口处装上储气囊，然后挤压呼吸囊充气，观察储气囊的完整性和气密性。

2. 操作方法

（1）简易呼吸气囊接面罩或气管内导管。

（2）应用面罩通气时，首先选择合适的呼吸囊和面罩。

（3）成人氧流量 10~15 L/min，小儿可适当降低氧流量。

（4）患者取去枕仰卧位，头后仰，以开放气道。

（5）操作者一手让面罩与患者的口鼻相接，同时将下颌向前拉，另一手挤压呼吸囊，压力大小以患者胸部出现上抬即可。

（6）每分钟挤压 10~20 次，呼吸比 1:2~1:1。

（7）潮气量约 500 mL 为宜（简单方法：一只手捏，捏到底；两只手捏，捏下 2/3）。

【注意事项】

（1）连接有储气囊的呼吸器需要 10 L/min 的氧流量才能达到 100% 的吸入氧浓度（FiO_2）。需要较高的新鲜气流以取得较高的 FiO_2。

（2）虽然功能正常的活瓣对患者吸气、呼气阻力都比较小，但患者呼出的湿气仍会使瓣膜产生一定的粘连。

（3）无重复呼吸活瓣可产生高气流阻力，自主呼吸时可出现极高的气道负压。

（4）对简易呼吸器要定期消毒、检查和维护。

五、危重病患者的安全院内转运

（一）转运前准备

（1）护送人员。一般为两名，其中一名必须是护士，另一名根据病情决定，由医师或其他专业人员担任。护士为经过急救技能培训合格者。另一名随行人员可以是医师或呼吸治疗师、注册护士或其他危重病技术人员。转运生命体征不平稳的患者，须由具备气道管理技能和高级生命支持技术等危重病治疗经验的医师负责。

（2）随行设备。根据需要备血压计、脉搏血氧仪、心电监护，或包含上述监测项目的监护仪。气道管理器材包括气管插管及便携式气道吸引装置。有的患者需要便携式人工呼吸器。如条件具备，建议采用带有管道脱开和气道高压报警装置的便携式人工呼吸器。供养设备需满足转运全程氧供需要，并富余 30min 以上，根据情况携带使用电池的输液泵。必要时配备除颤仪。

（3）随行药品。必备肾上腺素和抗心律失常药，携带足够的液体和静脉点滴药物。毒麻药品和其他急救药品可根据患者病情准备。

（4）转运前对患者进行评估，估计转运时可能出现的风险，并告知家属，取得理解（必要时签字）；同时制订意外应急预案，包括心脏骤停、严重心律失常、窒息等应急处理的预案，允许接受过训练的随行人员在紧急情况下按预案实施急救。如途中发生紧急情况,在急救的同时可联系最近科室共同抢救。

（5）其他。如需向后续医疗单位交接,应书写交接内容,包括病情与治疗计划。

（二）转运前联络与协调

（1）联络后续医疗单位。向后续医疗单位通报患者的病情和后续治疗必备的设备和药品,通报患者预计到达的时间。如病情需要,可邀请后续医疗单位的医师会诊,共同讨论并制订转运方案。

（2）及时通知其他随行人员(包括电梯管理人员等),以便及时配合转运。

（三）转运前患者的处理

（1）带有气管插管的患者,出发前须将插管固定牢靠,并检查插管深度,必要时重新标定。

（2）检查人工呼吸机。如当前使用的通气模式在接收医疗单位和转运途中无法获得,转运前应更换通气模式,并保证患者病情平稳。如替代通气条件无法确保安全,则需要重新评估转运风险和利益,重新决定转运与否。

（3）循环功能不稳定的患者应积极复苏治疗,待血压基本稳定后方可转运。

（四）转运中的监护与生命支持

（1）转运中的监护。至少应定时监测外周血压、脉率与呼吸,尽可能实行持续心电监护和持续经皮氧饱和度监测。生命体征监测尽可能与转运前监护水平等同。

（2）转运中的呼吸支持。根据病情需要选用简易呼吸气囊或便携式呼吸器提供呼吸支持,机械通气参数尽可能与转运前保持一致。

（3）转运中的循环支持。对循环功能不稳定的患者,转运中宜应用输液泵和微量泵,尽可能保证液体治疗方案、血管活性药和正性肌力药的应用,能与转运前调定的方案保持一致。发生紧急情况时,按预案进行抢救治疗。

（五）转达后续医疗单位

（1）通过医师—医师和(或)护士—护士交接来保证后续治疗及时进行。交接内容包括病情、转运全过程中患者的状况以及治疗计划。

（2）如未对患者实施交接,随行人员要一直陪护患者,直至回到原医疗单位。

（六）注意事项

（1）在循环功能支持下血流动力学指标仍不稳定的患者,应在充分评估转运利益和转运风险的基础上,权衡利弊,再作出转运或暂不转运的决定,并告知患者或家属。决定转运时,对预估的风险须拟定防范措施。

（2）持续胃肠减压的患者,转运前须吸尽胃液,必要时转运中仍须保持有效的胃肠减压,谨防误吸。

（3）院内转运创伤患者时,除非已排除脊柱损伤,否则应使用脊柱固定装置。

（陆士奇）

第 九 章

心电图检查技能

第一节　临床心电图基础

　　心电图应用于临床的 100 多年历史证明,心电图是临床应用最广泛、便捷、实用、可靠的诊断技术之一。心电图在心律失常诊断中具有至关重要的意义,对于心肌缺血、房室肥大、心包疾病、电解质紊乱等亦具有重要的辅助诊断意义。

　　心肌细胞具有自律性、兴奋性、传导性和收缩性。心电图记录的是心肌细胞除极、复极过程中的电位变化。心脏激动始于窦房结,通过特殊传导系统按一定的传导顺序激动心房、房室结及左右心室,再经过心肌细胞复极恢复至静息电位,由此产生相应的波段:P 波、P-R 间期、QRS 波群、ST 段、T 波和 U 波(图 9.1.1)。

　　心电图各波段的意义如下:

　　(1) P 波:代表心房除极的电位变化。

　　(2) P-R 间期:从 P 波起点至 QRS 波群起点间的线段,代表心房开始除极至心室开始除极的时间。

　　(3) QRS 波群:代表心室除极的电位变化。

　　(4) ST 段:自 QRS 波群的终点至 T 波起点间的线段,代表心室缓慢复极的过程。

　　(5) T 波:代表心室快速复极时的电位变化。

　　(6) U 波:位于 T 波之后,代表心室后继电位。

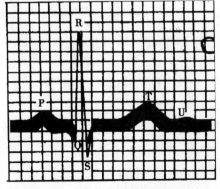

图 9.1.1　心电图各波段

一、心电图的记录

（一）导联体系

目前广泛采纳的是由 Einthoven 创设的导联体系,称为常规 12 导联,包括双极肢体导联（Ⅰ、Ⅱ、Ⅲ）、加压单极肢体导联(aVR、aVL、aVF)以及单极胸导联($V_1 \sim V_6$)。

1. 肢体导联的连接

双极肢体导联反映了正负电极间的电位差,其连接方法为:左臂电极(黄色)连接患者左手屈侧腕关节上方,右臂电极(红色)连接患者右手屈侧腕关节上方,左腿电极(绿色)连接患者左足内踝上部,右腿电极(黑色,无关电极)连接患者右足内踝上部(图9.1.2)。加压单极肢体导联将记录该部位外的 3 个电极合并作为负极(拟为 0 电位),记录某一肢端与负极间的电位变化(图9.1.3)。双极肢体导联与单极加压肢体导联共同构成肢体导联六轴系统,可为额面心脏电位变化提供记录方法及分析数据。

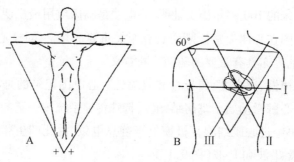

Ⅰ导联:正极为左臂,负极为右臂;Ⅱ导联:正极为左腿,负极为右臂;Ⅲ导联:正极为左腿,负极为左臂

图9.1.2　双极肢体导联

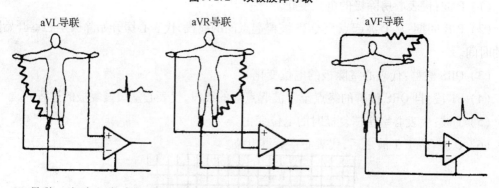

aVL 导联:正极为左臂,负极为右上肢;aVR 导联:正极为右臂,负极为中心电端;aVF 导联:正极为左腿,负极为右上肢

图9.1.3　单极加压肢体导联

2. 胸导联的连接

将 $V_{1 \sim 6}$ 电极安放在胸前对应位置:V_1 电极位于胸骨右缘第 4 肋间,V_2 电极位于胸骨左缘第 4 肋间,V_3 电极位于 V_2 和 V_4 连线的中点,V_4 电极位于左锁骨中线与第 5 肋间的交点,V_5 电极位于左腋前线 V_4 水平处,V_6 电极位于左腋中线 V_4 水平处。临床上诊断后壁心肌梗死还需选用 $V_7 \sim V_9$ 导联:V_7 电极位于左腋后线 V_4 水平处,V_8 电极位于左肩胛骨线 V_4 水平

处,V_9 电极位于左脊柱旁线 V_4 水平处。小儿或诊断右室病变还需选用 $V_{3R} \sim V_{6R}$,电极位于右胸部与 $V_3 \sim V_6$ 对应处。

3. 心电图的临床应用

(1) 心电图对各种心律失常的诊断、分析具有决定性意义,一般情况下有直接诊断意义。

(2) 心电图诊断心肌梗死可靠且实用,是急性心肌梗死的重要诊断依据。

(3) 心电图对房室肥大、心肌供血不足有重要的辅助诊断价值。

(4) 心电图有助于判断药物作用和电解质紊乱,为临床治疗提供参考。

(二)心电图的分析步骤

分析心电图至少从 4 个方面考虑,即心律、心脏传导、房室肥大和心肌缺血。

1. 定性分析

先形成初步印象,确定心律和心率。如观察有无 P 波,P 波与 QRS 波群间的关系等,QRS 电轴及形态、心脏转位、ST-T 的移位和形态改变,有无 U 波等。

2. 定量分析

包括心率、P-P 或 R-R 间期、P-R 间期、P 波和 QRS 波群时相、Q-T 间期、ST 段移位以及 P 波、QRS 波和 T 波的形态及振幅。

二、心电图的基本测量及正常值

(一)心电图纸的特点

心电图纸用于确定心电活动的时间、电位的变化,是分析心电图的基础。心电图纸由 1 mm × 1 mm 的小方格组成。横坐标代表时间,横向由小格、中格(5 个小格)、大格(5 个中格)构成。当走纸速度为 25 mm/s 时,小格、中格、大格所代表的时间分别为 0.04 s、0.2 s、1 s。根据实际需要调整纸速后,每格的时间参数应作相应改变。纵坐标代表电压,当定压标准1 mV = 10 mm 时,纵向 1 小格表示 0.1 mV。

(二)基本测量

测量工具主要为分规和直尺。

1. 振幅和时相

测量时相时,一般测量从波段起点的内缘至终点的内缘。测量振幅时,正向波测量从顶点到基线上缘的垂直距离,负向波测量从波谷到基线下缘的垂直距离。

2. 心率

心率为每分钟心跳次数,正常为 60 ~ 100 次/min。心律整齐时,心率 =60(s)/P-P 或 R-R 间期(s),或测量 P-P 或 R-R 间期后查心率换算表,亦可通过熟记一些心率与横向小格、中格的关系进行快速判断。心律不齐时,数 6 s 或 10 s 内的心动周期数,乘以 10 或 6,即为心率(图 9.1.4)。

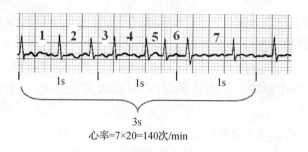

$$心率=7×20=140次/min$$

图9.1.4　心律不齐时心率的计算方法

3. 平均心电轴

平均心电轴一般指的是平均 QRS 电轴,正常心电轴范围为 −30°至 90°(图 9.1.5)。判断电轴是否偏移的最简单方法是目测 I 和 III 导联 QRS 波群主波方向(图 9.1.6)。

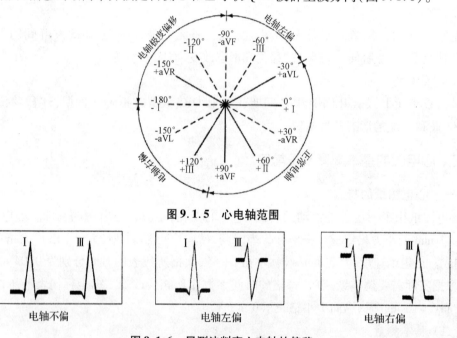

图9.1.5　心电轴范围

电轴不偏　　　　　　　　电轴左偏　　　　　　　　电轴右偏

图9.1.6　目测法判定心电轴的偏移

4. 心脏转位

心脏转位指的是左右室过渡区波形(R/S 大致相等)的移行位置。正常时,过渡区图形出现在 V_3 或 V_4 导联;若过渡区图形出现在 V_5 或 V_6,称为"顺钟向转位";若过渡区图形出现在 V_1 或 V_2,称为"逆钟向转位"。

(三)正常心电图的特征

1. P 波

正常心律是窦性心律,窦性 P 波的特点是 P 波规律出现,且在 I、II、aVF、$V_{4~6}$ 导联直立,aVR 导联倒置;心率为 60 ~ 100 次/min,同一导联 P-P 间期之差 <0.16 s。P 波的形态及振幅还反映了心房大小及房内传导。

2. P-R 间期

P-R 间期代表心房开始除极到心室开始除极的时间。它随心率的变化有一定的变化范围,一般为 0.12 ~ 0.20 s,或可通过查表获得与心率相应的正常值。老年人和心动过缓者 P-R 间期常略有延长,但一般 <0.22 s。

3. QRS 波群

QRS 波群反映了左右心室除极过程中的电位变化。它既可体现除极时间、激动顺序,又可反映心室大小及有无心肌坏死等。由于左心室除极向量大于右心室,故心室除极的综合向量指向左后下。

QRS 波群时间:正常成人为 0.06 ~ 0.10 s,不超过 0.11 s

QRS 波群的波形和振幅:QRS 波的命名以 Q、R、S 分别代表最先出现的向下的波、接着出现的向上的波及随后出现的向下的波,根据波幅大小以大写或小写字母表示。如 QRS 都向下,则为 QS 型。

胸导联的 QRS 形态变化较有规律,从 V_1 ~ V_6 导联 R 波逐渐增高,S 波逐渐变小,V_1 ~ V_3 不应有 q 波,可呈 QS 型,V_1 导联的 R 波不超过 1.0 mV,R/S <1;V_5、V_6 导联应有 q 波,呈 qRs 型,R 波振幅不超过 2.5 mV,R/S >1。V_3 导联为过渡区,R/S 大致为 1。

肢体导联的 QRS 形态变化较大。Ⅰ、aVL、Ⅱ、Ⅲ、aVF 导联主波一般向上。Ⅰ、aVL 形态较为相似,反映左心室侧壁除极,Ⅰ 导联的 R 波 <1.5 mV,aVL 导联的 R 波 <1.2 mV;Ⅱ、Ⅲ、aVF 形态较为接近,反映左心室膈面(下壁)除极;aVR 导联主波向下,r 波不超过 0.5 mV。

在主波向上的导联中,q 波电压应小于同导联 R 波的 1/4,时间不超过 0.04 s。

肢体导联中,每个 QRS 波群各波振幅的绝对值 <0.5 mV,或胸导联 QRS 波群振幅的绝对值 <0.8 mV,称为低电压,可见于肺气肿、心包积液、严重水肿者,偶尔见于正常人。

4. ST 段

ST 段指 QRS 波群终点至 T 波起点间的线段,反映了心室缓慢复极过程中的电位变化。

ST 段多位于基线上。ST 段偏移在 V_1 ~ V_3 抬高不应 >0.3 mV,其他导联不应 >0.1 mV。ST 段下移各导联均不能 >0.05 mV。ST 段异常偏移常与心肌缺血、损伤,电解质紊乱,植物神经功能调节异常等有关。

5. T 波

T 波反映了心室快速复极过程中的电位变化。T 波方向与 QRS 主波方向基本一致。T 波较为圆钝,双肢不对称,正向 T 波的升支长于降支,负向 T 波的降支长于升支。在以 R 波为主的导联中,T 波电压不应低于同导联 R 波的 1/10,也不应高于同导联 R 波。

6. Q-T 间期

Q-T 间期代表心室除极、复极的总时间。Q-T 间期与心率相关,心率快时 Q-T 间期短,反之则长。正常心率时 Q-T 间期为 0.32 ~ 0.44 s。可以 R-R 间距计算校正 Q-T 间期($Q-T_C$),正常不得超过 0.44 s。Q-T 间期延长见于心肌缺血、心肌损害、低血钾、低血钙等,Q-T 间期缩短见于洋地黄效应、高血钙等。

7. U 波

U 波的发生机制尚不十分明了。U 波在 T 波之后出现,方向多与 T 波一致,电压低,肢体导联的 U 波一般 <0.05 mV,胸导联可达 0.2 ~ 0.3 mV。U 波明显增高可见于血钾过低,U 波倒置或负正双向,见于高血压或冠心病。

第二节　心脏疾病的基本心电图改变

一、房室肥大

(一)心房肥大

P 波前半部分代表右心房除极,后半部分代表左心房除极。右心房肥大主要影响 P 波的振幅,左心房肥大主要影响 P 波的时相。

1. 右心房肥大

P 波高耸,振幅≥0.25 mV,或超过同导联 R 波的 1/2,尤其在 Ⅱ、Ⅲ、aVF 导联。高尖的 P 波又称"肺型"P 波(图 9.2.1)。

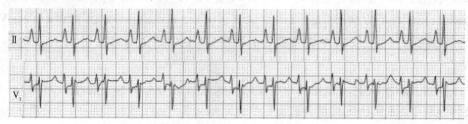

图 9.2.1　右心房肥大

2. 左心房肥大

P 波增宽,时相≥0.12 s;呈双峰,峰间距≥0.04 s;又称"二尖瓣型"P 波;V_1 导联 P 波呈正负双向,Ptf_{V_1}(绝对值)≥0.04 mm·s(图 9.2.2)。

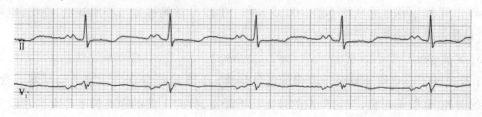

图 9.2.2　左心房肥大

3. 双侧心房肥大

可同时存在 P 波电压增高,除极时间延长。

(二)心室肥大

1. 右心室肥大

右心室肥大的心电图特征(图 9.2.3)如下:

(1)V_1 ~ V_3 导联呈 qR 或 Rs 型,R/S(q)≥1,R≥1.0 mV,$R_{V_1} + S_{V_5}$ >1.5 mV,aVR 导联也以 R 波为主,R/S(q)≥1 或 R≥0.5 mV。

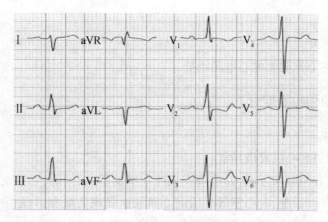

图 9.2.3 右心室肥大

（2）电轴改变：电轴右偏 ≥ +90°。

（3）继发性 ST-T 改变：右胸导联（V_1、V_2）的 ST 段压低，T 波与主波方向相反。

右心室室壁较左心室室壁薄，因此心电图对右心室肥大诊断不敏感但特异性较高。右心室肥大时，心室除极向量的改变使定性诊断（如 QRS 形态、电轴等变化）较定量诊断更有价值。

2. 左心室肥大

左心室肥大的心电图特征（图 9.2.4）如下：

（1）QRS 形态及振幅改变：由于正常情况下心室除极以左心室为主，故左心室肥大时心室除极向量改变不大，QRS 形态一般变化不显著，但振幅常发生异常。主要诊断标准是：胸导联 R_{V_5}（或 R_{V_6}）> 2.5 mV；R_{V_5} + S_{V_1} > 4.0 mV（男）/3.5 mV（女）；肢体导联 R_I > 1.5 mV；R_{aVL} > 1.2 mV；R_{aVF} > 2.0 mV；R_I + R_{III} > 2.5 mV。

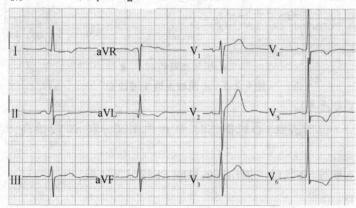

图 9.2.4 左心室肥大伴劳损

（2）电轴改变：左心室肥大时，电轴常发生左偏。

（3）QRS 波时间延长，为 0.10 ~ 0.11 s，但不超过 0.12 s。

（4）继发性 ST-T 改变，以 R 波为主的导联（如 V_4 ~ V_6）ST 段下斜型压低，T 波低平、双向或倒置。继发性 ST-T 改变（由于除极向量异常导致复极向量改变）有别于冠心病心肌缺血所致的原发性 ST-T 改变，要加以识别。结合电压标准和 ST-T 改变常作出左心室肥大伴劳损的诊断。

3. 双侧心室肥大

同时具有左、右心室肥大的心电图特征。

二、心肌缺血和心肌梗死

(一) 心肌缺血

心肌缺血主要引起心肌复极异常。

冠状动脉供血有相应的区域,如前降支供应左室前壁、前间隔,回旋支供应侧壁、下壁,右冠状动脉供应下壁、后壁、右心室等。因此心肌缺血表现为缺血节段相应导联的 ST-T 改变。随心肌缺血时间、程度及发生部位不同,心电图表现亦有相应改变。

1. 缺血型 T 波改变

冠状动脉急性缺血可导致心肌复极异常,心电图最早发生的改变是 T 波。

(1) 心外膜下(包括透壁)心肌缺血时,面向缺血区的导联 T 波倒置。

(2) 心内膜心肌缺血时,面向缺血区的导联 T 波高大、直立(图 9.2.5)。

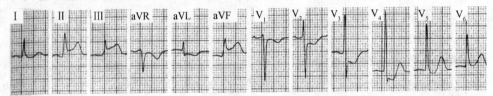

心肌缺血发作时

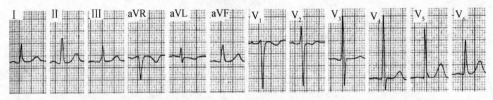

心肌缺血好转时

图 9.2.5　心肌缺血型 T 波改变

2. 损伤型 ST 段改变

(1) 心外膜下(包括透壁)心肌损伤时,缺血损伤区导联 ST 段抬高,对侧导联 ST 段压低。

(2) 心内膜心肌损伤时,缺血损伤区的导联 ST 段显著压低。

3. 缺血性 ST-T 改变

有些患者长期伴有 ST-T 改变(水平或下斜型压低,T 波低平、双向或倒置),结合病史可考虑为慢性冠状动脉供血不足。此类患者发生急性心肌缺血时,ST 可进一步压低或伪性改善(即 ST-T 假性正常化)(图 9.2.6)。

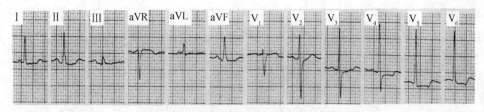

图 9.2.6 缺血性 ST-T 改变

(二)心肌梗死

发生急性心肌梗死时,心肌从最初的缺血导致损伤以致坏死,因此心电图常遵循一定的规律动态演变,先后出现缺血、损伤及坏死 3 种类型的心电图改变。此外,冠状动脉供血有相应的节段,因此心肌梗死心电图的表现具有定位、时相变化的特征,在急性心肌梗死的诊断中具有重要意义。

1. 心肌梗死的心电图特征

(1)缺血型改变:急性缺血常以心内膜下最早,因此最初的心电图改变多为缺血相应节段的导联 T 波直立高耸。

(2)损伤型改变:缺血不纠正可发生损伤且范围进一步扩大。当发生透壁心肌受累时,心外膜缺血损伤可大于心内膜,ST 段表现为弓背向上抬高。

(3)坏死型改变:心肌持续缺血可导致心肌坏死、丧失电活动,故梗死相关节段导联出现异常 Q 波或 QS 波。

根据心肌梗死发生的时间结合心电图改变,可将其分为超急性期、急性期、近期(亚急性期)及陈旧期。超急性期持续数小时,心电图表现为缺血、损伤形态,尚无异常 Q 波。急性期为梗死后数小时并持续数天或数周,心电图表现为 ST-T 动态演变,ST 段由弓背向上抬高逐渐回落,T 波由高尖直立逐渐低平、倒置,R 波振幅降低或消失,形成坏死型 Q 波或 QS 波。亚急性期为梗死后数周乃至数月,Q 波可持续存在,ST 段多回至等电位线,主要是 T 波改变(故又称 T 波演变期),T 波由浅倒置逐渐变为深倒置,然后再变浅甚至恢复直立。陈旧期为心肌梗死后数月,ST-T 及 QRS 波基本不再演变。如 ST 段持续抬高,提示室壁瘤形成。急性心肌梗死心电图改变的模拟图如图 9.2.7 所示。

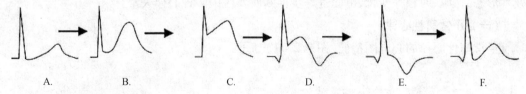

A. 正常心电图;B. 超急性期,T 波高耸;C. 急性期,ST 段抬高和高耸 T 波形成弓背向上的单向曲线;D. 急性期,病理性 Q 波(振幅大于同一导联 R 波的 1/4,宽度 > 0.04 ms)形成,ST 段开始回落,T 波浅倒置;E. 亚急性期,ST 段回落到基线,T 波深倒置;F.陈旧期,T 波浅倒置或直立

图 9.2.7 急性肌梗死心电图的基本图形改变

2. 定位诊断

根据 ST-T 改变和 Q 波所在导联进行定位。

前间壁:$V_{1\sim2}$;前壁:$V_{3\sim4}$;侧壁:$V_{5\sim6}$;高侧壁:Ⅰ、aVL。如累及范围>4个导联,可诊断为广泛前壁。下壁梗死:Ⅱ、Ⅲ、aVF;正后壁梗死:$V_{7\sim9}$;右心室梗死为$V_{3R}\sim V_{5R}$(图9.2.8、图9.2.9、图9.2.10)。

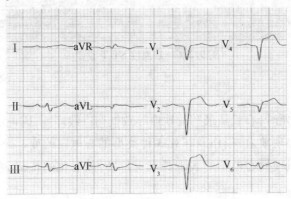

图9.2.8 急性广泛前壁心肌梗死

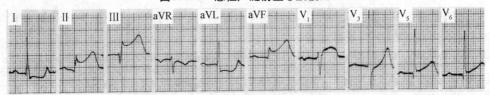

图9.2.9 急性下壁心肌梗死

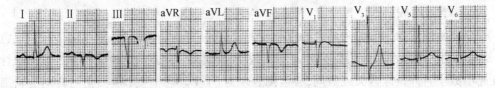

图9.2.10 陈旧性下壁心肌梗死

三、窦性心律失常

P波虽然是心房的除极波,但间接反映了窦房结的自律性和传导性,因此判断一份心电图有无心律失常时,首先要观察P波是否存在异常。P波异常主要表现在是否存在P波,以及其形态、振幅、时相等变化,由此进一步推断所发生的多种心律失常。

(一)正常窦性心律

正常窦性心律的心电图特征(图9.2.11)如下:

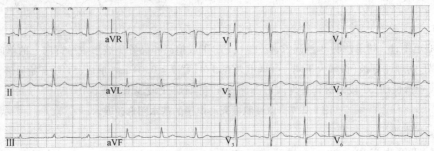

图9.2.11 窦性心律

（1）P 波规律出现,频率为 60～100 次/min;

（2）窦性 P 波特征为 Ⅰ、Ⅱ、aVF、V$_{4～6}$导联直立,aVR 导联倒置;

（3）同一导联 P-P 间期之差 <0.12 s。

（二）窦性心动过速

窦性心动过速的心电图表现为窦性 P 波,频率 >100 次/min（图9.2.12）。

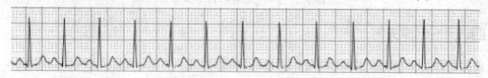

图9.2.12　窦性心动过速

（三）窦性心动过缓

窦性心动过缓的心电图表现为窦性 P 波,频率 <60 次/min（图9.2.13）。

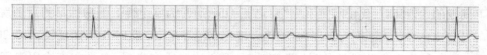

图9.2.13　窦性心动过缓

（四）窦性心律不齐

窦性心律不齐的心电图表现为窦性心律,同一导联 P-P 间期之差 >0.12 s（图9.2.14）。

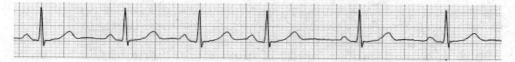

图9.2.14　窦性心律不齐

（五）窦性停搏

窦性停搏的心电图表现为规则的 P-P 间距中突然出现 P-QRS-T 波群脱落,形成一长 P-P 间期,长 P-P 间期与正常 P-P 间期不成倍数关系（图9.2.15）。

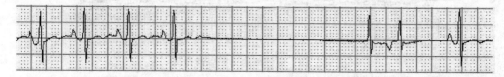

图9.2.15　窦性停搏

（六）窦房阻滞

窦房阻滞指窦性激动传导至心房受阻,理论上有一度、二度及三度传导阻滞,即分别为传导延迟、传导部分脱漏及完全传导阻滞。由于普通心电图不能记录窦房结电位,故从心房激动只能间接推断确定二度窦房阻滞。一度窦房阻滞无 P 波脱漏,故不能从常规心电图中判断。三度窦房阻滞窦性激动不能传入心房,心电图中不能与窦性停搏区分。

二度窦房阻滞又分为 Ⅰ 型和 Ⅱ 型:二度 Ⅰ 型窦房阻滞的心电图表现为 P-P 间期逐渐缩短,P-QRS-T 波群脱落,长 P-P 间期短于 2 倍的 P-P 间期。

二度 Ⅱ 型窦房阻滞表现为规整的 P-P 间期中突然出现 P-QRS-T 波群脱落,形成长 P-P

间期,长 P-P 间期为正常 P-P 间期的倍数(图9.2.16)。

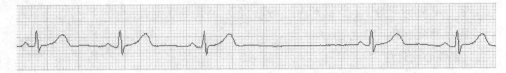

图9.2.16 二度Ⅱ型窦房阻滞

四、房性心律失常

房性心律失常包括房性早搏、房性心动过速、心房扑动及心房颤动,它们相互间常相继或伴随发生。

(一) 房性早搏

房性早搏的心电图特征是提前出现的 P′波,P′波和窦性 P 波形态不同;其后有一长于正常 P-P 间期的代偿间隙,代偿间隙不完全;P′后 QRS 通常为室上性。但房性早搏后随房室间传导及室内传导状态不同可表现为:①伴一度房室传导阻滞,即 P′-R 间期延长,>0.20 s(图9.2.17);②伴室内差异性传导,即 P′波后 QRS 波群增宽变形,多呈右束支阻滞图形(图9.2.18);③ P′后无 QRS-T,即房性早搏未下传(图9.2.19),此时要仔细从前一个心动周期的 T 波中识别埋藏的 P′,避免误认为窦性停搏及窦性心动过缓。

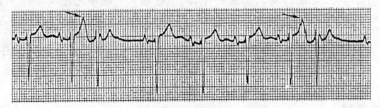

图9.2.17 房性早搏伴一度房室传导阻滞

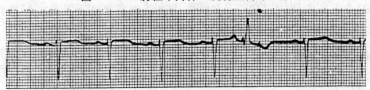

图9.2.18 房性早搏伴差异性传导

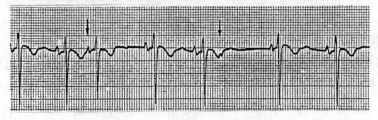

图9.2.19 房性早搏未下传

(二) 房性心动过速

房性心动过速的心电图表现为:房性早搏连续出现 3 次以上(150~200 次/min),P′波形态与窦性 P 波不同,等电位线存在(图9.2.20)。若 P′波呈现 3 种或 3 种以上形态,且 P-R 间期各不相同,部分 P 波未下传,则称为紊乱性房性心动过速。

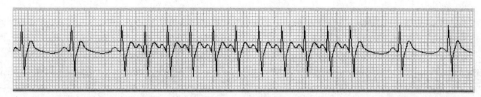

图 9.2.20 房性心动过速

（三）心房扑动

心房扑动的心电图特征是：P 波、等电位线消失，取而代之的是规则的锯齿、波浪样 F 波，F 波的频率为 250～350 次/min，以 2:1、3:1、4:1 的比例进行房室传导，心室率取决于房室传导的比例，QRS 波群为室上性，但伴室内差异传导除外（图 9.2.21）。

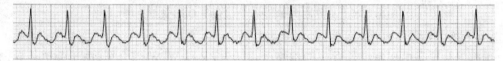

图 9.2.21 心房扑动

（四）心房颤动

心房颤动的心电图特征是：P 波、等电位线消失，取而代之的是不规则的 f 波，f 波的频率为 350～600 次/min，心室律绝对不规则，QRS 波群为室上性，但伴室内差异传导除外（图 9.2.22）。

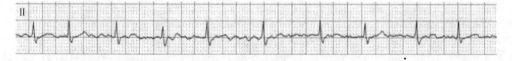

图 9.2.22 心房颤动

心房颤动伴室内差异传导时，QRS 波增宽，应与室性早搏鉴别，前者多呈束支阻滞图形（尤其呈右束支阻滞形态），多在心室率较快时出现，在较长心动周期后短联律周期的心动发生。心房颤动还可合并三度房室传导阻滞，此时心率慢、心室律规整。另外，预激综合征合并心房颤动时，心室率极快，QRS 波形增宽或掺杂有窄的 QRS，心动周期长短变异大，要与室性心动过速鉴别。

五、交界性心律失常

交界性心律失常包括交界性早搏、预激综合征、交界性心动过速及房室传导阻滞。

（一）交界性早搏

交界性早搏的心电图表现为：提前出现的 QRS-T 波群，逆行 P′ 波位于其前、后或重叠（图 9.2.23），P′-R < 0.12 s 或 R-P′ < 0.20 s，QRS 波为室上性（伴室内差异传导除外），代偿间歇通常完全（图 9.2.24、图 9.2.25）。

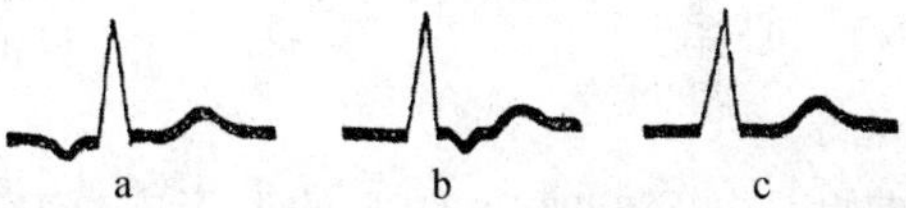

a. P′波位于 QRS-T 波群之前；b. P′波位于 QRS-T 波群之后；c. P′波与 QRS-T 波群重叠

图 9.2.23 交界性早搏模型

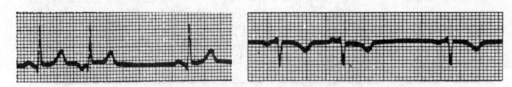

图 9.2.24 交界性早搏(逆行 P′波位于 QRS 波群之前)

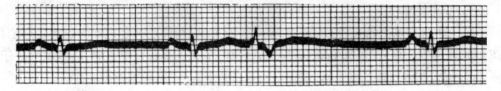

图 9.2.25 交界性早搏(逆行 P′波位于 QRS 波群之后)

(二) 预激综合征

预激综合征是由房室结外存在的房室旁道所致,又称 WPW 综合征,由于旁道传导,心电图表现为:P-R 间期 <0.12 s,起始部粗钝(称 δ 波),QRS 波增宽 >0.12 s,但 P-J 间期正常(区别于室性异位心动),伴继发性 ST-T 改变。若 V$_1$ 导联 δ 波正向且以 R 波为主,则为 A 型预激综合征,即左侧旁道(图 9.2.26);若 V$_1$ 导联 δ 波负向或 QRS 波以负向波为主,则为 B 型预激综合征,即右侧旁道(图 9.2.27)。

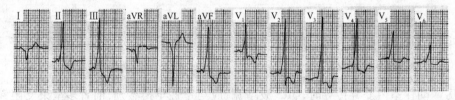

图 9.2.26 A 型预激综合征(左侧旁道)

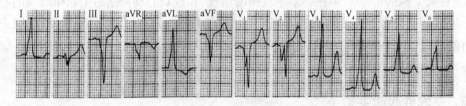

图 9.2.27 B 型预激综合征(右侧旁道)

除上述两型外,还有另外两种预激综合征:①LGL 综合征(房结束,又称短 PR 综合征):P-R 间期 <0.12 s,但 QRS 波群起始部无 δ 波,QRS 形态无异常。②Mahaim 型综合征(结室/结束束):P-R 间期正常,但 QRS 波群起始部有 δ 波,QRS 增宽畸形伴 ST-T 改变。

(三) 交界性心动过速

交界性心动过速可由折返机制或自律性机制所致,前者以阵发性室上性心动过速为代表,后者多为加速性交界性自主心律。

1. 阵发性室上性心动过速

阵发性室上性心动过速的心电图表现为:QRS 波群形态、间隔规则,频率 160~250 次/min,无明显 P 波,QRS 形态多呈室上性(图 9.2.28)。多因房室结双径路或房室旁道所致,前者为房室结折返性心动过速,后者为房室折返性心动过速,临床表现类似,可通过电生理检查加以区分。

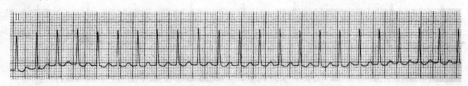

图 9.2.28 阵发性室上性心动过速

2. 加速性交界性自主心律

加速性交界性自主心律是由于交界区异位节律点自律性增加所致,频率多为 70 ~ 130 次/min,心电图图形特点与交界性早搏相似(图 9.2.29)。

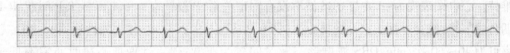

图 9.2.29 加速性交界性自主心律

(四)房室传导阻滞

房室结是心脏传导系统中传导速度最慢的部位,并受植物神经的影响,无论生理、病理还是药物等因素,都可影响房室传导导致心动过缓。房室传导阻滞分为 一度、二度、三度房室传导阻滞,心动过缓发生后常有逸搏及逸搏心律代偿。

1. 一度房室传导阻滞

一度房室传导阻滞心电图表现为 P-R 间期延长, >0.20 s,无 QRS 波群脱落(图 9.2.30)。

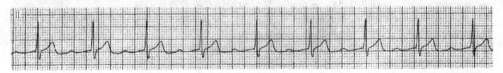

图 9.2.30 一度房室传导阻滞

2. 二度房室传导阻滞

二度房室传导阻滞心电图表现为部分 P 波后 QRS 波群脱落,分为莫氏 I 型和 II 型。

莫氏 I 型:又称文氏现象,心电图表现为 P-R 间期逐渐延长直至 QRS 波群脱落,包括未下传 P 波的长 R-R 间期短于两个窦性间期,典型的文氏周期中 R-R 间期常逐渐缩短(图 9.2.31)。

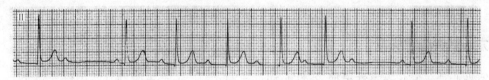

图 9.2.31 莫氏 I 型二度房室传导阻滞(文氏现象)

莫氏 II 型:P-R 间期不变,间歇发生 QRS 脱落,长 R-R 间期是窦性间期的倍数(图 9.2.32)。

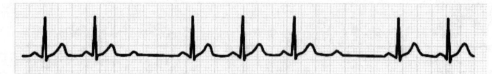

图 9.2.32　莫氏 II 型二度房室传导阻滞

当房室传导比例为 2:1 时,则不能鉴别莫氏 I 型和 II 型,必要时可改变传导比例后加以区分。如连续 2 个 P 波受阻,称为高度房室传导阻滞。

3. 三度房室传导阻滞

三度房室传导阻滞患者心房激动完全不能下传激动心室,心室激动由交界区或心室逸搏维持。心电图表现为:P 波与 QRS 波群没有固定关系,P 波频率 > R 波频率,P-P 间期、R-R 间期自成节律,伴交界性或室性逸搏心律(图 9.2.33、图 9.2.34)。伴交界性逸搏心律时,心室率可为 40 ~ 60 次/min,QRS 波群形态及时间较为正常;伴室性逸搏心律时心室率低于40 次/min,QRS 波群形态增宽畸形。当偶有提前的 QRS 波群时,称之为几乎完全性房室传导阻滞。

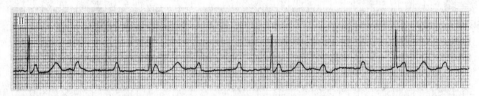

图 9.2.33　三度房室传导阻滞伴交界性逸搏心律

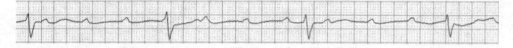

图 9.2.34　三度房室传导阻滞伴室性逸搏心律

(五)交界性逸搏及逸搏心律

长间歇后延迟出现的单个或成对的交界性搏动,图形特点同交界性早搏,称交界性逸搏(图 9.2.35);连续 3 次或 3 次以上的交界性逸搏,称为交界性逸搏心律。

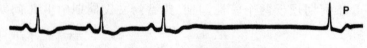

图 9.2.35　交界性逸搏

六、室性心律失常

室性心律失常包括室性早搏、室性心动过速、心室扑动、心室颤动及室内传导阻滞。

(一)室性早搏(又称室性期前收缩)

室性早搏的心电图表现为提前出现宽大畸形的 QRS-T 波群,T 波与 QRS 主波相反,窦性 P 波与宽 QRS-T 波群无关,代偿间歇完全。不同规律的室性早搏的心电图见图 9.2.36。

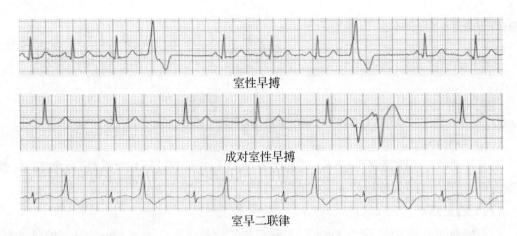

室性早搏

成对室性早搏

室早二联律

图9.2.36 不同规律的室性早搏

并行心律性室性早搏是由心室异位自律性所致,表现为室早的联律间期不等,异位心动自成规律(长周期与短周期有公倍数关系),可见室性融合波。

(二)室性心动过速

连续3个或3个以上室性早搏构成室性心动过速(图9.2.37),心室率100~250次/min,可见房室分离、窦性夺获、室性融合波(图9.2.38)。

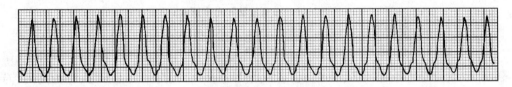

图9.2.37 室性心动过速

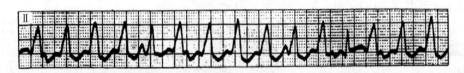

图9.2.38 室性心动过速伴房室分离、心室夺获、心室融合波

尖端扭转性室性心动过速是一种特殊类型的室性心动过速,常伴昏厥,危及生命。其心电图特征为:快速心室率可达280次/min,QRS增宽变形,数个QRS主波方向向上、数个QRS主波方向向下,绕等电位线扭转(图9.2.39)。

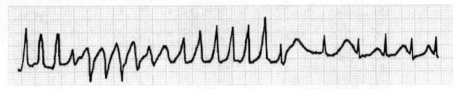

图9.2.39 尖端扭转性室性心动过速

特发性室性心动过速包括右室流出道室性心动过速和分支型室性心动过速,常无基础心脏疾病。

加速性室性自主心律:是由于心室异位节律点自律性增加所致,频率多为60~100次/

min,可与窦性心律形成竞争(图9.2.40)。

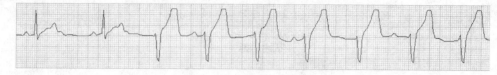

图9.2.40 加速性室性自主心律

(三)心室扑动

心室扑动的心电图表现为 QRS-T 波群消失,代之以连续快速而相对规则的大振幅波,似正弦波形,频率为 150~300 次/min(图9.2.41A)。

(四)心室颤动

心室颤动的心电图表现为 QRS-T 波群消失,代之以大小不等、极不匀齐的低小波(图9.2.41B)。

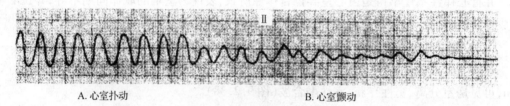

A. 心室扑动   B. 心室颤动

图9.2.41 心室扑动和心室颤动

(五)室内传导阻滞

心室激动由房室束经左右束支抵达普氏纤维及心室肌,有一定的传导方向和时间规律,当某一束支或分支传导延迟或阻滞时,心室的激动顺序和激动时间发生异常,称为室内传导阻滞。室内传导阻滞包括右束支传导阻滞、左束支传导阻滞、左前分支传导阻滞、左后分支传导阻滞及弥漫性室内传导阻滞。

(1)右束支传导阻滞:心电图表现为 QRS 时相≥0.12 s,V_1、V_2 呈 rsR′或 M 型,Ⅰ、V_5、V_6S 波增宽(>0.04 s),电轴通常无明显异常,伴继发性 ST-T 改变(图9.2.42)。

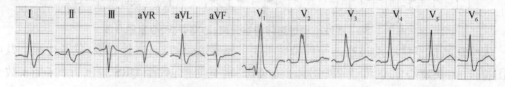

图9.2.42 右束支传导阻滞

(2)左束支传导阻滞:心电图表现为 QRS 时相≥0.12s,V_1、V_2 呈 rS 或 QS,Ⅰ、V_5、V_6R 波增宽、顶峰顿挫或切迹,电轴不偏或左偏,伴继发性 ST-T 改变(图9.2.43)。

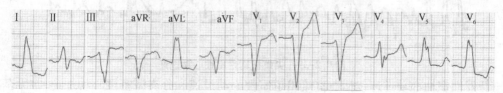

图9.2.43 左束支传导阻滞

(3)左前分支传导阻滞:心电图电轴左偏(-45°~ -90°),Ⅱ、Ⅲ、aVF 呈 rS 型,$S_Ⅲ$ >

S$_Ⅱ$，Ⅰ、aVL 呈 qR 型，QRS 时相无明显增宽（图9.2.44）。

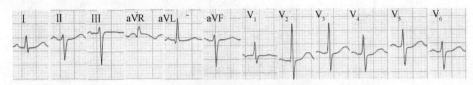

图 9.2.44　左前分支传导阻滞

（4）左后分支传导阻滞：心电图表现为电轴左偏（ +90° ~ +180°）；Ⅰ、aVL 呈 rS 型，Ⅱ、Ⅲ、aVF 呈 qR 型，R$_Ⅲ$ > R$_Ⅱ$，QRS 时相无明显增宽（图9.2.45）。左后分支传导阻滞临床少见，要注意与瘦长体型的健康人及肺气肿右心室肥大鉴别。

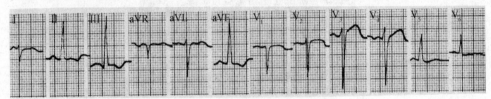

图 9.2.45　左后分支传导阻滞

七、电解质紊乱和药物对心电图的影响

电解质紊乱及某些抗心律失常药物可影响心肌除极和复极，导致心电图表现发生改变。

（一）低钾血症

低钾血症的心电图表现为 QT 延长，T 波低平，U 波增高且大于 T 波，T-U 融合呈驼峰状（图9.2.46）。

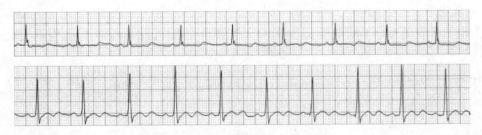

图 9.2.46　低钾血症的心电图表现

（二）高钾血症

高钾血症的心电图表现为 T 波高尖呈帐篷样，QRS 波增宽，严重时可发生窦室传导，表现为 P 波消失但频率接近窦性，系由于窦房结激动不再激动心房而经结间束、房室束激动心室所致（图9.2.47）。

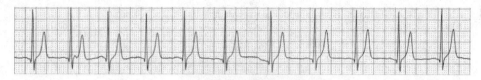

T波高尖,呈帐篷样

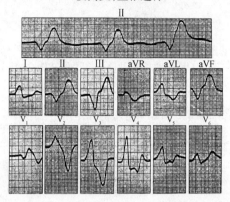

血钾9.9mmol/L,P波消失,QRS波群增宽,与T波融合

图9.2.47 高钾血症的心电图表现

（三）药物的影响

1. 洋地黄

心电图 ST 段下斜型压低,T 波低平、倒置或负正双向,呈鱼钩样改变,Q-T 间期缩短,称此为洋地黄作用。洋地黄中毒时可发生频发室性早搏(二联律、多源性)、室性心动过速(特别是双向性)、非阵发性交界性心动过速、房室传导阻滞等。

2. 胺碘酮

心电图常表现为 Q-T 间期延长,>0.44 s,T 波呈驼峰样,此为药物作用,但不代表药物过量。

（宋建平　邹操　黄杏梅）

第 十 章

超 声 诊 疗 技 能

第一节　超声诊断基础和成像技术

超声诊断技术作为影像诊断技术的一个重要组成部分,有许多优于 CT 和磁共振的特点。它不但能发现组织器官病变解剖学的改变,而且可以连续动态观察器官运动和功能,可以追踪病变,显示其立体的变化,而不受成像分层的限制。除了灰阶图像外,还能结合 Doppler 技术检测血流流量和方向,从而辨别器官的病理生理受损性质与程度。超声诊断在心血管、腹部、泌尿、妇产、小器官及浅表组织等方面已发挥了巨大的作用,是深受临床医师信赖的检查手段之一。

声波是一种物理现象,当其振动频率大于 20 000Hz 时,称为超声。超声在弹性介质(气体、液体、固体)中以纵波形式传播,称为超声波。

超声诊断的基础是界面反射,它将所需要的信号信息分别以不同的模式成像,以供临床医师作出诊断。常用的几种超声成像模式有 A 型、B 型、M 型和 D 型。

超声检查所发现的图像与病变之间不完全存在互相对应的关系,不能机械地按图索骥。在图像分析时,要防止将图像中的伪差误认为异常声像而作出错误的判断。超声诊断和其他实验室诊断一样,有它的优越性,也有局限性;有很高的正确性,也有假阳性和假阴性。超声不能显示光学显微镜下的细节,不能作出与病理学类似的诊断,不同的细胞病理学改变可在声像图上表现相似。声像图存在"同图异病"、"同病异图"的情况,在超声诊断时必须结合其他临床资料进行综合分析。

超声成像已从模拟、模拟/数字发展为全数字成像。常用技术方法分为诊断超声、介入超声和治疗超声。

当超声波作为一种信息载体用于获取人体病变信息时,称为诊断超声。诊断超声包括图像超声和灌注超声。目前我们常用的是图像超声,包括常规超声和腔内超声。

一、消化系统的超声检查

消化系统的超声检查已成为临床最基本的常规检查,能为临床诊断与治疗提供直接和间接的依据,备受临床医生的欢迎。不仅如此,超声检查无须进行复杂的准备,检查程序简单,费用低廉,患者的依从性高,能被广大患者所接受。消化系统主要包括肝脏、脾脏、胰腺等实质性脏器和胆囊、胆管、胃肠道等空腔性脏器。

【适应证】

1. 肝脏疾病

肝脏疾病大多在超声上有比较特异的表现,超声是肝脏疾病的首选检查方法之一。

（1）弥漫性病变:慢性肝炎、肝硬化、脂肪肝、血吸虫肝病等。

（2）局灶性病变:肝囊肿、多囊肝、肝脓肿、外伤性肝血肿、肝血管瘤、原发性肝癌和转移性肝癌等。

2. 胆道系统疾病

胆囊、胆管内胆汁与胆囊、胆管壁在超声图像上具有良好的对比性,因此,胆道系统的超声检查为临床的首选检查方法。

（1）胆道系统结石:胆囊结石和肝内外胆管结石等。

（2）胆道系统炎症:急性胆囊炎和慢性胆囊炎等。

（3）胆囊小隆起性病变:胆囊胆固醇沉着、胆囊息肉和腺肌增生症等。

（4）胆道肿瘤:胆囊癌、胆管癌和胆囊腺瘤等。

（5）胆道的扩张病变与原因鉴别:梗阻性黄疸、梗阻部位判断及原因鉴别、先天性胆管囊状扩张等。

3. 胰腺疾病

胰腺位于腹膜后,胰头与胰体易显示,部分胰尾较难显示,超声可用于对胰腺疾病的初步筛选。

（1）胰腺炎:急性胰腺炎、慢性胰腺炎。

（2）胰腺囊肿:真性囊肿、假性囊肿等。

（3）胰腺肿瘤:囊腺瘤、胰岛细胞瘤、胰腺癌等。

（4）胰管扩张及病因分析:胰管结石、胰头部或壶腹部肿瘤压迫等。

4. 脾脏疾病

脾脏位于左季肋部,在外伤中易受累及,超声可以清晰显示并快速作出诊断,是脾脏疾病的首选检查方法。

（1）脾脏肿大:可进行测量与诊断,对肿大程度进行分级,对脾脏肿大进行体表定位等。

（2）脾脏局灶性病变:脾囊肿、脾血管瘤、脾梗死、脾恶性淋巴瘤和脾转移癌等。

（3）脾脏外伤:脾脏实质内血肿、脾脏包膜下血肿和脾脏断裂伤。

5. 胃肠道疾病

胃和肠道都是空腔脏器,并且腔内有气体存在,干扰了超声成像的效果,因此超声在胃肠道疾病诊断中的应用相对受到一定的限制。现在,一些胃肠充盈剂的逐步推广应用,可以克服胃肠内气体与食物残渣的干扰,使胃肠结构与病变得以清晰显示。

（1）胃肠道肿瘤:胃癌、平滑肌瘤等。典型的胃肠道肿瘤可以显示为肿块回声（假肾征）,类似于肾脏切面图像。尤其是胃肠道的外生性肿瘤,往往不能被胃、肠镜发现,超声则可以提示肿瘤的大小与位置。

（2）肠套叠：常见于儿科急诊，成人多继发于肿瘤。

（3）肠梗阻：超声可显示肠腔扩张、腔内积液积气、扩张范围，为临床判断梗阻提供重要依据。

【禁忌证】

无特殊禁忌证。

【检查前准备】

（1）肝脏、脾脏：无需特殊准备。

（2）胆道、胰腺：检查前须禁食 8 h 以上，这样不但可以保证胆道系统内胆汁充盈，而且可以减少胃肠内容物和气体的干扰。部分患者空腹后胃内仍有较多气体，可以即刻饮水 500 mL 左右，以便于胰腺尤其是胰尾部的显示。

（3）胃肠道：检查前须禁食 8 h 以上，并用适量的胃肠充盈剂排除气体与食物残渣的干扰。

【注意事项】

（1）对于病毒性肝炎等传染病患者应做好相应的预防与隔离措施，以防交叉感染。

（2）超声检查要与皮肤接触，因此皮肤上有切口、伤口者要做好消毒措施，操作者戴无菌手套，同时探头套无菌探头套进行检查。

（3）危重患者检查时须由有资质的医生陪同，并携带相应的抢救设备，以防检查过程中出现急症。

二、泌尿系统的超声检查

泌尿系统包括肾脏、输尿管、膀胱、前列腺等，目前超声的分辨力和多普勒的灵敏度都得到了很大的提高，使得超声对泌尿系统疾病的诊断价值不断提高，诊断范围也不断扩大，尤其是对肾脏血管的观察效果尤佳。

【适应证】

1. 肾脏疾病

肾脏成对位于腹膜后的肾窝中，超声通常经患者背部、侧腰部对其进行观察，根据诊断需要有时也经腹部进行扫描。

（1）肾脏先天性反常及位置异常：先天性反常如肾缺如、重复肾、肾发育不全、融合肾、异位肾和肾柱肥大等，位置异常包括肾下垂、游走肾等。

（2）肾脏囊肿：孤立性肾囊肿、多发性肾囊肿（肾脏囊肿声像图特征与肝囊肿相似）、多囊肾等。其他一些特殊类型也可以通过超声分辨，如肾囊肿伴出血、感染、囊壁钙化和肾盂源性囊肿等。

（3）肾脏结石：肾结石为常见病，超声能探查到结石的大小、位置和形态等，为临床治疗提供依据（肾脏结石声像图特征与胆囊结石相似）。

（4）肾脏积水：肾积水在超声上有特异性表现，超声能对积水程度进行区分，尤其可以判断积水原因、确定引起尿路梗阻的部位。

（5）肾脏肿瘤：良性肿瘤主要为肾血管平滑肌脂肪瘤（错构瘤），恶性肿瘤主要为肾细胞癌、肾母细胞瘤和肾盂肿瘤等。对于肾脏恶性肿瘤，超声可以观察其侵袭范围，有无肾静脉血栓等。

（6）肾感染性疾病：非特异性感染主要包括肾皮质及周围脓肿、肾盂肾炎和脓肾等；特异性感染为肾结核，超声可以对肾结核进行分型，以判断感染发展阶段。

（7）肾功能衰竭：超声不仅可以观察急慢性肾功能衰竭患者肾皮质、髓质情况，而且对肾前性、肾性和肾后性的病因有鉴别作用。

（8）肾动脉疾病：超声检查可用于肾动脉流速等血流参数的测定、肾动脉狭窄及狭窄程度的判断、肾动脉瘤的诊断等。

（9）其他疾病：肾脏外伤性血肿、包膜下血肿和左肾静脉压迫综合征（胡桃夹现象）等。

2. 移植肾

移植肾通常位于两侧髂窝内，以右侧较为常见，其位置表浅，紧贴腹壁，几乎不受呼吸影响，因此，超声是移植肾术后检查与监测的首选检查方法。超声可以短期重复检查，监测肾脏大小、测定肾主动脉直至小叶间动脉的流速和血管阻力，以尽早提示是否有急性排异征象。并发症诊断如肾周围血肿、肾旁脓肿、尿液囊肿和吻合口动脉瘤等。

3. 输尿管

输尿管位于腹膜后，分上、中、下 3 段。正常输尿管超声不易显示，但输尿管梗阻扩张后，超声可以观察输尿管全程。

（1）输尿管结石：超声可以显示其位置和大小（位于输尿管内，结石特征与肾脏结石相似）。

（2）输尿管积水：超声很容易诊断，关键是病因诊断。

（3）输尿管梗阻原因判断：梗阻后通常有输尿管积水现象，可能是结石、肿瘤、狭窄、炎症、结核、异位开口和输尿管囊肿等。超声可以准确提示病灶的位置，对临床治疗意义重大。

（4）输尿管囊肿：位于膀胱三角区的病变，随着输尿管的喷尿有膨大与缩小的节律性改变，具有特异性。

4. 膀胱

膀胱位于盆腔内，适度充盈即可直接检查。

（1）膀胱结石：结石与尿液形成强烈对比，超声易于诊断，并可测量其大小，据此可选择适当的治疗方法（膀胱结石声像图特征与胆囊结石相似）。

（2）膀胱肿瘤：常见的为膀胱移行上皮癌，超声可观察肿瘤侵犯膀胱壁的深度，并进行分期，初步判断预后。

（3）膀胱内异物和血块：异物多由本人原因造成，血块可以和肿瘤进行鉴别诊断。

（4）膀胱憩室：多因长期下尿路梗阻所致。超声可以显示其数目、大小、位置以及憩室内病变（结石、肿瘤等）。

（5）其他：如腺性膀胱炎、神经源性膀胱等。

5. 前列腺和精囊疾病

前列腺位于膀胱颈部下方,尖向下,可以分为内腺和外腺两组带区。精囊左、右各一,位于前列腺后上方,为梭形囊状结构。近年来,腔内超声发展迅速,其分辨力高于普通经腹部超声。

(1)前列腺疾病:良性前列腺增生、前列腺癌、前列腺肉瘤、前列腺结石、前列腺脓肿和前列腺囊肿等。

(2)精囊疾病:精囊囊肿、精囊炎、射精管囊肿和精囊肿瘤等。

【禁忌证】

无特殊禁忌证。

【检查前准备】

(1)肾脏:无需特殊准备。检查肾动脉者,最好在上午空腹时检查,以避免可能的气体干扰。

(2)输尿管和膀胱:输尿管中下段和膀胱检查前,应适量饮水使膀胱适度充盈,以避免肠腔内气体干扰。

(3)前列腺和精囊腺:经腹部检查时,应适量饮水使膀胱适度充盈;经直肠检查时,检查前应排空大便,膀胱内有少量尿液即可。

【注意事项】

(1)经直肠检查时,患者若有便秘,检查前夜应适当使用缓泻剂,必要时进行灌肠。

(2)有直肠肿瘤者,慎用经直肠检查。

三、心血管系统的超声检查

超声心动图是心脏器质性病变的首选诊断方法,不仅可以显示心脏形态、走向、空间关系、活动情况及血流状态,而且可以通过测量各项参数,对心脏功能进行判断。血管系统因管腔内充满血流,在超声声像图上与管壁形成强烈对比,特别适合超声检查,而且多普勒技术可以探测血管内血流状态。

【适应证】

1. 心脏瓣膜病

(1)慢性风湿性心脏瓣膜病:二尖瓣狭窄、二尖瓣关闭不全、主动脉瓣狭窄、主动脉瓣关闭不全、三尖瓣狭窄、三尖瓣关闭不全、肺动脉瓣狭窄、肺动脉瓣关闭不全和联合瓣膜病等。

(2)非风湿性心脏瓣膜病:腱索断裂、二尖瓣脱垂综合征、二尖瓣环钙化和主动脉瓣钙化等。

(3)人工瓣膜。瓣膜置换手术已相当成熟,应用超声可观测人工瓣的血流动力学改变,评价心脏负荷情况,判断心脏功能级别。

2. 先天性心脏病

(1)非紫绀型先天性心脏病:房间隔缺损、室间隔缺损、心内膜垫缺损(房室隔缺损)、动脉导管未闭、主动脉窦瘤破裂、冠状动脉瘘、左冠状动脉起源于肺动脉、主动脉左心室通道、主动脉狭窄、主动脉弓缩窄、主动脉弓离断、马凡综合征、肺动脉瓣口狭窄、三房心、肺静脉异位引流和右心室双腔心等。

（2）紫绀型先天性心脏病：法洛四联症、大动脉转位、右心室双出口、单心室、三尖瓣闭锁、永存动脉干、三尖瓣下移畸形和左心发育不全综合征等。

3. 心肌疾病

扩张型心肌病、肥厚型心肌病、限制型心肌病和特异性心肌病（如克山病、心内膜心肌病）等。

4. 心包疾病

超声不但可以准确诊断心包有无积液，而且可以对积液进行定量，引导穿刺等。对缩窄性心包炎、心包肿瘤和心包囊肿等有诊断价值。

5. 冠状动脉疾病

冠状动脉粥样硬化性心脏病包括心肌梗死、心绞痛和川崎病等。

6. 心脏肿瘤

黏液瘤、乳头状纤维弹性瘤、心肌肿瘤和心内血栓等。

7. 主动脉疾病

主动脉窦瘤破裂、主动脉夹层动脉瘤和马凡综合征。

8. 颈部血管疾病

颈动脉硬化、粥样斑块形成、硬化闭塞症、颈动脉狭窄、颈动脉瘤、颈动脉体瘤、椎动脉闭塞、锁骨下动脉盗血综合征和多发性大动脉炎等。

9. 腹部大血管疾病

腹主动脉瘤（可分真性动脉瘤、假性动脉瘤和夹层动脉瘤 3 种）、门静脉栓塞、门静脉海绵样变性和下腔静脉阻塞综合征等。

10. 四肢血管疾病

动脉硬化、硬化闭塞、粥样斑块形成、血栓闭塞性脉管炎、肢体动脉瘤、深静脉血栓形成、深静脉瓣功能不全和动静脉瘘。

【禁忌证】

无特殊禁忌证。

【检查前准备】

无特殊检查前准备。检查门静脉者，最好在上午空腹检查，以避免气体干扰。

【注意事项】

危重心脏病患者，检查时应由具有相应资质的医师陪同，并携带必要的抢救设备，以防检查时心脏出现骤停或其他急诊状态。

四、妇产科超声检查

女性生殖系统位于盆腔，膀胱适度充盈后经腹部便可进行超声检查，简单快捷。另经阴道或经直肠进行腔内探查，可以更清晰地显示子宫附件结构，有助于疾病的诊断。超声在产科检查中更是扮演着不可替代的角色,例如早孕确诊、中晚孕胎儿生长指标监测、畸形排查等。

【适应证】

1. 妇科方面

(1)子宫疾病:子宫肌瘤、子宫腺肌病、子宫内膜增生症、子宫内膜息肉、子宫内膜癌及子宫积液、积脓和积血等。

(2)子宫畸形:幼稚子宫、先天性无子宫、双子宫、双角子宫、单角子宫和纵隔子宫等。

(3)卵巢囊性肿瘤:卵巢非赘生性囊肿、卵巢子宫内膜异位囊肿(巧克力囊肿)、卵巢囊性畸胎瘤、卵巢囊腺瘤和囊腺癌(包括浆液性囊腺瘤、浆液性囊腺癌、黏液性囊腺瘤和黏液性囊腺癌)。超声对卵巢囊性肿瘤的鉴别诊断具有重要意义,对卵巢囊性肿瘤的良恶性、囊肿是否赘生性、巨大囊肿与包裹性腹腔内积液等的鉴别有很大帮助。

(4)卵巢实质性肿瘤:卵巢纤维瘤、卵巢癌(原发性实质性卵巢癌、转移性卵巢癌)。转移癌中,由胃肠道或乳腺转移而来的最常见,称为库肯勃瘤。

(5)炎性病变:盆腔肿瘤和输卵管积水等。

(6)其他:宫内节育器定位和节育器置入并发症(肌层嵌顿、子宫穿孔等)。

2. 产科方面

超声可以实时监测胎儿在子宫内的全部生长、发育过程及妊娠相关并发症,在产科中的应用极其广泛,是产前检查胎儿的必要手段之一。

(1)早期妊娠(妊娠12周以内):可以确定有无妊娠,观察子宫体积变化,胚囊、胚芽大小,胎心搏动情况,胎动、胎盘发育、卵黄囊及妊娠黄体的变化。

(2)中晚期妊娠:观察胎头、脊柱、胎儿胸部(包括肋骨、心脏及肺组织)、胎儿腹部(包括胃、肝、肠、肾、膀胱等)、四肢,判断胎儿性别、胎盘位置、成熟度、羊水多少和脐带走行情况。

(3)胎儿生长发育观测:早期妊娠可以通过测量胚囊大小和头臀长度来估计胎龄;中晚期可以通过测量胎头双顶径、腹围、股骨长度等参数来估测胎龄。胎儿多参数的联合应用,可提高胎儿发育情况监测的准确性。另外,超声还可以观察到反映胎儿生理功能的相关指标,如胎动、胎儿呼吸样运动、胎儿肌张力和羊水量等。

(4)异常妊娠:包括流产、多胎妊娠、肿瘤、胎盘疾病和胎儿畸形等,均可通过超声进行筛查。

① 流产:包括先兆流产、难免流产和过期流产。超声可以观察妊娠囊的大小、形态,观察胎心,判断胚胎是否存活,为临床采取适当措施提供直接依据。

② 异位妊娠:为产科常见急诊疾病,最常见的是输卵管妊娠。超声可在破裂之前作出诊断,以便及时治疗,避免因破裂带来的危险。

③ 滋养细胞疾病:葡萄胎、恶性葡萄胎和绒毛膜癌等。

④ 胎盘疾病与脐带异常:胎盘疾病包括前置胎盘、胎盘早期剥离、胎盘后出血、胎盘绒毛膜血管瘤和胎盘残留等;脐带异常如单脐动脉、脐带绕颈等。

⑤ 胎儿畸形：无脑儿、脑积水、脑膜膨出和脑膨出、小头畸形、脊柱裂、心血管畸形、食管闭锁、十二指肠闭锁、胎儿多囊肾、裂腹、唇腭裂、膈疝等。

⑥ 羊膜疾病：羊水过多、羊水过少、羊膜带综合征等。

【禁忌证】

无特殊禁忌证。

【检查前准备】

（1）妇科：子宫、附件及盆腔包块经腹部检查前应饮水，使膀胱适度充盈，利用膀胱作为透声窗，避开肠腔气体的影响；经阴道检查时，膀胱有少量尿液即可。

（2）产科：早孕时，仍需适度充盈膀胱；中晚期妊娠时，增大的子宫已推开肠腔，因而可直接进行观察，无需充盈膀胱。

【注意事项】

（1）妇科：经阴道检查要避开月经期。对于未婚、阴道畸形和有炎症者，经阴道途径不作为首选方法，经直肠是一个比较好的替代途径。

（2）产科：早孕检查时，要尽量降低仪器的输出功率，并且尽量缩短检查时间，尤其对眼和心血管等部位不要长时间观察，以减少对胎儿可能产生的影响。

五、浅表器官的超声检查

浅表器官包括眼、甲状腺、乳腺和阴囊等，因它们位置浅表，适合高频超声检查，分辨率高，临床应用相当广泛。

【适应证】

1. 眼部疾病

眼是最早应用超声检查的器官之一，现在彩色多普勒超声可以显示眼球壁、眼内容物、眼眶、眼肌以及眼的血管，是一种无创的眼疾病诊断方法。

（1）眼内肿瘤：视网膜母细胞瘤、脉络膜黑色素瘤、脉络膜转移癌、脉络膜血管瘤和视网膜血管瘤等。

（2）视网膜脱离：原发性视网膜脱离（孔源性视网膜脱离）、继发性视网膜脱离（非孔源性视网膜脱离），常见于炎症、肿瘤和外伤等。

（3）脉络膜脱离、脉络膜出血、玻璃体出血和玻璃体机化等。

（4）眼外伤性疾病：眼球破裂、眼球穿孔、眼球内异物、球壁异物、晶状体脱位和晶状体后囊破裂等。

（5）眼眶肿瘤：海绵状血管瘤、泪腺上皮性肿瘤、泪腺腺样囊性癌、神经鞘瘤、皮样囊肿、视神经脑膜瘤和胶质瘤等。

（6）眶内炎症：急性眶蜂窝织炎、眼眶脓肿、炎性假瘤和泪腺炎等。

（7）血管性疾病：眶静脉曲张、颈动脉海绵窦瘘等。

（8）眼肌病变：甲状腺相关眼病变等。

2. 甲状腺与甲状腺旁腺疾病

甲状腺位于颈前下方、气管前方、喉的两侧，位置浅表。甲状旁腺有两对，分别位于甲状腺后方与后下方。

（1）甲状腺肿：弥漫性甲状腺肿（原发性甲状腺功能亢进）、单纯性甲状腺肿和结节性甲状腺肿等。

（2）甲状腺炎：急性甲状腺炎、亚急性甲状腺炎和桥本甲状腺炎（慢性淋巴性甲状腺炎）等。

（3）甲状腺肿瘤：甲状腺腺瘤、甲状腺囊肿和甲状腺癌。

（4）甲状腺疾病的鉴别诊断。超声是甲状腺疾病鉴别的有效方法之一，对弥漫性肿大的原因、结节性质的鉴别和病变过程的随访观察有重要意义。

（5）甲状旁腺疾病：甲状旁腺腺瘤、甲状旁腺增生等。

3. 乳腺疾病

成年女性乳腺位于胸大肌浅面第 2～6 肋骨水平之间，位置浅表，便于高频超声观察。乳腺受内分泌变化的影响较大，一定要结合女性内分泌所处的不同阶段进行诊断。超声无放射性，可显示乳腺内部细微结构，渐渐成为妇女乳腺普查的重要方法之一。

（1）肿瘤疾病：乳腺纤维腺瘤、导管内乳头状瘤、叶状囊肉瘤和乳腺癌等。

（2）非肿瘤性疾病：乳腺炎、乳腺脓肿、乳腺增生症、乳腺囊肿和乳腺导管扩张症等。

4. 阴囊疾病

阴囊位置表浅，皮肤很薄且无皮下脂肪，有利于高频超声探查。

（1）鞘膜积液：超声可区分 4 种类型的鞘膜积液，即睾丸鞘膜积液、精索鞘膜积液、精索睾丸鞘膜积液（婴儿型鞘膜积液）和交通性鞘膜积液。对于临床透光试验阴性的积液，超声可以很好地鉴别积液与肿瘤，意义较大。

（2）睾丸肿瘤：生殖细胞性肿瘤以精原细胞瘤最为常见，另有胚胎癌、恶性畸胎瘤等；非生殖细胞性肿瘤很少见，主要有纤维（肉）瘤、平滑肌（肉）瘤和横纹肌（肉）瘤等。

（3）隐睾：超声可探查隐睾位置，以利于尽早手术，减少发生恶变与生育功能障碍的风险。

（4）睾丸扭转：睾丸扭转为常见的阴囊急诊疾病，结合彩色多普勒显像，可迅速确诊，复位后可立刻复查。

（5）精索静脉曲张：超声可以直接测量精索静脉内径，配合 Valsalva 试验确定有无反流，诊断快捷、简便。

（6）炎性病变：附睾炎、睾丸炎和附睾结核等。

（7）其他病变：睾丸囊肿、附睾囊肿、精液囊肿、睾丸网扩张、阴囊血肿、睾丸血肿、睾丸萎缩、睾丸微结石和腹股沟斜疝等。

【禁忌证】

无特殊禁忌证。

【注意事项】

检查时，动作要轻柔，用力不当会引起患者明显不适。对于伴有传染性疾病的患者要注意隔离与防止交叉感染。

六、胸膜腔超声检查

超声对胸膜腔积液是一项简便、有效和准确的诊断方法。

【适应证】

游离胸腔积液、局限性胸腔积液、脓胸和胸膜增厚等,胸膜肿瘤包括胸膜间皮瘤和胸膜转移瘤等。

【禁忌证】

无特殊禁忌证。

【注意事项】

检查时,要逐个肋间隙进行扫查,对病变进行全面评估。

第二节　介入超声技能

介入超声是在超声成像的基础上为进一步满足临床诊断和治疗需要而发展起来的一种微创性技术。它是指在实时超声监控和引导下,将穿刺针、导管及其他介入器材置入预定的部位,用以采集细胞学、组织学、细菌学及生理、生化资料进行疾病诊断或治疗。

一、超声引导穿刺的技术原则

(一) 穿刺途径的选择

选择恰当的穿刺途径,不仅能够缩短穿刺距离,提高穿刺准确性,而且能降低并发症发生率。

1. 最短途径

选择自体表至病变的最短途径穿刺,操作较为容易,可使穿刺成功率大为提高,并减少对周围组织的损伤(图 10.2.1)。

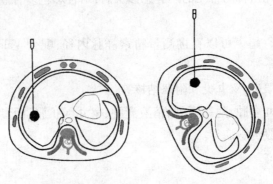

A. 穿刺路径过长　　　　　B. 调整体位,选择最佳最短路径

图 10.2.1　最短穿刺路径的选择

2. 上腹部经肋间的穿刺途径

上腹部穿刺应注意避免损伤肺组织。超声能实时、准确地显示肺底在呼吸时上下移动的影像,但较难显示胸膜腔的下缘(如肋膈窦)。肺底至胸膜腔下缘的距离在深吸气时为 20 ~30 mm。故对于上腹部近膈面的病灶,宜在肺底强回声带以下 30 mm 处进针(图 10.2.2),一般可避免损伤和污染胸膜腔。

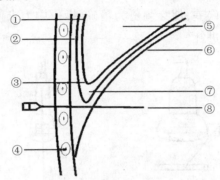

① 脏层胸膜 ② 壁层胸膜 ③ 肺下缘 ④ 肋骨 ⑤ 肺 ⑥ 膈肌 ⑦ 肋膈角 ⑧ 穿刺针

图 10.2.2 上腹部经肋间的穿刺途径

3. 胆囊穿刺途径

胆囊穿刺可能会引起胆汁漏出,引发胆汁性腹膜炎,故一般情况下禁忌胆囊穿刺。若因病情需要必须做胆囊穿刺时,宜选择经肝脏胆囊床的入路(图 10.2.3),以避免发生胆汁漏出。

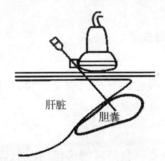

肝脏 胆囊

图 10.2.3 穿刺针经肝脏胆囊床穿出胆囊

4. 腹膜后的穿刺途径

腹膜后病灶的穿刺途径一般有以下两种:①经腹膜腔途径:多数腹膜后肿块,尤其突向腹膜腔者,取仰卧位自腹前壁经腹膜腔穿刺并无困难,系常规途径之一。穿刺针贯穿腹腔时,有可能穿过胃肠等脏器。②非腹膜腔途径:取侧卧位从侧面或腰部进针,或取俯卧位从背部进针,均可避开腹膜腔到达腹膜后病灶。

(二)穿刺针的显示技巧

为了使穿刺针显示得更清楚,可采用以下方法:

(1)尽可能加大穿刺针与声束之间的夹角。

(2)在穿刺到位时将针芯上下拔插移动,或将针芯拔出,向针腔内注入含气泡的水。

(3)使用超声引导的专用穿刺针。这种针的表面有一薄层聚四氟乙烯,这层膜可形成无数小的声学介面,因而在超声引导下穿刺时很容易显示针的轮廓。

（三）超声引导穿刺精确性的影响因素

1. 超声仪器的分辨力

超声切面所显示的图像是一定厚度层内信息叠加后的图像。在超声引导穿刺中,当针尖垂直于超声切面方向上接近于目标而又位于声束厚度范围内时,声像图则显示针尖已位于病灶内的假象(被称为部分容积效应),从而导致穿刺失败(图10.2.4)。为了减小由于超声仪器分辨力的限制引起的误差,使穿刺更为精确,操作中力求使声束轴线通过目标的中心,原则上做到"瞄不准则不进针"。

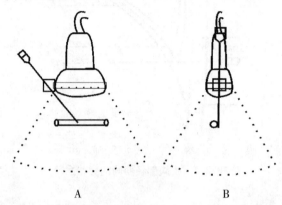

A. 由于部分容积效应,纵切面显示针尖位于血管内;B. 横断面显示针尖位于血管外

图10.2.4 超声仪器的分辨力对超声引导穿刺的影响

2. 导向器或引导针配置不当

术前应注意纠正超声仪器的导向线。

3. 患者呼吸造成的位移

肺、纵隔及腹部脏器等会随呼吸运动有不同程度的移动,操作时应训练患者屏住呼吸并迅速进针。

4. 穿刺造成的偏移

当穿刺针接触到靶器官时,该器官会向对侧移位,特别是质地较硬、包膜圆滑、活动度大的脏器,会出现避让效应。锋利的穿刺细针和熟练的操作技术可以减少这种影响。

5. 针尖的非对称性形状

斜面型针尖在穿刺过程中由于阻力作用会产生偏移的分力而使穿刺针偏离目标。采取边旋转边进针的方法可减少这种影响(图10.2.5)。

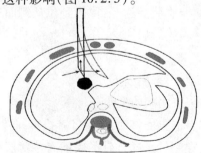

图10.2.5 阻力产生偏移的分力使穿刺针弯曲而偏离目标

6. 组织的阻力过大或不均衡

使用细长针穿刺时,当穿刺路径上有筋膜、纤维结缔组织或硬化管道等阻力较大的组织时,穿刺针会弯曲变形,从而偏离方向。可先用粗的引导针辅助穿刺皮肤和腹壁,再将细针通过引导针进行穿刺,并力求垂直进针,以减小这种偏差。

二、超声引导穿刺活检术

超声引导穿刺活检技术是在超声仪器导向下,利用穿刺器械抽取液体或切割组织做细胞学、组织学或生化、免疫组织等检查的一项诊断性介入超声技术。

【适应证】

凡超声可以显示的人体各部位的器官和占位性病灶,需明确组织病理诊断者,原则上皆可实施。

【禁忌证】

严重的出血倾向和凝血功能障碍;穿刺部位感染;严重的心、肝、肾疾患;疑为动脉瘤、嗜铬细胞瘤和位于肝脏表面的肝海绵状血管瘤;缺乏安全的穿刺途径等。

【器械的准备】

(1)超声仪器、探头宜选用高分辨力的实时超声设备。目前大多选用普通探头,另附加穿刺引导架。

(2)穿刺活检的器械有穿刺针、注射器、玻璃片、无菌试管和标本瓶等。

【操作步骤】

(1)采取合适的体位,先用探头扫查目标部位或病灶,确定穿刺点,然后取进针距离最短且避开重要部位或结构处作为进针点。

(2)穿刺区域常规消毒、铺巾,探头罩上无菌乳胶套,装上穿刺引导架。再次确定穿刺目标和皮肤进针点,测量皮肤至目标的距离。

(3)局麻后,当超声显示目标最清晰时,固定探头。

(4)将穿刺针沿穿刺引导架向前推进至目标,并进一步核实针尖的位置。

(5)退出穿刺针针芯,连接注射器,在负压状态下将穿刺针小幅度推进和后退数次,以利于病变组织或细胞进入针芯内。若使用切割针,针头进至病灶边缘后保持切割针不动,触发弹射切割机关后迅速将切割针整体退出,并即刻用无菌纱布在局部压迫数分钟,以防止穿刺点出血。

(6)将抽吸出的组织均匀地涂布在载玻片上,或将切割出的组织块放入甲醛溶液中固定。

(7)行胸、腹部脏器穿刺活检的患者,术后应观察 1~2 h,再行超声检查,看是否有胸腹腔出血。术后嘱患者静卧 8 h。

【注意事项】

(1)穿刺时嘱患者屏住呼吸,特别应注意避免咳嗽和急剧的呼吸动作。

(2)当针尖显示不清时,可稍调整探头角度。

（3）对肝脏病灶穿刺时,宜先通过一段(至少5 mm)正常肝组织。

三、超声引导下经皮肾盂穿刺造瘘术

超声引导下经皮肾盂造瘘术是指在超声仪器导向下,建立扩张的肾盂与体外相通的瘘口,使尿液暂时得以改道排出,以免梗阻使患肾造成严重的功能损害。这是治疗梗阻性肾疾病的首选方法。

【适应证】

各种原因导致的肾盂输尿管积水或肾盂积脓。

【禁忌证】

严重凝血功能障碍,梗阻上段或下段急性感染者。

【术前器材的准备】

穿刺针、导丝、扩张管、引流管等。

【操作方法及步骤】

（1）患者取俯卧位,腹下放一枕垫。先通过超声扫查来确定穿刺肾区、进针角度与皮肤进针点。

（2）穿刺区域常规消毒、铺巾、局麻后,探头罩上无菌乳胶套,装上穿刺引导架。再次确定穿刺目标和皮肤进针点,测量皮肤至扩张的肾盂中心之间的距离。

（3）用刀片将穿刺点皮肤切开,在超声的监控下将穿刺针沿穿刺引导架向前推进至肾盂内。若拔出针芯后有尿液流出,则提示穿刺针已进入肾盂。如尿液流出不畅或无尿液流出,可经穿刺针注入少量生理盐水,观察肾盂内无回声区有无增大或肾盂内有无云雾状回声翻动,以进一步确定穿刺针有无进入肾盂。

（4）确定穿刺针进入肾盂后,引入导丝,退出穿刺针,换扩张管经导丝进入肾盂内,稍停留数秒钟后拔出扩张管,将引流管经导丝置入肾盂,拔出导丝,将引流管固定于皮肤并接引流袋。

（5）术毕,再行超声扫查,观察有无包膜下血肿和肾盂内凝血块等。

【注意事项】

（1）对于双侧性梗阻,应该选择新近梗阻一侧或仍有肾功能的一侧先造瘘引流。

（2）如果肾盂扩张不明显,则可抬高患侧30°左右,使被穿刺侧肾盂与手术台成垂直角度,从腋后线垂直进针。

（3）穿刺时,最好选择肾外侧缘偏后1~2 cm处,一般认为这一区域是肾实质血管最少的区域,穿刺最为安全。

【并发症】

（1）出血:肾穿刺后数小时会有血尿,一般在24 h内会自行停止。如出血多而急,则应暂时夹闭引流管,使集合系统自行凝血。

（2）泌尿系感染:常规抗感染治疗。

四、超声引导下肝癌的射频消融治疗

超声引导下肝癌的射频消融治疗是指在超声的监控下将电极针直接插入肿瘤内,通过射频使肝癌局部组织高温干燥,最终发生凝固性坏死的热疗方法。

【适应证】

无外科手术指征,不能行根治性切除术;手术未能切除或术后复发性肝癌;转移性肝癌且原发灶已切除者(直径 <5 cm,且数目 <3 个)。

【禁忌证】

重度黄疸;大量腹水或合并腹腔感染;严重凝血功能障碍;弥漫性肝癌;妊娠妇女;体内装有起搏器等。

【术前准备】

(1)器材:射频消融仪。

(2)患者准备:检查血常规、出凝血时间及凝血酶原时间。常规备皮,术前空腹8 h。

【操作方法】

(1)患者取平卧位或侧卧位。穿刺点选择肿瘤离体表距离最近处,尽量远离大血管、胆管、胆囊,且应选择肝包膜与瘤体间有正常组织处。

(2)常规消毒、铺巾,用超声扫查,再次确定穿刺点后行局麻,用尖刀片切开皮肤。

(3)嘱患者屏气,穿刺针在超声监控下,沿穿引导架进针,迅速插入肝脏肿瘤内。确定针尖在肿瘤内后推出集束电极。

(4)在超声监视下进行射频热消融治疗。

(5)治疗结束后,先将集束电极退回至电极针套中,嘱患者屏住呼吸,快速拔出穿刺针,局部压迫 3~5 min,局部包扎,腹带加压包扎。

【注意事项】

(1)在治疗过程中,若需调整针尖位置,不要将针尖游离出肝包膜之外,以降低出血的危险。

(2)退针时,应烧灼针道,使出血的可能性减至最低,并防止针道播散。

【并发症】

发热;疼痛;肝功能异常;腹腔内出血或肝内血肿;胆瘘或胆汁性腹膜炎;皮肤或膈肌灼伤和肠穿孔等。

(查月琴　董凤林　蔡晓峰)

第十一章

影像诊断技能

进行影像诊断时需运用解剖学、生理学、病理学和临床医学基础知识,包括熟悉各器官和部位的正常影像学解剖及常见的变异,熟悉各个系统基本病变的影像表现和病理演变过程中的临床表现。只有密切结合临床资料,运用综合、推理、分析的能力,才能作出正确诊断。

书写诊断报告时,要注意病变的位置及分布、边缘及形态、数目及大小、结构密度改变、病灶周围情况的变化、功能变化和病变的发展情况等方面的综合描述。诊断报告的结论分3种,即肯定性诊断、否定性诊断和可能性诊断。

一、阅片方法及程序

(一) 系统观察

养成系统观察的习惯,按照一定程序进行,防止遗漏病变。原则上先阅平片、CT 和 MRI 片,再阅增强扫描片,与平扫比较。由上而下或由下而上有序逐层阅片。合理应用不同的扫描参数技术。

(二) 对比观察

同一片内,左右对比;对称部位应在相同条件、相同体位下进行对照。

(三) 前后观察

对于两次及以上的摄片,采取前后对比观察的方式,利于病变的发现,还能进行动态观察,确定病变性质,判断治疗效果。

二、不同成像方法的选择与临床综合应用

不同的检查技术在诊断中各有优缺点和适用范围。在疾病的鉴别诊断方面,有些检查技术可联合使用,相得益彰,互为补充。对于某些疾病的动态观察或人群筛选,多选用单一的和效价比高的检查方法。因此,必须掌握不同影像学技术的成像原理和作用限度,作出正确的选择。X 线检查时主要看黑白;CT 检查时主要看密度;MRI 检查时主要看信号。

(一) 呼吸系统

一般选择 X 线胸片检查和 CT 检查。

(二) 心脏

可选择 X 线平片和透视、超声心动图(效价比最高)、冠状动脉造影、CT 血管造影等检

查方法。

（三）乳腺

钼靶 X 线摄片可显示小钙化点，但对其他病变 MRI 检查优于钼靶及 CT 检查。

（四）骨骼肌肉系统

X 线平片为主要首选方法，CT、MRI 检查可用作补充。MRI 检查显示软组织及肌肉、肌腱、半月板、椎间盘等优于 CT 检查，CT 检查显示钙化灶优于 MRI 检查。

（五）腹部

钡剂造影检查用于消化道疾病的诊断，CT、MRI 检查用于实质性脏器良恶性病变的诊断和鉴别诊断；立位 X 线平片用于急腹症肠穿孔的诊断。

（六）泌尿系统

腹部平片＋静脉肾盂造影用于检查炎症、外伤和先天性畸形及功能性病变；CT、MRI 检查肾上腺疾病优于平片。

（七）中枢神经系统

CT、MRI 为优先检查方法。

第一节　X 线诊断技能

一、骨骼系统

（一）正常骨骼的 X 线表现

1. 正常四肢长骨

正常骨结构包括骨皮质、骨松质、骨小梁和骨髓腔（图 11.1.1）。

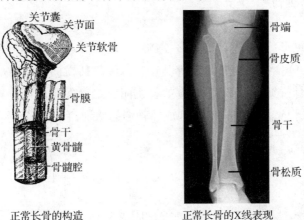

正常长骨的构造　　　　　正常长骨的X线表现

图 11.1.1　正常长骨的构造及 X 线表现

2. 正常四肢关节

关节的主要结构包括骨端、关节面、关节软骨及关节囊等，并随年龄的增长而发生变化。正常四肢关节的 X 线表现如图 11.1.2 所示。

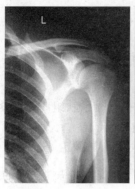 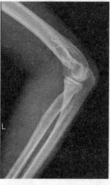 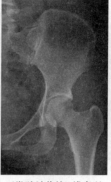 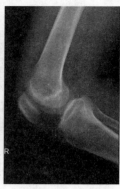

| 正常肩关节的X线表现 | 正常肘关节的X线表现 | 正常髋关节的X线表现 | 正常膝关节的X线表现 |

图 11.1.2 正常四肢关节的 X 线表现

3. 正常脊柱

脊椎包括椎体、椎弓、棘突、关节突及椎间盘等。正常腰椎的 X 线表现如图 11.1.3 所示。

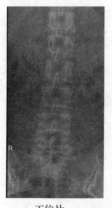 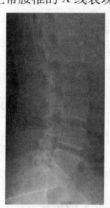

| 正位片 | 侧位片 |

图 11.1.3 正常腰椎的 X 线表现

(二)骨及关节创伤

1. 创伤类型

创伤类型包括纵形、横形、斜形、星形、螺旋形、T 型、Y 型,以及粉碎性、撕脱性、嵌入性、压缩性等(图 11.1.4)。各种类型骨折所引起的错位包括横向移位、纵向移位、成角移位和旋转移位等。儿童骨折具有特殊表现,例如骨骺闭合之前发生的骺分离和发生于骨干的青枝骨折。对陈旧性骨折,注意早期骨痂和成熟骨痂的差别,判定部分愈合和完全愈合。

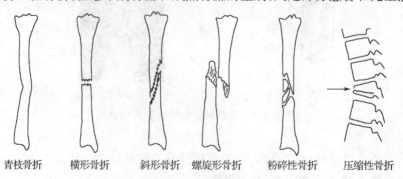

| 青枝骨折 | 横形骨折 | 斜形骨折 | 螺旋形骨折 | 粉碎性骨折 | 压缩性骨折 |

图 11.1.4 骨折类型示意图

2. 肩及肘部创伤

锁骨骨折比较常见(图 11.1.5)。肱骨外髁颈骨折分为内收或外展型、伸展型及屈曲型 3 个类型。肩关节脱臼是全身各关节中发生最多者,分为半脱位、前脱位及后脱位等。肱骨髁上骨折多见于儿童。肱骨外上髁骨折及小头骺分离在儿童也常见,并且处理不当常会造成畸形。肘关节脱臼在临床上也很常见。孟氏骨折(Monteggia fracture)是指尺骨上段骨折合并近侧尺桡关节脱位,临床上也较多见,且处理不当会产生肘关节功能障碍,在诊断上须根据尺骨的成角方向和桡骨小头移位方向来确定类型。

3. 腕及髋部骨折

(1) Colles 骨折:指桡骨远端 2～3 cm 内的骨折,是最常见的骨折之一。骨折的程度和范围差别甚大,从轻微的皮质断裂到合并严重错位以及尺桡关节脱位、尺骨下端骨折等改变,都必须明确认识 X 线表现(图 11.1.6),并正确诊断,更应注意与向掌侧移位的 Smith 骨折相区别。

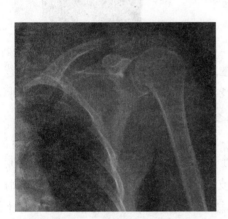

图 11.1.5　锁骨骨折的 X 线表现

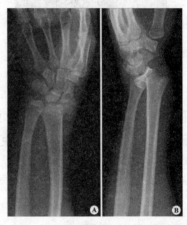

正位(A)及侧位(B)示桡骨远端骨折,远折端向背侧移位

图 11.1.6　Colles 骨折的 X 线表现

(2) 月骨脱位:有单纯的头月关节脱位和月骨单独脱向掌侧,两者在 X 线片上有明显的不同,应当根据正、侧位 X 线片上的表现特征进行区别。

(3) 股骨颈骨折:为下肢很常见的骨折,骨折的程度、范围和部位有很大不同。例如,嵌入型(内收、外旋、前倾、后倾等)和错位型(有头下、颈中及头颈型等)又合并各种不同程度的错位,还必须注意与粗隆间骨折相区别。

(4) 髋关节脱臼:包括前脱位、后脱位、中心脱位。

4. 膝、下肢及踝部骨折

(1) 髌骨骨折:较为多见,可为纵形或横形。轻者可无错位,完全断裂的横形骨折,可呈明显的分离移位,且并发关节积血(图 11.1.7)。

(2) 股骨下段骨折:可呈"T"形或"Y"形,且伸至关节面,又可合并神经和血管损伤。

(3) 胫骨平台骨折:常仅表现为平台部分塌陷,必须仔细分析才能识别。

(4) 踝部外旋骨折:外翻及内翻骨折均较常见,在 X 线片上常有胫腓骨下端多种骨折合并,还可并发关节脱臼,因而对照片的分析必须仔细,不可遗漏。此三种骨折各有特征。

（5）跟骨和距骨骨折：常为压缩型，且可合并脱臼。

5. 躯干各骨的骨折

（1）椎体骨折：其X线表现是椎体的压缩变形，其次是椎体前缘的皱褶、中断、隆起或椎体内形成横形致密线以及脊柱曲线异常等（图11.1.8）。严重者常合并椎弓及骨突的骨折或脱位。

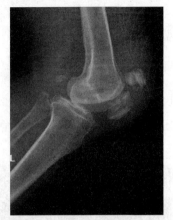

图 11.1.7　髌骨骨折的 X 线表现

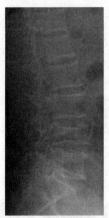

图 11.1.8　L4 椎体压缩性骨折

（2）环椎、枢椎骨折及脱位：在检查时须小心，以免加重症状而发生意外。其 X 线征象多不甚明显或需特殊体位下摄片。环椎的骨折多发生于前弓或后弓，故侧块向两侧分离。枢椎骨折多发生于齿状突；而脱位常发生于环枢之间，即表现为齿状突与环椎的分离。

（3）骨盆环骨折及脱臼：多由直接暴力引起，并且多为两处以上创伤。如两处骨折、一处骨折另一处脱臼。也有的 X 线片上虽仅见一处骨折，但另一处可能为韧带损伤，这是诊断上首先要注意的。骨折常发生在耻骨体及上、下支，坐骨体及上、下支，髂骨体部或骶骨。并发的脱臼可为骶髂关节或耻骨联合，因而形成骨盆环的畸形。这些都可在 X 线平片上清楚显示，必须依次分析，作出正确诊断，不遗漏任何改变。

6. 骨骺损伤及骨坏死

（1）骨骺损伤：以Ⅰ、Ⅱ型最为常见。两者的差别：Ⅰ型是单纯的骨骺分离；Ⅱ型系骨骺分离的同时合并干骺端骨折，且容易复位，预后好。Ⅴ型骨骺损伤虽较少见，但骨骺因受挤压对骨骺的生发层影响较大，故预后不良，且诊断困难，须予注意。

（2）成人骨坏死：可由多种原因引起，例如外伤、减压病、长期使用激素以及造血系统疾病等。其主要的 X 线表现是：坏死初期无异常表现；数月后才可见坏死区骨质密度增高且均匀一致；坏死骨开始吸收而不出现不规则稀疏区；晚期病变修复而出现关节变形和骨质增生。

（3）椎体环状骺骨软骨病：又称青年驼背症。其主要特征是：受累椎体的环状骨骺出现延迟，密度不均匀，形态不规则等；椎体前窄后宽，脊柱圆隆后突等；椎间隙正常或前方增宽，Schmorl 结节等；成年后，遗留多椎体楔形变，需与压缩性骨折、结核等鉴别。

（4）股骨头骺骨软骨病：又称扁平髋，多数认为与外伤和血循环障碍有关。其主要的 X 线表现是：股骨头骺出现迟，小而扁，且密度增高不均匀，可呈碎块状；股骨颈短而粗，髋内翻，骺线较宽；晚期股骨头扁而宽，边缘骨增生如蘑菇状，髋内翻畸形等。

（三）关节病变

（1）髋关节、膝关节的退行性关节病:其主要的X线表现是边缘性骨刺、关节间隙狭窄、关节面不规则及其下方假囊变、骨端变性等(图11.1.9)。

（2）脊椎骨关节病:其主要的X线表现为椎体边缘性骨刺、椎间隙狭窄、椎体边缘硬化和曲线异常、钩椎关节和后关节的病变等(图11.1.10)。

（3）类风湿性关节炎:主要累及腕关节、掌指关节和指间关节,其X线表现为关节肿胀(早期)、关节间隙狭窄、骨质破坏、关节面中断模糊、骨质疏松脱钙和关节脱臼畸形等(图11.1.11)。

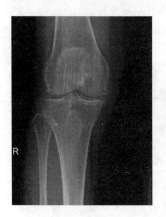

图11.1.9　膝关节退行性变的X线表现

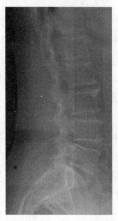

图11.1.10　腰椎退行性变的X线表现

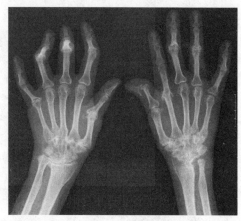

图11.1.11　类风湿关节炎的X线表现

（4）强直性脊椎炎:主要累及腰骶椎(包括骶髂关节)。病变常自骶髂关节下2/3部开始,渐渐向上发展,早期以间隙模糊为主,渐而关节面不整,晚期则出现关节强直。脊椎改变主要是脊椎的韧带钙化:前纵韧带钙化使脊椎呈"竹节状",棘上和棘间韧带钙化使各棘突相互连接。骨突关节间隙亦可模糊狭窄和强直(图11.1.12)。

（5）大骨节病:主要累及掌指关节及踝关节,其X线表现为骺软骨早期骨化,干骺端不整,骺线闭合较早以致骨端宽大不整、骨发育中止等。

（四）骨及关节化脓性感染

（1）急性骨髓炎:早期表现可在发病后10～15 d内出现,其主要X线表现是软组织改变,如肌肉间隙模糊消失、皮下组织与肌肉间的分界模糊和皮下组织内出现致密条状影,系充血水肿所致。结合病史和局部症状对早期诊断十分重要。发病15 d后进入发展期,出现骨质改变,其主要X线征象是:骨质破坏,起初为局限性骨质疏松,继而发展成为广泛斑点状骨破坏,可出现死骨或合并病理骨折;骨膜增厚,可呈平行层状,且与骨破坏范围一致,广泛者称包壳。

（2）慢性骨髓炎:其主要特征是明显的骨质增生、修复的表现。X线主要征象是:骨皮质增生,髓腔狭窄,骨膜增厚明显,多呈花边状,常有脓腔及死骨存在等改变。

（3）慢性骨脓肿:其主要表现为长骨干骺端局限性骨破坏区,边界较整齐,有骨硬化圈环绕,多无骨膜增生。

（4）化脓性关节炎:大多侵犯承重的大关节,主要表现为关节囊肿胀和发展迅速的关节破坏,如间隙狭窄、关节面破坏等。愈合期骨增生硬化常致关节骨性强直。

（五）骨肿瘤

1. 良性骨肿瘤

（1）骨瘤、骨软骨瘤、软骨瘤：①骨瘤是膜内化骨发生的良性肿瘤，故仅见于颅顶骨及鼻窦中。X 线表现为球形或半球形致密骨质阴影、边界清楚，不恶变，无症状。②骨软骨瘤是最常见的骨肿瘤，单发或多发，由不同程度的骨、软骨纤维组织构成，多发生于长骨两端，一般无症状。肿瘤多有蒂状或广基骨块，边界清楚。顶部可有软骨帽，且可钙化呈致密斑块（图 11.1.13）。③软骨瘤多发生于四肢短骨内，可单发或多发，呈圆形、椭圆形或分叶状，可见中心性透明区，边界清楚，骨骼膨胀，皮质变薄。软骨钙化者可呈环状、点状致密影。

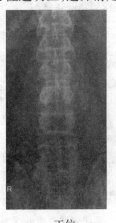

正位　　　　　　　　　侧位

图 11.1.12　强直性脊柱炎的 X 线表现

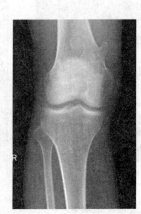

图 11.1.13　骨软骨瘤的 X 线表现

（2）巨细胞瘤：大多发生于 20～40 岁的中青年人，常发生于四肢长骨端，以股骨下端、胫骨上端最多见。局部常有肿胀、疼痛和压痛的症状，且有恶性变。X 线表现：骨端可见局限性骨破坏，多为偏侧性，瘤体多呈膨胀性球状、边界清楚，皮质变薄但无骨膜反应；瘤体中可出现皂泡状骨迹；骨皮质如穿破或出现软组织肿块，则提示生长活跃或已恶变。

（3）单纯性骨囊肿：常见的类肿瘤病变，多发生于青少年的四肢长骨干骺端。大多无症状，常因病理骨折而发现。X 线表现：圆形或椭圆形透光区，出现于长骨干骺端中心，边界清楚。骨干呈均匀性膨胀，骨皮质变薄，无骨膜反应；囊肿亦可表现为多房性（图 11.1.15）。

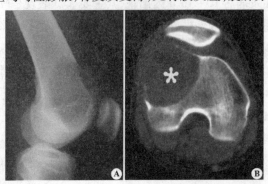
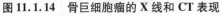

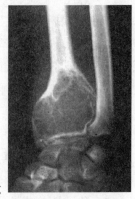

A. 股骨远端囊性膨胀性破坏，骨破坏区直达关节面，骨性包壳基本完整，破坏区与正常骨交界清楚、不锐利、无硬化；B. CT 平扫除见上述征象外，还可见肿瘤内密度不均（星号所示），有多个低密度的坏死区，骨外无软组织肿块影

图 11.1.14　骨巨细胞瘤的 X 线和 CT 表现

图 11.1.15　单纯性骨囊肿的 X 线表现

2. 恶性骨肿瘤

（1）骨肉瘤：最常见的骨恶性肿瘤，且恶性程度高，在临床上甚为重要。多发生于青年期，以15~25岁者最多。好发于长骨干骺端，股骨下端最多，胫骨上端次之。主要症状是进行性局部疼痛和肿胀。碱性磷酸酶（AKP）升高。肿瘤多从髓腔内膜产生并向四周浸润性生长，破坏骨皮质、侵入软组织形成包块。肿瘤能直接产生肿瘤性骨样组织和肿瘤性骨组织，按两者比例不同可分为成骨型、溶骨型和混合型。肿瘤可引起显著的骨膜增厚。X线表现：①肿瘤骨：按密度和形态不同可分为致密瘤骨、絮状瘤骨、毛玻璃状瘤骨和针状瘤骨，是确诊的主要依据；②骨破坏：按其形态及范围不同可分为不规则的斑片状、虫蚀状或大片状，骨皮质可呈筛孔状或条状；③骨膜反应：可分为单层平行、多层的葱皮状、骨膜三角及针状；④软组织包块：可呈球状，其中刻有瘤骨（图11.1.16）。

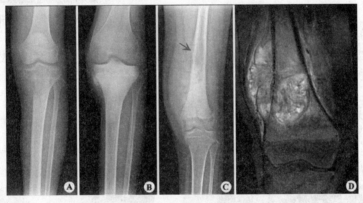

A：溶骨性骨肉瘤，X线平片示胫骨上端溶骨性骨质破坏；B：成骨型骨肉瘤X线平片示胫骨上端磨玻璃状密度增高影；C：混合型骨肉瘤X线平片示股骨下段骨膜反应，Cordman三角（箭头所示）和巨大软组织肿块；D：混合型骨肉瘤MRI T2WI脂肪抑制序列示股骨下段骨质破坏，周围伴软组织肿块形成

图11.1.16 骨肉瘤的影像学表现

（2）软骨肉瘤、尤文瘤和骨髓瘤：①软骨肉瘤：发生率较骨肉瘤低，且生长较慢，预后较好。可分原发性和继发性两种：前者较少；后者系由骨软骨瘤或骨瘤恶变而来，即原发病灶突然生长加快，X线表现为骨质破坏、软组织肿块等。②尤文瘤：高度恶性肿瘤，多发生于10~15岁者。长骨骨干好发。临床症状明显，如局部肿胀、疼痛、发热且白细胞增高，易误诊为骨髓炎。X线表现为长骨骨干出现广泛斑点状骨破坏，髓腔扩大，骨膜增厚，可为葱皮状、花边状。对放射治疗很敏感。预后较差。③骨髓瘤：为骨髓中浆细胞增多的肿瘤，常多发、好发于40岁以上者的躯干各骨。症状较多，如全身疼痛、贫血和血小板减少、尿中出现Bance-Jones蛋白。主要X线表现为大小不等的骨破坏，1~5cm大小，边缘清楚如钻孔。若发生于脊椎，常引起病理性骨折。

（3）转移性骨肿瘤：由其他器官的恶性肿瘤转移而来，临床上甚为常见。X线片上可分为溶骨型（以骨破坏为主）、成骨型（以骨生成为主）、混合型（以上两种病灶均有）。临床上以溶骨型最常见，例如肺癌、食管癌、胃癌等的转移；而前列腺癌、膀胱癌等多为成骨型转移。转移性骨肿瘤临床上常有原发灶病史，且为多发病变，发病年龄较大，多见于40岁以上者。

（六）代谢性骨病

（1）佝偻病:是由于维生素 D 缺乏使钙、磷代谢障碍而引起的全身骨骼、肌肉、造血系统和神经系统的病变。其中以骨骼病变最为显著,影响也最大。本病多发生于 2 岁以下的婴幼儿。临床症状主要为神经症状和骨畸形。其发病机制为钙、磷摄入不足使全身骨骼类骨组织难以骨化形成堆集,尤以骨的生长端最为典型、明显,而以膝、踝、腕关节为代表(图 11.1.17)。

（2）坏血病:人体缺乏维生素 C 可使成骨细胞功能减退、骨基质形成障碍,因此其 X 线主要表现也以骨骺和干骺端最为明显,以腕及踝最为典型。其 X 线表现为:临时钙化带增宽、增密且不规则,并且在其下方有一横形透光

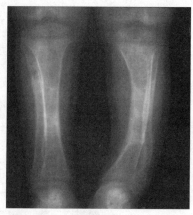

图 11.1.17　佝偻病的 X 线表现

带,称"坏血带",这是本病的主要特征。另外,还有广泛的骨质疏松和骨膜下出血的梭形软组织阴影。

二、呼吸系统

（一）胸部正常 X 线表现

用正常成人及儿童正、侧位胸片进行分析观察,识别各种结构的 X 线征象(图 11.1.18)。

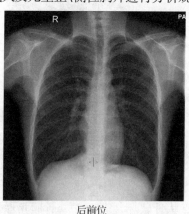
后前位

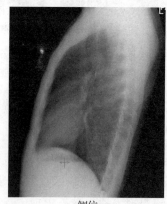
侧位

图 11.1.18　胸部正常 X 线表现

1. 胸壁软组织

胸片上可显示的软组织是某些较厚的结构或者某些软组织的皱褶部分,例如胸锁乳突肌、锁骨上皮肤皱褶、胸大肌、女性乳房及乳头等。

2. 骨骼

胸廓的骨骼有胸骨、胸椎、肋骨、锁骨及肩胛骨,前两者被心影遮盖,故正位片上值得注意分析的骨骼是:(1)肋骨:左右对称,连于胸椎者,称后段,其阴影较浓,略斜向外下;绕过腋缘后斜向内下者,称前段,其阴影较淡而宽。正位胸片一般可见第 1~6 肋骨前段和第 1~10 肋骨后段。肋间隙常用于描述肺部病灶的位置和范围,肋骨的正常变异中常见的有颈肋、叉

状肋、肋骨联合等。(2)锁骨:在上肺两侧横列,常与肺尖重叠。(3)肩胛骨:在上胸外侧,投照时外旋可不与肺重叠,但旋转不足时可与上肺外带重叠呈斜条状(图11.1.19)。

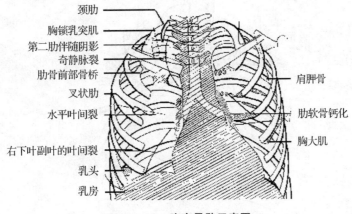

图11.1.19　胸廓骨骼示意图

3. 纵隔

纵隔位于胸部正中两肺之间。正常纵隔虽含有许多组织结构,但均被心影遮盖,故正位胸片上所见的只是心脏,只有在侧位片上才可按不同位置大致区分其相应结构。临床上常将纵隔分为9个区,以判断不同结构的病变。

4. 横膈

横膈呈圆顶状,在正位片上是两侧肺的下界,位于第9~10后肋。右侧略高1~2 cm,随呼吸而上下活动,范围为1~3 cm,深呼吸时可达3~6 cm。

5. 肺

肺部含气多,密度低,是X线胸片检查的重点,应注意观察以下各结构:

(1)肺野。含气的肺在X线片上显示为透明部分,应注意观察其透明程度。肺野可分为上野、中野和下野,亦分为内、中、外三带(图11.1.20)。

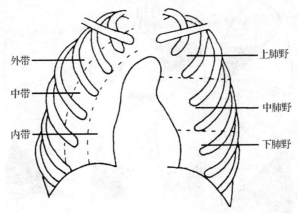

图11.1.20　肺野分区

(2)肺门及肺纹理。肺门阴影由肺动脉、肺静脉、支气管和淋巴组织共同形成,但正常肺门主要是指肺动脉。右肺门血管上、下形成肺门角,其下段为右下肺动脉,正常宽度不超过15 mm;左肺门上界清楚,是左肺动脉弓。左肺门较右肺门高1~2 cm。肺纹理也由动、静脉和支气管形成,主要指肺血管。它由肺门分出,向外延伸呈树枝状逐渐变细,至肺外带大多已看不见。正常的肺纹理轮廓清楚,由内向外逐渐变细,一般下肺野较粗而密集(图11.1.21)。

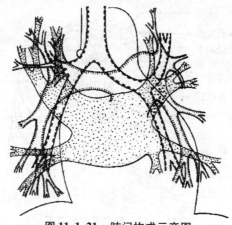

图11.1.21 肺门构成示意图

(3)气管和支气管。气管和气支管在正常胸片上多不能显示,但病变时则表现为肺纹理异常。

(4)胸膜。正常胸片上一般不显示胸膜,有时可见肺尖胸膜反折和水平叶间胸膜。

(5)肺叶和肺段。正常胸片不显示肺叶和肺段,但病变时可根据肺动脉分支和叶间胸膜以判断之(图11.1.22)。

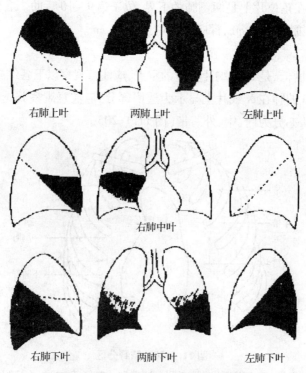

右肺上叶　　　　两肺上叶　　　　左肺上叶

右肺中叶

右肺下叶　　　　两肺下叶　　　　左肺下叶

图11.1.22 肺叶的X线解剖示意图

(二)呼吸系统病变的基本X线表现

临床上采用下述各种病变的典型X线片来分析其影像特征。

1. 支气管病变

任何病变造成某段支气管狭窄或阻塞,均可引起该段支气管远侧肺泡的气体交换障碍而使之含气量改变,即过多或无气体,其 X 线表现如下:

(1) 阻塞性肺气肿。由于支气管部分性阻塞引起肺泡的过度充气,导致肺泡血供障碍和弹性丧失。肺泡壁破裂后气体进入间质称间质性肺气肿;多个肺泡破裂融合称肺大泡。肺气肿的主要 X 线表现是局部组织透光度增大,其范围的大小取决于阻塞的部位。两肺广泛的肺气肿多由慢性肺疾患引起,如慢性支气管炎、支气管哮喘、尘肺等,其 X 线表现为肺透光度增加、桶状胸、膈低平、心垂直,深呼吸时肺野透亮度及横膈改变小。

(2) 阻塞性肺不张。由支气管完全阻塞引起肺泡体积缩小,在 X 线片上表现为局部肺组织密度增高,牵拉附近组织移位。肺不张的范围、大小由阻塞的位置决定,包括一侧性肺不张、肺叶性肺不张、肺段性肺不张和小叶性肺不张等。肺不张的范围愈大,则 X 线表现也愈明显。

2. 肺部病变

(1) 渗出。急性炎性渗出物充填于肺泡后形成的阴影,其范围大小不等。病变的投影厚度决定了 X 线片上的阴影密度。由于渗出形成的阴影边界模糊不清,所以常呈云絮状表现。

(2) 增殖。慢性炎症的肉芽组织常局限于肺泡内,故阴影较小且边界清楚,多呈结节状,密度较高,没有融合趋势。

(3) 纤维化。纤维化是慢性炎症修复愈合的表现,在 X 线片上可表现为边界清楚、密度增高、形态不定的斑片状影或条索状影,没有收缩牵拉。弥漫性纤维化广泛侵及肺间质,X 线表现为杂乱的细网状或蜂窝状影及结节状影,多见于尘肺、结核病等。

(4) 钙化。钙化即愈合病灶的钙盐沉着,其 X 线表现为高密度、边界锐利的阴影,大小、形态不一。

(5) 肿块。良性肿块有包膜,多为边界光滑、锐利的球状阴影;恶性者无完整包膜,轮廓常不规则,可有细毛刺或呈分叶状,生长快,中心可坏死。

(6) 空洞与空腔。空洞为病变坏死组织经支气管排出后所形成的透光区,其内可含不等量液体而出现液平面,可分为虫蚀状空洞、薄壁空洞和厚壁空洞 3 种。空腔为肺的组织间隙发生的病理性扩大,如肺大泡、肺囊肿等。

(7) 肺间质病变。肺间质病变主要分布于支气管及血管周围、小叶间隔、肺泡间隔等处,其 X 线表现主要为索条状、网状、蜂窝状及广泛小结节状影等。

3. 胸膜病变

(1) 胸腔积液。侵犯胸膜的病变均可产生胸腔积液。它分游离性和局限性两种。前者在 X 线上表现为下肺野均匀性浓阴影,上界模糊呈弧形,其外侧高、内侧低,且随体位改变而变动。少于 300 mL 的积液在 X 线片上难以显示。大量积液可占满一侧胸腔,边界清楚;也可局限于叶间胸膜或肺底胸膜。

(2) 气胸和液气胸。空气进入胸腔(气胸)时,肺组织受压而向肺门处收缩,气胸部分无肺组织,透光度更高。被压缩的边缘呈纤细条状影。肺的压缩程度与气体的量成正比。气胸的同时有液体并存者,则称液气胸。立位检查时气体在上方,液体在下方,有整齐的水平液面。

(3)胸膜肥厚、粘连、钙化。三者为胸膜病变的愈合期改变。肥厚与粘连同时存在。轻度者仅表现为肋膈角或膈面的不正;广泛者表现为沿胸壁的不规则致密影,并伴有肋间隙狭窄、胸廓塌陷等改变。钙化胸膜可呈条状或片状,沿胸壁分布。

(三) 支气管扩张、支气管异物、肺脓肿的 X 线表现

1. 支气管扩张

支气管扩张的 X 线表现特点如下:①肺纹理增多、增粗、紊乱及边界不清等,这主要由支气管壁增厚及炎症引起;②支气管周围有较多模糊小片状阴影,是继发感染的表现;③蜂窝状或囊状影为囊状支气管扩张的典型表现,一般阴影直径为 0.5～2 cm,有时其中可见液平;④可合并肺不张;⑤10% 的患者在平片上没有明显异常。以上各种表现并非支气管扩张所独有,明确诊断和确定部位须进行支气管造影或 CT 检查。

支气管造影可以明确有无扩张、扩张的程度、扩张的位置,以便进行手术切除。造影表现可分 3 型,即柱状扩张、囊状扩张和两者兼有的混合型(图 11.1.23)。

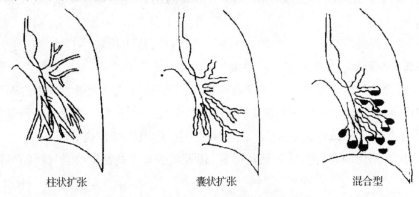

| 柱状扩张 | 囊状扩张 | 混合型 |

图 11.1.23 支气管扩张的造影表现

2. 气管、支气管异物

气管、支气管异物常发生于儿童,及时处理极为重要。X 线检查又是其主要诊断方法。致密的金属异物,较易诊断;而透光异物如花生、豆类等,常须通过胸透及深吸气、深呼气平片的对比分析来诊断。其主要表现有:①支气管部分性阻塞:在深吸气时异物阻塞部位的透光度较低,而在呼气时阻塞部位的透光度较高。发生在主支气管的异物则有纵隔摆动现象,即深吸气纵隔移向患侧,深呼气则移向健侧。②支气管完全性阻塞:会出现局部的肺不张,通过不张的肺叶、肺段可推知阻塞部位。

3. 肺脓肿

肺脓肿是肺坏死液化排出后的表现,多为吸入性,亦可由血行感染或直接蔓延所致。X 线主要表现为:①急性期:大片致密阴影,边缘模糊,其中出现含有液平面的空洞,内壁不规则,液体常较多;②慢性期:边缘模糊的大片阴影逐渐吸收减少,且边界亦较清楚,洞壁内缘较光整,内含液体较少。血源性感染的空洞常为多发,广泛分布于两肺上、中、下肺野;由膈

下脓肿引起的肺脓肿则有横膈升高、动度差等表现。

（四）肺炎的 X 线表现

1. 大叶性肺炎

大叶性肺炎早期的 X 线表现为局部肺纹理增多、透光度减低；实变期出现典型的致密片状影，其形状与肺叶或肺段的形态一致，且在叶间胸膜处形成清楚、整齐的边界（图11.1.24）。但必须用正位和侧位平片进行对比分析，并结合各肺叶、肺段的不同形态，这样才能作出正确诊断。吸收期主要表现为病变阴影变淡，且密度不均。按病变轻重，阴影最终可残留少量索条影或完全消失。病变多在 2 周内吸收，少数患者可延迟到 1～2 个月后吸收。

2. 支气管肺炎

支气管肺炎由支气管和细支气管炎症发展而来。其 X 线表现为：中下肺野肺纹理增多、模糊、增粗，并有斑片状模糊阴影夹杂其间，肺门阴影也常模糊、增大，病灶常为双侧性（图11.1.25）。

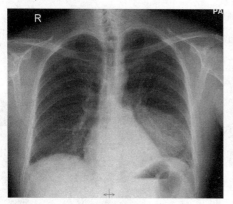
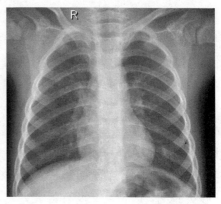

图 11.1.24　大叶性肺炎的 X 线表现　　　图 11.1.25　支气管肺炎的 X 线表现

3. 支原体肺炎

支原体肺炎由肺炎支原体引起，病变多局限于肺段。其 X 线表现为片絮状影，以中、下肺较多，边缘模糊，常于 1～2 周内吸收。

4. 间质性肺炎

间质性肺炎的病变主要在肺间质中，常继发于麻疹、百日咳等病。其 X 线表现为两肺广泛模糊、增粗的肺纹理，夹杂以小斑点状影（图 11.1.26）。发生于婴幼儿者还可并发弥漫性肺气肿。

5. 化脓性肺炎

化脓性肺炎由金黄色葡萄球菌引起，易化脓、坏死，形成多发性肺脓肿。其 X 线表现为广泛分布于两肺的多发性片絮状模糊阴影。脓肿可很快坏死、液化，形成含液面的空洞或大小不等的圆形薄壁空腔。本病易侵袭胸膜，产生胸腔积液、气胸等改变。愈合后肺内病灶则吸收消散。

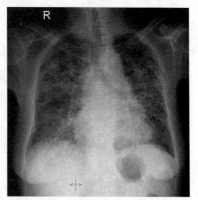

图 11.1.26　间质性肺炎的 X 线表现

6. 过敏性肺炎

过敏性肺炎的肺内病灶多种多样,其变化快,呈游走性。数日内即有旧病灶吸收、新病灶出现的表现。

（五）肺肿瘤的 X 线表现

1. 支气管腺瘤

支气管腺瘤是最常见的肺良性肿瘤,包括以下两种类型:

（1）中央型:发生于段以上支气管,X 线平片上只有在瘤体引发狭窄或阻塞后才可看到肺不张或肺气肿。瘤体本身须靠支气管体层摄影或支气管造影才能看到,主要表现为支气管管腔内的息肉状或半球状软组织阴影、支气管截断征、管壁增厚、围绕支气管的软组织块影。

（2）外围型:发生于段以下支气管,比较少见。其 X 线主要表现为肺内球状或不规则肿块阴影,直径多为 2.5 ~ 5 cm,边界清楚,密度中等。

2. 错构瘤

错构瘤是气管及肺泡发育异常引起的类瘤样畸形。其成分以软骨为主者称软骨型,临床上多见;而以纤维组织为主的称纤维型,甚少见。此瘤大多发生于肺的外围。其 X 线表现主要为圆形和椭圆形阴影,边界清楚,密度均匀,直径多在 2 ~ 3 cm,瘤内可有不规则钙化斑,典型者呈爆米花样。

3. 中央型肺癌

中央型肺癌的 X 线表现多种多样,甚为复杂,但主要可包括以下 3 类征象（图 11.1.27）:

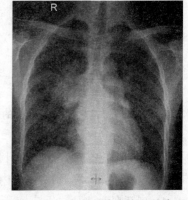

图 11.1.27　中央型肺癌的 X 线表现

（1）瘤体征象:在平片上最常见的表现是肺门部肿块影,其形状、大小、边界及密度有很大差别。而管内型和管壁型者则主要靠支气管断层片或支气管造影进行诊断,可出现支气管内肿块、支气管狭窄、支气管壁增厚等表现。

（2）支气管阻塞继发病变（如肺不张、肺气肿、阻塞性肺炎等）征象:可发生于一个或一个以上肺段、一个肺叶,甚至一侧肺。但因肺不张的段、叶的不同可出现一些特殊形态的阴影,如横 S 征,上、下三角征,高脚杯征,新月征,双翼征,心转位征等。

（3）肺门、纵隔淋巴结及胸部其他部位转移征象:淋巴结转移表现为肺门、纵隔内出现多个肿块影,可与原发病灶融合,形成巨大的形状不规则的阴影。常可合并膈神经麻痹,出现横膈矛盾运动,还可转移至肺内、肋骨、胸膜等处。

4. 周围型肺癌

周围型肺癌的主要 X 线表现（图 11.1.28）有以下几点:①瘤体征象。瘤体影直径多在 2 cm 以上,常表现为球状影,边缘模糊,可呈分叶状,边缘可出现毛刺。这是因为肿瘤生长不均匀,而毛刺和模糊则由癌的浸润性生长及阻塞性肺淋巴管炎等引起。瘤体的密度一般较均匀,有些则由于生长不均,瘤体中可有残留的正常肺泡,所以 X 线片上可出现 1 ~ 3 mm 的小透光区而称为"小泡征"。癌组织坏死液被排出后形成空洞,其特征为壁较厚且不规则,多无液平。②癌肿侵犯较大支气管可引起阻塞性肺炎,表现为肿瘤周围的斑片状阴影。瘤体内的瘢痕组织牵拉邻近的脏层胸膜可引起胸膜凹陷征,表现为肿瘤边缘伸出一条或几条线状影或幕状影,在轴位投影则表现为星状阴影。③胸部转移征:可表现为肺门淋巴结增大、肺内播散的多发结节影及癌性淋巴管炎、肋骨破坏、胸膜肿块及积液、心包积液等的征象。

6. 肺转移瘤

肺转移瘤的主要 X 线表现为肺内多发性结节状或球状影,常以两下肺为多,且密度均匀,边界整齐。这是转移瘤最常见的表现,但有时也可呈两下肺野网条状或粟粒状小斑点阴影(图 11.1.29)。

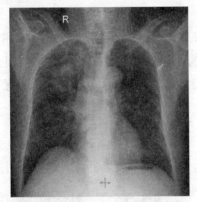 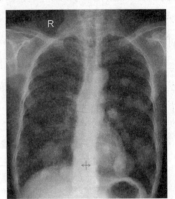

图 11.1.28　周围型肺癌的 X 线表现　　　　图 11.1.29　肺转移瘤的 X 线表现

三、循环系统

(一) 心脏大血管的 X 线检查方法和正常表现

透视可从不同角度观察心脏大血管的形状及其与周围结构的关系,并可观察心脏的搏动和心率,所以它是心脏大血管病变诊断不可缺少的检查方法。例如:后前位透视观察心左下缘的搏动最强劲有力,并可见反向搏动点;而透视下吞钡剂则可观察食管和心脏大血管的关系;心脏大血管造影能够显示其内腔形态,清楚显示其结构异常和血流动力性改变。所以透视检查是心脏大血管疾病极为重要的诊断方法之一。

心脏各房室和大血管在 X 线投影上都相互重叠,不能分辨,只能从心脏边缘及心影形态来判别其相应房室的扩大与否,因此必须采取多轴检查。摄片检查时常需取后前位、左前斜位、右前斜位和左侧位来观察心脏各个房室的情况。

1. 后前位

心脏右缘中点有一轻度凹陷切迹,切迹上方的一段是升主动脉和上腔静脉的复合影,较为平直;切迹下方的一段为右心房,呈略隆起的弧状影。心脏左缘上方为主动脉弓,呈半球形影,故称主动脉球;其延续为肺动脉主干,又称肺动脉段。左缘下段为左心室,为一最大的弧形突出,其突出顶点为心尖(图 11.1.30a,图 11.1.30b)。透视下左心室搏动强而有力,并且与肺动脉搏动相反,故两者交界处称反向搏动点。

2. 右前斜位

心脏前缘自上而下为主动脉弓、升主动脉、右心室漏斗部及肺动脉、右心室前壁和左心室下壁。心脏后缘大部为左心房,但其下部有右心房影与之重叠。在吞钡后食管下段前缘系左心房压迹,与右心房无关。心前缘与前胸壁间呈倒三角形透光区,称心前间隙;心后缘与脊椎间为透光区,称心后间隙(图11.1.30c,图11.1.30d)。

3. 左前斜位

心脏前缘自上而下依次是右心房、右心室,心后缘自上而下依次为左心房、左心室。透视下,深吸气时左心室下端可见一浅切迹,为室间沟。在心影上方可见主动脉弓、主动脉窗及胸主动脉等。心前缘与胸壁间呈长方性透光区,称心前间隙(图11.1.30e,图11.1.30f)。

4. 左侧位

心前缘下段为右心室前壁,紧贴胸壁;上段为右心室漏斗部及肺动脉干,它与胸壁分开而形成三角形透明的胸骨后区。心后缘的上中部为左心房,下为左心室。它斜向前下与横膈相交成锐角;心后下缘与食管、横膈之间为三角形透明区,称为心后食管前间隙(图11.1.30g,图11.1.30h)。

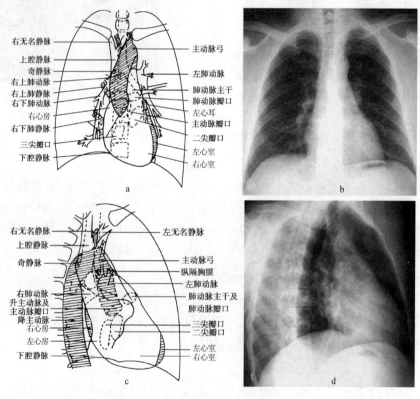

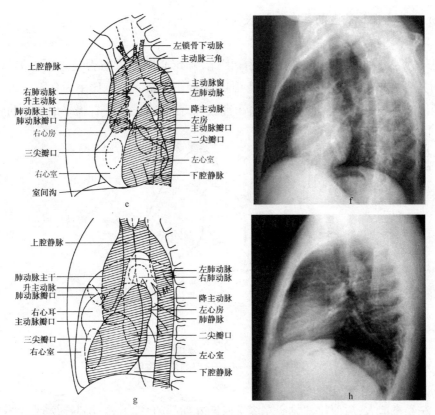

a. 后前位线图；b. 后前位像；c. 右前斜位线图；d. 右前斜位像；e. 左前斜位线图；
f. 左前斜位像；g. 左侧位线图；h. 左侧位像

图 11.1.30　正常心脏的 X 线表现示意图

在正常情况下心脏大血管的形态和大小还与体型、年龄、呼吸、体位等有关。例如，矮胖者为横位心，健壮体型者为斜位心，而瘦长体型者为悬垂心。并且还与横膈位置有关，如吸气时呈悬垂状，而呼气时则近似横位心等。

正常心脏投照示意图见图 11.1.31。

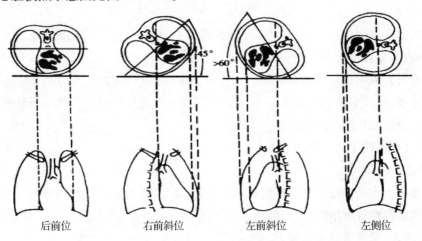

图 11.1.31　正常心脏投照示意图

（二）心脏大血管病变的基本 X 线表现

1. 心脏增大

心脏增大是各种心脏病的主要表现。因此,确定心脏增大与否是诊断上的重要问题。最简单的方法是心胸比率法,即心脏横径/胸廓横径。正常人心胸比率为 0.46~0.52。心脏最大横径即心左、右缘最远点至中线垂直距离之和,而胸廓横径系右膈平面两侧肋骨内缘之间距(图 11.1.32)。

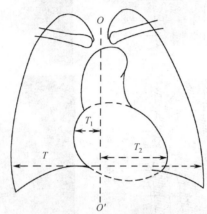

图 11.1.32　心胸比率测量示意图

2. 心脏各房室增大

（1）左心室增大:后前位片见心左缘下段向外隆起,心尖下移,反向搏动点上移;左前斜位见心后缘向后下隆起(其延伸可与脊椎重叠),室间沟前移;左侧位见心后食管前间隙消失。

（2）右心室增大:后前位见左心缘心腰部膨隆,反向搏动点下移;右前斜位见心前缘下段膨隆,心前间隙狭窄;左前斜位见心前缘膨隆,室间沟向后移。

（3）左心房增大:后前位见右心缘双弧影,心底部有双心房影,左心缘出现第三弓,即左心耳阴影;右前斜位见心后缘下段向后隆起,吞钡见食管下段受压后移;左前斜位见左主支气管抬高变窄。

（4）右心房增大:后前位见右心缘下段膨隆且上界上移;左前斜位见心前缘上段向前膨隆延长,与右心室段成角,并占心前缘 1/2 以上。

（5）心脏普遍增大:心影向两侧增大,食管普遍受压后移,大气管分叉角度增大。由瓣膜病变引起者,各房室的增大程度并不均等;而心肌炎、心包积液或某些全身性疾病所引起者,心影为均等、对称的普遍增大。

（三）肺循环改变的 X 线表现

1. 肺充血

肺充血常由先天性心脏病由左向右分流引起,如房室间隔缺损、动脉导管未闭等。其 X 线表现为两肺门血管影增粗,右下肺动脉宽度在 15 mm 以上,肺动脉段凸出且搏动增强,肺纹理增粗、增多,但肺透明度正常。

2．肺瘀血

肺淤血常由二尖瓣狭窄或左心衰竭等引起。其 X 线表现为肺纹理普遍增多、模糊，肺门增大模糊，肺野透明度减低。

3．肺缺血

肺缺血常由右心排血障碍的先天性心脏病引起，如肺动脉瓣狭窄、法洛四联症等。其 X 线表现为肺纹理纤细、稀少，肺门影缩小，肺野透明度增强等。

4．肺水肿

肺水肿由肺毛细血管内的血浆渗入肺间质和肺泡引起。间质性肺水肿常发生在前，多见于慢性左心衰竭。其 X 线表现主要为肺门影模糊、增大，肺纹理模糊，中下肺网状影，肋膈角有 Kerley B 线和少量胸水。肺泡性肺水肿多为急性左心衰竭指征，与间质性肺水肿并存。其 X 线表现主要为大片模糊阴影分布于肺门两侧呈蝴蝶状，而肺尖、肺底及肺外围均较清晰，且经适当治疗后可很快消散。

5．肺动脉高压

肺动脉高压由肺血流量增加和肺动脉阻力增加所致。其 X 线表现主要为肺动脉段明显突出，两侧肺门动脉扩张并有明显搏动，右下肺动脉宽度 > 16 mm。肺野中、外带动脉分支可有收缩、变细、稀疏、截断的表现。右心室增大。

（四）风湿性心脏瓣膜病的 X 线表现

1．二尖瓣狭窄

二尖瓣狭窄的基本 X 线表现是左心房和右心室增大，常伴有肺瘀血及不同程度的肺循环高压。心脏呈梨形，即心腰部隆起、主动脉球较小、左心室萎缩、心尖上移。左心房增大是诊断本病的重要征象。而右心室增大的程度常与二尖瓣狭窄的程度一致。心脏多呈轻、中度增大。吞钡后可见食管下段后移。

2．二尖瓣关闭不全

二尖瓣关闭不全的基本 X 线表现是左心房和左心室增大，但一般无肺动脉高压。只有晚期患者才会出现肺动脉高压的表现。

3．二尖瓣狭窄合并关闭不全

二尖瓣狭窄合并关闭不全者，除具有二尖瓣狭窄的主要 X 线表现之外，还有左心室不同程度的增大。主动脉球可较小。心肌代偿较差、二尖瓣反流、二尖瓣狭窄者，可有显著的左心房增大，在正位片上可见右心缘呈双弧状影及双心房影（图 11.1.33）。

4．主动脉瓣狭窄及关闭不全

主动脉瓣狭窄的 X 线表现主要为左心室圆隆肥厚，升主动脉狭窄后扩张。主动脉瓣关闭不全的 X 线表现主要为左心室增大，主动脉弓升部增宽；透视下见左心室搏动增强，呈陷落脉。

5．联合瓣膜病

最常见的联合瓣膜病是二尖瓣病变与主动脉瓣病变共存，也可见二尖瓣病变与主动脉瓣病变、三尖瓣病变同时存在。其 X 线表现具有各种受累瓣膜的特点，但以病变较重的瓣膜病变改变为主。

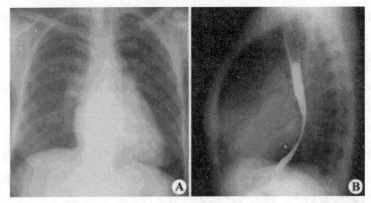

A:心脏左缘上部主动脉结稍缩小,左心缘肺动脉段突起,左心下缘圆隆、平直,右心缘可见双心房影
B:心前缘与胸骨后接触面积增大,食管吞钡示左心房扩大形成明显的食管压迹。双肺呈肺瘀血改变,即肺门增大、边缘模糊、双肺野纹理增多

图 11.1.33　风湿性心脏病的 X 线表现

（五）高血压性心脏病和肺源性心脏病的 X 线表现

1. 高血压性心脏病

（1）左心室增大及主动脉屈曲延长。左心室增大表现为左心室圆隆、凸出;主动脉屈曲延长表现为升主动脉向右隆起,主动脉弓升高并突出,降主动脉向左弯等,即形成典型的"主动脉型"心脏。晚期由于继发二尖瓣相对性关闭不全而造成左心室显著增大,常伴左心房、右心室扩大,形成"普大型"心脏（图 11.1.34）。

（2）心脏搏动增强。与主动脉瓣关闭不全的心影相似,但其搏动远不如后者强烈。

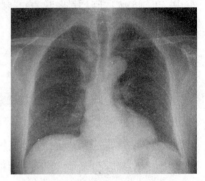

图 11.1.34　高血压性心脏病的 X 线表现

2. 肺源性心脏病

（1）广泛性、慢性肺部疾病,如慢性支气管炎、支气管扩张、肺气肿、广泛的肺结核、肺纤维化等的 X 线表现。

（2）肺动脉高压的 X 线表现:右下肺动脉增粗,横径 > 15 mm;肺门部肺血管增粗、扩张,而外围血管则突然变细、稀少呈截断状,心左缘肺动脉段突出。

（3）右心房、右心室增大,心脏呈二尖瓣型,但左心房不增大。

肺源性心脏病的早期诊断:在广泛的慢性肺疾患的基础上,及早而准确地发现肺动脉高压和右心室增大。故对心尖上翘、圆隆或左右斜位的心前缘隆起者,均须引起重视。

（六）先天性心脏病的 X 线表现

1. 房间隔缺损

房间隔缺损的典型 X 线表现为:右心房明显增大,右心室也增大;肺动脉段明显突出且搏动增强;肺动脉高压,"肺门舞蹈"征。房间隔缺损较小、分流甚轻者,心脏普通 X 线检查可无异常表现,主要依靠心导管、超声心动图等其他检查方法确诊;房间隔缺损较大并有重度肺动脉高压者,可有肺动脉段显著膨隆如瘤样,肺门部血管扩张而外围血管纤细、稀少呈"残根截断"状及心脏明显增大等表现。

2. 室间隔缺损

室间隔缺损的 X 线征象主要取决于缺损的大小、左向右分流的程度以及肺动脉高压的程度等。缺损较小、左向右分流量少者,对心脏功能可不产生影响,其 X 线平片也可无异常表现,患者的预后也良好。中等大小的缺损、中等量左向右分流者,其典型 X 线表现为心脏中度以上增大呈"二尖瓣型",以左、右心室增大为主,左心房也相应较大;肺动脉段多为中等以上增大,搏动增强;肺血增多,肺门大血管扩张,有时可见"肺门舞蹈"征。缺损较大、分流量较大者,当肺动脉压力升高接近或超过左心室压力时,则可造成双向分流或右向左分流,即"艾森曼格综合征"。其 X 线表现主要是重度的肺动脉高压,左、右心室均明显扩大等。

3. 动脉导管未闭及主动脉窦瘤

(1)动脉导管未闭的典型 X 线表现:①心影呈轻度到中度增大呈"二尖瓣型"或"二尖瓣-主动脉型";左心房、左心室、右心房、右心室均可增大,但以左心室增大最显著。②心脏肺动脉段多呈轻度到中度凸出,主动脉球增宽,约 1/2 的患者可见"漏斗征",心脏及大血管的搏动增强,甚至可见"陷落脉"。③肺血增多。

(2)主动脉窦瘤的典型 X 线表现:①在未穿破之前,主动脉窦瘤一般较小,所以常无异常表现。②在穿破右心室后,形成心底部左向右分流,表现为心影呈"主动脉型"增大。左、右心室均增大,而以左心室增大为主。肺血呈轻度增多,常与心脏增大程度不相称。升主动脉常较膨隆,且搏动增强,亦可有"陷落脉"。

在临床上,为了与其他分流畸形相鉴别,在手术之前常须进行心血管造影检查来确诊。

4. 肺动脉瓣狭窄和法洛四联症

(1)单纯性肺动脉瓣狭窄临床上最常见,其典型 X 线表现为:①心脏呈"二尖瓣型",右心室扩大为主,右心房也增大。心影轻度增大或正常。肺动脉段凸出而呈特殊的直立状。②两肺肺血减少。但在部分病例,左肺动脉因狭窄后扩张而增粗,而右肺动脉仍缩小。③左心缘的肺动脉段和左肺动脉搏动增强,而右肺动脉搏动减弱。

(2)法洛四联症是一组复合的先天性心血管畸形,包括肺动脉狭窄、高位室间隔缺损、主动脉骑跨和右心室肥厚。在以上 4 种畸形中,前两者起主导作用,后两者为继发改变。其典型 X 线表现为:①心脏呈"靴型",心腰凹陷,心尖上翘,右心室增大。心影轻度增大或正常。②主动脉增宽,约 1/3～1/4 的患者可见右位主动脉弓。③肺血常明显减少,肺门影缩小,搏动弱。④右心室及肺动脉造影表现具有确诊价值(图 11.1.35)。

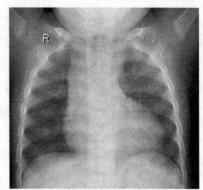

图 11.1.35 法洛四联症的 X 线表现

（七）心肌病和心包炎的 X 线表现

1. 扩张型心肌病

扩张型心肌病的典型 X 线表现为:①心脏普遍增大,常呈球形,且高度增大,约占半数。这是因为心肌松弛无力造成心腔扩大所致。心脏扩大以左心室为主,其次为左心房及右心室,而主动脉结、肺动脉段和上腔静脉大多正常。②心脏搏动普遍减弱者为多,也可仅见左心室减弱,但无搏动消失,这是与心包积液的鉴别点。③肺循环多见肺瘀血及间质性肺水肿等现象。

2. 渗出性心包炎

渗出性心包炎常继发于结核、风湿、化脓感染等多种病变,其典型 X 线表现为:①心脏向两侧增大呈普大型或球形。心腰和心缘各弓的分界消失,心膈角变锐。侧位见心脏主要向前下增大。卧位见心底部明显增宽。短期复查心影大小有明显变化。②心脏搏动明显减弱以致完全消失,但主动脉多为正常。③部分患者上腔静脉扩张,但肺血多正常。

3. 缩窄性心包炎

各种心包病变引起的心包增厚、粘连、纤维化等可导致缩窄性心包炎,其主要典型 X 线表现为:①因心包的增厚粘连,形成一侧或两侧心缘僵直,各弧分界不清,心影呈近似三角形,心脏不增大或稍有增大,局部可有膨隆、成角及心包钙化等。②心脏搏动微弱,甚至完全消失,上腔静脉或奇静脉扩张,肺瘀血及间质性肺水肿,左心房增大等。

四、消化系统

（一）消化系统 X 线检查方法及正常 X 线表现

胃肠道钡剂造影是利用高密度物质(医用硫酸钡)在胃肠道中形成鲜明对比而使之显影。检查注意事项如下:①透视检查与平片相结合。②除了注意胃肠道的形态改变外,同时还要注意其功能、蠕动、柔软度、移动度等。③胃肠检查必须连续多次进行,以观察其动态变化。

（1）食管的正常 X 线表现:食管起自第 6 颈椎,下达第 11~12 胸椎。食管共分 3 段,以主动脉弓和第 8 胸椎为界;食管起始部和穿过横膈处为 2 个生理性狭窄;3 个压迹分别位于主动脉弓、左主支气管和左心房;正常食管的宽度为 2~3 cm,有 2~4 条纵形黏膜皱襞等。

（2）胃的正常 X 线表现:胃分为胃底、胃体和胃窦三部分。贲门周 2.5 cm 以内称贲门区,幽门前 4~5 cm 的范围称幽门前区。胃的内上缘称胃小弯,外下缘称胃大弯。其最低点称胃下极,立位片在髂嵴连线上下 5 cm 范围内。胃的形态与体型、张力及神经状态有关,分为牛角型、鱼钩型、无力型和瀑布型。胃的黏膜皱襞在小弯呈光滑的平行条纹,而大弯渐变为横行或斜行,胃底部呈网状。皱襞的宽度在胃窦部为 2~4 mm,胃体部 5 mm。良好的双重造影可显示胃小区等。胃的蠕动自胃体上方开始呈对称性收缩,正常胃在服钡剂后 2~4 h 内排空,超过 6 h 为异常。

（3）十二指肠的正常 X 线表现:十二指肠呈"C"形,分为球部、降部、横部、升部。其内侧为胰头。球部呈三角形或半球形,边缘整齐。降部和横升部钡剂通过快,可见羽毛状的黏膜皱襞。

（4）空、回肠的正常 X 线表现：空肠分布在左上腹、左下腹和中腹部，钡剂通过快，蠕动活跃，有羽毛状黏膜皱襞。回肠分布在右腹部及盆腔，钡剂通过较慢，蠕动不明显，黏膜皱襞细而少。

（5）大肠的正常 X 线表现：大肠分为盲肠、升结肠、结肠肝曲、横结肠、结肠脾曲、降结肠、乙状结肠和直肠，围绕于腹腔四周，可见结肠袋、半月皱襞。

（二）胃肠道病变的基本 X 线表现

1. 轮廓的改变

（1）龛影：胃肠道壁局部溃烂破坏形成的缺损区，由钡剂充盈后造成的局部凸出于胃、肠内壁轮廓之外影，以切线位显示最清楚。

（2）憩室：胃肠道壁局部薄弱而向外膨出形成的袋状空腔，钡剂充盈后呈袋状影，其轮廓光滑，内有正常黏膜，与龛影不同。

（3）充盈缺损：胃肠道肿瘤向腔内生长所占据的空间不能为钡剂所充盈的表现。其形态、大小、位置、数目、轮廓等均与肿块一致。

2. 黏膜皱襞的改变

（1）黏膜破坏：表现为局部黏膜皱襞消失，多为癌肿所致。

（2）黏膜皱襞平坦：可由黏膜下炎症水肿或癌肿浸润所致。

（3）黏膜皱襞增宽和迂曲：由炎症浸润、肿胀或结缔组织增生所致。

（4）黏膜皱襞集中：皱襞向一点集中而呈车轮状或放射状，多为慢性溃疡引起。

3. 管腔大小的改变

胃肠道局部收缩或扩张等可引起管腔大小的改变。

4. 位置和移动度的改变

病变的压迫和推移可改变胃肠道正常位置，形成压迹；可使胃肠道移动度减弱、消失，并可触及相应的肿物等。

5. 功能的改变

功能的改变可与器质性病变共存，也可单独存在。

（1）张力改变：张力增高表现为管腔缩窄变小，张力减低表现为管腔扩张。

（2）蠕动改变：蠕动波的多少、深浅、频率和方向的改变。

（3）运动力改变：代表胃肠道运送食物的能力的改变。

（三）食管异物、憩室、静脉曲张的主要 X 线表现

1. 食管异物

检查前应先认识异物的种类，其 X 线表现也随之而异。例如：对于金属异物，X 线平片即可诊断；对于低密度食管异物，须行钡餐或钡棉絮检查等。

2. 食管憩室

食管憩室分内压性和牵拉性。前者表现为囊状影；后者表现为三角形等。

3. 食管静脉曲张

食管静脉曲张主要发生在食管下段，检查时应注意体位、方法等。X 线表现为黏膜皱襞增宽、迂曲,甚至呈蚯蚓状或串珠状,管壁轮廓不整如锯齿状,但管壁柔软、可变等(图11.1.36)。

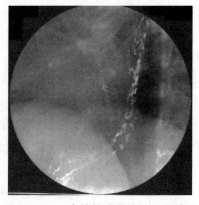

图11.1.36 食管静脉曲线的X线表现

(四)食管肿瘤的主要X线表现

1. 食管平滑肌瘤

食管平滑肌瘤是食管最常见的良性肿瘤,其X线表现为边界光滑的充盈缺损等。

2. 食管癌

食管癌是最常见的食管恶性肿瘤,其X线表现如下:

(1)早期食管癌:位于食管黏膜或黏膜下层。X线检查应使用低张双重对比方法,表现为局部黏膜不整、高低不平或小息肉状充盈缺损等。

(2)中晚期食管癌:侵及肌层。X线表现分4种类型,即溃疡型、蕈伞型、缩窄型、髓质型。

(五)贲门失弛缓症及食管外压性病变的主要X线表现

1. 贲门失弛缓症

贲门失弛缓症的X线表现主要为:

(1)食管呈一致性扩张增宽,边缘光滑,扩张显著者可超过左侧纵隔阴影;食管的蠕动减弱或消失;食管内滞有大量液体而有液平面,且钡剂呈瀑布状下沉。

(2)食管下段呈鼠尾状对称性狭窄,边缘光滑整齐,黏膜存在;狭窄段可呈间歇性开放,而使钡剂进入胃中。

(3)胃泡较小,钡剂常沿胃小弯向下。

(4)并发炎症或溃疡时可出现龛影。

2. 食管外压性病变

食管邻近器官的病变可造成食管的受压移位。其X线特征表现为:压迹多呈弧形,上、下缘呈移行斜坡状,管壁光滑完整而柔软,黏膜完整且受压移位等。

(六)食管裂孔疝及反流性食管炎的X线表现

1. 食管裂孔疝

食管裂孔疝由腹腔脏器经过食管裂孔进入胸腔引起,最常见的是膈疝。X线检查时应注意增加腹压、多体位翻转、多轴观察等。其典型X线表现如下:

(1)较大疝囊可在透视下和平片上见到心影左后方有含气囊腔,立位有液平,吞钡后可证实为疝囊。

(2)较小的疝囊或滑动性疝,可在膈上发现疝囊,其内有胃黏膜;膈上出现食管–胃环等。

2. 反流性食管炎

反流性食管炎是由食管–贲门部防反流功能障碍造成胃内容物反流入食管下段而引起的炎症。其X线主要表现如下:

(1)早期主要表现为局部食管失去扩张性。例如,在立位吞咽大口钡剂时,无食管下段的扩张。

（2）炎症达到一定程度时,食管下端除狭窄变细外,还可出现第三收缩波以及黏膜肥厚变粗为颗粒状,有时可见多发小溃疡。

（3）慢性期黏膜皱襞消失,管腔狭窄更甚,狭窄以上扩张等。

（七）胃、十二指肠溃疡的主要 X 线表现

1. 胃溃疡

（1）龛影:是溃疡本身的直接反映,多见于胃小弯,呈乳头状、锥状、半圆状等。龛影边界光滑、密度均匀;其口部因黏膜不同程度的水肿而出现黏膜线、项圈征、狭颈征、龛影周围黏膜纠集等（图11.1.37）。

（2）功能性改变:龛影对侧常见痉挛性切迹、胃窦痉挛、幽门痉挛等;胃分泌物增多;胃蠕动增强或减弱等。

（3）恶性变表现:治疗过程中龛影增大;龛影周围出现充盈缺损如指压征;龛影变为不规则状或边缘出现尖角征;龛影周围黏膜破坏中断;蠕动消失;出现肿块等。

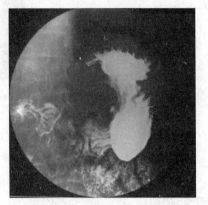

图 11.1.37　胃溃疡的 X 线表现
（小弯侧龛影形成）

2. 十二指肠溃疡

90% 的十二指肠溃疡发生在球部,其 X 线表现为:

（1）龛影:较小,多数直径在 3 mm 以下,边界光滑整齐,周围有透明带或放射状皱襞等。

（2）球部变形:为常见征象,由瘢痕收缩或局部痉挛所致,表现为"山"字形、三叶形、葫芦形等。

（3）功能改变:激惹征象等。

（八）胃肿瘤的主要 X 线表现

1. 胃的良性肿瘤

以腺瘤和平滑肌瘤常见,其主要 X 线表现如下:

（1）大多发生于胃的体部或窦部,呈圆形或椭圆形,边界光滑整齐,大多在 2 cm 以下。

（2）常为单发性,仅息肉为多发,周围黏膜正常;平滑肌瘤可有正常黏膜覆盖其表面,中心部可形成龛影。

（3）胃壁柔软,蠕动改变不明显。

2. 胃癌

胃癌的 X 线表现按不同类型有以下特征:

（1）蕈伞型:又称肿块型、菜花型等,表现为形状不规则的充盈缺损,可有分叶,表面凹凸不平,附近黏膜皱襞中断、消失,胃壁僵硬,蠕动消失等。

（2）溃疡型:不规则半月状的巨大腔内龛影,边缘不整形成尖角;龛影周围环绕宽窄不等的透明带,称"环堤"（图11.1.38）;龛影口部常有特征性指压迹和裂隙征;附近黏膜破坏、中断;胃壁僵硬,蠕动消失等。

（3）浸润型:可发生于局部胃壁或全胃。其 X 线表现主要是胃壁僵硬、管腔狭窄、黏膜破坏、蠕动消失。如发生在胃窦,形成漏斗状胃;发生于全胃,则形成皮革状胃。

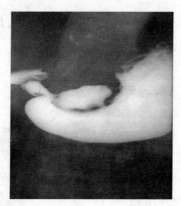

小弯侧不规则龛影,内缘不整齐,有多个尖角;龛影位于胃轮廓内;

龛影外围绕有宽窄不等的"环堤",有指压状充盈缺损

图 11.1.38　胃癌的 X 线表现

3. 胃良恶性溃疡的 X 线鉴别诊断

(1) 良性溃疡:一般较小,呈圆形或椭圆形,边缘光滑整齐;龛影口部因黏膜水肿而有黏膜线、项圈征、狭颈征;黏膜纠集;附近胃壁柔软,可见蠕动等。

(2) 恶性溃疡:常较大,形状不规则呈扁平状,有尖角;位于胃轮廓之内;龛影周围有指压征或不规则"环堤";黏膜破坏、中断、消失;胃壁僵硬,蠕动消失等。

(九) 胃、十二指肠其他病变的主要 X 线表现

1. 胃窦炎

胃窦炎是常见病,其 X 线表现为:胃窦痉挛性收缩;胃窦向心性狭窄,狭窄段黏膜尚可显示;黏膜增粗、紊乱等;合并胃黏膜脱垂。

2. 胃黏膜脱垂

胃黏膜脱垂由肥大、水肿的胃窦黏膜随蠕动通过幽门管进入十二指肠球部引起。其主要 X 线表现为:幽门管增宽,且不能完全关闭;胃窦黏膜皱襞增粗、紊乱并延伸通过幽门管进入十二指肠;十二指肠球部基底可见对称性充盈缺损。

3. 胃扭转

胃扭转为胃沿其长轴上下翻转或左右翻转引起。其 X 线表现为:立位透视或摄片可见上腹部有一巨大液平面,正常的胃泡难以显示;钡餐可见胃大弯向上、向右翻转,胃的后壁向前,十二指肠球部也上移;而左右翻转时则胃体、胃窦翻向左上,十二指肠转向左前方。

(十) 肠结核和 Crohn 病的主要 X 线表现

1. 肠结核

肠结核多发生于回盲部,侵犯末段回肠及盲肠,也可侵及升、横结肠。分溃疡型和增殖型两种。X 线检查以钡餐为主,有时可结合钡灌肠检查。其 X 线表现如下:

(1) 激惹:因肠管刺激性增高引起。表现为钡剂不在病变区停留而呈跳跃状,即病变近侧和远侧均有钡剂充盈,而回盲部却无钡剂充盈。

(2) 黏膜改变:早期主要是粗大,甚至消失;可形成多发表浅溃疡。慢性期则可形成多发小息肉样增生,黏膜面凹凸不平;肠管边缘不整,有时形成窦道。

（3）肠管狭窄变形：因纤维组织增生而使肠壁增厚致肠腔狭窄甚至可如线状；结肠袋消失；也可显示指压状充盈缺损；肠管缩短、粘连、肠曲不能分开等。

（4）倒伞征：回盲部肥厚增大在盲肠内侧出现凹陷，呈外侧宽大、内侧尖小的三角形影；有时因回肠末端狭窄和黏膜粗大而向回肠侧集中呈伞状。

（5）左半结肠受累：病变广泛者左侧结肠也可累及。

（6）肠道动力改变：早期蠕动亢进，晚期因纤维组织增生、狭窄、粘连等出现排空延迟等。

2. Corhn 病

Corhn 病又称局限性肠炎，是病因不明的胃肠道慢性肉芽肿病，常发生于回肠末端。其 X 线表现如下：

（1）黏膜改变：早期因充血、水肿而使黏膜平坦、变形、增粗、紊乱等；黏膜表面多发溃疡表现为肠管边缘尖刺状；肠管因痉挛而狭窄等。

（2）"鹅卵石征"：为大量肉芽组织增生和纵行、横行溃疡交错而形成的息肉状表现。

（3）假憩室：溃疡发生的一侧肠壁痉挛收缩使对侧膨出而成。

（4）肠系膜缘可见纵行溃疡形成。

（5）晚期主要表现为肠腔狭窄和梗阻，线样征是本病的特征之一。可有瘘管形成、肠壁间距离增大、肠腔固定等表现。

（十一）结肠息肉、息肉状癌和先天性巨结肠的主要 X 线表现

1. 结肠息肉

结肠息肉以腺瘤最常见，可单发或多发，可带蒂，少数可恶变。X 线检查以双重对比造影显示最好。其 X 线表现为边缘光滑的圆形或椭圆形充盈缺损，一般在 5 mm 左右，肠腔不狭窄，黏膜、肠袋正常。

2. 息肉状癌

息肉状癌主要由良性息肉恶变形成，一般以较大的广基息肉癌变为多。其 X 线表现主要为形状不规则的菜花状充盈缺损，大多为广基型，局部肠壁收缩而产生切迹，其形态、位置不变。

3. 先天性巨结肠

先天性巨结肠是由于肌间神经丛的神经细胞先天性缺如，造成局部肠管痉挛狭窄，从而引起近侧肠管扩张等。钡灌肠 X 线检查可见其狭窄段、肠腔扩张等。

（十二）溃疡性结肠炎和结肠癌的主要 X 线表现

1. 溃疡性结肠炎

溃疡性结肠炎的 X 线表现如下：

（1）病变处呈强烈痉挛收缩，黏膜不清，如"线样征"。

（2）结肠袋变浅，轮廓毛糙或锯齿状，黏膜紊乱、粗细不均等。

（3）慢性期黏膜增生形成息肉状充盈缺损等。

（4）晚期因广泛纤维组织增生使肠腔僵直、狭窄、缩短如"铅管征"等。

（5）显示广泛细小的表浅龛影，这对早期诊断很重要。

2. 结肠癌

早期多表现为椭圆形、边缘光滑的充盈缺损等,进展期可表现为 3 种类型,即息肉型、溃疡型、浸润型。

(十三)急腹症的主要 X 线表现

急腹症的基本 X 线征象为:①腹腔积气:游离性腹腔积气称气腹,最常见于胃肠道穿孔、人工注入或腹部术后等。X 线表现特征是气体随体位而变动。②腹腔积液:在积气的肠腔衬托下显示为充气的肠曲漂浮于液体之上、肠曲间隔增大等。③肠腔积气、积液:是肠道梗阻的主要表现,肠腔扩张可见液平面等(图 11.1.39)。④腹壁脂肪层模糊不清:是急腹症的常见表现。

1. 胃肠道穿孔

膈下新月状游离气体是胃肠道穿孔的典型 X 线表现(图 11.1.40)。

2. 单纯性小肠机械性梗阻

单纯性小肠机械性梗阻的 X 线表现为:①梗阻以上肠曲有大量气体、液体,表现为肠腔扩张、阶梯状液平面等。可根据充气肠腔皱襞的多少、形状来推测梗阻的部位。②梗阻以下肠腔闭合,气体排出或吸收而不显影等。

3. 绞窄性肠梗阻

绞窄性肠梗阻的 X 线表现为:①假肿瘤征:因绞窄肠曲中充满大量液体而形成,表现为儿头样致密影等。②空回肠换位征:多为小肠扭转所致,表现为充气回肠位于上腹部,而空肠位于下腹部等。③小跨度蜷曲肠袢:充气肠曲如花瓣、同心圆、"8"字、香蕉等形态。④绞窄肠袢大量充气而显著扩张,呈咖啡豆征。

4. 麻痹性肠梗阻

麻痹性肠梗阻为肠道的运动功能障碍所致,其 X 线表现为:全部胃肠道均胀气;胀气的肠曲分布杂乱,无连续性,大小不一;积液较积气轻,无明显液平面等。

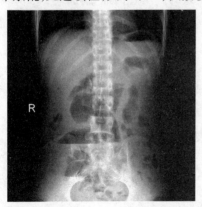

图 11.1.39 肠梗阻的 X 线表现

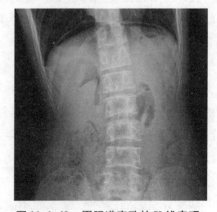

图 11.1.40 胃肠道穿孔的 X 线表现

五、泌尿、生殖系统

(一) 泌尿系统的 X 线检查方法

1. 腹部平片

腹部平片为最基本的泌尿系统 X 线检查方法。腹部平片上可见肾脏外形呈蚕豆状,边界光滑,密度均匀,外缘为弧形,内缘平直。位于第 12 胸椎至第 2 腰椎平面,大小为(12~13)cm×(5~6)cm,两肾呈"八"字形,呼吸时可上下移动 2~3 cm,侧位片肾与脊椎重叠(图 11.1.41a)。

2. 静脉尿路造影

通过静脉注射造影剂后在不同时间摄片,以观察肾脏的功能和尿路形态等。静脉尿路造影时,正常的肾盂和肾盏在注射造影剂 2~3 min 即开始显影,15~30 min 显影最浓。正常肾小盏顶端呈杯口状,分为穹隆部和漏斗部。几个肾小盏汇合成肾大盏,肾大盏又汇合成肾盂。肾盂呈漏斗状,上缘微隆,下缘微凹,肾盂向下逐渐变小移行于输尿管。肾盂和肾盏正常变异甚多,但其边缘光滑规则,密度均匀(图 11.1.41b~d)。

3. 逆行尿路造影

在膀胱镜直视下插入输尿管导管,注入造影剂显示尿路形态。

4. 肾血管造影

通过主动脉造影或选择性肾动脉造影来认识肾血管情况。

5. 腹膜后充气造影

腹膜后充气造影可显示肾的外形及其与附近脏器的关系等。

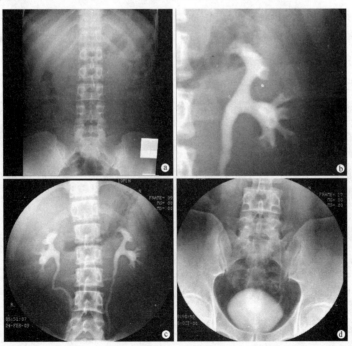

a:正常腹部平片的 X 线表现(显示双侧肾脏);b~d:正常静脉尿路造影的 X 线表现(b. 肾小盏,c. 肾盂、输尿管,d. 膀胱)

图 11.1.41 泌尿系统的正常 X 线表现

（二）泌尿系统先天性发育异常的主要 X 线表现

1. 肾融合

肾融合又称马蹄肾。尿路造影、腹膜后充气造影显示良好。X 线表现为：两肾位置低，下极互相融合且接近于髂嵴平面；肾轴自外上斜向内下方，与正常相反；肾盂、肾盏旋转不良，肾盂在前方靠近中线，肾盏指向后内方；肾盂、肾盏常扩大或合并结石。

2. 异位肾

异位肾大多位于盆腔、膈下甚至胸腔，或者位于对侧。X 线表现为：平片可见肾性肿块影位于盆腔、膈下或胸腔；尿路造影可见肾脏位置异常、固定，输尿管过长或过短，以过短输尿管常见；尿路造影显示肾脏位置上下移动，而且输尿管长度正常，称之为"游走肾"。

3. 肾旋转不良

肾旋转不良的 X 线表现为肾轴异常，肾盂横径变窄且肾盏及杯口均因重叠而不能显示或仅部分显示，输尿管的位置距脊椎较远即偏外侧等。

4. 肾盂及输尿管畸形

（1）肾盂、输尿管重复畸形：又称双肾盂、双输尿管，是一种常见的发育异常。造影表现为：患肾有双肾盂（单侧或双侧），有一条或两条输尿管合并后进入膀胱或分别进入膀胱等。

（2）输尿管异位开口：输尿管开口可在膀胱内或膀胱外，多合并双肾盂、双输尿管畸形，可为单侧或双侧。尿路造影显示双肾盂、双输尿管畸形，偶尔可见输尿管全长及异位开口等。

（3）腔静脉后输尿管：正常输尿管位于下腔静脉的外侧。而腔静脉后输尿管从下腔静脉的后面绕至其内侧，再回到正常路线。由于输尿管位于腔静脉与脊柱之间，受压而产生上端输尿管扩大积水。造影表现为右肾积水，输尿管向中线移位与脊柱重叠，阻塞点以上输尿管积水，呈"S"形畸形等。

（4）输尿管囊肿：系先天性输尿管口狭窄及输尿管壁发育不全致输尿管下端形成囊肿。造影显示膀胱内蛇头状充盈缺损等。

5. 膀胱畸形

（1）重复膀胱：分完全性或不全性重复，X 线表现为膀胱内完全性或不全性分隔等。

（2）膀胱外翻：X 线表现为合并骨盆畸形等。

（3）膀胱憩室：造影表现为膀胱袋形外突，可单发或多发等。

（4）脐尿管囊肿：为少见的先天性畸形。侧位腹部平片可见脐下方有一软组织影与前腹壁相连，肠管受压移位等。

（三）尿路梗阻及肾积水的主要 X 线表现

1. 尿路梗阻

尿路梗阻指自肾集合管至尿道任何部位发生梗阻而影响尿的分泌和排出。根据梗阻病因的不同，可分为机械性梗阻和动力性梗阻。机械性梗阻常见的原因为结石、先天性狭窄、肿瘤、炎症及前列腺增生等；动力性尿路梗阻是由于神经支配紊乱造成的，而尿路没有器质性阻塞。神经源性膀胱的造影表现为膀胱壁边缘凹凸不平、憩室形成、膀胱呈钟形等。

2. 肾积水

根据肾积水程度的不同,在造影片上表现为肾小盏杯口变平、肾盂扩大,甚至肾盂不显影等。

(四)泌尿系统结石的主要 X 线表现

1. 尿路结石

尿路结石可位于肾至尿道的任何部位,多数结石为阳性结石,故腹部平片检查是主要的诊断方法。通过造影检查可判断有无阴性结石、尿路梗阻和感染等。

2. 肾结石

肾结石多位于肾盂、肾盏中,分为鹿角形、桑葚状和分层状结石 3 种。结石可单发或多发,也可发生在单侧或双侧。具有肾盂、肾盏形态的"铸型"结石是其 X 线表现特征。结石常合并尿路梗阻感染,须进行造影检查来进一步诊断,主要表现为梗阻以上肾盂、肾盏扩大的肾积水征象。

3. 输尿管结石

输尿管结石常位于输尿管生理狭窄处,呈枣核状,其长轴与输尿管一致(图 11.1.42)。

4. 膀胱结石

男性儿童多见,结石大小不等,常位于骨盆正中,表现为桑葚状、分层状,其特征是可随体位改变而移动。

5. 尿道结石

尿道结石多呈分层状黄豆大小阴影,男性的后尿道多见。

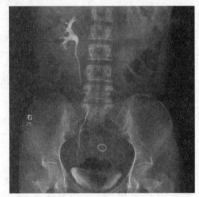

图 11.1.42　左侧输尿管上段结石的 X 线表现

(五)泌尿系统结核的主要 X 线表现

尿路结核大多继发于肺结核,目前仍为我国的常见病,尤以肾结核最多见,可逐渐发展至输尿管、膀胱以及男性生殖器等。

1. 肾结核

肾结核的 X 线表现:可见结核病灶的钙化阴影,表现为不规则的斑片状、絮状,大小不等的高密度影。全肾破坏、肾无功能和全肾的弥漫性致密钙化,称为"肾自截"。造影表现:早期表现为肾小盏杯口虫蚀状破坏,典型征象为肾盏外肾实质内不规则空洞形成;进展期表现为肾小盏、肾大盏均破坏,可见肾盏边缘不整、密度不均(图 11.1.43);后期表现为病变累及全肾形成"结核性脓肾"等。

2. 输尿管结核

其主要 X 线表现为输尿管不规则狭窄、扩张,呈串珠状等(图 11.1.43)。

3. 膀胱结核

膀胱结核的 X 线表现为膀胱壁增厚、轮廓不清、体积缩小,呈"挛缩性膀胱"等,多合并一侧肾结核、对侧肾积水等。

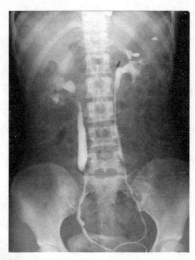

右肾盂内一高密度影,右肾盂、肾盏显影不良,双侧输尿管不规则,节段性狭窄或扩张

图 11.1.43 右肾和输尿管结核合并右肾盂结石的 X 线表现

(六) 女性生殖系统的 X 线检查

1. 子宫输卵管造影

子宫输卵管造影是指在妇科医师协助下将导管放入子宫颈管后注入造影剂,以观察子宫及输卵管的形态、大小、位置等。

2. 常见的子宫输卵管病变

(1) 发育畸形:如双子宫畸形、双角子宫、纵隔子宫、单角子宫等。

(2) 结核:X 线表现主要为输卵管狭窄、僵硬、边缘不整、粗细不均呈"串珠状";输卵管伞部梗阻表现为局部膨大如花蕾状;病变累及子宫腔时会使子宫变形、边缘凹凸不平。

(3) 炎症:造影表现为输卵管伞部扩大、梗阻等。

(4) 肿瘤:以子宫肌瘤多见,造影表现为子宫腔内充盈缺损。

3. 节育器的 X 线检查

一般情况下行透视检查即可诊断。节育器正常位置:立位在耻骨联合上 2～6 cm、中线两侧 3 mm 范围内,呈圆形、椭圆形等。

六、中枢神经系统

(一) 正常头颅的 X 线表现

正常头颅的 X 线表现如下:

(1) 头颅外形:头颅最大横径与最大前后径之比,称头颅指数。中国人多为短头型,即头颅指数大于 80%。

(2) 颅壁:成人均为 3 层(初生儿仅 1 层),外层骨板较内层厚,中层称板障,为松质骨,含骨髓。

(3) 颅缝:为各骨的连接处。婴幼儿的颅缝较宽,随年龄增大而渐窄进而闭合。颅缝的 X 线表现为锯齿状阴影,闭合后为致密条状。矢状缝和"人"字缝均可见于平片上。

（4）血管压迹：最主要的血管压迹是脑膜中动脉经棘孔入颅后分为前、后两支,前支粗大压迹明显,在侧位颅片上常见冠状缝稍后向上分布。后支压迹小,不明显。板障静脉呈粗细不均、无规律的条状透明影,多分布在顶部。横窦及乙状窦亦可见于后枕部,侧位片清楚。

（5）脑回压迹：多见于颞骨、额骨、顶骨及枕骨,X线表现为圆形或椭圆形低密度影。

（6）蝶鞍：位于侧位片颅底部中央,呈中心凹陷,后及前均有骨质隆起,X线表现为边界清楚光滑的阴影。其下方为蝶窦,可呈圆形、椭圆形及扁平形3种,前后径为7~16 mm,深为7~14 mm,它的大小及附近骨质情况和多种颅内病变有关,故在诊断上甚为重要。

（7）颅底各孔：在颅底位照片上常见的有卵圆孔、棘孔和破裂孔等。

（8）颅内生理性钙化斑：主要有松果体钙化（位于蝶鞍后上方）、侧脑室脉络膜丛钙化（位于正位片中线两侧约2.5 cm处,为直径0.5~1.5 cm的片状）、大脑镰钙化（正位片显示中线有致密影,在鼻骨基部向上延伸）。

（二）颅骨常见病变的X线表现

1. 颅骨骨折

颅骨骨折分线状骨折、粉碎骨折和凹陷骨折3种,以顶骨、额骨较为多见。枕骨骨折多须摄枕位片方可显示,凹陷骨折多须取切线位才可诊断。颅底部骨折则较难诊断。对颅外伤病例尤需注意有无颅内血肿,故应进一步做CT检查等。

2. 颅内高压

颅内高压可由多种病变引起,如肿瘤、脓肿等占位性病变或脑脊液通路的梗阻性脑积水。其主要X线表现为：颅缝分离（以小儿多见）,蝶鞍改变（如后床突和鞍背的骨吸收所致的蝶鞍扩大等）,脑回压迹增多、加深,颅骨普遍萎缩变薄,血管压迹改变,即板障静脉、蛛网膜粒等均可增大、增深。

3. 垂体肿瘤

垂体肿瘤的种类甚多,一般按细胞染色分嗜酸细胞瘤、嗜碱细胞瘤和厌色细胞瘤,它们均各有其内分泌素的特征,但对蝶鞍的影响主要是鞍背和后床突竖直、蝶鞍浓度增大等改变。

（三）脑血管造影的方法、正常脑血管和病变脑血管的造影表现

1. 脑血管造影的方法

脑血管造影的具体方法是：从股动脉插入导管,在透视下将导管端插至颈总动脉或椎动脉开口处,注入造影剂,即可使脑动脉显影,摄正侧位片。椎动脉造影时须摄枕位片。脑血管造影是诊断脑血管性病变如动脉瘤、动静脉畸形的主要方法。

2. 正常脑血管的造影表现

正常脑血管的造影表现（图11.1.44）如下：

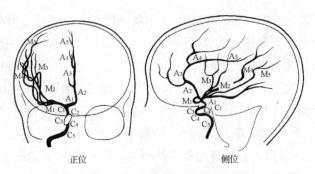

正位　　　　　　　　　　　　　侧位

图 11.1.44　正常脑血管的造影表现

（1）脑的主要血管为颈内动脉，两侧对称，并且在蝶鞍上方形成基底动脉环，使两个动脉系相通，互为补偿。

（2）颈内动脉从破裂孔入颅内，即进入海绵窦沿鞍旁出海绵窦后形成"虹吸部"，此后即分为大脑前动脉和大脑中动脉，还有眼动脉等分支。

（3）大脑前动脉主要供给大脑半球内侧面，可分为上行段、胼胝体膝段和水平段，又先后分出许多分支如额极动脉、胼周动脉、胼缘动脉和楔前动脉。在正位片上这些分支互相重叠，而侧位片上各分支均可清楚显示。

（4）大脑中动脉从虹吸部分出后沿蝶骨嵴后缘向外进入大脑外侧裂，形成许多分支，供应大脑半球外侧凸面脑组织。其主要分支有额顶升支、颞后支、顶后支和角回支等。位于大脑外侧裂中的中动脉主干沿岛叶外面向后。

（5）椎动脉由锁骨下动脉分出，经第 1～6 颈椎横突孔从枕大孔入颅，在脑桥下缘与对侧椎动脉汇合成基底动脉。其主要分支有小脑下后动脉、小脑下前动脉、小脑上动脉、大脑后动脉和脉络膜前动脉等。

3. 脑血管病变的造影表现

（1）脑动脉瘤：好发于颈内动脉、基底动脉环及其分支。造影常表现为虹吸部附近病变处突出的囊状阴影。老年人的动脉硬化性动脉瘤则多见于海绵窦段。

（2）脑血管发育畸形：可分动静脉血管畸形和海绵状血管畸形。前者造影表现为扩张迂曲的动静脉和沟通动静脉的异常血管；后者仅表现为一堆异常血管构成的海绵状多房囊样肿块。

（3）动静脉瘘：最常见的为海绵窦动静脉瘘，造影可见海绵窦与颈内动脉同时显影。

（4）脑动脉狭窄和闭塞：多由动脉硬化引起，常见于颈内动脉颈段或大脑中动脉。主要造影表现为显影突然中断、病变远侧不显影或病变处狭窄。

第二节 CT 诊断技能

一、颅脑 CT 诊断

（一）颅脑 CT 的正常解剖与颅脑先天性畸形的 CT 表现

1. CT 检查方法

扫描体位为横断面位及冠状面位扫描,前者为常规体位,层厚 5 mm 或 10 mm,检查方法多为平扫,必要时行增强扫描。

2. 颅脑 CT 横断面解剖

（1）颅底层面:由前向后显示眼眶上部、蝶窦、中颅凹底、枕骨及枕大孔等颅底结构。

（2）蝶鞍层面:可见垂体、桥池和脑桥小脑角池、岩锥与内听道,以及前、中、后颅凹脑组织结构,重点观察垂体和后颅凹结构。

（3）鞍上池层面:可见鞍上池、环池和四叠体池、中脑。

（4）三脑室层面:重点观察内囊、基底节和丘脑区。

（5）三脑室后部层面:显示内囊、基底节、丘脑、松果体区。

（6）侧脑室体层面:显示侧脑室体部、三角区和后角,增强可见直窦、上矢状窦、大脑镰强化影。

（7）侧脑室顶层:显示侧脑室顶部、大脑纵裂、脑皮质和脑髓质。

（8）脑室上层面:显示脑皮质、髓质、脑沟和大脑纵裂。

3. 常见先天性颅脑畸形的 CT 表现

（1）脑小畸形:常见的为先天性畸形,表现为脑实质缩小、脑室和蛛网膜下腔扩大以及颅腔和颅板的变化。

（2）脑大畸形:又称巨脑症,表现为颅脑圈套、脑室正常或轻度扩大。

（3）单侧大脑半球发育不全:可见患侧侧脑室扩大、透明隔和第三脑室等中线结构向患侧移位、颅腔狭小、颅板增厚、脑组织量减少。

（4）透明隔发育畸形:包括第五、第六脑室形成。

（二）颅脑肿瘤和脑卒中的 CT 表现

1. 胶质瘤

胶质瘤属脑内肿瘤,其中星形细胞瘤最常见,占胶质瘤的 45%。其 CT 表现为:Ⅰ级星形细胞瘤呈低密度、与脑质分界清楚、形态规则的肿块,增强时无或轻度强化;Ⅱ~Ⅲ级星形细胞瘤呈高密度、混杂密度病灶或囊性肿块,境界不清楚,形态不规则,周围水肿明显,有占位表现,病灶内可有点状钙化或出血。增强时有明显强化且在环壁上出现肿瘤结节为其特征。

2. 脑膜瘤

脑膜瘤属脑外肿瘤,是最常见的颅内肿瘤。平扫时表现为略高或等密度肿块,边界清楚光滑,基底与颅板相连或与硬膜相连,瘤内有点状或不规则钙化,有明显占位表现;增强时呈明显均一强化,边界更为清楚和锐利。

3. 垂体瘤

平扫时见鞍上池变形或闭塞,池内可见等或略高密度肿块,肿块中心可出现坏死或囊性病变,边界清楚、光滑;增强时肿瘤呈均一或周边强化,蝶鞍扩大,鞍背变薄。

4. 听神经瘤

听神经瘤的 CT 表现为:内听道扩大,呈圆形或分叶状低密度灶,边界清晰;增强时明显强化,第四脑室受压变形、移位或完全闭塞,梗阻上方脑室扩大。

5. 脑出血

脑出血好发于基底节区。CT 表现与血肿的病期有关。新鲜出血为边缘清楚、密度均匀的高密度区,2～3 d 后出血灶周围出现水肿带,1 周后血肿从周边开始吸收。血肿可破入脑室。

6. 脑梗死

脑梗死的 CT 表现与梗死类型及病期有关。

(1)缺血性脑梗死:24 h 内可无异常 CT 表现,以后平扫出现低密度或混杂密度区,累及髓质和皮质区,呈边缘不清的楔形。因伴水肿可出现占位表现,发病 3 d 后增强时可表现为皮质区脑回状强化。

(2)出血性脑梗死:梗死区内出现不规则的高密度影,占位表现明显,增强时低密度区可显示脑回状强化。

(3)腔隙性脑梗死:平扫示基底节区有 1.5 cm 以内的低密度区,占位表现轻。

(三)颅脑外伤及脑脓肿的 CT 表现

1. 颅内血肿

急性期为高密度灶,血肿形状与密度随血肿期龄和部位而不同。

(1)急性硬膜外血肿:表现为颅骨内板下方新月形薄层广泛的均匀高密度区,与脑表面接触缘清楚,常有轻微占位表现。

(2)急性硬膜下血肿:表现为颅骨内板下方新月形、薄层、广泛的均匀高密度区,亚急性期形状不变,但多为高或混杂或等密度,慢性期血肿呈梭形,为高、混杂等或低密度。

(3)急性脑内血肿:表现为脑内圆形或不规则形均匀高密度区,轮廓清楚,周围有脑水肿。如血流进入脑室或蛛网膜下腔,则积血处呈高密度影。

2. 脑挫裂伤

脑挫裂伤的 CT 表现为低密度水肿区内散在多发斑点状高密度出血灶,病变广泛时则有占位表现。

3. 硬膜下水肿

硬膜下水肿的 CT 表现为颅骨内板下方新月形、近于脑积液的低密度区,多见于额颞区,累及一侧或两侧。

4. 颅内感染

感染有化脓性、结核性、病毒性和真菌性感染以及脑寄生虫病。脑脓肿的 CT 表现为:早期表现为边缘模糊的低密度灶,伴有占位效应;当脓肿形成时,在大片低密度区内可见等密度环,壁薄和环形强化,脓腔内可出现气泡或液面。CT 检查可明确脓肿的部位、大小、数目和多房性。

二、胸部 CT 诊断

(一)肺部疾病的 CT 表现

1. 胸部 CT 检查方法

患者取仰卧位,采用 10 mm 层厚,间隔 10 mm 扫描,对肺门部或肺内较小病变可采用 5 mm 层厚或更薄层厚扫描。一般不需增强扫描。当需观察病变与血管的关系、鉴别是血管断面还是增大的淋巴结或疑为血管畸形时,可行增强扫描。

2. 正常胸部的 CT 表现

观察胸部 CT 表现时,采用肺窗位观察肺实质,纵隔窗位观察纵隔内的结构。

(1)肺窗位:两肺野内可以看到由中心向外围走行的肺血管分支,由粗渐细,两下肺野部肺血管纹理较粗为正常表现,叶间裂 CT 片上呈少血管带或纤细的线状影。

(2)纵隔窗位:按纵隔胸腔入口平面、胸骨柄平面、主动脉窗平面、主动脉弓平面、气管分叉平面和左心房平面共 6 个基本的纵隔平面看其主要的 CT 解剖,以说明其主要结构的关系。

3. 肺癌的 CT 表现

(1)肺内癌灶:为类圆形或分叶状结节或肿块,病灶边缘有毛刺或棘状突起,鳞癌病灶中可出现空洞,其壁较厚,壁的内缘凹凸不平。

(2)支气管改变:包括支气管管壁增厚、支气管狭窄、支气管梗阻和肺不张等。

(3)肺门纵隔淋巴结转移。

(4)胸膜及胸壁的表现:包括胸膜胸壁的浸润、胸膜凹陷征、胸膜播散和胸水等。

4. 肺转移瘤的 CT 表现

血行转移灶多位于胸膜下,呈 2~3 cm 或更大球形实性病灶,边缘清楚,大小不等,以两下肺叶病灶居多,淋巴转移表现为癌性淋巴管炎。

5. 结核瘤的 CT 表现

结核瘤以上叶尖段及下叶背段居多。病灶直径≤2 cm 者形状规则,边缘光滑清楚,密度均匀;>3 cm 者则边缘可不整齐,但无分叶,密度欠均匀,病灶内可有单发或多发空洞,引流支气管通向空洞内,病灶周围可见卫星灶,位于胸膜下的病灶见局限性胸膜增厚粘连。

6. 支气管扩张的 CT 表现

支气管扩张的 CT 表现与支气管内有无黏液柱、扩张类型及有无感染有关。

(1)柱状支气管扩张:有黏液柱时 CT 表现为柱状或结节状高密度影;当无内容物时则表现为管径内腔明显增大、聚拢、管壁增厚。

(2)囊状支气管扩张:CT 表现为分布集中的壁内外面光滑的空腔,其内可见液平,位于肺野中内部,合并感染时周围肺内有不规则高密度灶。

(3)静脉曲张型支气管扩张:CT 表现为支气管呈不规则串珠状。

(二)纵隔和胸膜疾病的 CT 表现

1. 胸腺瘤

胸腺瘤的 CT 表现为圆形或半圆形、光滑或分叶状肿块,肿瘤边缘或内部可有点状钙化,

CT 值为 15~50 Hu,有囊变时 CT 值接近于水的 CT 值。

2. 神经源性肿瘤

神经源性肿瘤的 CT 表现为:位于椎旁圆形或类圆形肿块,椎间孔及椎管可扩大。恶性者可致邻近骨破坏,良性者可致椎体压迫性骨破坏。

3. 皮样囊肿及畸胎瘤

皮样囊肿 CT 表现为囊性肿块,边缘光滑,可有壳状钙化。畸胎瘤 CT 表现为瘤内有牙和骨骼,其 CT 值决定于肿瘤组成成分。

4. 心包积液

心包积液的 CT 值为 12~40 Hu,心包增厚或钙化为慢性心包炎的表现。

5. 心脏肿瘤

以良性黏液瘤居多,CT 表现为心脏内软组织肿块。

6. 主动脉夹层动脉瘤

主动脉夹层动脉瘤的 CT 表现为两个增强密度的主动脉腔被一内膜瓣分隔,增强可显示双腔征象,真腔变扁,其造影剂浓度高于或等于假腔。

三、腹部 CT 诊断

(一)正常腹部的 CT 表现

1. 腹部 CT 检查方法

扫描前 30 min 被检者口服 1%~2% 的泛影葡胺 500 mL,取仰卧位。常规层厚 10 mm,胆、胰检查可选用 5 mm 或更薄层厚扫描。先进行平扫,大多需行增强扫描。

2. 正常腹部的 CT 表现

(1)肝脏:轮廓光整,分五叶八段。平扫显示肝实质密度均匀,CT 值为 40~70 Hu,肝内血管影不显示,增强时肝实质及肝血管明显强化。

(2)胆道系统:①胆道:正常肝内胆管与肝内门脉分支伴行,呈放射状分布,一般 CT 平扫图不能显示。约 82% 的正常胆总管影可见,其直径 <6 mm,胆总管与肝外门静脉的关系固定。②胆囊:位于胆囊窝内,呈水样密度,卵圆形,囊壁厚 2 mm,胆囊内容物的 CT 值为 -5~15 Hu。

(3)脾脏:轮廓光整,其长轴位于第 3~5 肋单元,密度均匀,CT 值为 30~60 Hu。增强早期皮质强化高于中间的髓质;随着时间的推移,密度趋向均匀一致,CT 值为 100~150 Hu。

(4)胰腺:位于脾静脉的前方,胰头前方为胃窦,右侧为十二指肠,降部后方为下腔静脉,胰头向下伸展是钩突部,胰尾在胃体、胃底的后方延伸到脾门区。胰腺形态不同,在 CT 扫描中的表现也不同,形态变化也大,但其外形改变是逐渐移行且光滑连续的,密度均匀或欠均匀,与其间质中含脂肪量有关。平扫 CT 值为 30~50 Hu,增强后 CT 值提高 20 Hu。以腰椎体横径作为标准比较胰腺大小,胰头 0.5~1、体部 1/3~2/3、胰尾部为 1/5~2/5 腰椎体横径大小,正常胰管直径一般不超过 3 mm。

(5)肾脏:①肾实质:正常肾横面呈圆形,可略分叶,边缘光滑,CT 值为 30~50 Hu。平扫肾实质与髓质密度一致,不能区分。增强早期皮质与髓质分界清晰。②肾窦与肾血管:肾门位于肾中部,右肾门位置比左肾门低1~2 cm,肾窦含脂肪。增强可显示肾血管,左肾静脉较右肾静脉长,直接汇入下腔静脉。③肾周筋膜和肾旁间隙:肾周间隙位于肾前、后筋膜之间,肾前间隙位于后腹膜与肾前旁筋膜之间,肾后旁间隙位于肾后旁筋膜与横筋膜之间。

(二)肝脏疾病的 CT 表现

1. 肝囊肿

肝囊肿的 CT 表现为边缘光滑、分界清楚、呈水样密度的球形病灶,大小不一,数目不等。增强扫描显示囊内无强化,囊壁薄而不显(图 11.2.1)。

2. 肝脓肿

肝脓肿平扫显示低密度占位,中心区平均 CT 值为 17 Hu,以圆形或椭圆形为主。巨大脓肿的形态不规则;病灶边缘多数不清楚;脓肿周围出现不同密度的环形带,称靶征或单环、双环征。增强后液化区 CT 值不变,周围的环有不同程度的增强。多房脓肿:显示单个或多个分隔,常有强化;病灶内气体较少见。

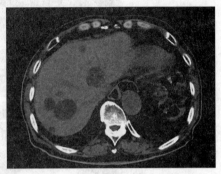

图 11.2.1 肝脏多发囊肿的 CT 表现

3. 肝血管瘤

肝血管瘤平扫显示低密度影,密度均匀。直径在 4 cm 以上的血管瘤病灶中央可见更低密度区,呈裂隙状瘢痕组织。增强扫描表现为"快进慢出",早期病灶边缘呈高密度强化,增强区域进行性向中心扩展,延迟扫描病灶呈等密度充填为其特征性 CT 表现(图 11.2.2)。

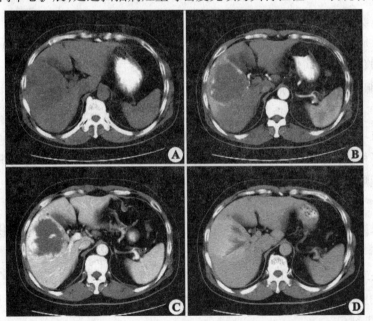

A:CT 平扫;B:动脉期;C:门脉期;D:延迟期

图 11.2.2 肝海绵状血管瘤的 CT 表现

4. 原发性肝癌

原发性肝癌平扫很难显示直径小于 1 cm 的病灶,多数为单个,也有多个病灶,以右叶最多见,其次为左叶,呈圆形、卵圆形、分叶状,病灶境界与肿瘤生长方式密切相关。病灶呈低密度影,可均匀或不均匀,增强扫描表现为"快进快出",动脉期(25~40 s)病变区明显增强;静脉期(60 s后)病变区又恢复到低密度影(图11.2.3)。

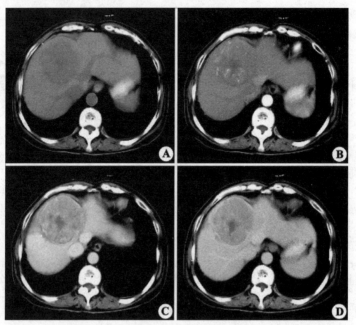

A:CT平扫;B:动脉期;C:门脉期;D:延迟期

图11.2.3　肝右叶原发性肝癌的CT表现

5. 转移性肝癌

转移性肝癌平扫显示低密度病灶,圆形,多发,病灶部分边缘模糊,部分清晰。增强扫描示病灶边缘强化或整个病灶均匀或不均匀强化,或出现牛眼征。

(三) 胰腺和肾脏疾病的CT表现

1. 急性出血坏死性胰腺炎

急性出血坏死性胰腺炎的CT表现为:胰腺弥漫性增大,密度下降或增高,胰包膜增厚、掀起或包膜下积液,或小网膜囊积液,肾旁筋膜增厚等。同时可出现蜂窝组织炎、脓肿或假性囊肿等并发症的CT表现。

2. 慢性胰腺炎

慢性胰腺炎的CT表现为胰腺体积缩小、胰管扩张呈串珠状、胰腺实质钙化等。

3. 胰腺癌

胰腺肿块或局部组织增生、肿块密度为等密度或低密度、增强时不强化等为胰腺癌的直接CT征象;而胰腺周围血管或脏器受累、侵犯,胆管梗阻性扩张,胰管扩张及肝淋巴结转移等为其间接CT征象。

4. 肾癌

肾癌的CT表现为:肾实质内肿块呈不规则形,可有分叶,分界多数不清,密度不均匀,有假性包膜,增强时可有强化。可见肾静脉及下腔静脉受侵,也可出现淋巴结肿大。

5. 肾盂癌

肾盂癌的 CT 表现为:肿瘤位于肾盂肾盏内,呈小圆形的软组织肿块,边缘光滑或不规则,肿块增大呈分叶状,增强时可有轻中度强化。

6. 肾囊肿

肾囊肿的 CT 表现为:肾皮质内呈单发或多发、大小不等、光滑、密度均匀的阴影,CT 值为 -5 ~ 15 Hu,与肾实质分界锐利,增强后无强化。

7. 肾上腺皮质腺瘤和腺癌

(1)腺瘤:呈圆形或椭圆形低密度肿块,边界清楚,偶见钙化,增强后肿瘤轻度至中度强化。

(2)腺癌:往往肿块较大,病灶密度常不均匀,增强后强化不均匀,坏死区显示更为清楚。

(3)嗜铬细胞瘤:平扫显示瘤体较大,直径多为 3 ~ 5 cm,肿块呈圆形或卵圆形,也可不规则,边界清楚,密度均匀或不均匀,增强后显著强化。

四、盆腔 CT 诊断

(一)盆腔 CT 检查方法

检查时患者常规取仰卧位,从耻骨联合下缘扫描至髂嵴水平,常用 10 mm 层厚和间隔,发现小病灶加 3 mm 或 5 mm 薄层,采用平扫或增强,也可直接行增强扫描。

(二)盆腔常见病的 CT 表现

1. 膀胱癌

膀胱癌的 CT 表现为:单个或多个带蒂的软组织肿块突入腔内,膀胱壁增厚或膀胱轮廓变形,膀胱壁和周围脂肪层分界模糊,或出现软组织块影,说明有向外浸润。前列腺增大、变形或阴道旁、子宫旁有软组织增生时应考虑累及邻近器官。若盆腔淋巴结直径 >15 mm,则提示有淋巴结转移的可能。

2. 前列腺癌

前列腺癌 CT 表现为:前列腺明显增大,密度不均,轮廓不规则,膀胱精囊角消失,有80%伴盆腔淋巴结转移。

3. 宫颈癌

宫颈癌 CT 表现为:宫颈扩大,呈直径 >3.5 cm 的实质软组织肿块。50%的肿块内可因坏死、溃疡出现低密度影,晚期侵及子宫及宫旁组织。

4. 子宫肌瘤

子宫肌瘤的 CT 表现为:子宫增大,呈分叶状实性肿块,密度均匀,有显著强化,境界清楚,宫旁脂肪存在,可伴钙化。

5. 卵巢癌

卵巢癌的 CT 表现为:盆腔内有不规则的软组织块影,可呈实性,多数含囊性成分,边缘不规则;盆腔与子宫分界不清,少数可见钙化,有腹水,其 CT 值大于 60 Hu;可有大网膜转移或淋巴结转移,也可出现腹膜腔播散或肝转移等。

五、脊柱和脊髓 CT 诊断

(一)脊柱和脊髓的 CT 检查方法

被检者常规取仰卧位。先定位,标定扫描层面并决定扫描架倾斜角度。椎间盘病变多采用 3~5 mm 层厚,脊柱病变则采用 10~15 mm 层厚扫描。

(二)正常脊柱的 CT 表现

CT 横断面图像上显示椎体、椎弓根和椎板构成椎管骨环,脊髓居椎管中央,呈低密度影,椎板和关节突的内侧为黄韧带,厚 2~4 mm。侧隐窝前后径 >3 mm,椎间盘密度低于椎体,CT 值 50~110 Hu,椎管前后径为 15~25 mm。

(三)常见脊柱和脊髓疾病的主要 CT 表现

1. 脊柱骨折

CT 片上可清晰显示骨折线,特别是累及附件的复杂骨折。压缩性骨折的 CT 表现为骨小梁密集,椎体前方可见断裂移位的骨片。

2. 脊柱结核

脊柱结核的 CT 表现为脊柱松质骨破坏、脊柱周围软组织肿胀或有钙化之寒性脓肿、椎间盘受累变窄。

3. 椎间盘膨出和椎间盘突出

椎间盘膨出在 CT 片上表现为椎体边缘之外出现对称的、规则的环形软组织影。椎间盘突出在 CT 片上表现为椎体后缘见椎间盘局限性突出块影、硬膜囊前脂肪层消失、硬膜囊或神经根受压移位。

4. 脊柱转移瘤

脊柱转移瘤患者的椎体、椎弓根常有不同程度的骨破坏,大多呈溶骨性骨破坏,其 CT 值低于或等于邻近骨质的数值。硬膜外肿块边缘不规则,可呈弥漫性浸润,硬膜外脂肪层消失,肿瘤可压迫硬膜囊,使蛛网膜下腔阻塞,增强扫描时部分肿瘤可强化。

六、骨关节及软组织 CT 诊断

(一)骨关节及软组织的 CT 检查方法

四肢 CT 检查时须同时进行两侧肢体横断面扫描,以便作对照观察。层厚 5 mm 或 10 mm,通过调节窗位及窗宽来观察骨或软组织病变。

(二)骨关节和软组织疾病的 CT 诊断

1. 骨关节疾病

CT 横断面图像显示骨皮质、骨松质、骨髓腔、关节软骨及邻近的肌肉、脂肪和肌腱等。对于骨关节外伤,采用 X 线检查多能作出诊断,只有深部或解剖关系复杂区域的外伤可用 CT 检查。对于骨肿瘤,CT 能显示肿瘤的大小、形状、轮廓、内部结构、与周围组织的关系以及肿瘤在骨髓腔内浸润及向骨外软组织侵犯的范围。但需要鉴别肿瘤的良恶性及肿瘤定性时,CT 仍有困难。

2. 软组织疾病

CT 能确定软组织病变范围和性质。软组织良性肿瘤边界清楚,或有包膜,且质地均匀。例如:脂肪瘤具有特征性的脂肪密度;海绵状血管瘤内可见小圆形静脉石,增强扫描时肿块明显强化为其特点。软组织恶性肿瘤一般边界不清,质地不均,肿瘤内还常有坏死、水肿和出血,使病灶密度不均匀。当邻近骨组织或器官受到肿瘤侵犯时,则可肯定为恶性。

(沈海林)

第十二章

辅助检查技能

实验诊断是指根据医生的医嘱,通过实验室分析所得到的信息,为预防、诊断和治疗疾病及疾病预后评估所用的医学临床活动,包括实验室前、实验室和实验室后3个部分。

实验诊断学与检验医学的研究和教学目的各有侧重。实验诊断学以检验结果的临床应用为目的,而检验医学则以方法的研究和改进为目的。通过对检验结果所反映的机体的功能状态、病理变化或病因等客观资料进行全面系统的综合分析,来判断健康状态及指导临床诊断、病情监测、疗效观察和预后评估等。

现代医学中,实验室检查在诊断工作中起着重要作用。检查结果往往能提供重要的客观诊断依据,有时在一些疾病的诊治中甚至有决定性的意义。例如,当败血症血培养阳性时,既明确了疾病的病原诊断,进一步的药敏试验结果又为患者的治疗提供明确的方法。实验室检查在疾病预防中的作用尤为明显。这是因为疾病早期往往缺乏明显的症状和体征,患者一般不加以注意,往往是通过实验室检查得到确诊,并接受及时的治疗。例如:在我国普遍开展的甲胎蛋白检查有助于早期发现小肝癌,明显提高了肝癌患者的生存率。

实际上,不仅在疾病的诊断上,治疗方面也大多需要实验室的配合,有时甚至起着至关重要的作用。例如,治疗糖尿病时,医师需依赖血糖定量检查结果来调整胰岛素用量;抗凝治疗时需不断监测血凝指标,以合理使用抗凝药物。同样在判断疾病预后、治疗疗效时,实验室检查常是较好的客观指标。

影响实验诊断的因素包括以下3种:①分析前影响因素:包括人种、民族、性别、年龄、月经周期、妊娠、精神状态、采血时间等生理因素;运动、体位、进食、吸烟、饮酒和咖啡等生活因素;居住条件、居住地区和海拔高度等环境因素。另外,药物的体内作用对检验结果也有很大的影响。②分析中影响因素:如标本的质量和处理、仪器与试剂、人员的技能与学识、操作技术与方法、质控物与标准品和安全性与成本等。③分析后影响因素:指检测结果的记录、结果书写、计算机输入和是否与临床沟通等。

实验室质量保证体系包括以下几个方面:①室内质量控制:指在实验室内部对所有影响质量的每一个环节进行质量控制,目的是控制本实验室常规工作的精密度,提高常规工作前后的一致性。②室间质量控制:指多家实验室分析同一标本,由外部独立机构收集、分析和反馈实验室检测结果,评定实验室常规工作的质量,观察实验的准确性,建立起各实验室分析结果之间的可比性。各实验室必须参加地区性、全国性或世界性的室间质控活动。③全面质量管理:指临床实验室建立质量管理体系,确立质量方针和提出质量目标,对影响检验质量和实现实验室目标的主导因素包括技术、原理和人员等进行有效的控制,以预防、减少、消除质量差错,向临床及患者提供令人满意的检验报告。

第一节　实验室标本的采集技能

一、静脉血标本的采集

【器材】

一次性无菌注射器,做到每人"一针一带一纸",以避免交叉感染。安尔碘皮肤消毒剂。

【操作方法】

(1) 静脉采血 0.5~1.0 mL,置专用真空管中,轻轻颠倒混悬 2~3 次。

(2) 尽量在使用止血带 1 min 内采血。采血时,勿让患者做反复握拳运动,看见回血后,马上解开止血带。

(3) 采血完成后,尽量减少运输和贮存时间,尽快处理,尽快检验。

(4) 静脉采血量和所用真空管规格按检验项目不同而选用,如血常规检查用 EDTA-K$_2$ 抗凝管,血液生化检查用普通管,细胞免疫检查用肝素抗凝管。

(5) 对疑为菌血症、败血症和脓毒血症的患者,一般在发热初期和高峰期采集;而已用抗菌药物治疗者,应在下次用药前采集。采样以无菌法由肘中静脉穿刺,成人每次 10~20 mL,儿童和婴儿 1~5 mL。若 24 h 内采血标本 3 次,可在不同部位采集,以提高血培养阳性检出率。

二、末梢血标本的采集

【器材】

一次性采血针,每人每次采血均应更换采血针,以避免交叉感染。75% 的乙醇棉球、消毒干棉球、一次性定量微量吸管等。

【操作方法】

(1) 采血部位:成人以左手无名指为宜,6 个月以上的儿童以手指采血为好,6 个月以下的婴幼儿通常自拇指或浅足跟两侧采血。

(2) 轻轻按摩采血部位,使其自然充血,用 75% 的乙醇棉球消毒局部皮肤,并用消毒干棉球擦干。

(3) 紧捏采血部位,用采血针穿刺取血,深度为 2~3 mm,稍加挤压,以血液能流出为宜。

(4) 用消毒干棉球擦去第 1 滴血,然后吸取所需的血量加入盛有稀释液的杯中,混匀。

【注意事项】

(1) 除特殊情况外,不要在耳垂采血。不要在有水疱、炎症、血肿的部位采血,以免影响结果。

（2）加到杯中的血要混匀，以免产生小凝块而影响结果。

（3）进行多项检验时，采集标本次序为血小板计数、红细胞计数、血红蛋白测定和白细胞计数等。

（4）采血针和微量吸管使用后应放入盛有 0.5% 的"928"消毒液中浸泡，经消毒后送焚化炉焚烧。

三、尿液标本的采集和运送

（一）尿液标本的收集

尿液标本的正确收集、留取、保存和尿量的准确计量，与检验结果的可靠性密切相关。成年女性尿液留取应避开月经期，避免阴道分泌物混入尿液，最好清洗外阴后留取标本。标本应在 30 min 之内送检。

（1）尿常规检查时应收集患者起床后清晨第 1 次尿，也可采用随机尿液标本。

（2）收集时段尿液标本时，应告知患者时间段的起点和终点，时间段尿液标本应包括该时间段患者排出的所有尿液。测定 24 h 内溶质排泄总量，如尿蛋白、尿糖、电解质等定量检测时，需要留 24 h 尿液，并记录尿量。

（3）清洁中段尿的留取方法：采样前，女性用肥皂水或碘伏清洗外阴，再收集中段尿标本 10～20 mL 于灭菌容器内；男性清洗阴茎头后留取中段尿标本。排尿困难者可导尿，插入导尿管后将尿放弃 15 mL 后再留取培养标本。厌氧菌的培养可采用膀胱穿刺法收集，装入无菌厌氧小瓶中送检。

（二）尿液标本的运送

（1）收集尿液的容器应为一次性洁净的塑料杯，容器上应贴上标签，并注明床号、住院号、姓名和采样时间。

（2）实验室检验人员接收标本时，必须检查标本是否合格，尿液标本均应在收集后 2 h 内完成检验。

四、粪便标本的采集

（一）粪便常规检查标本的留取

标本一般采用自然排出的粪便。

【注意事项】

（1）用干燥洁净的容器留取新鲜标本，不得混有尿液或其他物质。

（2）粪便标本有脓血时，应挑取脓血和黏液部分，外观无异常的粪便应多点取样。标本量不必过多，一般以玉米粒或花生米大小（约 2 g）即可。

（3）对某些寄生虫及虫卵的初筛检查，应采取"三送三检"。

（4）检测阿米巴滋养体等寄生原虫时，应在收集标本后 30 min 内送检，并注意保温。

（5）如采用化学法进行粪便隐血检测，患者应素食 2 d，并禁服铁剂和维生素 C。

（6）无粪便又必须检测时,可经肛门指诊采集粪便。

（二）粪便细菌培养标本的留取

取含脓、血或黏液的粪便置于清洁容器中送检,排便困难者可采用直肠拭子,将标本拭子置于有保存液的试管中送检。根据细菌种类不同选用合适的运送培养基,以提高检出率。

五、痰液标本的采集

（一）痰液常规检查标本的留取

（1）留痰前应先漱口,然后用力咳出气管深部的痰液。

（2）做 24 h 痰量和分层检查时,应嘱患者将痰吐入无色广口瓶中,并加入石炭酸作为防腐剂。

（3）做细胞学检查时,每次咳痰 5~6 口,定量约 5 mL。

（4）对无痰或痰少者,可给予化痰药物,应用超声雾化吸入;对昏迷患者,可在清理口腔后用负压吸引法取痰。

（5）若采用显微支气管镜检查,可直接从病灶处取标本,效果最佳。

（二）痰液细菌检查标本的留取

（1）鼻咽拭子、痰及通过气管收集的标本均可作为呼吸道标本进行细菌培养。

（2）痰标本应在医护人员指导下留取,符合要求的痰标本为:低倍镜下 ≤10 个鳞状上皮细胞,以及 ≥25 个白细胞。

（3）鼻咽拭子和鼻咽灌洗液可供鼻病毒、呼吸道合胞病毒、肺炎支原体和溶血性链球菌等的病原学诊断。

六、泌尿生殖道标本的采集

根据不同疾病的特征和检验项目采集不同标本。性传播性疾病常取尿道口分泌物、外阴糜烂面病灶边缘分泌物、阴道宫颈口分泌物和前列腺液等。

1. 阴道分泌物

在采集前 24 h 无性交、盆浴、阴道检查、阴道灌洗和局部用药等。根据检测目的不同,自不同部位采集。一般采用生理盐水浸湿的棉拭子,自深部或后穹隆、宫颈管口等处采集。

2. 精液

在采集前应禁欲(无性交、无手淫、无遗精)4~5 d。可采用手淫法(最妥善)、安全套法、体外射精法、电振动法等方法采集。

3. 前列腺液

通过前列腺按摩来获取,首先将第 1 滴前列腺液弃去,然后收集标本。量少时可直接滴于载玻片上,量多时可收集于洁净的试管内。采集细菌培养标本时,注意无菌操作,将标本收集于无菌容器内。

七、创伤、组织和脓肿标本的采集

此类标本主要用于细菌培养。对范围较大的创伤,应从不同部位采集多份标本,采集部位应首先清除污物,以乙醇或碘酒消毒皮肤,防止表面污染菌混入标本。如标本较小,应加入无菌等渗盐水,以防干燥。对于开放性脓肿,可用无菌棉拭子采取脓液及病灶深部分泌物;对于封闭性脓肿,则以无菌干燥注射器穿刺抽取;疑为厌氧菌感染者,抽取脓液后立即排净注射器内的空气,将针头插入无菌橡皮塞后送检。

第二节 临床检验技能

一、临床常规检验

(一) 血细胞分析

1. 红细胞检查

(1) 红细胞计数(red blood cells count,RBC)。

参考值:　法定单位(个/L)　　　　　旧制单位(万/μL)

　　成人(男)　$(4.0 \sim 5.5) \times 10^{12}$　　400 ~ 550

　　　　(女)　$(3.5 \sim 5.0) \times 10^{12}$　　350 ~ 500

　　新生儿　　$(6.0 \sim 7.0) \times 10^{12}$　　600 ~ 700

临床意义:增高见于真性红细胞增多症、严重脱水、严重休克、肺源性心脏病、先天性心脏病、慢性一氧化碳中毒等。高原生活和剧烈运动可引起生理性红细胞增多症。红细胞计数降低但红细胞大小正常见于急性失血性贫血、各种出血性疾病、急性溶血性贫血、输血引起的溶血反应、再生障碍性贫血、血吸虫病、妊娠性贫血、急慢性肾炎和急慢性白血病;红细胞计数降低且红细胞形态小于正常主要见于缺铁性贫血、慢性失血性贫血、地中海贫血和急慢性肝脏疾病等。

(2) 血红蛋白(hemoglobin,Hb)。

参考值:　法定单位(g/L)　　　旧制单位(g/dL)

　　成人(男)　120 ~ 160　　　12 ~ 16

　　　　(女)　110 ~ 150　　　11 ~ 15

　　新生儿　　170 ~ 200　　　17 ~ 20

临床意义:增高见于真性红细胞增多症、慢性肺源性心脏病、严重烧伤、休克和慢性一氧化碳中毒等。血红蛋白降低程度较红细胞降低程度严重者,多见于缺铁性贫血;血红蛋白降低程度较红细胞降低程度轻者,多见于大细胞性贫血;红细胞与血红蛋白降低程度一致者,多见于大出血和再生障碍性贫血等。

(3) 红细胞压积(hematocrit,HTC)。

参考值:　法定单位(L/L)　　　旧制单位(%)

　　(男)　0.40 ~ 0.50　　　40 ~ 50

　　(女)　0.37 ~ 0.48　　　37 ~ 48

临床意义:增高见于严重脱水、烧伤或真性红细胞增多症,有时可达 0.80 左右;降低见于各种贫血。

(4) 红细胞平均体积(mean corpuscular volume,MCV)。

参考值: 82~92 fl (旧制单位 82~92 μm^3)。

临床意义:增高见于大细胞性贫血,降低见于小细胞性贫血。

(5) 红细胞平均血红蛋白含量(mean corpuscular hemoglobin,MCH)。

参考值: 27~31pg。

临床意义:增高见于高色素性贫血,降低见于低色素性贫血。

(6) 红细胞平均血红蛋白浓度(mean corpuscular hemoglobin concentration,MCHC)。

参考值: 320~360 g/L。

临床意义:增高见于高色素性贫血,降低见于低色素性贫血。

(7) 网织红细胞(reticulocyte,Ret)。

参考值:	法定单位	旧制单位
成人	0.005~0.015	0.5%~1.5%
新生儿	0.03~0.06	3.0%~6.0%

临床意义:增高见于骨髓红细胞造血功能活跃,如增生性贫血、铅和汞中毒、疟疾、脾切除术后(轻度增高);降低见于骨髓红细胞造血功能减退,如再生障碍性贫血等。

(8) 红细胞沉降率(erythrocyte sedimentation rate,ESR)。

参考值:男性 0~15 mm(第1h末),女性 0~20 mm(第1h末)。

临床意义:血沉是非特异性试验,绝大多数急慢性感染、恶性肿瘤、高球蛋白血症、组织变性或坏死等均可引起血沉增快。此外,贫血、月经期、妊娠3个月后、某些生理情况下也会出现血沉加快。

(9) 点彩红细胞计数(basophilic stippling)。

参考值:<0.000 3(旧制单位<0.03%)。

临床意义:增高见于铅、硝基苯、苯胺、汞等中毒,在职业病防治中可用于判断某种有害物质中毒。溶血性贫血、恶性贫血、白血病、恶性肿瘤、疟疾等病患者,亦可见增高。

(10) 红细胞渗透脆性试验(erythrocytes osmotic fragility test)。

参考值:(开始溶血)0.42%~0.46% NaCl 溶液;(完全溶血)0.28%~0.34% NaCl 溶液。

临床意义:脆性增高指开始溶血及完全溶血时 NaCl 溶液的浓度均较正常对照提前两管或更高,即开始溶血>0.50%、完全溶血>0.38% NaCl 溶液。主要见于遗传性球形细胞增多症。温抗体型自身免疫性溶血性贫血和遗传性椭圆形细胞增多症患者也可见增高。脆性减低见于一些低色素性贫血,如地中海贫血、缺血性贫血。某些肝硬化及阻塞性黄疸患者也可见渗透脆性减低,可能与红细胞膜脂质发生改变有关。

(11) 红细胞容积分布宽度(red blood cell volume distribution width,RDW)。

参考值:11.5%~14.5%。

临床意义:用于贫血的形态学分类,如缺铁性贫血的诊断和鉴别诊断。缺铁性贫血和轻型 β-珠蛋白生成障碍性贫血均表现为小细胞低色素性贫血,缺铁性贫血患者 RDW 增高,而珠蛋白生成障碍性贫血患者 88% 为正常。缺铁性贫血患者在缺铁潜伏期 RDW 即有增高,治疗后贫血已得到纠正,RDW 仍未降至正常水平,可能反映体内贮存铁尚未完全补足,故 RDW 对缺铁性贫血治疗中的动态监测可能有一定的价值。

2. 白细胞检查

(1) 白细胞计数(white blood cell count,WBC)。

参考值: 法定单位(个/L)　　　　　旧制单位(个/μL)

成人　　$(4 \sim 10) \times 10^9$　　　　4 000 ~ 10 000

儿童　　$(5 \sim 12) \times 10^9$　　　　5 000 ~ 12 000

新生儿 $(15 \sim 20) \times 10^9$　　　15 000 ~ 20 000

临床意义:生理性增高见于新生儿、妊娠、分娩、剧烈运动、体力劳动、饮酒及饭后等;病理性增高见于急性化脓性感染以及其他一些细菌感染。此外,白血病、手术后、尿毒症、酸中毒患者也可见增高。降低见于某些传染病,如伤寒、副伤寒、黑热病、疟疾、流感、传染性肝炎等;在放射治疗和肿瘤化疗期间,白细胞计数亦常下降。

(2) 白细胞分类(differential count leucocytes,DC)。

参考值:中性分叶核粒细胞 (neutrophil,N)　　0.50 ~ 0.70(50% ~ 70%)

　　　　中性杆状核粒细胞　　　　　　　　　0.01 ~ 0.05(1% ~ 5%)

　　　　嗜酸性粒细胞 (eosinphil,E)　　　　0.005 ~ 0.050(0.5% ~ 5%)

　　　　嗜碱性粒细胞 (basophil,B)　　　　　0 ~ 0.01(0 ~ 1%)

　　　　淋巴细胞 (lymphocyte,L)　　　　　　0.20 ~ 0.40(20% ~ 40%)

　　　　单核细胞 (monocyte,M)　　　　　　　0.03 ~ 0.08(3% ~ 8%)

临床意义:

① N 增高:在成人往往在白细胞总数增高时出现,多见于各种化脓性细菌感染所致的疾病,如大叶性肺炎、败血症等,白喉、烧伤后、大手术后以及慢性粒细胞性白血病等患者亦可见明显增高。N 降低:见于一些传染病和再生障碍性贫血。

② E 增高:见于热带性嗜酸性粒细胞增多症、支气管哮喘、某些寄生虫病、某些皮肤病以及某些过敏性疾病和慢性粒细胞白血病等。E 降低:详见"嗜酸性粒细胞直接计数"。

③ B 增高:嗜碱性粒细胞增多症极少见,某些慢性粒细胞性白血病疗效不佳者偶可见增高;降低:无意义。

④ L 增高:见于传染性淋巴细胞增多症、结核病、百日咳、急慢性淋巴细胞性白血病、传染性单核细胞增多症等。

⑤ M 增高:见于单核细胞性白血病、某些结核病、疟疾等。M 降低:一般无意义。

(3) 嗜酸性粒细胞直接计数(eosinphil direct count)。

参考值:$(0.05 \sim 0.5) \times 10^9/L$。

临床意义:细胞数量与肾上腺皮质功能关系较大,当肾上腺皮质功能亢进或应用肾上腺激素治疗时,以及严重烧伤、大手术后和一些传染病病情严重时,嗜酸性粒细胞均可降低。伤寒患者前期可消失。

(二)出血性疾病的过筛试验

1. 血小板计数(platelets count,Plt)

参考值:$(100 \sim 300) \times 10^9/L$。

临床意义:血小板减少称血小板减少症,见于原发性血小板减少性紫癜、全身性红斑狼疮、弥漫性血管内凝血、某些药物中毒或过敏、应用某些抗癌药物后、再生障碍性贫血、阵发性睡眠性血红蛋白尿症、各种急性白血病、脾功能亢进、巨幼红细胞性贫血及某些感染等。血小板增多主要见于血小板增多症、脾切除术后、骨折、出血和手术后。慢性粒细胞性白血病和真性红细胞增多症患者的血小板也常增高。

2. 凝血时间(clotting time,CT)

参考值:$4 \sim 12$ min(试管内法,试管内径 8 mm,37 ℃)。

临床意义:延长见于严重肝脏损害、阻塞性黄疸、血友病、凝血因子缺乏如凝血酶原及纤维蛋白减少、血小板严重减少和应用肝素后。

3. 血块收缩时间

参考值:2 h 开始收缩,24 h 完全收缩。

临床意义:血小板减少及某些血小板功能障碍可引起血块收缩不良,其他如凝血酶原及纤维蛋白原显著减少,亦可引起血块收缩不良。

4. 复钙时间(再钙化时间,recalcificatier time,RCT)

参考值:$2.18 \sim 3.77$ min。

临床意义:比凝血时间更敏感,结果比正常对照延长40%为异常,严重血友病患者的复钙时间常见延长。延长的复钙时间通过纠正试验(患者血浆中分别加入正常血浆、正常血清及硫酸钡吸附血浆之后再做复钙时间检查)可以大体鉴别血友病的类型。

5. 白陶土部分凝血活酶时间(kaolin partial thromboplastin time,KPTT)

参考值:一般为 $35 \sim 45$ s(较正常对照延长超过 10 s 有意义)。

临床意义:本试验较血清凝血酶原时间测定更为敏感。凡参与血浆凝血活酶的任何因子有缺陷时,部分凝血活酶时间均可延长,尤其是 Ⅸ、Ⅺ、Ⅷ因子含量减少所致的各类血友病患者多见延长。

(三)弥漫性血管内凝血(diffuse intravascular coagulation,DIC)筛选试验

1. 血小板数

发生 DIC 时,血小板数通常小于 $100 \times 10^9/L$。若在原肝病基础上发生的 DIC,则常小于 $50 \times 10^9/L$。如呈进行性减少,则 DIC 可能性大。

2. 血浆凝血酶原时间(prothrombin time,PT)

参考值:(一步法)$11 \sim 15$ s,(二步法)$18 \sim 22$ s。DIC 时由于广泛微血栓消耗了大量凝血因子或继发性纤溶亢进,血浆中出现大量纤维蛋白原降解产物(FDP),拮抗凝血酶的作用而致 PT 延长。

3. 血浆纤维蛋白原(fibrinogen,Fn)定量

参考值:2~4 g/L。广泛的微血栓消耗了大量纤维蛋白原,一般认为 Fn<1.5g/L(肝病时<1.2 g/L)才有诊断意义。

以上3项试验结果均异常时,结合临床可诊断为DIC;若上述3项指标中仅2项异常,则必须再加下列1~2项指标的异常才可确诊。

(1) 鱼精蛋白副凝试验(3P试验):正常时为阴性。DIC时为阳性。

(2) KPTT:DIC时比正常对照延长10 s以上。

(3) 优球蛋白溶解时间(ELT):参考值为>120 min;70~90 min 为可疑;<70 min 为阳性。

(4) 血片中可见2%以上的破碎红细胞(形态有三角形、棘形、盔形、小球形等)。

(四) 尿液分析

1. 物理检查

(1) 透明度:正常新鲜尿通常是透明的,久置后由于盐类析出或生长细菌而呈浑浊状。尿中含大量细胞或管型及乳糜也可呈浑浊状。

(2) 颜色:正常尿略带黄色、深黄色。振摇后有不易消失的泡沫,多见于胆红素尿;红色而浑浊常见于血尿;酱油色多见于血红蛋白尿;乳白色见于乳糜尿。

(3) 酸碱度:正常尿的酸碱度为 pH 4.5~8,多数在 pH 6.5 左右。

(4) 相对密度:通常为 1.015~1.025。

(5) 尿量:正常成人 1~2 L/24 h。小儿排尿量(按 mL/kg 体重计)明显多于成人,婴幼儿约为成人的 3 倍,学龄前儿童和学龄儿童均为成人的 2 倍。

2. 化学检查

(1) 蛋白质:蛋白尿常见于肾炎、肾病、肾动脉硬化、尿路感染及全身性疾患累及肾脏者。

(2) 血红蛋白:血红蛋白尿见于血型不合的输血、阵发性睡眠性血红蛋白尿、广泛性烧伤、蚕豆病和某些传染病等。

(3) 肌红蛋白:肌红蛋白尿见于挤压综合征、肌肉暴力挫伤、重度烧伤、组织被压碎、心肌损害等。

(4) 本周蛋白:阳性可见于分泌型多发性骨髓瘤、骨性肉瘤、骨质软化症、骨髓内癌肿转移、淋巴细胞或粒细胞性白血病等。

(5) 尿糖:定性为阴性。定量为 0.56~5.0 mmol/24h(100~900 mg/24h)。生理性糖尿见于过多食用糖类或大量注射糖类、妊娠后期、哺乳期等。病理性糖尿可分为血糖增高性糖尿、血糖正常性糖尿(肾性糖尿)等。

(6) 酮体:定性为阴性。定量为(以丙酮计)0.34~0.85 mmol/24h(20~50 mg/24h)。酮尿见于糖尿病酮中毒,及一切可能引起碳水化合物摄入量显著减少、脂肪分解代谢增强的情况,如急性胃肠炎伴严重脱水、严重妊娠呕吐、中毒性休克等。

(7) 乳糜尿阳性主要为血丝虫及其他原因引起的淋巴管阻塞所致。

（8）胆红素阳性主要见于肝炎和阻塞性黄疸。

（9）尿胆原：定量≤10 mg/L，定性为弱阳性。增高见于肝功能障碍（如肝病、心衰等）、溶血性黄疸、便秘等；降低见于胆汁淤积性黄疸。

3. 显微镜检查

（1）红细胞：正常尿液中只有少数红细胞，镜检红细胞为0～3个/HP。尿中红细胞增多见于泌尿道炎症、肿瘤、肾盂肾炎、泌尿道结石、肾梗死、出血性疾病等。

（2）白细胞：正常人尿液中白细胞数高倍镜下男性为0～3个，女性为0～5个。增多见于膀胱炎、尿道炎、前列腺炎、泌尿道结核、急性肾炎、肾盂肾炎或其他原因所致的泌尿道炎症。

（3）上皮细胞：尿路感染时可见少量扁平、圆形或尾状上皮细胞，急性肾炎可见上皮细胞。

（4）管型：正常尿液中可出现少量透明管型。如多量出现或出现颗粒管型、蜡样管型、上皮细胞管型、红细胞管型、白细胞管型等，则提示有肾脏病变。

4. 肌红蛋白尿

肌红蛋白尿见于以下情况：

（1）阵发性肌红蛋白尿：见于肌肉发生痉挛后数小时。

（2）外伤：如子弹伤、挤压伤、电击伤等。

（3）原发性肌肉疾病：如肌肉萎缩、皮肌炎及多发性肌炎等。

（4）局部缺血性肌红蛋白尿：如动脉阻塞、心肌梗死等。

（5）"行军性"肌红蛋白尿：在非习惯性过度运动时出现。

（五）粪便检查

正常粪便为棕黄色或褐色。陶土色或灰白色见于胆道阻塞，肠道内有大量脂肪存在，钡餐后也可出现；黑色见于服用活性炭、铁剂等药物及胃肠道上部出血；红色多见于肠道下段出血；果酱色见于阿米巴痢疾。

1. 性状

正常粪便软而成形。稀薄、黏胨水样便见于腹泻、肠炎或痢疾；粪便扁平或带头见于直肠或肛门狭窄或部分狭窄；粒状便见于肠道痉挛。

2. 寄生虫

粪便中可找到的致病性寄生虫有溶组织阿米巴、梨形鞭毛虫、蛔虫卵、蛲虫卵、钩虫卵、肝吸虫卵、绦虫节片或虫卵、日本血吸虫卵等。

3. 隐血

隐血阳性常见于消化道出血、溃疡病、大量钩虫和消化道恶性肿瘤。

4. 粪胆原

粪胆原正常排泄量为68～473 μmol/24 h。增多见于溶血性黄疸；减少或消失见于阻塞性黄疸。

（六）脑脊液检查

1. 颜色

正常脑脊液为无色。乳白色见于急性化脓性脑膜炎,红色见于蛛网膜下腔出血及脑出血、脑膜炎、肿瘤、穿刺损伤等。阵发性出血时可见黄色脑脊液。

2. 透明度

正常脑脊液清晰透明。混浊可见于急性化脓性脑膜炎、结核性脑膜炎。

3. 蛋白定性(Pandy)试验

正常脑脊液为阴性或弱阳性。阳性见于化脓性脑膜炎、脑炎。

4. 葡萄糖定量

参考值为 2.5~4.5 mmol/L。降低常见于细菌性和霉菌性脑膜炎、低血糖、脑膜白血病等。病毒性脑(膜)炎、脊髓灰质炎等患者可正常或稍高,糖尿病和蛛网膜下腔出血者常增高。

5. 白细胞数

正常脑脊液白细胞数为 $(0~10) \times 10^6/L$。大量增高可见于化脓性脑膜炎;中度增高可见于乙型脑炎、中枢神经系统病毒感染、梅毒;轻度增高可见于脑炎、脑瘤。

6. 细胞分类

正常脑脊液中以淋巴细胞为主。细胞数增多以淋巴细胞为主可见于结核性脑膜炎,以中性分叶核粒细胞为主可见于化脓性脑膜炎,以内皮细胞为主可见于脑瘤。

二、临床生化检验

（一）酶类检验

1. 血清丙氨酸转氨酶(alanine aminotransferase,ALT)、天冬氨酸转氨酶(aspartate aminotransferase,AST)测定

参考值:ALT 5~40U/L;AST 8~40U/L(速率法,37℃)。

临床意义:

（1）急性肝炎早期首先表现为 ALT 升高,出现黄疸后 ALT 急剧上升,高峰可达正常值的数十倍,至黄疸极期 ALT 便迅速下降。如酶的活性持续升高或反复波动,表明肝炎病变仍在进行或有慢性化倾向。重症肝炎时,一度上升的转氨酶可随病情的恶化而降低,表明功能性肝细胞的减少。肝硬化活动期 ALT 轻度或中度升高,代偿期为正常或稍高。

（2）AST 与 ALT 的比值:在正常肝脏中 AST > ALT,但 ALT 易通过肝细胞膜漏出,且其半寿期又较长,故血清中的比值为 1.15:1。急性肝炎早期、轻型肝炎及慢性活动性肝炎时,受损肝细胞释出所含 AST 的 4%,而释出 ALT 的 65%,因此 ALT > AST,在恢复期比值逐渐恢复正常。肝硬化、肝癌及阻塞性黄疸时,AST > ALT,肝硬化时比值为 1.7~1.8,肝癌时比值可增大至 3.0,而阻塞性黄疸时则比值小于 1,因此有鉴别意义。

（3）ALT 与血清胶体稳定性试验:肝炎早期在 ALT 升高的同时,血清胶体稳定性试验亦有异常者,提示肝损伤较重,易转变成慢性。胶体试验早期正常者预后较好;早期胶体试验

阳性,在 2 个月骨转氨酶恢复正常者,预后也良好。

2. 血清 AST 同工酶

在肝细胞内有以下两种同工酶:①存在于胞浆组分中的 AST,称为细胞上清 AST(ASTs);②存在于线粒体中的称为线粒体 AST(ASTm)。在肝细胞发生损伤时,如损伤轻微,属于非细胞死亡的可逆性伤害,线粒体未遭破坏时,ASTm 不逸出入血;如损害严重,线粒体受到破坏,为不可逆性损害时,ASTm 则出现在血液中。在正常血清中大部分为 ASTs,在暴发性肝炎、急性肝炎、酒精性肝炎时 ASTs 升高,同时 ASTm 增高。同是一种类型的肝炎,ASTm 增高者较不增高者的损伤为重。此外,在氟烷性肝炎、Reye 综合征、妊娠脂肪肝、导管肝动脉栓塞术后及心肌梗死时,ASTm 也升高。

3. 碱性磷酸酶(alkaline phosphatase,ALP)

参考值:37 ℃,女性,1～12 岁 <500 U/L;>15 岁 40～150 U/L。

　　　　37 ℃,男性,1～12 岁 <500 U/L;12～15 岁 <750 U/L;>25 岁 40～150 U/L。

临床意义:

(1)肝脏疾患:几乎任何肝胆疾病时均可增高。肝内及肝外性胆汁郁积和肝内占位性病变如肝脓疡时明显升高(大于正常的 2.5 倍)。

(2)骨骼疾患:纤维性骨炎、成骨不全症、骨质软化症、佝偻病、骨肉瘤、肿瘤转移至骨髓和骨质修复愈合期等均可升高。

(3)甲状腺功能亢进、甲状旁腺疾病等也可升高。

(4)妊娠中后期升高。

血清 ALP 降低见于重症肝炎、乳糜泻引起的贫血、儿童甲状腺功能不全等。

4. 酸性磷酸酶(acid phosphatase,ACP)

参考值:0.9～1.9 U/L。

临床意义:前列腺癌特别是有转移时血清 ACP 可显著升高,轻度升高可见于急性尿潴留、变形性骨炎、脑苷脂细胞病等。

5. 乳酸脱氢酶(lactate dehydrogenase,LDH)

参考值:95～200 U/L。

临床意义:LDH 增高主要见于心肌梗死、肝炎、肺梗死、某些恶性肿瘤、白血病、某些贫血和巨幼细胞性贫血等。

6. 乳酸脱氢酶同工酶(lactate dehydrogenase-isoenzyme,LDH-ISO)

参考值:$LDH_1$24%～34%,$LDH_2$35%～44%,$LDH_3$19%～27%,$LDH_4$0～5%,$LDH_5$0～2%,或 $LDH_2 > LDH_1 > LDH_3 > LDH_4 > LDH_5$。

临床意义:肌疾患(包括急性心肌梗死)时主要是 LDH_1 和 LDH_2 增高,$LDH_1 > LDH_2$,而 LDH_3、LDH_4、LDH_5 相对降低;肝病时 LDH_5 升高,$LDH_5 > LDH_4$,肝癌患者 LDH_5 和 LDH_3 常同时升高。

7. 肌酸磷酸激酶(creatine phosphokinase,CPK 或 CK)

参考值:男性 38～174 U/L;女性 26～140 U/L。

临床意义:急性心肌梗死时血清 CPK 活性显著升高,一般在 12~48 h 达高峰,2~4 d 回降至正常水平,其升高幅度比 AST 和 LDH 大。对心肌缺血和心内膜下心肌梗死的诊断比其他酶灵敏度高。进行性肌营养不良发作期,血 CPK 也显著升高,多发性肌炎、肌肉损伤、手术后、乙醇中毒、甲状腺功能减退症、肺梗死、脑血管疾病等患者血清 CPK 亦可升高。甲状腺功能亢进症患者 CPK 活性可降低。

8. γ-谷氨酰转移酶(gamma-glutamyl transpeptidase,γ-GT)

参考值:男性 11~50 U/L;女性 7~32 U/L。

临床意义:γ-GT 主要存在于肝细胞浆和毛细胆管内皮中,当胆汁淤积、肝内合成亢进(如慢性肝炎)、特异性同工酶生成(如肝癌)、乙醇损伤微粒体时升高。肝癌(原发或继发)时,肝内阻塞使胆汁淤滞,诱发正常肝组织产生 γ-GT,而且肝癌细胞也产生 γ-GT,因而明显增高,可为正常值的数倍至数十倍。因此,当 γ-GT 超过 350 U/L 时,应考虑肝癌。该酶不仅有助于肝癌的诊断,且有助于估计肝内癌肿的大小,有利于治疗方法的选择。

阻塞性黄疸时 γ-GT 上升,但无助于肝内或肝外梗阻的鉴别。在肝炎急性期,γ-GT 浓度升高(<200 U/L);至恢复期,若 γ-GT 为唯一升高的酶,则提示肝炎尚未痊愈。慢性肝炎和肝硬化患者若有持续升高,常提示病情不稳定或有恶性化趋势。若逐渐下降,表示肝内病变在向非活动性移行。其他如酒精性肝病、药源性肝病、脂肪肝等疾病患者 γ-GT 也升高。

9. 血清胆碱酯酶(cholinesterase,ChE)

参考值:乙酰胆碱酯酶(AChE)80 000~120 000 U/L;假性胆碱酯酶(PChE)30 000~80 000 U/L。

临床意义:ChE 降低常见于有机磷中毒、急慢性肝病。肝病时酶活力降低主要由于肝细胞损害引起合成减少所致。急性肝坏死时常显示 ChE 极度降低。酶活力回升,表示预后好转。阿米巴肝脓肿时,该酶也常下降,有效治疗后回升。

10. 淀粉酶(amylase,AMS)

参考值(麦芽糖苷法):血清 20~150 U/L;尿液 <1 000 U/L。

临床意义:AMS 主要由唾液腺和胰腺分泌,急性胰腺炎和急腹症时,血和尿中可显著升高。急性胰腺炎时,血清 AMS 在起病 8~12 h 后开始上升,12~24 h 达高峰值;尿 AMS 在12 h 后开始上升,48 h 达高峰,常大于 5 000 U/L。胆石症、胆囊炎、十二指肠穿孔、高位肠梗阻和宫外孕等情况下均可增高,但一般不超过 3 000 U/L。

(二)肝脏疾病的生化检验

1. 血清总胆红素(serum total bilirubin,STB)

参考值:3.4~17.1 μmol/L。

临床意义:

(1)判断有无黄疸和黄疸的程度:STB ≤34 μmol/L 为隐性黄疸;≥34 μmol/L 为显性黄疸。

(2)判断黄疸的类型:阻塞性(完全阻塞)黄疸 STB 为 342~513 μmol/L,不完全性阻塞黄疸为 171~265 μmol/L,肝细胞黄疸为 17.1~119.7 μmol/L,溶血性黄疸大多不超过

85.5 μmol/L。

（3）结合胆红素分类判断黄疸性质：STB 和非结合胆红素增高为溶血性黄疸；STB 和结合胆红素增高为阻塞性黄疸；STB、结合胆红素和非结合胆红素均增高为肝细胞性黄疸。

2. 血清直接胆红素（seum direct bilirubin，SDB，又称结合胆红素）

参考值：0~6.8 μmol/L（0~0.35 mg/dL）。

临床意义：SDB 增加（>6.0 μmol/L）为阻塞性黄疸或肝细胞性黄疸；SDB <6.8 μmol/L 者多为溶血性黄疸。

3. 总蛋白和白蛋白/球蛋白比值（total protein，TP；albumin/globulin ratio，A/G）测定

参考值：TP 60~80 g/L；A 40~55 g/L；G 20~30 g/L；A/G（1.5~2.5）:1。

临床意义：A 降低常伴随 TP 降低，常见于慢性肝病、慢性感染、肾病综合征、失蛋白性胃肠病、慢性消耗性疾病、营养不良、严重出血和大面积烧伤等。A 升高罕见，可见于严重腹泻、休克等重症脱水所致的血液浓缩以及慢性肾上腺皮质功能减退。G 升高见于肝硬化、黑热病、疟疾、血吸虫病、风湿热和巨球蛋白血症等，降低多见于先天性无丙种球蛋白血症。A/G≤1 多见于肝脏严重损害。

4. 血氨（NH₃）测定

参考值：13~57 μmol/L。

临床意义：肝功能极度衰竭或血液不能正常地流经肝脏时，均可使血氨增高。血氨增高是产生肝性脑病的重要原因。在非代偿性肝病（严重肝炎、肝硬化）时，血氨有升高倾向。达正常的两倍以上时，多有意识障碍，但肝脏受损程度和血氨上升程度不一定成正比。

5. 蛋白电泳

参考值：A 0.62~0.71；α₁-G 0.03~0.04；α₂-G 0.06~0.10；β-G 0.07~0.11；γ-G 0.09~0.18。

临床意义：A 降低常见于慢性肝炎、肝硬化、肾炎和肾病综合征等。α₁-G 增高见于感染、恶性肿瘤、营养不良和肾病综合征。α₂-G 增高见于胆汁肝硬化、肾炎、红斑狼疮和肾病综合征等。β-G 增高见于胆固醇升高症、肾病综合征、慢性肾炎、糖尿病、多发性骨髓瘤、系统性红斑狼疮、类风湿性关节炎、黑热病和细菌性心内膜炎等。α₁-G 降低见于肝病和 α₁-抗胰蛋白酶缺乏症；α₂-G 降低见于肾病综合征、肾病、无丙种球蛋白血症及淋巴组织损害（X 线照射等）。

（三）肾脏疾病的生化检验

1. 血尿素氮（blood urea nitrogen，BUN）

参考值：3.2~7.1 mmol/L。

临床意义：BUN 增高常见于以下情况：

（1）由于肾小球滤过减低如慢性肾炎、充血性心衰、泌尿道严重梗阻和休克等。

（2）尿素生成过多，如泌尿道出血、吸收过量的蛋白质消化产物形成尿素、大面积烧伤等。

（3）失水如大量呕吐、腹泻和限食等。

BUN 降低常见于严重的肝功能不全、急性肝坏死和严重中毒性肝炎等。

2. 肌酐(creatinine,Cr)

参考值:男性 53 ~ 106 μmol/L,女性 44 ~ 97 μmol/L。

临床意义:Cr 较易由肾脏排出,故血中 Cr 较恒定。当血中 Cr 显著增高时,常表示肾脏排泄功能已严重受损。Cr 排出受阻可发生于肾小球滤过作用减退和肾小管排泄功能减退。血中 Cr 明显增高是肾功能不良的表现。

3. 尿酸(uric acid,UA)

参考值:(血清酶法)男性 150 ~ 416 μmol/L,女性 89 ~ 357 μmol/L。

临床意义:UA 增高主要见于痛风和肾脏疾患。此外,慢性白血病、多发性骨髓瘤、真性红细胞增多症、子痫、妊娠反应和食用含核酸过多的食物时,也可致血中 UA 增多和尿中 UA 排出量增加。

4. 内生肌酐清除率(endogeneous creatinine clearance,Ccr)

在严格控制饮食条件和肌肉活动相对稳定的情况下,血 Cr 的生成量和尿的排出量较恒定,其含量的变化主要受内源性 Cr 的影响,而且 Cr 大部分从肾小球滤过,不被肾小管重吸收,排泄量很少,故肾单位时间内把若干毫升血液中的内在 Cr 全部清除出去,称为 Ccr。

Ccr(mL/min) = 尿 Cr 浓度(μmol/L) × 每分钟尿量(mL/min)/血浆 Cr 浓度(μmol/L)

参考值:成人 80 ~ 120 mL/min。

临床意义:

(1) Ccr 是判断肾小球损害的敏感指标,是较早期反映肾小球滤过率的敏感指标。

(2) 评估肾功能损害程度。根据 Ccr 可将肾功能分为 4 期:第 1 期(肾衰竭代偿期)Ccr 为 51 ~ 80 mL/min;第 2 期(肾衰竭失代偿期)Ccr 为 20 ~ 50 mL/min;第 3 期(肾衰竭期)为 10 ~ 19 mL/min;第 4 期(尿毒症期或终末肾衰期)Ccr < 10 mL/min。

(3) 指导治疗。慢性肾功能衰竭 Ccr30 ~ 40 mL/min 时,应开始限制蛋白质摄入;Ccr < 30 mL/min 时,用氢氯噻嗪等利尿治疗常无效,不宜应用;< 10 mL/min 时,祥利尿剂的治疗效果也极差,应结合临床进行肾替代治疗。

(四) 电解质检验

1. 钾(K)

参考值:血清 K^+ 3.5 ~ 5.5 mmol/L。

临床意义:血钾升高主要由于肾功能不全引起肾排钾障碍所致,如急慢性肾衰竭、挤压综合征;补钾过多也可引起血钾升高。血钾降低常见于长期禁食、过度利尿、肾上腺皮质功能亢进、醛固酮增多症等。

2. 钠(Na)

参考值:血清 Na^+ 135 ~ 145 mmol/L。

临床意义:血钠比较恒定。血钠升高可见于肾上腺皮质功能亢进、垂体前叶肿瘤、脑外伤及脑血管意外、原发性醛固酮增多症等。血钠降低见于肾上腺皮质功能减退、严重呕吐、腹泻、胃肠引流、出汗过多而未能补充食盐、糖尿病酮症酸中毒、长期限盐的心衰和肾病患者使用利尿剂后。

3. 氯（Cl）

参考值：血清 Cl^- 95～105 mmol/L。

临床意义：增高见于氯化物排出减少（尿路梗阻、肾炎少尿者、出血热少尿期）、氯化物摄入过多、呼吸性碱中毒。降低主要见于呕吐后腹泻、烫伤，还可见于肾上腺皮质功能减退、慢性肾炎、尿毒症、糖尿病、酸中毒、肾炎患者长期限盐又大量利尿后。

4. 钙（Ca）

参考值：血 Ca^{2+} 2.25～2.58 mmol/L。

临床意义：增高见于甲状旁腺功能亢进、维生素 D 大量摄入、骨肿瘤、恶性肿瘤化疗后、肺气肿、脑下垂体嗜碱细胞腺瘤及肢端肥大症。降低见于甲状旁腺功能减退或不全、婴儿手足搐弱症、维生素 D 缺乏症、骨质软化症、钙及维生素 D 吸收不良或不足、肾脏疾病、急性出血性胰腺炎。

5. 磷（P）

参考值：血磷成人 1～1.6 mmol/L；儿童 1.3～1.9 mmol/L。

临床意义：增高主要见于甲状旁腺功能减退症、多发性骨髓瘤、肾功能衰竭、酸中毒以及大量摄入维生素 D 之后。降低见于甲状旁腺功能亢进、骨软化病、糖尿病、摄入大量葡萄糖、某些肾小管变性疾患以及胰岛素过多症或应用胰岛素治疗后。

（五）血脂检验

1. 甘油三酯（triglycerides，TG）

参考值：0.56～1.70 mmol/L。

临床意义：TG 增高见于原发性或继发性高脂蛋白血症（主要见于 Ⅰ、Ⅱb、Ⅴ、Ⅳ型）、动脉粥样硬化、肾病综合征和糖尿病肥胖症等。妊娠、口服避孕药时也可升高。

2. 总胆固醇（total cholesterol，TC）

参考值：合适水平 < 5.20 mmol/L；边缘水平 5.23～5.69 mmol/L；升高 > 5.72 mmol/L。

临床意义：TC 增高主要见于Ⅱa、Ⅱb、Ⅲ型高脂蛋白血症，动脉粥样硬化，较严重的糖尿病，肾病综合征和甲状腺功能减退等。降低见于恶性贫血、溶血性贫血、甲亢、感染、长期营养不良和肝实质性病变。

3. 高密度脂蛋白胆固醇（high density lipoprotein cholesterol，HDL-C）

参考值：1.03～2.07 mmol/L；合适水平 > 1.04 mmol/L，降低 ≤ 0.91 mmol/L。

临床意义：HDL-C 降低见于冠心病、肝病、动脉粥样硬化和某些肾脏疾病。

4. 低密度脂蛋白胆固醇（low density lipoprotein cholesterol，LDL-C）

参考值：合适水平 ≤ 3.12 mmol/L，边缘水平 3.15～3.61 mmol/L，升高 > 3.64 mmol/L。

临床意义：LCL-C 增高见于高脂蛋白血症（Ⅱb、Ⅳ型）、冠心病、动脉粥样硬化和某些肾脏疾病。降低可见于长期营养不良、肝实质性病变、恶性贫血、溶血性贫血、甲状腺功能亢进等。

（六）血气分析

1. 氧分压（partial pressure of oxygen, PO_2）的测定

参考值：$12.6 \sim 13.3$ kPa（$95 \sim 100$ mmHg），静脉血 PO_2 约 5.32 kPa（40 mmHg）。

一般认为，PO_2 $10.64 \sim 8.1$ kPa（$80 \sim 61$ mmHg）为轻度缺氧；$7.89 \sim 5.45$ kPa（$60 \sim 41$ mmHg）为中度缺氧；5.32 kPa（40 mmHg）以下为重度缺氧，提示患者呼吸衰竭。

2. 二氧化碳分压（partial pressure of carbon dioxide, PCO_2）的测定

参考值：动脉血 成人 $4.65 \sim 6.0$ kPa（$35 \sim 45$ mmHg）；婴儿 $3.59 \sim 5.5$ kPa（$27 \sim 41$ mmHg）

极值：< 1.33 kPa（10 mmHg），> 17.29 kPa（130 mmHg），静脉血较动脉血高 $0.81 \sim 0.93$ kPa（$6 \sim 7$ mmHg）。

PCO_2 指血浆中溶解的 CO_2 所产生的压力，能反映酸碱平衡中的呼吸因素。CO_2 的弥散力很强，动脉血 PCO_2 基本上反映了肺泡气的 PCO_2，两者经常取得平衡（静脉血略高）。

PCO_2 是呼吸性酸碱平衡中具有决定性的重要指标，在人工呼吸治疗中具有重要的指导意义。

（1）PCO_2 增高：提示肺泡通气不足，二氧化碳蓄积，为呼吸性酸中毒（即高碳酸血症）。

（2）PCO_2 降低：提示肺泡通气过度（如呼吸快、深），CO_2 排出过多，为呼吸性碱中毒。

3. 标准碳酸氢盐（standard bicarbonate, SB）和实际碳酸氢盐（actual bicarbonate, AB）的测定

参考值：SB $22 \sim 27$ mmol/L（平均 24 mmol/L）；

AB $22 \sim 27$ mmol/L（平均 24 mmol/L）。

标准碳酸氢盐是指在体温 $37\ ℃$、PCO_2 40 mmHg、血红蛋白 100% 氧饱和条件下所测出的 HCO_3^- 的含量，也就是排除呼吸因素改变对它的影响，也称标准碳酸氢根。

实际碳酸氢盐系指经气体平衡处理的人体血浆中 HCO_3^- 的真实含量，亦称实际碳酸氢根。与 SB 相比，AB 受呼吸因素的影响。如果把 SB 与 AB 这两个指标结合起来应用，在酸碱平衡诊断上有一定参考价值，其意义如下：

AB = SB（两者均低于正常）：代谢性酸中毒未代偿。

AB = SB（两者均高于正常）：代谢性碱中毒未代偿。

AB > SB：呼吸性酸中毒或代谢性碱中毒。

AB < SB：呼吸性碱中毒或代谢性酸中毒。

4. 缓冲碱（buffer base, BB）的测定

参考值：血浆缓冲碱（BBp）$41 \sim 42$ mmol/L；

全血缓冲碱（BBb）$45 \sim 55$ mmol/L；

细胞外液缓冲碱（BBeef）43.8 mmol/L。

BB 是血液中具有缓冲作用的碱之和，故 BB 有以下几种形式：

（1）BBp：由血浆中 HCO_3^- 和蛋白质（P_r^-）组成。

（2）BBb：由血浆中 HCO_3^- 和蛋白质（P_r^-）及血红蛋白（Hb）组成。

（3）BBeef：由血浆中 HCO_3^- 和蛋白质及血红蛋白相当于 5 g 时的 BB（$BBHb_5$）组成。

BB 值在代谢性酸中毒时降低,在代谢性碱中毒时增高。

5. 碱剩余(base excess,BE) 的测定

参考值:(0 ± 2.3) mmol/L。

代谢性酸中毒时 BE 为负值,代谢性碱中毒时 BE 为正值。

6. 二氧化碳总量(carbon dioxde total,TCO_2) 的测定

参考值:$24 \sim 32$ mmol/L。

TCO_2 是指血浆中所有多种形式存在的 CO_2 的总含量。其临床意义基本上与 CO_2 结合力(CO_2-CP)相同,代谢性酸中毒时降低,代谢性碱中毒时增高。

(七) 激素检验

1. 尿 17-羟皮质类固醇(17-hydroxycorticosteroid,17-OHCS)

参考值:男性 $13.8 \sim 41.4$ μmol/24 h($5 \sim 15$ mg/24 h);女性 $11 \sim 27.6$ μmol/24 h($4 \sim 10$ mg/24 h)。

临床意义:增高见于肾上腺皮质功能亢进、肾上腺皮质双侧增生、腺瘤或癌肿、肥胖症、甲状腺功能亢进等。降低见于肾上腺皮质功能不全、垂体前叶功能减退、营养不良或慢性消耗性疾病。

2. 尿 17-酮类固醇(17-ketosteroid,17-Ks)

参考值:男性 $34.7 \sim 69.4$ μmol/24 h;女性 $17.5 \sim 52.5$ μmol/24 h。

临床意义:增高见于肾上腺皮质癌、肾上腺皮质功能亢进(柯兴综合征)、肢端肥大症、睾丸间质细胞肿瘤以及肾上腺性征异常症。降低见于肾上腺皮质功能减退、脑垂体功能减退、性功能减退、睾丸切除后以及某些慢性病如结核、肝病、糖尿病、重症营养不良等。

(八) 糖及代谢物检验

1. 葡萄糖(glucose,Glu)

参考值:血清 $3.89 \sim 6.11$ mmol/L($70 \sim 110$ mg/dL);尿液 2.78 mmol/L。

临床意义:正常人 Glu 肾阈值为 8.88 mmol/L(160 mg/dL)。若超过此限度,即可出现糖尿、病理性血糖,尿糖升高可见于糖尿病、甲状腺功能亢进、肾上腺皮质功能亢进、颅内压升高、脑外伤、脑震荡、脑膜炎、脑瘤、脱水及缺氧窒息等。老年人血糖亦略升高。血糖过低可见于胰岛素瘤、过量的胰岛素治疗、肾上腺皮质功能减退、脑垂体前叶功能减退和甲状腺功能减退。

2. 糖耐量试验(glucose tolerance test,GTT)

参考值:空腹 $3.9 \sim 6.1$ mmol/L;

餐后 1 h $7.8 \sim 9.0$ mmol/L;

餐后 2 h < 7.8 mmol/L;

餐后 3 h 恢复至空腹水平。

临床意义:该试验主要用于诊断隐性或症状不典型的糖尿病,肝病时糖耐量也降低。

(九) 心肌损伤标志物检验

1. 心肌酶类

见血清酶类检验。

2. 心肌蛋白

（1）心肌肌钙蛋白 T（cardiac troponin，cTnT）测定。

参考值：0.02 ~ 0.13 μg/L；> 0.2 μg/L 为临界值，> 0.5 μg/L 可以明确诊断。

临床意义：cTnT 是诊断急性心肌梗死的确定性标志物，急性心肌梗死发病后 3 ~ 6 h 即升高，10 ~ 24 h 达到峰值，峰值可达 30 ~ 40 倍。10 ~ 15 d 恢复正常。诊断灵敏度 50% ~ 59%，特异度 74% ~ 96%。对非 Q 波性、亚急性心肌梗死或肌酸激酶同工酶无法诊断的患者更有价值。

（2）心肌肌钙蛋白 I（cardiac troponin，cTnI）测定。

参考值：< 0.2 μg/L，> 1.5 μg/L 为临界值。

临床意义：cTnI 和 cTnT 对诊断急性心肌梗死无显著性差异。cTnI 具有较低的灵敏度和较高的特异性。

（3）肌红蛋白（myoglobin，Mb）测定。

定性：阴性。

定量：ELISA 法 50 ~ 85 μg/L；RIA 法 6 ~ 85 μg/L，> 75 μg/L 为临界值。

临床意义：急性心肌梗死发病后 30 min ~ 2 h 升高，5 ~ 12 h 达到高峰，18 ~ 30 h 恢复正常。可用于急性心肌梗死的早期诊断。Mb 诊断灵敏度为 50% ~ 59%，特异度 77% ~ 95%。Mb 持续升高或反复波动，提示心肌梗死持续存在，或再次发生梗死以及梗死范围扩大。

三、临床免疫学检验

（一）T 淋巴细胞检查

1. 淋巴细胞转化试验

参考值：60% ~ 80%；50% 以下为偏低，40% 以下为转化低下。

临床意义：转化率低下常见于细胞免疫缺陷病，如共济失调、毛细血管扩张症、联合免疫缺陷斯耶格伦综合征、各种恶性肿瘤、何杰金病、淋巴病和淋巴肉芽肿等。1/3 ~ 2/3 的重症肝炎和慢性活动性肝炎患者淋巴细胞转化率低于正常。

2. E 玫瑰花环形成试验

参考值：正常人检测结果因条件而异，T 细胞约占淋巴细胞的 70% ~ 80%，一般正常范围为 51% ~ 72%。

临床意义：

（1）降低见于原发性特异性细胞免疫缺陷病，如先天性无胸腺症、胸腺性淋巴细胞发育不全症，以及原发性细胞和体液免疫同时缺陷性疾病如 Wiskatt-Aldriohe 综合征等。

（2）恶性肿瘤患者的 E 花环值与病情和疗效有关，如肿瘤转移复发时 E 花环形成率降低。

（3）某些病毒感染如麻疹、腮腺炎、脑膜炎、流感、带状疱疹等均可降低。增高见于甲腺功能亢进和甲状腺炎等，移植排斥时也可增高。

（二）免疫球蛋白的测定

常规检测 IgG、IgA、IgM，因 IgD、IgE 两种含量少（特别是 IgE，是血清中最少的一种免疫球蛋白），需用酶标记或放射免疫法测定，用纳克（ng）表示。

临床意义：

1. 免疫球蛋白增高

（1）IgG、IgA、IgM 各型增高见于多发性骨髓瘤、系统性红斑狼疮、类风湿性关节炎、白塞（Behcet）综合征、部分肝脏疾病、黑热病、结核病及某些感染性疾病等。

（2）IgD 增高见于 IgD 型多发性骨髓瘤。

（3）IgE 增高见于 IgE 型多发性骨髓瘤、支气管哮喘、荨麻疹、热带嗜红细胞增多症及过敏性疾病。

2. 免疫球蛋白降低

（1）IgG 降低见于非 IgG 型多发性骨髓瘤、重链病、轻链病、肾病综合征、某些肿瘤、某些白血病、原发性无丙种球蛋白血症、继发性免疫缺陷病等。

（2）IgA 降低可见于非 IgA 型多发性骨髓瘤、重链病、轻链病、吸收不良综合征、原发性无丙种球蛋白血症、继发性免疫缺陷病等。

（3）IgM、IgD、IgE 降低可见于原发性无丙种球蛋白血症等。

（三）血清补体（complement，C）测定

参考值：总补体溶血活性 50～100 kU/L；

　　　　补体 C_{1q}　0.18～0.19 g/L；

　　　　补体 C_3　0.8～1.5 g/L；

　　　　补体 C_4　0.20～0.60 g/L。

临床意义：血清补体水平升高见于许多炎性疾病以及阻塞性黄疸、急性心肌梗死、溃疡性结肠炎、糖尿病、急性痛风、甲状腺炎、急性风湿热、皮肌炎、结节性动脉周围炎、肉样瘤等。血清补体水平降低见于各种免疫复合物性疾病、自身免疫性疾病活动期、慢性活动性肝炎、遗传性补体成分缺乏症等。

（四）自身抗体测定

1. 类风湿因子（rheumatoid factor，RF）

参考值：正常人 RF 为阴性。

临床意义：对类风湿性疾病和自身免疫病的诊断有一定参考价值。类风湿性关节炎 RF 阳性率一般在 70% 左右。其他如皮肌炎、硬皮病、恶性贫血为 80%，系统性红斑狼疮（SLE）为 53%，自身免疫性溶血为 75%，慢性活动性肝炎为 60%，正常人不超过 5%。本试验并非特异性诊断试验。

2. 抗核抗体（antinuclear antibodies，ANA；又名抗核因子，antinuclear factor，ANF）测定

核抗原有 5 种，即去氧核糖核酸（DNA）、去氧核糖核蛋白（DNP）、核组蛋白（RNP）、等渗磷酸盐缓冲液核提取物（ENA）和核仁抗原，目前经常检测抗 ANA、抗 ENA、抗 DNA、抗 RNP 及 SS-A、Sm、SS-B 等抗体。

参考值:ANA 免疫荧光法,正常人血清 1∶10 为阴性;ENA 对流法,正常人为阴性(若 ENA 阴性,则不必再测抗体 Sm、抗 SS-A、抗 SS-B、抗 RNP)。

临床意义:

(1) 抗 ANA 阳性率较高的自身免疫病有 SLE、硬皮病、类风湿性关节炎、干燥综合征等,其中以 SLE 阳性率最高,为 80% ~ 100%。

(2) 抗 ENA 阳性率较高的自身免疫病有 SLE、类风湿性关节炎、进行性全身樱花症、慢性活动性肝炎等,其中 SLE 阳性率为 96%。

(3) 抗 Sm 抗体是 SLE 的标记抗体。抗 RNP 抗体对混合性结缔组织病(MCTD)的诊断有相对特异性。

抗 SS-A、抗 SS-B 抗体,对在排除存在抗 Sm、抗组蛋白抗体 S-DNA 抗体的情况下,对干燥综合征的诊断有一定的特异性。

3. 抗精子抗体测定

参考值:阴性。

临床意义:无论男方或女方抗精子抗体阳性,可以认为是不育的原因之一。

(五)急性时相蛋白类测定

1. C-反应蛋白(C-reactive protein,CRP)测定

参考值:血清中含量 <3 mg/L。

临床意义:急性炎症和组织坏死、损伤时血清中 CRP 含量增高,尤其是急性感染时 CRP 增高最显著。CRP 测定可用于鉴别心功能不全与心肌梗死、病毒感染与细菌感染。前者不增高,后者均明显增高。随着病情缓解,血清中 CRP 含量迅速下降,因此对疾病的活动性、严重程度、预后及疗效判断有一定价值。

2. α_1-抗胰蛋白酶(α_1-antitrypsin,α_1-AT)测定

参考值:血清中含量为 2 ~ 4 g/L。

临床意义:增高见于炎症、坏死、损伤、肿瘤、急性慢性传染病、血中雌激素含量增高时,服避孕药及妊娠时亦增高。降低见于肝病、肺气肿、营养不良、肾病综合征、α_1-AT 缺乏症。

3. α_1-酸性糖蛋白(α_1-acid glycoprotein,α_1-AGP)测定

参考值:血清中含量为 550 ~ 1400 mg/L。

临床意义:增高见于急性或慢性感染性疾病、风湿性及类风湿性疾病、恶性肿瘤等。降低见于血管内溶血(溶血性贫血)、再生障碍性贫血、重症新生儿黄疸、严重肝病、服用甲状腺素及雌激素和尿毒症等。

4. 血清 α_2-巨球蛋白(α_2-macroglobulin,α_2-MG)测定

参考值:成年男性 1.5 ~ 3.5 g/L;成年女性 1.75 ~ 4.20 g/L;2 ~ 4 岁儿童是成人的 2 ~ 3 倍。

临床意义:增高见于慢性活动性肝炎、肝硬化、慢性肾炎、肾病综合征、恶性肿瘤、活动性胶原病、妊娠和服用避孕药时。弥漫性血管内凝血(DIC)时由于 α_2-MG 可以灭活凝血酶、纤溶酶及激肽释放酶,故其含量降低。

（六）肿瘤标记物

1. 甲胎蛋白（alpha-fetoprotein，AFP）

参考值：<25 μg/L。

临床意义：增高见于以下情况：①原发性肝细胞癌，阳性率为60%～80%。②正常妊娠时，孕妇血清中AFP含量从12～38周逐渐上升（40～540 μg/L）。③婴儿患肝炎时AFP超过40 μg/L，但胆道闭锁症患儿的AFP常为阴性，因此AFP检测可用来鉴别肝炎与胆道闭锁症。

2. 癌胚抗原（carcinoembryonic antigen，CEA）

参考值：<5 μg/L。

临床意义：CEA属糖蛋白，主要存在于直肠、结肠癌组织及胎儿肠黏膜内，也有存在于胃癌、胰腺癌、肺癌、乳腺癌、食管癌和卵巢癌等以及其他肿瘤组织中，在患者血液或体液如胸腹水、消化液内出现异常增高。95%的正常人低于5 μg/L，吸烟者略高。

3. 前列腺特异性抗原（prostate specific antigen，PSA）

参考值：<4 μg/L。

临床意义：升高见于前列腺癌、前列腺增生、炎症、肾脏泌尿系统疾病及某些物理检查如前列腺按摩、直肠指诊、前列腺穿刺等。

4. 卵巢癌相关抗原（CA125）

参考值：<35 kU/L。

临床意义：CA125升高见于卵巢癌和其他非卵巢的恶性肿瘤。

5. 乳腺癌相关抗原（CA15-3）

参考值：<25 kU/L。

临床意义：CA15-3升高见于乳腺癌及其他恶性肿瘤如肺癌、结肠癌、胰腺癌、卵巢癌、子宫颈癌和原发性肝癌等。

6. 胃肠癌相关抗原（CA19-9）

参考值：<37 kU/L。

临床意义：CA19-9升高见于胰腺癌、胆囊癌、胆管壶腹癌、胃癌、结肠癌和肝癌等。

（七）乙型肝炎的"二对半"测定

1. 乙型肝炎表面抗原（HBsAg）

HBsAg阳性见于感染乙肝病毒或过去感染过乙肝病毒。

2. 乙型肝炎表面抗体（抗HBs）

抗HBs系保护性抗体，阳性提示机体对乙肝病毒有一定程度的免疫力。

3. 乙型肝炎e抗原（HBeAg）

HBeAg阳性提示乙型肝炎病毒在血中（正值传染期），血清中HBeAg达10^{-8}即可造成感染，为乙型肝炎的传染性指标。

4. 乙型肝炎e抗体（抗HBe）

抗HBe阳性表示乙型肝炎病毒活性低下。当血清中抗HBe阳性时，其传染性明显下降,肝病变无进展。

5. 乙型肝炎核心抗体(抗 HBc)

抗 HBc 不是一种保护性抗体,而是反映乙型肝炎病毒感染的重要指标。阳性应考虑仍有肝细胞内的病毒复制。抗 HBc 是 HbcAg 的抗体,可分为以下两种:一种是总抗体,目前一般医院检查的大都是这种抗体;另一种抗体是 IgM 抗体(即抗 HBc-IgM),在急性乙型肝炎患者血清中有较高滴度。当患者病情好转或痊愈时,抗 HBc-IgM 随同 HBcAg 和 ALT 逐渐下降而阴转,但抗 HBc 则变化不大,可长期存在。

(八) 梅毒血清学检查

参考值:正常人为阴性。

当人体感染梅毒螺旋体后,经一定阶段,血清中就可产生一定量的抗类脂质抗原的非特异性反应素和抗密螺旋体抗体的特异性抗体。一般将不加热血清反应素试验或快速血浆反应素环状卡片试验用于梅毒的诊断筛选及流行病学调查,将密螺旋体抗体血凝试验作为梅毒的确诊试验。原来使用的康-华反应试验已被淘汰。

(九) 艾滋病的血清学检测

艾滋病(AIDS)即获得性免疫缺陷综合征,主要是由人类免疫缺陷病毒(HIV)引起的一种严重的细胞免疫缺陷性疾病。判断是否感染 HIV 应当慎重,对初筛阳性的患者还应结合确证试验的结果和临床表现作出判断,目前常用的酶标法可有 1% 的假阳性(大规模检测人群)。通常以免疫印染法作为确证试验。

第三节　临床微生物检验基本技能

临床常见微生物学检验标本通常有血液、脑脊液、尿液、伤口的脓液、胸水、腹水、粪便、痰液和泌尿生殖系统的分泌物等。标本的正确选择、采集和运送是保证实验室检验质量的重要环节,对污染的标本进行检验会导致错误的结果,对感染性疾病的诊断和治疗十分有害。标本采集方法详见第一节。

一、血液标本

(一) 血液中常见的病原体

1. 革兰阳性球菌

金黄色葡萄球菌、凝固酶阴性葡萄球菌、肺炎链球菌、化脓链球菌、草绿色链球菌、肠球菌等。

2. 革兰阳性杆菌

结核分枝杆菌、产单核李斯特菌、阴道加特纳菌等。

3. 革兰阴性球菌

脑膜炎奈瑟菌、淋病奈瑟菌、卡他布兰汉菌等。

4. 革兰阴性杆菌

大肠埃希菌、铜绿假单胞菌、克雷白杆菌、肠杆菌、变形杆菌、沙雷菌、沙门菌、不动杆菌、嗜肺军团菌、嗜血杆菌等。

5. 真菌

念珠菌、曲霉菌、隐球菌、球孢子菌等。

6. 厌氧菌

拟杆菌、产气荚膜梭菌等。

（二）临床意义

正常人的血液是无菌的。血液感染是一种危重的全身感染，进行血液病原菌的检验，对提供病原学的诊断极为重要。当少量细菌侵入血液循环后不繁殖或很少繁殖，不引起或仅引起轻微的炎症反应时，称为菌血症；若有全身性炎症反应的表现，称为脓毒血症。若从患者血液中检出细菌，一般视为病原菌感染，提示有菌血症。常见的菌血症或脓毒血症有下列几种：

1. 葡萄球菌菌血症

由耐甲氧西林金黄色葡萄球菌及凝固酶阴性葡萄球菌引起的菌血症和脓毒血症逐年增多，占菌血症的 10% ~ 15%。临床表现明显，发病急，中毒症状重。常由疖、痈、脓肿及烧伤创面等原发感染灶继发为菌血症和脓毒血症，也可由呼吸道感染引起。

2. 肠球菌菌血症

肠球菌菌血症约占 10%，常见于泌尿生殖道、消化道和腹腔感染的患者。此菌可对多种抗菌药物耐药，大多病情较重。

3. 革兰阴性杆菌菌血症

革兰阴性杆菌主要侵犯机体免疫功能低下者，常可引起泌尿生殖道、胃肠道、胆道及呼吸道感染。大面积烧伤及严重创伤时，可发生铜绿假单胞菌菌血症，感染严重者可引起感染性休克和弥漫性血管内凝血，甚至出现多脏器功能衰竭。

4. 厌氧菌菌血症

厌氧菌常合并需氧菌感染，临床症状较重而复杂。厌氧菌常寄居于口腔、肠道和泌尿生殖道，并引起相应部位的感染。

5. 真菌菌血症

常由条件致病性真菌引起，多数伴有细菌感染，主要发生于菌群失调者。

6. 医院感染引起的菌血症

近年来医院感染引起的菌血症发生率明显增高，占菌血症的 30% ~ 60%。主要发生于重症监护病房（ICU）和老年病房等已有严重疾病的住院患者，或继发于应用免疫抑制药物、气管切开、各类导管插管、透析疗法、器官移植等诊治措施的重病患者。此类患者感染严重，又因医院感染多为耐药菌，治疗效果差。

二、脑脊液标本

（一）脑脊液中常见的病原体

1. 革兰阳性菌

肺炎链球菌、B群链球菌、A群链球菌、消化链球菌、结核分枝杆菌、产单核李斯特菌、炭疽芽孢杆菌、葡萄球菌等。

2. 革兰阴性菌

脑膜炎奈瑟菌、大肠埃希菌、铜绿假单胞菌、卡他布兰汉菌、拟杆菌、不动杆菌、肺炎克雷白杆菌、流感嗜血杆菌等。

3. 病毒

乙型脑炎病毒、柯萨奇病毒A、柯萨奇病毒B、脊髓灰质炎病毒、新肠道病毒68-71、狂犬病病毒等。

4. 真菌及其他

新生隐球菌、白假丝酵母菌、钩端螺旋体等。

（二）临床意义

正常人脑脊液是无菌的。当病原体通过血脑屏障进入中枢神经系统时可引起感染。近年来,引发中枢神经感染的因素、病原体种类不断增多,发病率逐年升高且诊断和治疗困难。

1. 细菌性脑膜炎

中枢神经系统感染的常见类型为流行性脑脊髓膜炎,冬春季节多见。

2. 真菌性脑膜炎

最常见的是隐球菌脑膜炎。其他的真菌性脑膜炎日渐增多,特别是免疫功能低下和恶性疾病患者易并发,诊断和治疗较为困难。

3. 流行性乙型脑炎

流行性乙型脑炎是一种人兽共患的自然疫源性疾病。传染源为患者和家禽、家畜及野生动物,蚊虫为传播媒介,经蚊虫叮咬、吸血而传播,人群普遍易感。感染后多数人无症状而成为隐性感染者,可获得持久免疫力。

4. 肠道病毒引起的脑膜炎及脑炎

除脊髓灰质炎病毒引起的脑膜炎及脑炎常见外,还可见多种病毒引起的脑膜炎或脑炎,并还不断发现新的肠道病毒引起的脑膜炎及脑炎。肠道病毒可造成中枢神经系统的严重损害,也可留下严重的后遗症。

三、脓液

（一）脓液中常见的病原体

1. 革兰阳性球菌

金黄色葡萄球菌、凝固酶阴性葡萄球菌、化脓链球菌、肺炎链球菌、肠球菌、消化链球菌、四联球菌等。

2. 革兰阳性杆菌

结核分枝杆菌、非结核分枝杆菌、破伤风杆菌、产气荚膜梭菌、炭疽芽孢杆菌等。

3. 革兰阴性球菌

脑膜炎奈瑟菌、淋病奈瑟菌、卡他布兰汉菌等。

4. 革兰阴性杆菌

肺炎克雷白杆菌、变形杆菌、大肠埃希菌、铜绿假单胞菌、流感嗜血杆菌、拟杆菌、梭杆菌等。

5. 其他

放线菌等。

（二）临床意义

由创伤、手术、侵入性器械操作等外科治疗引起的感染最为常见。此感染以化脓性炎症改变为主。细菌造成伤口感染一般认为需每克组织内细菌数量达 $10^5 \sim 10^6$ 个以上。

外伤性创伤感染以葡萄球菌和链球菌多见，放线菌、结核分枝杆菌、大肠埃希菌、铜绿假单胞菌也常见，且易发生混合感染。深部创伤极易引起破伤风和气性坏疽等厌氧菌感染。

烧伤创面最常见的是革兰阴性杆菌感染，如铜绿假单胞菌等，其次为革兰阳性球菌感染，可单独也可混合细菌感染。

急性化脓性骨关节炎常由金黄色葡萄球菌、溶血性链球菌、淋病奈瑟菌、肺炎链球菌等感染所致。慢性化脓性骨关节炎、慢性骨髓炎常由结核分枝杆菌感染所致，葡萄球菌、链球菌等感染也常见。

四、痰液

（一）痰液中常见的病原体

1. 革兰阳性球菌

金黄色葡萄球菌、凝固酶阴性葡萄球菌、肺炎链球菌、A 群链球菌、肠球菌等。

2. 革兰阳性杆菌

白喉棒状杆菌、类白喉棒状杆菌、结核分枝杆菌、炭疽芽孢杆菌等。

3. 革兰阴性球菌

脑膜炎奈瑟菌等。

4. 革兰阴性杆菌

流感嗜血杆菌、克雷白杆菌、大肠埃希菌、铜绿假单胞菌、百日咳杆菌。

5. 其他

军团菌、支原体、衣原体等。

6. 真菌

白假丝酵母菌、隐球菌、曲霉菌、毛霉菌等。

7. 病毒

腺病毒、流感病毒、副流感病毒、呼吸道合胞病毒、巨细胞病毒、单纯疱疹病毒、冠状病毒和麻疹病毒等。

（二）临床意义

下呼吸道感染是最常见的呼吸道感染，主要指肺实质性炎症的肺炎和支气管黏膜炎症的支气管炎，是我国常见病和病死率高的感染性疾病。痰标本的细菌学检查对呼吸道感染的诊断有重要意义。下呼吸道的痰是无细菌的，但由于咳出时经过口腔，故常可带有上呼吸道的正常寄生菌，因此收集痰液时要采取来自下呼吸道的合格标本，以有效提高检出率和阳性的正确率。痰液留取方法见本章第一节。

细菌性肺炎为下呼吸道感染最常见的类型。近年来，由肺炎链球菌所致的肺炎仍常见，由流感嗜血杆菌、金黄色葡萄球菌、耐甲氧西林金黄色葡萄球菌和革兰阴性杆菌所致肺炎的比例明显上升，军团菌肺炎也引起了人们的重视。在医院感染中，革兰阴性杆菌占 50% 以上，一些条件致病菌和耐药菌成为医院内肺炎的主要致病菌。

支原体肺炎常以不典型肺炎的表现为主，占肺炎的 10% ~ 20%。临床上 80% 左右的慢性支气管炎患者合并支原体感染。

真菌性肺炎是由致病性真菌和条件致病性真菌所引起的，以条件致病性真菌为主。真菌性肺炎常合并其他多种细菌感染，患者常由于使用大量抗菌药物而发生双重感染，病情严重，治疗困难。

病毒性肺炎常由呼吸道病毒引起，发病初期可有感冒症状，1 周左右呼吸道感染加重，进而发展为肺炎。

五、粪便

（一）粪便标本中常见的病原体

1. 肠毒素为主的病原菌

霍乱弧菌、志贺菌、大肠埃希菌、金黄色葡萄球菌、难辨梭菌、产气荚膜梭菌等。

2. 侵袭性为主的病原菌

沙门菌、大肠埃希菌、志贺菌（鲍氏、志贺）、弯曲菌、副溶血弧菌、小肠结肠炎耶尔森菌、结核分枝杆菌、白假丝酵母菌等。

3. 病毒

轮状病毒、埃可病毒、Norwalk 病毒、甲型肝炎病毒、戊型肝炎病毒、腺病毒等。

（二）临床意义

常见的消化道感染有细菌性痢疾、伤寒和副伤寒、细菌性食物中毒、消化道溃疡及细菌、真菌或病毒引起的胃肠炎等。由于引起消化道感染的细菌种类多，且致病菌与正常菌群共生，致病作用各不相同，因此，消化道感染的细菌学诊断较为困难，加强粪便中的病原学诊断具有重要的临床意义。

1. 细菌性痢疾

细菌性痢疾主要是指由志贺菌引起的肠道传染病，是肠道感染性腹泻中最常见的病种。临床常有里急后重感和脓血样便，中毒性痢疾常见于小儿。粪便细菌培养对于诊断细菌性痢疾有价值。

2. 细菌、真菌、病毒引起的胃肠炎

此症最为常见。由多种病原体感染所致,临床表现为腹泻、呕吐、高热等症状。病原体以沙门菌属、志贺菌属、致泻性大肠埃希菌、结肠炎耶尔森菌、霍乱弧菌、副溶血弧菌、葡萄球菌、弯曲菌、假丝酵母菌及病毒等为主。胃肠炎的病毒感染常见的是轮状病毒等,常引起幼儿腹泻;腺病毒是引起儿童腹泻的主要病原体,还可引起成人腹泻;Norwalk 病毒常感染成人和大龄儿童,引起水样便或黄稀便的腹泻;埃可病毒常引起婴幼儿腹泻。近年来胃肠炎的病毒感染呈上升的趋势。

3. 细菌性食物中毒

细菌性食物中毒常可危及生命,常见于沙门菌、副溶血弧菌、致病性大肠埃希菌、葡萄球菌、肉毒梭菌、蜡样芽孢杆菌食物中毒。多发生在夏秋季,以暴发和集体发病为特征。

4. 消化性溃疡幽门螺杆菌感染

主要发病部位是胃和十二指肠壶腹部。胃炎、消化性溃疡主要由幽门螺杆菌引起,因此消化性溃疡经抗感染治疗可取得很好的疗效。

六、尿液

(一)尿液标本中常见的病原体

1. 细菌

细菌中80%为革兰阴性杆菌,其中以大肠埃希菌最为常见,占尿道感染的70%以上,其次为变形杆菌、铜绿假单胞菌、克雷白杆菌、肠杆菌、沙雷菌、产气杆菌、沙门菌等。20%为革兰阳性菌,其中以肠球菌最多见,其次为葡萄球菌、粪链球菌、结核分枝杆菌。

2. 其他病原体

支原体、衣原体、真菌等。

(二)临床意义

泌尿道感染是指大量微生物在尿路中生长繁殖而引起的尿路炎症,可分为上泌尿道感染(主要有肾盂肾炎)和下泌尿道感染(主要有膀胱炎和尿道炎),为最常见的感染性疾病。

常见的泌尿道感染是肾盂肾炎(急性和慢性)、膀胱炎(急性为主)、尿道炎(细菌性尿道炎、淋菌性尿道炎、非淋菌性尿道炎)、前列腺炎(慢性较常见)等。泌尿道感染时需要明确感染部位和急慢性,主要依据病原菌检测,还要密切结合临床综合考虑作出诊断。药物敏感试验对指导临床合理使用有效抗菌药物有重要意义。

(顾国浩　蒋敏)

第十三章

基础护理技能和临床常用护理技能

第一节 基础护理技能

一、生命体征测量

（一）体温测量

【目的】

测量并记录患者的体温,判断体温有无异常,以观察机体功能活动及病情变化与转归,为治疗、护理提供依据;动态监测体温变化,分析热型及伴随症状。

【用物准备】

治疗盘、容器 2 个(一个为清洁容器,盛放已消毒的体温计;另一个用于盛放测温后的体温计)、含消毒液的纱布、表(有秒针)、记录本、笔。测肛温时,另备润滑油、棉签、卫生纸。

【操作步骤】

(1) 携带用物至患者床旁,核对患者床号、姓名。根据患者情况选择测量体温的部位及方法。①口温:将口表水银端斜放于舌下热窝,闭紧口唇,用鼻呼吸,勿咬体温计。体温计放置 3 min。②腋温:擦干汗液,将体温计水银端放腋窝处。体温计紧贴皮肤,屈臂过胸,夹紧。体温计放置 10 min。③肛温:患者取侧卧位,暴露肛门。润滑肛表水银端,插入肛门 3 ~ 4 cm;婴幼儿可取仰卧位,护士一手握住患儿双踝,提起双腿,另一手将已润滑的肛表插入肛门(婴儿 1.25 cm,幼儿 2.5 cm),并握住肛表用手掌根部和手指将双臀轻轻捏拢,固定。体温计放置 3 min。

(2) 取表:取出体温计,用消毒纱布擦拭。

(3) 读体温计数字, 记录体温。

(4) 协助患者穿衣、裤,取舒适体位。

(5) 消毒:对体温计进行消毒。

(6) 绘制体温变化曲线:洗手后将所测体温绘制于体温单上。

【注意事项】

(1) 测量体温前,应清点体温计的数量,并检查体温计是否完好,水银柱是否在 35 ℃

以下。

（2）婴幼儿、精神异常、昏迷、口腔疾患、口鼻手术和张口呼吸者禁忌口温测量；腋下有创伤、手术、炎症或腋下出汗较多者、肩关节受伤或消瘦夹不紧体温计者禁忌腋温测量；直肠或肛门手术、腹泻者禁忌肛温测量。心肌梗死患者不宜测肛温，以免刺激肛门引起迷走神经反射，导致心动过缓。

（3）婴幼儿及危重患者、躁动患者测体温时应有专人守护，防止发生意外。

（4）若患者不慎咬破体温计，首先应及时清除玻璃碎屑，以免损伤唇、舌、口腔、食管、胃肠道黏膜，再口服蛋清或牛奶，以延缓汞的吸收。若病情允许，可食用粗纤维食物，以加速汞的排出。

（5）避免影响体温测量的各种因素，如运动、进食、冷热饮、冷热敷、洗澡、坐浴、灌肠等。如患者有进食或冷热饮，可选在进食后 30 min 再测体温。

（6）肛表、腋表、口表应分开清洗消毒。

（7）甩表时宜用腕部力量，避免碰及他物，切忌把体温计放入热水中清洗或沸水中煮，以防爆裂。

（二）脉搏测量

【目的】

计数每分钟脉率，评价脉搏节律及强弱，判断脉搏有无异常；动态监测脉搏变化，间接了解心脏状况；协助诊断，为预防、治疗、康复和护理提供依据。

【用物准备】

治疗盘、钟表(有秒针)、记录本、笔。必要时备听诊器。

【操作步骤】

（1）核对：携用物至患者床旁，核对患者床号、姓名。

（2）体位：嘱患者取卧位或坐位，手腕伸展，手臂放于舒适位置。

（3）测量：以示指、中指、无名指的指端按压在患者桡动脉处，按压力量适中，以能清楚测得脉搏搏动为宜。

（4）计数：正常脉搏测量 30 s，将测得结果乘以 2。若发现患者脉搏短绌，应由 2 名护士同时测量，一人听心率，另一人测脉率，由听心率者发出"起"或"停"口令，计时 1 min。

（5）记录脉率。

（6）洗手后绘制护理记录单。

【注意事项】

（1）勿用拇指诊脉，因拇指小动脉的搏动较强，易与患者的脉搏相混淆。

（2）异常脉搏应测量 1 min；脉搏细弱难以触诊时，应测心尖搏动 1 min。

（3）除桡动脉外，还可测量颞动脉、肱动脉、颈动脉、股动脉、足背动脉等。

（4）对偏瘫患者，应选择健侧肢体测量。

（三）血压测量

【目的】

判断血压有无异常;动态监测血压变化,间接了解循环系统的功能状况;协助诊断,为预防、治疗、康复和护理提供依据。

【用物准备】

治疗盘内备血压计、听诊器、记录本(体温单)、笔。

【操作步骤】

(1) 核对:携用物至患者床旁,核对患者床号、姓名。

(2) 测量血压:①肱动脉测压:手臂位置(肱动脉)与心脏在同一水平,即坐位时平第4肋,卧位时平腋中线;手臂卷袖,露臂,手掌向上,肘部伸直。打开血压计,垂直放妥,开启水银槽开关。驱尽袖带内空气,平整置于上臂中部,下缘距肘窝2~3 cm,松紧以能插入一指为宜。将听诊器胸件置肱动脉搏动最明显处,一手固定,另一手握加压气球,关气门,注气至肱动脉搏动消失再升高20~30 mmHg。缓慢放气,水银柱下降速度以4 mmHg/s为宜,注意水银柱刻度和肱动脉声音的变化。听诊器出现第一声搏动音时,水银柱所指的刻度即为收缩压;当搏动音突然变弱或消失时,水银柱所指的刻度即为舒张压。②腘动脉测压:患者取仰卧、俯卧或侧卧位,卷裤。袖带缠于大腿下部,其下缘距腘窝3~5 cm,听诊器置腘窝动脉搏动最明显处。其余操作同肱动脉测压。

(3) 整理血压计:排尽袖带内余气,扣紧压力活门,整理后放入盒内;血压计盒盖右倾45°,使水银全部流回槽内;关闭水银槽开关,盖上盒盖,平稳放置。

(4) 恢复体位。

(5) 记录:将所测血压值按收缩压/舒张压(mmHg或kPa)记录在记录本上,例如:120/80 mmHg。

(6) 将血压转记护理记录单上。

【注意事项】

(1) 定期检测、校对血压计。测量前,须检查血压计,包括玻璃管有无破损、水银有无漏出、加压气球和橡胶管有无老化或漏气、听诊器是否完好等。

(2) 对需密切观察血压者,应做到四定,即定时间、定部位、定体位、定血压计,以保证测定的准确性和对照的可比性。

(3) 发现血压听不清或异常时,应重测。重测时,待水银柱降至"0"点,稍等片刻再测量。必要时,进行双侧对照。

(4) 注意测压装置(血压计、听诊器)、测量者、被检者、测量环境等因素引起血压测量的误差,以保证测量血压的准确性。

(5) 偏瘫患者应测量健侧肢体。

(6) 舒张压变音和消失音相差较远时,应同时记录两个数值。

(四) 呼吸测量

【目的】

观察患者的呼吸频率、节律、深度、声音、形态及有无呼吸困难等;动态监测呼吸变化,了解患者呼吸功能情况;协助诊断,为预防、治疗、康复和护理提供依据。

【用物准备】

治疗盘、钟表(有秒针)、记录本、笔。必要时备棉花。

【操作步骤】

(1)核对:携用物至患者床旁,核对患者床号、姓名。

(2)体位:嘱患者取舒适自然体位。

(3)方法:将手放在患者的诊脉部位似诊脉状,眼睛观察患者胸部或腹部的起伏。

(4)观察:呼吸频率(一起一伏为1次呼吸)、深度、节律、音响、形态及有无呼吸困难。

(5)计数:正常呼吸测量30 s,将测得结果乘以2。

(6)记录结果。

(7)将结果转记护理记录单上。

【注意事项】

(1)呼吸受意识控制,因此测量呼吸前不必解释,在测量过程中不让患者察觉,以免紧张,影响测量的准确性。

(2)危重患者呼吸微弱,可用少许棉花置于患者鼻孔前,观察棉花被吹动的次数,计时1 min。呼吸不规则的患者及婴儿也应测量1 min。

(3)测量呼吸前,应让患者安静。如有剧烈活动,应休息20 min后再测。

二、鼻饲法

【目的】

对不能经口进食的患者,通过胃管供给营养丰富的流质饮食,以保证患者摄入足够的蛋白质与热量、水分和药物。

【用物准备】

鼻饲包(治疗碗、压舌板、胃管、镊子、30～50 mL的注射器或注洗器、纱布、治疗巾),治疗盘(液状石蜡油、棉签、胶布、夹子、别针、听诊器),适量38 ℃～40 ℃的温开水,38 ℃～40 ℃的鼻饲饮食200 mL。

【操作步骤】

(1)备齐所用物品后,携至患者床旁,给予解释,以取得患者的合作。

(2)视病情不同协助患者取坐位、斜卧位或仰卧位,将治疗巾铺置患者颌下,清洁鼻腔。

(3)用液状石蜡油纱布润滑胃管的前段,左手持纱布托住胃管,右手持镊子夹住胃管的前段,沿一侧鼻孔缓慢插入到咽喉部(14～16 cm)时,嘱患者做吞咽动作。同时将胃管送下,插入的长度为45～55 cm(相当于由患者鼻尖到耳垂再到剑突的长度)。如为昏迷患者,在插管前将患者头后仰,插至会厌部时,左手将头部托起,使下颌靠近胸骨柄,以增大咽喉部通道的弧度,便于胃管顺利通过会厌部。

(4)用注射器抽吸胃内容物,如有胃液抽出,则证明胃管已至胃中。如未抽出胃液,则可用以下方法检查:①将听诊器放置剑突下,用注射器向胃管内注入10～30 mL空气,如果能听到气过水声,表示胃管在胃中;②将胃管外端没入一碗水中,若有持续多量气泡冒出,则表示误入气管,应立即拔出。

(5) 如插管过程中患者出现恶心,则应暂停片刻,嘱患者做深呼吸或吞咽动作,随后迅速地将胃管插入,以减轻不适。若插入不畅,应检查胃管是否盘在口中。此外,插管过程中如出现呛咳、呼吸困难、发绀等情况,则表示误入气管,应立即拔出,休息片刻后重插。

(6) 将胃管用胶布固定于鼻梁部,其外端接注射器,先回抽,见有胃液抽出,先注入少量温开水,再缓慢注入温度适宜的流质饮食或药液。

(7) 鼻饲毕,用温开水少许冲洗胃管。然后将胃管的开口端反折,用纱布包裹,夹子夹紧,再用别针固定于患者枕头旁或衣服上。如需要,应记录饮食量。

(8) 用温开水将注射器洗净,放入治疗碗内,用纱布盖好备用。注射器应每日更换1次,所用物品应每日消毒1次。其他的用物整理后归还原处。

(9) 拔胃管法:① 置弯盘于患者的颌下,胃管开口端用夹子夹紧放入弯盘内,轻轻地揭去固定的胶布。③ 用纱布包裹近鼻端胃管,快速拔出胃管,将胃管盘起放入弯盘中。④ 清洁患者的口、鼻、面部,必要时,用松节油去除胶布痕迹,协助患者取舒适卧位。

【注意事项】

(1) 插胃管前应先检查患者鼻、口腔、食管有无阻塞。有义齿者应先取出;有食管静脉曲张或食管阻塞者,则不宜插管。

(2) 插管的动作应轻稳,特别是在通过食管3个狭窄处(与环状软骨平齐处、气管分叉处、食管通过膈肌处)时,以免损伤食管黏膜。

(3) 每次鼻饲前应判定胃管确在胃内及无胃液潴留时,方可注入食物。如患者同时吸氧,慎勿将氧气管与胃管混淆。

(4) 鼻饲者需用药时,应将药片研碎、溶解后再灌入,注入饮食时应注意速度、温度、容量(每次不超过200 mL)及间隔时间(不短于2 h)。

(5) 注入饮食后尽量不搬动患者,以免引起呕吐,并观察患者有无呕吐、窒息发生。

(6) 每次放入、取出胃管,或每次取下注射器抽吸流食或药物时,均须夹闭胃管外口,以免胃内容物流出或空气进入胃内。

(7) 长期鼻饲者须视胃管的材质及说明定期更换胃管1次(晚间拔出,次晨更换另一鼻孔插入),每日进行口腔护理并给予雾化吸入。

(8) 食管静脉曲张、食管梗阻的患者禁忌使用鼻饲。

三、灌肠法

(一) 不保留灌肠法

【目的】

软化和清除粪便,驱除肠内积气;为肠道手术、诊断性检查或分娩做清洁肠道准备;稀释或清除肠道内的有害物质,减轻中毒;灌入低温液体,为高热患者降温。急腹症、妊娠非分娩准备、消化道出血等禁忌大量不保留灌肠。

【用物准备】

（1）治疗盘：内有灌肠筒、橡胶管、玻璃接管、肛管、液状石蜡、血管钳或液体调节开关、弯盘、水温计、橡皮布或一次性垫布、手纸和治疗巾。有条件者，可用一次性灌肠用物。

（2）灌肠液：常用生理盐水（降温时用等渗冰盐水）、0.1%～0.2%的肥皂水。灌液量：成人每次 500～1 000 mL；小儿酌情减量，每次 100～500 mL。液体温度：一般为 39 ℃～41 ℃，中暑者用 4 ℃等渗盐水，用于降温时为 28 ℃～32 ℃。

（3）便盆、屏风、输液架等。

【操作步骤】

（1）按医嘱准备灌肠液，调节温度。备好用物，向患者作解释，取得合作，并嘱患者排尿。灌肠筒悬挂于输液架上，液面距床缘 40～60cm。

（2）操作者位于患者右侧，嘱患者左侧卧位，双腿屈膝，露出臀部，将橡皮布和治疗巾垫于其臀下。对肛门括约肌能力较弱者，可取仰卧位，臀下置便盆。

（3）润滑肛管前端，放出少量液体以排出管内气体，并以手背试温是否合适，随即夹闭肛管。

（4）操作者左手分开并固定患者两臀，露出肛门，嘱患者张口呼吸，右手持肛管轻轻旋转插入肛门 7～10 cm。如插入时有抵触感，可将肛管退出少许，再行前进。插妥后一手固定肛管，另一手抬高松开止血钳，使灌肠液缓慢流入肠内，同时观察患者的反应。

（5）观察筒内液体灌入情况。若灌入受阻，可移动挤压肛管，同时检查有无粪块堵塞。若患者感觉腹胀或有便意，应将灌肠筒放低并嘱患者张口深呼吸，以减慢流速、减轻腹压。

（6）液体将流完时，夹闭橡胶管，用手纸裹住肛管轻轻拔出，置于弯盘中，让患者平卧，嘱保留 5～10 min 后排便，以利粪便软化。不能下床者，给予便器，将手纸、呼叫器置于易取处。

（7）排便后及时取走便盆，整理床铺，开窗通风。观察大便情况，必要时留取标本送检。记录结果于当天护理记录单的大便栏内。

（8）洗净灌肠用物，并消毒备用。

【注意事项】

（1）插肛管时动作要轻柔，对有肛门疾病者更应小心，以免造成损伤。

（2）对某些颅脑疾病、心脏疾病患者及小儿、老年人、妊娠初期和末期孕妇，灌肠时应慎重，压力要低、速度要慢，并密切观察病情变化，以免发生意外。

（3）肝性脑病患者禁用肥皂水灌肠，以减少氨的产生和吸收。伤寒患者灌肠时应选用等渗盐水，液面不得高于肛门 30 cm，液量不得超过 500 mL。降温灌肠后保留 30 min 再排便，排便后 30 min 测体温并记录。

（4）灌肠过程中应随时注意观察病情，若患者出现脉速、面色苍白、出冷汗、心悸、气急、剧烈腹痛等情况，应立即停止灌肠，并做相应处理。

（二）保留灌肠法

【目的】

用于镇静、催眠及治疗肠道感染。

【用物准备】

（1）治疗盘：小容量灌肠筒1套、肛管（选择较细的肛管，20号以下，可以导尿管代替肛管）、血管钳或液体调节开关、石蜡油、弯盘、水温计、橡皮布或一次性垫布、手纸和治疗巾。有条件者，可用一次性灌肠用物。也可用50 mL注射器代替灌肠筒。

（2）灌肠液：按医嘱配制。常用灌肠液含2%小檗碱、1%~1.5%新霉素、10%水合氯醛及其他抗生素，药液量不超过200 mL，温度38 ℃。

（3）另备便盆、屏风、输液架等。

【操作步骤】

（1）向患者说明治疗目的，以取得配合并嘱患者排尿排便，排便后休息1 h再行保留灌肠。

（2）根据病情决定体位，慢性菌痢宜取左侧卧位，阿米巴痢疾则宜取右侧卧位，臀部抬高约10 cm。

（3）灌肠筒挂于输液架上，液面距肛门部不超过30 cm，200 mL以内液量可用注射器缓慢灌入。

（4）戴手套，润滑肛管前段，排尽管内气体，夹紧肛管。

（5）暴露患者肛门，嘱患者张口慢慢地深呼吸，用右手将肛管轻轻插入直肠内15~20 cm，固定肛管。

（6）松血管钳，使溶液缓慢注入（200 mL以上液量需灌肠筒滴入者，滴入速度一般为60~70滴/min），并观察反应，液体注完时，再注入温开水5~10 mL。

（7）液体注完后，夹紧肛管，用卫生纸包裹，左手持卫生纸抵住肛门，右手轻轻拔出肛管，放入弯盘，嘱患者尽量忍耐，保留药液1 h以上再排出。

（8）整理床单，消毒清洗用物；洗手，记录灌肠情况。

【注意事项】

（1）肠道疾病患者宜在晚间睡眠前灌入药液，以减少活动，保留药液；肛门、直肠、结肠手术后及大便失禁者不宜保留灌肠。

（2）灌肠前要将药液摇匀。

（3）保留灌肠肛管要细、插入深，注入药液速度慢、量少，从而保留药液，减少刺激。

四、导尿术

（一）女患者导尿术

【目的】

为尿潴留的患者引流出尿液，以减轻痛苦；协助临床诊断，例如留取未受污染的尿标本做细菌培养，测量膀胱容量、压力及残余尿，进行尿道或膀胱造影等；为膀胱肿瘤患者进行膀胱内化疗。

【用物准备】

无菌导尿包（内有治疗碗和弯盘各一，导尿管，内含4个棉球的小药杯，血管钳2把，润滑油棉签,标本瓶,洞巾、治疗巾)、治疗碗 1 只(内有蘸消毒液的棉球 10 余个,血管钳和镊子各 1 把)、弯盘 1 个、一次性手套、无菌持物钳和容器 1 套、消毒溶液、无菌手套 1 副、治疗巾及橡胶布、便盆、屏风等。

【操作步骤】

(1) 在治疗室按照无菌操作原则打开导尿包,准备消毒物品。

(2) 备齐所有物品,携至患者床边,说明目的以取得患者的合作,并适当遮挡操作环境。

(3) 可以让患者自己用肥皂水和清水洗净外阴。对生活不能自理者,可协助进行。

(4) 术者站于患者右侧。患者仰卧,脱去左侧裤管盖在右腿上,被子遮盖上身及左腿,双腿屈膝自然外展分开,露出外阴。将橡胶布及治疗巾垫于患者臀下。

(5) 用治疗碗内消毒液棉球清洗外阴(顺序:由上而下,从外向内),撤走清洗用物。

(6) 将导尿盘放于两膝之间,打开导尿包。用无菌持物钳放好小药杯,倒入消毒液(洗必泰或消毒净等)浸泡棉球。戴无菌手套,铺洞巾,形成无菌区。

(7) 将尿管及镊子放入弯盘内,润滑尿管前端。左手分开并固定小阴唇,右手持血管钳并钳夹消毒液棉球,由内而外、自上而下消毒尿道口及双侧小阴唇 2 遍,尿道口加强消毒 1次。污染的棉球和血管钳放于弯盘内,移至床尾。

(8) 左手继续固定小阴唇,右手将导尿管及弯盘移近洞巾口,用小镊子夹持导尿管轻轻插入尿道内 4 ~ 6 cm,见尿液流出再插入 1 cm 左右。松开右手,固定导尿管。如需放出尿液,则将尿引入无菌弯盘内,尿液流满后,夹住导尿管,将弯盘内尿液倒入便盆内。如需做尿培养,则用无菌标本瓶接取尿液 5 mL,盖好瓶盖。

(9) 导尿毕,需留置导尿管者,依留置导尿管法操作;无需留置者,取出导尿管,撤去洞巾并擦净外阴,协助患者穿好衣裤。整理用品及床铺,并记录尿量及性状、患者反应等情况,将尿标本送检。

【注意事项】

(1) 严格执行无菌操作。若导尿管误插入阴道或脱出,则更换无菌导尿管重插。

(2) 应选择光滑和粗细适宜的导尿管。插入及拔出导尿管时动作务必轻柔,切忌粗暴,以免损伤尿道黏膜。

(3) 如膀胱高度膨胀,患者又极度虚弱时,第 1 次放出尿液不应超过 1 000 mL,以防出现虚脱和血尿。

(4) 耐心解释,尊重患者,注意操作环境的遮挡。

(二) 男患者导尿术

【目的】

同女患者导尿术。

【用物准备】

同女患者导尿术。

【操作步骤】

第(1) ~ (3)步同女患者导尿术。

（4）术者站于患者右侧。患者仰卧,脱下裤子退至腿部,两腿平放略分开,被子遮盖上身及双腿部分。双腿屈膝自然外展分开,露出外阴。将橡胶布及治疗巾垫于患者臀下。

（5）戴手套,持血管钳夹取消毒棉球进行初步消毒,依次为阴阜、阴茎、阴囊,再用纱布裹住阴茎略提起,将包皮向后推,暴露尿道外口,手持血管钳夹住棉球自尿道口向外向后旋转擦拭消毒尿道口、龟头及包皮数次,消毒后将棉球置于弯盘内。

（6）取无菌导尿包置于患者两腿间并打开,用无菌持物钳放好小药杯,倒入消毒液,浸泡棉球,戴无菌手套,铺洞巾,形成无菌区域。

（7）将无菌导尿管及镊子置于弯盘内,润滑导尿管前端,左手用纱布裹住阴茎并提起,使之与腹壁成60°角,将包皮向后推,以露出尿道口,用消毒棉球如上法消毒尿道口及龟头,将污染的棉球和血管钳放入弯盘内。

（8）左手固定阴茎,右手将无菌弯盘置于洞巾旁,嘱患者张口呼吸,用另一个血管钳夹持导尿管前端,对准尿道口轻轻插入 20~22 cm,见尿液流出后,再插入 1~2 cm,将尿液引入弯盘内。

（9）导尿毕,轻轻拔出尿管,撤去洞巾,擦净外阴,脱手套,撤出患者臀下的垫布。协助患者穿裤,取舒适卧位,整理床铺,处理导尿用物。洗手,记录导尿时间、尿量、尿液颜色和性质、患者情况等,将尿标本送检。如需留置导尿管,则将导尿管按无菌操作原则接集尿袋并妥善固定。

【注意事项】

（1）严格执行无菌操作,若导尿管脱出,则更换无菌导尿管重插。

（2）应选择光滑和粗细适宜的导尿管。插入及拔出导尿管时动作务必轻柔,切忌粗暴,以免损伤尿道黏膜。

（3）如膀胱高度膨胀,患者又极度虚弱时,第 1 次放出尿液不应超过 1 000 mL,以防出现虚脱和血尿。

（4）耐心解释,尊重患者,注意操作环境的遮挡。

（5）男性尿道长而弯曲,必须根据解剖特点进行导尿,以免造成尿道损伤和导尿失败。男性的包皮和冠状沟易留污垢,应注意清洁。

五、氧气吸入

【目的】

通过给氧,增加吸入氧气的浓度,以提高动脉血氧分压和动脉血氧饱和度,增加动脉血的氧含量,从而预防和纠正各种原因所造成的组织缺氧。氧气吸入的适应证包括:

（1）重大手术麻醉。

（2）各型呼吸衰竭、慢性肺部疾病、肺泡气体交换不足、低氧血症。

（3）血管疾病及心血管代偿不全,如心搏骤停及复苏后、心力衰竭、急性心肌梗死等。

（4）各种原因导致的休克。

（5）血氧运输功能障碍及血液成分显著改变,如严重贫血、血红蛋白异常等。

（6）某些药物中毒，如吗啡、巴比妥酸盐、麻醉药等。

（7）严重酸碱中毒、氰化物中毒、一氧化碳中毒等。

【用物准备】

供氧装置，治疗盘内备小药杯（内盛冷开水）、纱布、弯盘、一次性吸氧管（或面罩、吸氧口罩）、玻璃接管、棉签、胶布、别针、橡皮筋、用氧记录单、笔。

【操作步骤】

（1）携用物至患者床旁，核对患者身份，做好解释工作。

（2）如为单独氧气筒供氧，先检查氧气筒及各部件，打开总开关（告知患者开总开关时有响声），清洁气门，迅速关好总开关；装氧气表，接湿化瓶，关流量表→开总开关→开流量表，检查各衔接部位是否漏气，氧气流出是否通畅，关流量表。如为中心吸氧装置吸氧，则应检查床单元吸氧装置性能是否完好。

（3）安置患者取舒适体位，用湿棉签清洁鼻腔。

（4）将一次性氧气管接氧气表，打开流量表，调节氧流量（缺氧伴有二氧化碳潴留的患者，1～2 L/min；无二氧化碳潴留的患者，2～4 L/min；心脏病、肺水肿患者，可用4～6 L/min），放松氧气管固定圈，将鼻塞塞入患者鼻孔内，调节氧气管松紧度，安置好患者，记录用氧时间及氧流量。

（5）对用面罩吸氧者，检查面罩各部功能是否良好，放置面罩，使其与患者面部密合，并妥善固定，氧流量一般为3～4 L/min，严重缺氧者为7～8 L/min。

【注意事项】

（1）切实做到防火、防油、防震。氧气筒存放在阴凉处，周围严禁烟火或放置易燃物品，禁止在氧气表的各接头处涂油。

（2）治疗过程中，经常观察患者缺氧状况有无改善、氧气装置有无漏气、流量表指示与流量是否正确。调节流量时，应先分离导管或移动面罩后进行，以防高压氧冲入呼吸道而损伤黏膜。

（3）持续用氧者，应经常检查吸氧管是否通畅，定期更换吸氧管，并更换鼻孔插入，以减少对鼻黏膜的刺激与压迫；还须检查湿化瓶内水量，及时添换。

（4）筒内氧气切勿用尽，至少保留493.3kPa（5kg/cm^2）的压力，以防外界空气及杂质进入筒内使再充气时发生爆炸。

（5）氧气筒要有标志，注明"满"或"空"字，以便于使用时鉴别。各交接班时，应检查氧气装置是否有缺损、漏气，氧气量是否够用。如有缺损、漏气，应及时修理或充气，以免影响急救和治疗。

六、口腔护理

【目的】

保持口腔清洁、湿润，预防口腔感染等并发症；预防或减轻口腔异味，清除牙垢，增进食欲，确保患者舒适；观察口腔内的变化，提供病情变化的信息。

【用物准备】

治疗盘,治疗碗2个(一个用于盛漱口溶液,另一个用于盛浸湿的无菌棉球)以及镊子、镊子缸、弯止血钳、弯盘、压舌板、纱布、吸水管、棉签、液状石蜡、手电筒、治疗巾等物品。必要时备开口器。常用漱口液、口腔外用药(按需准备,常用的有口腔溃疡膏、西瓜霜、维生素B_2粉末、锡类散等)。

【操作步骤】

(1)核对:携用物至患者床旁,核对患者床号、姓名。

(2)体位:协助患者侧卧或仰卧,头偏向一侧,面向护理者。

(3)取治疗巾,围于患者颌下,置弯盘于患者口角旁,协助患者用吸水管漱口。

(4)口腔评估:嘱患者张口,护理者一手持手电筒,另一手持压舌板观察口腔情况。如果患者口唇干裂,应先湿润口唇。昏迷患者可用开口器协助张口、漱口。

(5)按顺序擦拭:用弯止血钳夹取含有无菌溶液的棉球,拧干棉球,按以下顺序操作:①嘱患者咬合上、下齿,用压舌板轻轻撑开左侧颊部,擦洗左侧牙齿的外面。沿纵向擦洗牙齿,按顺序由白齿洗向门齿。同法擦洗右侧牙齿的外面。②嘱患者张开上、下齿,擦洗牙齿左上内侧面、左上粉面、左下内侧面、左下粉面,以弧形擦洗左侧颊部。同法擦洗右侧牙齿。③擦洗舌面及硬腭部。

(7)再次漱口:协助患者用吸水管吸水漱口,将漱口水吐入弯盘内,用纱布擦净口唇。

(8)再次观察口腔状况。

(9)润唇:将口唇涂上一薄层液状石蜡或润唇膏。如有口腔黏膜溃疡,可局部涂用口腔溃疡膏。

(10)操作结束后,撤去弯盘及治疗巾,帮助患者取舒适卧位,整理床位,整理用物,洗手,记录。

【注意事项】

(1)进行口腔护理时,对昏迷者,禁止漱口,以免引起误吸。

(2)观察口腔时,对长期使用抗生素的患者,应注意观察其口腔内有无真菌感染。

(3)擦拭过程中,应注意使用的棉球不能过湿,防止因水分过多造成误吸。注意勿将棉球遗留在口腔内。

七、给药法

【目的】

正确提供药物的剂量和给药时间,用于预防、诊断和治疗疾病。

【用物准备】

服药本、小药卡、药盘、药杯、药匙、量杯、滴管、研钵、湿纱布、治疗巾、水壶(内备温开水)。

【操作步骤】

(1)取药:打开药柜,根据药物剂型不同,采取不同的取药方法。①固体药(片、丸、胶囊）：用药匙取药。②水剂：用左手举起量杯，拇指置于所需刻度，并使所需刻度与视线平齐，右手拿起药瓶（将有标签的一面朝向手心，以免污染标签），将药水摇匀后，倒入量杯至所需刻度处；倒毕，瓶口用湿纱布擦净，放回原处。更换药水品种时，应洗净量杯。取药不足1 mL时，应以滴为单位（1 mL＝15滴），用滴管吸取，滴管应稍倾斜，使药量准确。③油剂或按滴计算的药液：应先在杯中加少量冷开水后再加入药液，以免药液附着于杯壁，影响服药剂量。

（2）配药：先查对药本和小药卡，然后根据服药本的床号、姓名、浓度、剂量、时间进行配药，先配固体药，后配水剂。若同时服几种药液，应分别放置。全部药物配好后，按药本重新查对1次，由另一护士再次核对，正确无误后发药。

（3）发药：①按规定时间备好温开水、药本，将药车推至病室。②严格核对小药卡与床边卡的床号、姓名，并呼唤患者姓名，准确听到回答后再发药。③亲眼看到患者服药到口，特别是麻醉药、催眠药、抗肿瘤药等更应仔细观察。如果患者不在或因故暂时不能服药者，应将药物带回并交班。④同时服用两种以上药物时，要一次性拿离药车，以免再取时出错。⑤病室内有多位患者服药时，应一对一发药，切忌同时拿取两人的药物，以免造成差错。⑥危重患者或其他不能自行服药者应喂服；鼻饲患者须将药研碎、溶解后，从胃管内灌入，再注入少量温开水冲净。⑦待患者服完药后将药杯收回，先浸泡消毒，后冲洗清洁（油类药杯先用纸擦净），最后消毒备用。同时清洁、整理、放妥药盘。

【注意事项】

（1）发药前，应收集患者有关资料，凡因特殊检查或行手术而需禁食者，暂不发药，并做好交班工作。

（2）发药时，患者如提出疑问，应虚心听取，重新核对，确认无误后耐心地给予解释，再给患者服下。同时须了解药物的性能，掌握服药中的注意点：①对牙齿有腐蚀作用和使牙齿染色的药物，如酸类、铁剂，服用时应避免和牙齿接触，可用饮水管吸入药液，服药后漱口。②铁剂、酶制剂忌与茶同服（因铁剂与鞣酸形成难溶的铁盐而影响吸收；酶制剂中的蛋白质与鞣酸发生作用而失去活性）。③服止咳糖浆时，对呼吸道黏膜起安抚作用，服后不宜饮水，以免冲淡药物，降低疗效；同时服用多种药物时，则应最后服用。④磺胺类和发汗药服后应多饮水，前者由肾脏排出，尿少时易结晶析出，引起肾小管堵塞；后者可起发汗降温作用，增强药物的疗效。⑤健胃药应在饭前服，通过刺激味觉感受器，使胃液分泌增加，从而增进食欲。⑥助消化药及对胃黏膜有刺激作用的药应在饭后服，使药物与食物混合，以利于食物消化和减少药物对胃壁的刺激。⑦服用强心苷类药物时，应先测脉率（心率）及节律，当脉率低于60次/min或节律异常时，应停服，并报告医生。

（3）发药后，随时观察患者的服药效果及不良反应。若有异常，应及时跟医生联系，酌情处理。

第二节　临床常用护理技能

一、超声雾化吸入

【目的】

改善通气功能;预防和治疗呼吸道感染;湿化呼吸道;治疗肺癌。

【用物准备】

治疗车上置超声波雾化吸入器 1 套,药液,冷蒸馏水,水温计。

【操作步骤】

（1）准备:雾化器的主体与附体相互连接,水槽内加冷蒸馏水,雾化罐内加药液 30 ~ 50 mL。

（2）备齐用物至患者床边,三查七对,向患者解释雾化吸入治疗的目的及方法,嘱患者取合适体位,接通电源,指示灯亮。

（3）打开雾化开关,按需调节雾量,将口含嘴放入患者口中吸 15 ~ 20 min,嘱患者紧闭口唇深吸气,戴面罩者呼气时开启。

（4）治疗毕,取下口含嘴,先关雾化开关,再关电源开关。擦干患者面部,帮助患者取舒适卧位,整理用物,物归原处。

【注意事项】

（1）使用前,先检查机器各部位有无松动、脱落等现象,机器和雾化罐的编号要一致,注意仪器的保养。

（2）水槽底部的电晶片和雾化罐底部的透声膜薄而质脆,易破碎,应轻放,不能用力过猛。

（3）使用过程中如发现水温超过 60 ℃,可调换冷蒸馏水,换水时要关闭机器。如发现雾化罐内药液过少,影响正常雾化时,应增加药量,但不必关机。

（4）水槽和雾化罐切忌加温水或热水,水槽内无足够冷水和雾化罐内无液体的情况下不可开机,以免损伤电晶片。如需连续使用,中间应间隔 3 min。

（5）每次用毕,将螺纹管和口含嘴浸泡于消毒液内 1 h,再洗净晾干备用(患者可自备一次性口含嘴或面罩)。

二、气道内吸痰

【目的】

吸痰适用于危重、年老体弱、昏迷及麻醉未清醒期间因咳嗽无力或咳嗽反射迟钝、会厌功能不全而导致痰液不能咳出或呕吐物误入气管者。为防止患者发生吸入性肺炎、肺不张甚至窒息等并发症,必须及时吸出呼吸道的分泌物,保持呼吸道通畅。

【用物准备】

电动吸引器1台。治疗盘,内有盖罐2只(一只用于盛无菌生理盐水,另一只用于盛12~14号消毒吸痰管数根,气管插管用6号吸痰管或另备一次性吸痰管若干)、无菌纱布罐、无菌持物钳(镊)(干置或置于盛有消毒液的容器内)、弯盘,必要时备治疗碗、压舌板、开口器、舌钳、血管钳。床栏上系一盛有消毒液的试管或小玻璃瓶。多头电插板1只。

【操作步骤】

(1)备齐用物,携至患者床边,向患者或家属解释吸痰的目的和方法。

(2)接通电源,打开开关,检查吸引器性能是否良好,连接是否正确,调节负压。

(3)连接吸痰管,试吸少量生理盐水。

(4)插管吸痰:将患者的头转向操作者一侧,并使其张口。一手将导管末端(连接玻璃接管处)折叠,另一手用无菌持物钳(镊)夹持吸痰导管头端插入患者口腔咽部,放松导管末端,使管内形成负压,先将口腔咽喉部分泌物吸净,更换吸痰管后再吸气管内分泌物。手法:将吸痰管自深部向上提拉,左右旋转,吸净痰液。

(5)退出吸痰管后,应用生理盐水抽吸冲洗,重复吸痰动作,直至吸净呼吸道分泌物。

(6)观察记录:在吸痰过程中,随时擦净喷出的分泌物,观察吸痰前后呼吸频率的改变,同时注意吸出物的性状、量及颜色等,做好记录;观察患者呼吸是否改善,协助患者取舒适卧位,整理用物。

(7)用物处理:吸痰毕,关上吸引器开关,将吸痰管浸泡消毒,并将吸痰玻璃接管插入盛有消毒液的试管或小玻璃瓶内浸泡。

【注意事项】

(1)严格执行无菌操作,治疗盘内吸痰用物应每班更换消毒,定时做口腔护理。

(2)储液瓶内液体应及时倾倒,储液瓶内应放少量消毒液,使洗出液不致黏附于瓶底,便于清洗消毒。

(3)密切观察病情,当发现喉头有痰鸣音或排痰不畅、呼吸道阻塞、患者缺氧症状明显时,应及时吸痰。

三、静脉输液/输血

(一)静脉输液

【目的】

补充血容量,改善微循环,维持血压;补充水和电解质,以调节或维持人体内水、电解质及酸碱平衡;供给维持正常生理活动所必需的能量;治疗疾病。

【用物准备】

输液架,治疗盘内放有止血带、棉签、胶布、弯盘、消毒液、输液贴、输液器、玻璃丝针尖、输液单及巡视卡、液体及药物。静脉留置针输液时另备静脉留置针,必要时备小夹板和绷带。

【操作步骤】

（1）认真核对、检查药物质量。

（2）加药：填写输液标签，倒贴于输液瓶上，根据医嘱加入药物，再次核对药物。

（3）检查输液器，将输液管和通气针同时插入瓶塞至根部。

（4）携用物至患者床边，核对患者身份，做好解释工作，嘱患者排尿，取合适体位。

（5）准备胶布或输液贴，关闭调节器，将输液瓶挂于输液架上，排气，将滴管倒置，松调节器，使溶液迅速流至滴管的 1/3～1/2，直立滴管，使液体顺输液管缓慢下降直至排净空气，关闭调节器待用。

（6）选择静脉，扎止血带，常规消毒穿刺部位皮肤，嘱患者握拳。

（7）头皮针与输液管相接，排净针头内空气，关闭调节器，再次核对药物及检查空气是否排净。

（8）按静脉注射法穿刺，见回血后，将针头平行送入血管少许。

（9）"三松"、"三固定"：一手扶持针头，另一手松止血带及调节器，嘱患者松拳。待液体通畅后，先固定针柄，然后敷贴固定（覆盖）针孔部位，最后固定头皮针延长管。

（10）调节输液速度，一般成人 40～60 滴/min，小儿 20～40 滴/min。在输液卡上填写输入时间、药物、滴速，签名后挂于输液架上。

（11）关照患者，对患者及家属进行健康教育，将呼叫器置于患者可取处。加强巡视，及时处理输液故障及填写输液卡。

（12）输液完毕，除去胶布，关闭调节器，用消毒棉签按压穿刺点上方，迅速拔针，安置患者，协助患者取舒适卧位，整理床位，清理用物，洗手，记录。

【注意事项】

（1）严格执行无菌操作原则和查对制度，杜绝差错事故的发生。

（2）根据病情、用药原则、药物的性质及配伍禁忌，合理安排输液顺序。

（3）长期输液者，要注意保护和合理选用静脉，一般从远端小静脉开始，避开静脉瓣、关节。

（4）输液前应排净输液管及针头空气，药液滴尽前按需及时更换溶液瓶或拔针，严防造成空气栓塞。

（5）输液过程中护士要加强巡视，严防针头脱出静脉，及时处理输液故障，掌握输入药物的速度，耐心听取患者主诉，解答患者的询问，配合医生处理各种输液反应，保证输液顺利进行。

（二）静脉输血

【目的】

（1）补充血容量，增加心排出量，提升血压，促进血液循环，用于失血、失液引起的血容量减少或休克。

（2）增加血红蛋白，促进携氧功能，用于纠正贫血。

（3）供给各种凝血因子，有助于止血，用于治疗凝血功能障碍。

（4）增加白蛋白，用于纠正低蛋白血症，维持胶体渗透压，从而减轻组织液渗出和水肿。

（5）补充抗体,增加机体抵抗力。

【用物准备】

静脉输液盘、血液制品、连接输血器的生理盐水、输血单。

【操作步骤】

（1）备齐用物至患者床边,做好解释、核对工作。

（2）按静脉输液法选择静脉进行穿刺,冲洗输血管,输少量生理盐水。

（3）两人核对:"三查""十对"内容准确无误后,轻轻摇匀血液,常规消毒血袋口。将输血器与血液制品连接,开始输血(根据患者情况及输入血液成分调节滴速,开始输血速度为15滴/min,15 min后根据患者情况调节滴速)。

（4）再次核对血型,协助患者取舒适体位,将呼叫器放于患者可触及位置;告知患者常见输血反应的临床表现,出现不适时及时告诉医护人员,双人在输血单上签名;输血开始时、输血15 min后及输血结束时在护理记录单上记录。

（5）输血毕,换上生理盐水滴注。全部输毕,按密闭式输液法拔针,整理用物,记录输血情况。

【注意事项】

（1）根据输血申请单采集血标本,一次只为一位患者采集。禁止同时采集两位患者的血标本,以避免出现差错。

（2）充分认识安全输血的重要性,严格执行查对制度和操作程序,输血前须经两人核对无误后方可输入。

（3）加强输血过程中的观察,特别是输血开始后10~15 min内,耐心听取患者主诉,如发现输血反应,立即报告医生配合处理,并保留余血以供检查分析原因。输血袋用后注明输血日期、时间,并保存24 h。

（4）按血制品性质在规定时间内输入。例如,常温下1单位血制品(约由200 mL全血制备)尽量在4 h内输完;新鲜冷冻血浆在2 h内输完;血小板制剂因故不能及时使用时,应在22 ℃振荡条件下保存,严禁存放冰箱。如用库血,必须认真检查库血质量。正常血液分两层,上层血浆呈黄色,下层血细胞呈红色,两者之间界线清楚,无凝块。如血浆变红,血细胞呈暗红色,界线不清,提示可能溶血,不能使用。

（5）血液勿加温、振荡,以免发生溶血。血液自血库取出后,为避免过冷,一般情况应在室温下放置15~30 min再输入,放置时间不超过30 min。输入两袋以上的血液时,中间须输入少量0.9%的氯化钠溶液以冲洗干净输血器。输血完毕,再滴注少量生理盐水,以确保输血管道内的血液全部输入患者体内。

四、动脉血气分析

【目的】

评估呼吸功能和酸碱平衡状态,为诊断和治疗提供可靠依据。

【用物准备】

治疗盘、肝素化注射器、冰盒（必要时）。如果没有肝素化注射器,须用稀释后 1∶250 U 的肝素钠盐水抗凝。

【操作步骤】

（1）核对患者床号、姓名,向患者解释检查目的,以取得合作。

（2）采血前活动后喘憋明显的患者先休息 5～10 min。

（3）常用穿刺部位为桡动脉、股动脉、肱动脉、足背动脉等。

（4）选择动脉搏动最明显处为中心,消毒皮肤。

（5）操作者左手中指、示指常规消毒,触到动脉搏动最明显处,两指分开。右手将橡皮塞放在穿刺部位的就近处,再持注射器。在两指间垂直或与动脉走向成 30°～45°角刺入,见回血后右手不动,左手轻轻抬起,待血液随动脉搏动自动涌入注射器内 1 mL 时,拔出针头。左手用棉球压迫穿刺点 3～5 min,右手将针头插入橡皮塞内,适度转动注射器,使血液充分抗凝。标本应立即送检。

【注意事项】

（1）桡动脉、肱动脉采血时,要检查袖口是否放松,防止因袖口过紧致动脉搏动不明显,误采静脉血或引起局部瘀血。

（2）无肝素化注射器时,先抽取少量肝素,润湿注射器后排净,再穿刺。

（3）肱动脉穿刺不宜过深,以避免损伤臂丛神经。

（4）做血气分析时注射器内不能有空气。

（5）因故不能及时送检时,应放在 0 ℃冰盒内保存,保存时间不超过 2 h。

（6）发热或体温过低的患者,应注明当时的体温。

（7）采血时一定要注明吸氧条件,否则所测得数据没有参考价值。

（8）皮肤消毒面积应较静脉穿刺面积大,严格无菌操作,预防感染。

（王海芳）

第十四章

医患沟通交流技能

　　医患沟通是为患者的健康需要而进行的一种对医学理解的信息传递过程。通过医患沟通,可使医患双方充分、有效地表达对医疗活动的理解、意愿和要求。医患沟通是双向性的,医患沟通中的互动、互补和互谅是和谐医患沟通的前提条件。实践证明,医者在与患者的交流当中只要正确、灵活地运用沟通技能,就会达到事半功倍的效果。

第一节　医患沟通的步骤

　　在医患沟通中,医护人员要完成一次沟通,可以按照事前准备、确认需求、阐述观点、处理异议、达成一致、共同实施6个步骤进行,遵循其步骤再辅以相应的技巧,可大大提高医患沟通的效果。

一、事前准备

　　在进行沟通之前,应做好下述事前准备工作:

　　(1)了解患者的姓名、性别、年龄、住址、邮政编码、联系电话、职业、工作单位等内容,小儿患者还需要了解其监护人情况。注重了解患者的自然状况、受教育程度、科学文化素质、对疾病的认识程度;注意观察患者的性格特点、心理承受能力以及意志品质状况等,从而恰当地调适患者的病态心理,消除不必要的紧张气氛,减轻其思想压力。必要时,还需了解患者的社会背景、人际关系等方面的信息。

　　(2)医护人员应掌握患方疾病诊疗情况、主要诊疗措施、取得的预期效果以及下一步治疗方案,切实掌握患者病情变化情况、有创检查风险及处置情况、变更诊疗方案以及贵重药品使用原因。就需要患方在哪些方面予以配合,以及患方对诊疗的意见体验等问题进行广泛沟通,密切医患关系。

　　(3)根据患者的病情和心理需求,确定医护人员与患者沟通的主要内容。设立沟通的目标,明确自己希望通过这次沟通达到什么目的。对如何与别人沟通,先说什么,后说什么,要制定一个计划。最好做文字的整理,把要达到的目的及沟通的主题、方式及时间、地点、对象和一些注意事项都列举出来。在医患沟通过程中,医护人员主要应向患者或家属介绍患者的疾病诊断情况、治疗方案及主要治疗措施、重要检查的目的及结果、患者的病情及预后、某些治疗可能引起的严重后果、药物不良反应、手术方式、手术并发症及防范措施、医药费用情况等,并预测患者或家属的意见和建议,在有充分心理准备的情况下,回答患者或家属想要了解的问题,以增加患者和家属对疾病治疗的信心,加深对目前医学技术的局限性、风险性的了解,使患者和家属做到心中有数,从而争取他们的理解、支持和配合,保证临床医疗工作的顺利进行。

(4)对于可能出现的异议和争执,也要有充分的心理准备,还要根据具体情况对其可能性进行尽可能详细的预测,这些预测可以根据沟通的内容和沟通的对象等具体情况作出,这也是沟通的必要准备,有利于提高沟通的效果。要注意沟通内容的层次性,即根据患者病情的轻重、复杂程度以及预后的好差,由不同级别的医护人员沟通;根据患者或其家属的文化程度及要求不同,采取不同的沟通方式。如已经发生纠纷或有发生纠纷的苗头,要重点沟通。

二、确认需求

通过正确的沟通来明确患方的需求。医护人员应主动、热情、礼貌、诚恳、语气平缓、耐心回答患者及其家属提出的问题。积极倾听,要设身处地地去听,用心和脑去听,充分理解对方的意思。通过提问来更明确地了解对方的需求和目的。当没有听清楚、没有理解对方的话时,要及时提问,一定要准确理解患方所要表达的意思,做到有效确认患方的需求。在确认患方需求过程中,提问和聆听是最关键的手段。开放式的提问能使对方尽情地阐述、描述自己的观点和问题;封闭式的提问是指让对方用"是"或"否"来回答的问题,有助于明确提问者尚不能掌握的信息。在开始沟通时,为了营造一种轻松的氛围,最好问一个开放式的问题;当发现话题跑偏时,可问一个封闭式的问题;当发现对方比较紧张时,可问开放式的问题,使气氛轻松。在提出问题时,要注意少问"为什么",少问带有引导性的问题,避免一口气问对方很多问题。在倾听对方讲话时,一定要有一些回应的动作,及时地给对方以回应,表达感受。在倾听过程中,克服对倾听内容的反感性偏见,尽可能消除心理上和生理上的障碍,随时调整自己的注意力,避免走神。积极倾听,对听到的信息所赋予的意义在心中默默复述,以增进理解。在沟通过程中,尽量记住对方谈话内容所提供的信息。察言观色也是确认患方需求的一种方法。在观察过程中,有意进行分析、判断,发挥想象与联想,进行有目的的观察、对比观察、细节观察等,对确认患方的需求很有帮助。

三、阐述观点

医患沟通要有明确的目的性,要简单明了地将自己要沟通的内容向患方阐述,所以锻炼自己的表达能力很重要。

(1)使用得体的称呼语。称呼语是医患交往的起点,称呼得当会给患者以良好的第一印象。医护人员称呼患者的原则是:根据患者的身份、职业、年龄等具体情况因人而异,力求恰当,有时难以确定时,可征求一下对方的意见。不可用床号取代称谓。要注意上下、亲疏有别。与患者谈及其配偶或家属时,适当用尊称,并注意地域与文化背景的不同。

（2）使用幽默的语言。幽默在人际交往中的作用不可低估。幽默是语言的润滑剂，让人笑逐颜开的幽默语言可以让患者心情为之一振，从而增强战胜疾病的信心；使用恰当得体的幽默语言，更有利于医护人员阐明自己的观点。

（3）多用称赞的语言表述自己的意见。赞美一定要热情得体，不可空洞。

（4）使用简洁明确的语言，力求表达清晰、准确、简洁、条理清楚，避免措辞不当、重点不突出等，要充分考虑对方的接受和理解能力，用通俗的语言表达，尽量避免使用专业术语。

（5）在表达自己观点的过程中，适当予以提问，以了解患者是否听清楚。

（6）善于使用安慰性语言、鼓励性语言、劝说性语言、积极的暗示性语言，避免伤害性语言、窃窃私语或暗示性消极语言。注意语速、语调和语距合理，并注重双向交流。对于患者难以接受的诊断、预后，有时有必要应用模糊的语言进行交流。

四、处理异议

在沟通中遇到异议时，首先了解对方的某些观点，然后找出对你有利的观点，最好采用不强行说服对方，而是用对方的观点来说服对方的方法。处理异议时，态度要表现出具有"同理心"，解决医患沟通过程中最具威力的 3 个字是"我理解"。疾病是患者、医生共同面对的敌人，医患之间只有相互理解、信任，建立起和谐的医患关系，才能打"胜仗"。然而，现实生活中，医护人员告知不到位、医院收费不够透明、患者期望值过高、对医生不信任等现象却普遍存在，使医患之间本应亲密无间的"战友"关系变得脆弱、敏感，甚至弥漫着几许"火药味"。如何构建和谐的医患关系，对医生、患者来说，都是一个值得反思的话题。作为医护人员，针对患者提出的异议，要耐心解释，进行换位思考，互相理解。医疗行业有许多大众不了解的方面，作为医护人员，要尽可能地多站在患者的立场，多为患者考虑。在治疗前详细告知患者渴望了解的信息，如医疗费用、医疗效果等，有可能出现的并发症、意外情况等也要向患者解释清楚。在沟通过程中，应该让患者相信，医护工作者是秉承救死扶伤的人道主义精神的，他们和患者的目标和利益是一致的，都是为了抵抗"疾病"这个"敌人"。医学是一个高风险的行业，有时候一场小小的感冒也有可能引发并发症甚至有生命危险。患者应该从医护人员的角度，理解他们面对激烈的竞争、患者的高期望值以及随时可能发生变化的治疗过程所承受的巨大工作压力，彼此多理解、多沟通，才能避免医患之间矛盾的激化。

要构建和谐的医患关系，首先必须相互信任、相互理解。而医护人员能否真正落实患者的知情权，让患者能够明明白白"消费"，无疑是化解信任危机的关键一步。很多医疗纠纷是由于医患之间没有很好地沟通造成的，80% 的医患纠纷是可以通过医患沟通来解决的。良好的医患沟通表现在要认真倾听患者的病情，在平等的原则下，与患者及其家属以生动形象的语言来做好沟通工作，切勿生冷硬顶。同时应该将积极解决问题、积极处理问题作为沟通的前提，体现医护工作者的真诚和友善，通过动之以情、晓之以理来感化患者及其家属，从日常工作中把医患纠纷处理在萌芽状态。

五、达成共识

是否完成沟通，取决于最后是否达成共识。在沟通过程中，医护人员应准确地评估患方对沟通内容的了解程度、接受程度,患方的合理需求是否得到满足,并再次重申沟通的要点,对患方知情程度进行确认。例如,对一位择期手术的患者进行手术前沟通时,除讲明手术原因、手术方式、手术人员、手术危险、手术后功能恢复情况等外,还要与患方达成共识,争取患方积极配合手术,如配合做好术前准备、术后康复等工作。在温馨、和谐的气氛中,使患方认识到医护人员关心自己、时刻在与自己一起同疾病作斗争,使患方产生安全感、信任感。在达成共识的时候,要使用恰当的语言来感谢、赞美、鼓励与庆祝。

六、共同实施

医患沟通是发生在医护人员和患方之间的双向沟通。达成一致后,医护人员与患方共同实施沟通的内容。医护人员起主动引导作用,患方主动配合,医患双方共同合作,达成默契。但医生的主动性应该更大,起主导作用。患者可以提出疑问,寻找解释,并在医生的指导下执行医嘱。这种模式更适用于急性病患者和文化水平较低的人群。他们头脑清醒、愿意合作,但缺乏知识和技能。在共同参与型模式下,医患双方具有大体相同的主动性,双方相互配合,共同参与医疗决定和实施过程。医患双方共同参与制订、实施适宜的防治措施便显得十分必要。这种模式的特点是"帮助患者自疗",暗含着"与患者讨论,让患者知情同意,由患者决定选择做什么"的命题。医护人员积极引导患者配合、参与治疗活动,可促进医患关系向有利于调动患者积极性方面转化,有利于患者的康复和医患关系的和谐。

通过沟通,医护人员与患方达成一致后,要共同实施。在实施过程中,交流彼此的感受,不断修正沟通过程中的不恰当环节,争取得到患方的理解与支持,这样才能完成有效的沟通,同时为下一次的有效沟通打下良好的基础。

第二节　医患沟通的方式

医患沟通的方式主要包括语言沟通和非语言沟通。语言沟通是医患间一种最常见、方便、直接的沟通方式,是医护人员通过说话的方式将信息传递出去,而患者通过听觉来接受信息后作出反馈的过程。非语言沟通是除语言沟通以外人际传播最通常的形式,是医护人员以人体语言为载体与患者进行信息交换的沟通方式。医护人员只有熟练掌握语言沟通技巧,恰到好处地运用非语言沟通方式,才能实现医患的有效沟通,建立良好的医患关系。

一、语言沟通

语言是交流沟通的基本元素,是医患沟通的主要手段和工具,是建立良好医患关系的重要载体。语言沟通在医患沟通中有其独特的地位,有技巧地运用语言与患者进行沟通,抚慰、启迪和调节患者自身的抗病能力,发挥治病的主导作用,应是广大医护工作者医学专业能力之外的又一项基本功。

（一）语言沟通的类型

1. 口头语言沟通

口头语言沟通是利用有声的自然语言符号系统,通过口述和听觉来实现的,也就是人与人之间通过对话来交流信息、沟通心理。口头语言沟通被语言学家称为"说的语言和听的语言",是使用历史最久、范围最广、频率最高的言语交际形式,是书面语言产生和发展的基础。

2. 书面语言沟通

书面语言沟通是指用文字符号进行的信息交流,是对有声语言符号的标注和记录,是有声语言沟通由"可听性"向"可视性"的转换。书面语是在口语基础上产生的,又是口语的发展和提高,是人际沟通中较为正式的方式,可以在很大程度上弥补口头语言沟通的不足。

（二）口头语言沟通的基本类型

口头语言沟通即交谈,是医患沟通中最重要的语言沟通方式。在医疗服务过程中,医护人员经常需要通过交谈来采集病史、搜集资料、核对信息、健康宣教、征求意见等。交谈可以通过面对面的形式,也可以通过电话、网络等形式进行。可以说,交谈贯穿于医疗服务的始终。具体可分为以下 4 种类型:

1. 个别交谈与小组交谈

根据参与交谈人员的多少,可将交谈分为个别交谈与小组交谈两种类型。个别交谈是指在特定环境中两个人之间进行的信息交流。交谈的内容主要是双方感兴趣的话题,要求表达者有心,理解者有意,"心"与"意"契合,方能获得成功。小组交谈是指 3 人或者 3 人以上的交谈。一般控制在 3~7 人,最多不超过 20 人。参与交谈的小组可以是有意形成的小组,这种小组交谈的主题明确,目的性较强,如护士对住院患者进行健康宣教、科室内的病历讨论、教研室的集体备课等,都有较强的目的性;也可以是无意形成的小组,这种小组交谈可以没有主题,一般是根据交谈当时的场景提出交谈内容,如等候在手术室外的数名患者家属,可以围绕患者的手术状况进行交谈,也可以围绕医院的收费进行交谈。

2. 面对面交谈与非面对面交谈

根据交谈的场所和接触情况,可分为面对面交谈和非面对面交谈。面对面交谈时,由于交谈的双方同处于一个空间,都在彼此的视觉范围内,所以可以借助于表情、手势等肢体语言来帮助表达观点和意见,使双方的信息表达和接收更准确。人与人之间的交谈方式开始由面对面的方式向电话、互联网等非面对面的方式扩展。在非面对面的交谈时,交谈双方心情更放松,话题更自由,但可能会使信息交流的准确性受到影响。

3. 向心型交谈与背心型交谈

根据交谈双方目的的一致性,可分为向心型交谈和背心型交谈。向心型交谈属于平行会话类型,多采用协商式的交谈方式。交谈双方的立场可能不同,但需要沟通的目标相同。例如,为治愈患者的疾病,医生与患者就采取何种治疗方式所进行的交谈等。背心型交谈的方式是对立的。如司法诉讼中原告与被告的辩护,学术讨论中两种对立观点的争执,以及批评与反批评、追问与掩饰、指责与辩解等。

4. 一般性交谈与治疗性交谈

根据交谈的主题和内容,可将交谈分为一般性交谈和治疗性交谈。一般性交谈是指医患间普通的社交应酬性言语交流,交谈的内容没有限制,非常广泛,一般不涉及健康与疾病问题。治疗性交谈是指为了达到解决健康问题、促进康复、减轻病痛、预防疾病等目的,医护工作者与服务对象进行的交谈。由于这种交谈具有明确的专业目的,故称为治疗性交谈。

(三) 语言沟通中的常用语言

1. 指导性语言

指导性语言是指当患者不具备医学知识或者医学知识缺乏时,医护人员采用一种灌输式方法将与疾病和健康保健知识有关的内容教给患者,运用自己的专业知识为患者提供必要的专业指导,尽自己最大的努力去满足患者的需求,使其配合医护人员的工作,达到康复目的的一种语言表达方式。

2. 解释性语言

解释性语言是指当患者提出问题需要解答时,医护人员所采用的一种语言表达方式。每个人在患病以后,都会因为生理上的痛苦和心理上的不良反应而出现情绪低落和情感脆弱等表现,会对自己的身体和疾病给予更多的关注,并且非常希望能从医生和护士那里获取与疾病有关的更多信息,以减轻自己的心理压力。因此,当患者或患者家属提出各种问题时,医护人员应根据患者的具体情况,给予恰如其分的解释。另外,在患者或患者家属对医护人员或医院有意见时,更应该及时予以解释,以减少或避免医患纠纷的发生。

3. 劝说性语言

劝说性语言是指当患者行为不当时,对其所采用的一种语言表达方式。例如:当患者在病房内吸烟时,医护人员如果采用简单的命令性或斥责性语言,会使患者感到不舒服。但如果采用劝说性语言,对患者晓之以理,动之以情,向患者讲清吸烟的危害及对疾病治疗的影响,患者就比较愿意接受。两种不同的语言可以产生两种截然不同的心理效果。一般情况下,患者更容易相信医护人员的话,因此对患者的某种不良行为,可以通过医护人员进行劝解。采用劝说性方式时,也可通过患者较熟悉、治疗较理想、性格较开朗的同类病友进行劝解,这样容易使患者产生信任,引起共鸣,有时甚至可以起到医护人员难以预料的作用。

4. 鼓励性语言

鼓励性语言是指通过交流帮助患者增强信心的一种语言表达方式。鼓励性语言常用于病情较重且预后较差的患者,由于这类患者缺乏面对现实的勇气,缺乏战胜疾病的信心,通常会比较消极、悲观、萎靡不振,有的甚至拒绝治疗。而患者的坚强意志和信念又是战胜疾病的重要因素,因此医护人员要根据患者的具体情况,帮助他们树立信心、坚定意志、振奋精神、放下包袱、积极配合治疗。只有当医护人员明确患者希望达到的目标是什么,鼓励才会有效。尤其是对慢性病患者,更需要经常结合治疗中的具体情况和实际问题给予鼓励。临床工作中,主要在两个方面对患者进行鼓励:一是患者跟自卑作斗争的过程中,通过鼓励来增强患者的自尊和自信;二是当患者犹豫不决时,通过鼓励来促使患者采取正确行动。医护人员可以用成功的经验或实例对患者进行鼓励,切忌盲目、不切实际地鼓励患者。不要鼓励患者去做他根本做不到的事。否则,不但起不到鼓励的作用,还会挫伤患者的积极性、降低他的自信心,同时也会使患者认为医护人员不够诚实、说话不负责任,从而影响患者对医护人员的信任。

5. 疏导性语言

疏导性语言主要用于有心理性疾患的患者。医护人员在工作中应用疏导性语言能使患者倾吐心中的苦闷和忧郁,是治疗心理障碍的一种有效手段。当患者受挫时,医护人员可以通过婉言疏导,让患者把心理话说出来后感觉心里舒畅和满足,减轻内心压力,缓解心身紧张,消除内心冲突,从而稳定患者的情绪。

6. 安慰性语言

安慰性语言是一种能让人心情舒畅的语言表达方式。医护人员在患者患病时使用安慰性语言,其力量比任何时候都显得生动、有力,容易在医患间产生情感的共鸣,进而稳定患者的情绪,帮助患者克服暂时性的困难,树立战胜疾病的信心,有利于患者疾病的康复与治疗。安慰性语言的内容框架一般由话语前提、话语重点、话语目的三部分构成。话语前提是指医护人员对患者进行安慰时,首先应明确承认患者确实有不幸因素存在,这种不幸因素是指已经发生的不幸或不幸趋势。否则,便失去了安慰的前提或必要。安慰时要针对对方的情绪和心境来说话。安慰毕竟不是治疗,被安慰者不都是心理疾病患者,故这种安慰性语言与心理疏导中的话语有区别。话语的目的是让患者从目前的愁苦心境中摆脱出来,医护人员通过言语行为让患者看到自己的希望和光明所在。

安慰性语言应遵循以下三个基本原则:一是情理交融原则,即以温和亲切的语气、沁人心脾的话语和亲切体贴的语调来传递医护人员的真情,切忌语气冷峻、语词生硬或虚情假意;二是选用恰当原则,指医护人员在安慰患者时,应根据对象、场合、情绪变化程度等因素,恰当选用得体的语言材料和逻辑手段,以保证安慰取得最佳效果;三是激励自信原则,即医护人员要区别患者的不同状况,投之所需,给以鼓励,使其在悲观中看到希望,在沮丧后产生自信。例如,医护人员在安慰癌症患者时,可以在给予同情的同时,介绍有的癌症患者经过积极治疗,自身在心理上、情绪上努力调整,以平常心对待绝症,从而长期生存、坚持工作的生动事例。这种带有激励的安慰性话语,既可在一定程度上缓解患者的内心压力,又能暗示患者的前途光明;既维护了患者的自尊,又增强了患者与疾病作斗争的自信。

医护人员应根据患者所处的不同情境,运用对应的思维逻辑,给予不同的安慰。第1种情境是患者患了一般性疾病。对于这类患者,医护人员只要给予同情和认同,并给予适当鼓励,一般即可收到效果。对还不懂事的儿童患者,还可以适当增加一些符合儿童特点的抚慰话语。第2种情境是患者患了疾病并有可能是一种疑难病症,或许要动大手术。面对这种类型的患者,医护人员以语言实施安慰的逻辑是:承认该患者目前处于大不幸的边缘处境;因为大不幸尚未成为现实,所以有可能不发生;即使发生了大不幸,恐怕也解决不了问题。第3种情境是患者确已发生较大的不幸,例如身患不治之症,且患者为各种各样的问题愁苦和烦恼。面对这种类型的患者,医护人员实施安慰的思维逻辑是:承认患者处于不幸境地;患者愁苦烦恼是可以理解的,但不能解决问题;天无绝人之路,只要自己振奋精神,医护人员尽力救治,相信会有办法的。

7. 暗示性语言

暗示性语言是一种语言的提示或感觉性的提示。它可以唤起一系列的观念和动作。按暗示产生的效果或后果来分,可分为积极暗示和消极暗示。积极暗示对患者身心健康具有促进作用,有助于改善患者的心理状态,有助于患者树立战胜疾病的信心,有助于疾病的治疗和康复。消极暗示则会损害患者的身心健康,轻者可引起患者情绪上的不愉快,重者可造成患者的精神创伤,甚至会使疾病恶化或产生新的疾病。暗示的接受程度受多种因素的影响,主要与患者的先天素质和产生暗示的客观条件有关。患者的先天素质是指患者具有易接受暗示的"人格",容易被暗示;客观条件包括患者疾病的性质、严重程度、文化程度、所处环境,医护人员的服务态度、所采取的医疗措施的效果,语言的暗示方式、措辞、时机以及患者对医护人员的信任度等。一般在疲劳、健康状况不佳等状态下,个体的受暗示性明显增强。有些患者因疾病缠身导致受暗示性增高,再加上医护人员在其心目中的不容置疑的权威性,如采用积极的暗示,其效果有时甚至超过药物的疗效。实践证明,某些疾病的发生和发展,与语言暗示和刺激有着密切的关系。在临床上常可以看到这样的例子:一些本来健康的人,因医护人员说话不慎或某些不妥当的行为,给患者造成了不良的暗示,使患者误认为自己的疾病很严重或患了不治之症,引起了患者心理或身体上的反应,患上了各种各样的"恐癌症",成天奔波于医院找不同的专家诊治,有些人甚至会因此悲观失望而走上绝路。而在另外一些情况下,患者虽然患有严重疾病,但经过医护人员的积极暗示,如"您的病并不严重,您看这几天的治疗效果就不错嘛",此时患者自己的感觉也会较好。因此,医护人员如果能注意到患者在治疗过程中出现的某些症状缓解的情况,适时给予积极的暗示,使患者在不知不觉中得到心理安慰,有助于改善患者的心理状态,帮助患者树立战胜疾病的信心,从而积极配合医疗护理工作,对患者的康复可起到意想不到的效果。在实施暗示时要注意以下几点:一要建立信任感,树立权威性。对医护人员的信任感和权威性是患者接受语言暗示的先决条件,因此医护人员在言行举止上应注意展示权威性,使患者产生信任感。二要了解患者,有的放矢。在使用暗示方法前,要积极搜集患者的相关信息,了解和摸清患者的心理症结,针对患者的具体情况实施暗示,方可取得令人满意的效果。三要审时度势,措辞得当。在了解患者的基础上,选择恰当的时机、适宜的场所、合适的语句对患者进行暗示。四要保持暗示的一致性。医护人员要注意统一口径,切忌在医护之间、医际之间和护际之间产生自相矛盾,使患者对医护人员失去信任感,从而使暗示疗法失去作用。暗示虽然对疾病的发生、发展和转归有一定的作用,但只是一种辅助手段,需要配合有效的治疗措施方能取得事半功倍的效果。

二、非语言沟通

非语言沟通是不以自然语言为载体,而以人的仪表、服饰、姿态、动作、神情等非语言信息作为沟通媒介所进行的信息传递,是人际沟通的重要方式之一。非语言行为能表达个人内心的真实感受,对于一些难以用语言表达的情感、情绪,都可以通过非语言形式来传递。对于医护人员来讲,了解非语言沟通的不同含义,有助于在医患沟通过程中把握自己非语言沟通的行为方式,有助于了解患者非语言沟通的行为含义,从而加强医患之间的有效沟通。

(一)非语言沟通的主要类型

根据不同的刺激来源和作用特点,可以将非语言沟通分为以下几类。

1. 人体语

人体语是由人体发送的非语言信息符号,主要包括面部表情、目光、手势、体态和体触等。人体语与临床工作关系密切。观察人体语是医护人员了解患者病情的重要途径,如患者淡漠的表情、呆滞的目光和苍白的面色等。同时,医护人员也可以通过自己良好的体语向患者传递关心、理解和支持的信息。因此,注重体语训练有助于提高医患沟通质量。

2. 环境语

环境语是指沟通者通过环境这个特殊的客体语言所进行的沟通,是非语言沟通的一种重要形式,具有一定的持久性和不易移动的特点。非语言沟通中的环境语不是人们居住的地理环境,而是由文化本身所造成的生理和心理环境。它主要包括时间、空间、颜色、符号和建筑等。因此,在与患者沟通时,医护人员应选择适当的时间,选择采光通风好、温度适宜且较为安静的空间,如单人病房、医院小花园、休闲茶室等地。尽量避免人多嘈杂的环境,注意保护患者的隐私。

3. 时间语

时间语是指用时间表达的信息符号。由于人们生活的文化背景不同,对时间的要求和处理的方法也不相同,与文化有关的时间语可分为技术时间、正式时间和非正式时间3种类型。技术时间是指人们常用的计时时间,正式时间是指人们看待时间的习惯,而非正式时间的概念常常是模糊的。例如,一个人说"等一会儿"时,只有对说话者十分熟悉并了解这句话的语境时,才可能理解"等一会儿"是多长时间的概念。因此,在医患沟通时应避免使用此类非正式时间语言。如需患者等待,应明确告知技术时间,避免医患间因时间认识方面的差异而发生不和谐的现象。

4. 空间语

空间语是人类利用空间表达某种信息的一门社会语言。空间语主要是通过领地观念、空间取向和座位排次这3个方面进行信息传递。人们通过领地范围来维护和体现个人在交往中完整、自由和安全的心理和社会需求;利用空间取向来显示地位高低和权利大小;通过座位排次来表示各人的地位和人际关系等。因此,医患交谈的空间尽量不要选择医护人员办公室,这样会使患者产生以医为主的感觉,进而影响谈话的效果。

5. 颜色语

颜色环境可以使人产生许多联想,并影响人的情感反应和交往方式。有研究表明:颜色与人们的心情关系密切,人们可以利用颜色与人的心情之间的关系创造出各种环境,以达到自己的目的。例如,在临床工作中,医院可以根据不同颜色对患者可能产生的心理影响来选择不同科室的工作服颜色和病房色彩,以达到满足各类患者需要的效果。

6. 灯光语

灯光语是指通过灯光变化传递的信息。人们可以利用灯光创造的环境效果来影响交往过程。例如,在灯光昏暗的房间里,人们会自觉不自觉地把交谈的声音降低;而在灯光明亮或闪烁的场所,人们的情绪会随之高涨。因此,医患交谈时应选择光线较适宜的地点。

（二）非语言沟通的表现形式

1. 仪表

仪表通常是指人的外表，包括仪容、服饰等。仪表是人际交往中的一种无声语言，是一张无形的名片。人们可以通过仪表表现自己和了解他人，医护人员可以通过职业仪表展示医护专业独特的艺术美。在医疗工作中，医护人员得体的仪表既能为患者带来视觉上的美感，又能为患者带来心理上的安全感，是医护人员尊重患者的具体表现。

（1）仪容：指人的外表容貌。仪容是尊重他人的表现，也是自尊、自重、自爱的表现，每个为社会服务的人都应该对自己的容貌负责。通常情况下男士的仪容要清洁、得体、潇洒，女士的仪容要美丽、整洁、端庄。医护人员应根据工作性质和个人特征设计发型，一般情况下应选择端庄、大方、适宜工作环境的发型。不要选择过于"前卫"或可能影响医疗操作的发型，也不要把头发染成艳丽的流行色。此外，还应做好自身头发的日常护理，勤洗发，勤整理，使其干净整齐，显得有朝气。医护人员在工作中应保持皮肤清洁，防止损伤皮肤，增强皮肤抵抗力，以适应工作的需要。女性医护人员淡妆上岗时要遵循美化、自然和协调的原则，浓淡相宜，自然贴切，不要过分夸张和怪诞，还应注意服装、佩饰等整体搭配，并与职业身份和出入场合协调。

（2）服饰：包括一般的服装及饰品。应该遵循"TPO"原则。"T"是指服饰的"时间（Time）"原则，即服饰穿着应基本顺应时代的发展，与时代保持同步，不要过于超前或滞后。此外，还要考虑季节的转换和时间的变换，应在不同季节、不同时间穿着不同服饰。"P"是指服饰的"地点（Place）"原则，即服饰穿着应考虑地点和环境因素，在不同的地点和不同的环境穿不同的服饰。如医护人员在工作场所应穿工作服，戴工作帽，不得随意将工作服穿至其他与工作无关的场所。"O"是指服饰的"场合（Occasion）"原则，服饰穿着应考虑场合因素，即服饰所蕴含的信息内容必须与特定场合的气氛相吻合，否则就会引起他人的疑惑、猜忌、反感甚至厌恶，导致交往空间距离与心理距离的拉大和疏远。医护人员的服饰应与职业角色相适应，符合工作环境和工作性质，体现医护人员的精神风貌，使患者感到亲切、和蔼、可信。

2. 体态

体态主要是指人的各种姿态，能反映交谈双方彼此的态度、关系和交谈的愿望，如微微欠身表示谦恭有礼，低头表示沉默，扭头表示不予理睬等。在医患交流过程中，医生与患者一般都是面对面地交流，医生的体姿语每时每刻都在被患者"阅读"和理解。因此，医护人员的体态应符合职业的特殊要求，如与患者交流的手势，与患者见面时的相互致意，接听电话、接待住院患者的基本素质与礼仪修养等，做到站立有相，落座有姿，行走有态，蹲姿优雅，举手有礼，从而体现对工作认真负责的态度和爱岗敬业的精神。另外，医护人员应充分了解身体姿势的含义，引导会谈的方向，控制节奏，理解、体谅患者并及时纠正其不良的心态，以利于有效沟通。

（1）身体姿势：优雅的身体姿势是有教养、充满自信的体现。一要站立有相。女性站立时，要头正颈直、挺胸收腹、立腰提臀、肩外展，双手自然下垂在身体两侧或交叉于小腹处，两腿直立,双膝及双足跟并拢,足尖分开约 45°~60°呈"V"形,给人以优雅、自信的感觉。男性站立时,要抬头、挺胸收腹、两腿稍许分开,给人以挺拔、自信的感觉。二要落座有姿。女性坐下时,应先整理衣襟,再以左手于身后理平衣裙后下部,轻坐于椅上,臀部坐于椅子前 1/3 或 1/2 处,上身自然挺直,双手轻握交叉于腹前或腿上,双膝轻轻靠拢,两脚自然踏平或侧放,也可双足后收,给人以端庄、大方、自然、舒适的感觉。男性坐下时,上身应保持端正挺直,双膝可以分开,但不要超过肩宽,也不要两脚叉开或半躺在椅子上。三要行走有态。一般来说,医护人员应做到步姿稳健、步速适中、步态沉静,切忌平常时懒散、抢救时慌张的步姿。女性行走时,要抬头挺胸,收紧腹部,目光平视前方,双肩稍微后展,两臂自然摆动,摆幅一般不超过 30°,步履轻盈自然,不要拖泥带水。转弯时,两腿也要保持"丁"字形。男性行走时,要抬头挺胸,步伐不要太轻、太小。不能弯腰驼背,左右摇晃,步履拖沓,忽快忽慢,方向不定,不能多人在走廊等较窄的地方并排行走,嬉戏打闹。在引导患者进入病区时,可以采用上身稍转向患者的侧身前行姿势,边走边向患者介绍情况,以示诚恳、热情接待之意。这种行姿不仅符合礼仪要求,还能随时观察患者的病情和了解患者的需要。四要蹲姿典雅。要求女性下蹲拾物时,应站在需要拾物的一侧,上身保持正直,两脚前后自然分开约半步,并住膝盖,两腿靠紧,理顺身后衣裙,屈膝下蹲,左手扶裙,右手拾物,保持节律美观,不污染工作服,切不可两脚平行分开蹲在地上。

(2)手势:如果说眼睛是"心灵的窗户",那么手就是心灵的触角,是人的第 2 双眼睛。手势在传递信息、表达意图和情感方面发挥着重要作用。医护人员应学会运用和理解不同手势的作用,以促进医疗工作中的人际沟通。常见的手势可分为 4 种类型。一是情意手势,用以表达沟通者的情感,可增强语言的感染力。例如:频频挥拳表示"义愤",拍拍脑门表示"悔恨",跺脚捶胸表示"悲痛",不停搓手表示"为难"等。二是指示手势,用以指明人或物体及其所处的位置,可增强真实感和亲切感。三是象形手势,用以模拟人或物体的外部形状、大小、高度等,常略带夸张。四是象征手势,用以表现某些抽象概念,常常与语言沟通共同使用,以求形成易于理解的一种意境。

医护人员应注意不可在他人面前做搔头皮、掏耳朵、挖眼屎、抠鼻孔、剔牙齿、抓痒、摸脚等极不卫生的手势,不可在大庭广众之下双手乱动、乱摸、乱举、乱扶、乱放,或者咬指尖、折衣角、抬胳膊等,切不可掌心向下挥动手臂、勾动示指或拇指以外的其他四指招呼别人、用手指指点他人,这些都是失敬于人的手势。

3. 表情

表情是指表现在人们面部的感情,是人类情绪、情感的生理性表露。人的表情一般是不随意的,但有时可以被自我意识调控,具有变化快、易察觉、能够被控制的特点。如通过鼻子可以表达愤怒、恐惧、轻蔑等表情,人们在愤怒时会张大鼻孔,恐惧时会屏息敛气,表示轻蔑时会嗤之以鼻等。因此,医护人员应以职业道德情感为基础,在与患者交往中善于运用和调控自己的面部表情。

(1)目光:目光是人际沟通中的一个重要载体。人的一切情绪和态度变化都能从眼睛里表现出来。医护人员注视患者的理想投射角度是平视,平视能体现对患者的尊重和医患之间的平等关系。医患沟通时可根据患者所处的位置和高度,灵活借助周围地势来调整自己与患者的目光,尽可能与患者保持目光平行。如与患儿交谈时可采取蹲式、半蹲式或坐位,与卧床患者交谈时可取坐位或身体尽量前倾,以降低身高等。医患沟通时,与患者目光接触的时间不能少于全部谈话时间的 30%,也不要超过全部谈话时间的 60%。如果是异性患者,每次目光对视的时间不要超过 10 s。长时间目不转睛地注视对方是一种失礼的表现。目光凝视区域分 3 种,即公务凝视区域(以两眼为底线、额中为顶角所形成的正三角区内)、社交凝视区域(以两眼为上线、唇心为下顶角所形成的倒三角区内)、亲密凝视区域(从双眼到胸部之间)。医患交流时宜采用社交凝视区域,可让患者产生一种恰当、有礼貌的感觉。如果注视范围过小或死死地盯住患者的眼睛,会使患者产生透不过气来的感觉;但如果目光范围过大或不正眼与患者对视,又会使患者产生不被重视的错觉。

眼睛是心灵之窗的道理众所周知,人们可以有意地控制自己的语言,但很难控制自己的目光。在人与人的沟通中,目光是最清楚、最正确的信号。如沟通双方深切注视的目光表示崇敬之意;怒目圆睁的目光表示仇恨之切;回避闪烁的目光表示惧怕之心;聚精会神地倾听,说明对谈话内容感兴趣;不断地左顾右盼、东张西望,目光游移不定,说明对谈话内容没有兴趣。医护人员应善于通过患者的目光来判断他的心态,并以此来调整谈话内容和方式,同时学会运用目光表达不同的情感。例如,表达安慰的目光——目光中充满着关爱,给予支持的目光——目光中包含着力量,提供帮助的目光——目光中蕴含着真诚等。

(2)微笑:微笑是社交场合最有吸引力、最有价值的面部表情。医护人员平时应注意微笑训练。微笑的时候,先要放松面部肌肉,然后使嘴角微微向上翘起,让嘴唇略呈弧形,最后,在不牵动鼻子、不发出笑声、不露出牙齿,尤其是不露出牙龈的前提下,轻轻一笑。微笑时,目光应当柔和、发亮,双眼略为睁大,眉头自然舒展,眉心微微向上扬起。微笑要源自内心,有感而发,使眉、眼、面部肌肉、口形在笑时和谐统一,做到真诚、自然、适度、适宜。笑得过分,有讥笑之嫌;笑得过久,有小瞧他人或不以为然之味;笑得过短,给人以皮笑肉不笑的虚伪感。微笑的含义也因对象不同而有所变化。对长者的微笑应包含尊敬和爱戴;对孩子的微笑应包含慈爱和关怀;对朋友的微笑应包含平等与友好;对患者的微笑应包含关爱与尊重。当患者主动配合治疗和护理,身体迅速康复时,医护人员应给予赞许、鼓励的微笑。当医疗服务中医护人员出现了某些失误或某种"回天乏术"的无奈时,除了在语言中向患者及其家属做必要的说明、解释,坦诚自己的内疚和无奈之外,不要忘记表示歉意、请求宽容与谅解的微笑,以获得相互理解。同时,生活中的微笑应该是得体、适宜的,应与患者的心情及工作场合相适宜,不是在所有场合都要微笑。

4. 体触

体触是人体各部位之间或人与人之间通过接触抚摸的动作来表达情感和传递信息的一种行为语言。通过体触可以减轻因焦虑和紧张等引起的疼痛,产生良好的心理和精神安慰。常见的触摸形式主要有抚摸、握手、依偎、搀扶以及拥抱等。受文化背景因素的影响,人们对体触的理解、适应和反应程度是有差异的。因此,进行体触时,应考虑被触摸对象的性别、年龄、文化背景以及被触摸的部位等诸多因素。首先,应根据沟通场景选择体触方式。如患者家属被告知亲人病危时,此时握住患者家属的手,或将手放在患者家属的肩膀或手臂处多可以起到较好的安慰作用。第二,应根据沟通对象选择体触方式。从中国的传统习惯来看,同性之间比较容易接受体触方式,而对异性应持谨慎态度。女医护人员对女性患者可通过体触方式更多地表示关心,年轻女护士在护理老年男性患者时可适当采用体触方式,护理幼小患儿时则无须顾虑性别。第三,应根据双方关系选择体触方式。只有当交往双方的关系达到一定程度后,才会情不自禁地采用体触方式。关系一般的朋友见面,多选择礼节性的握手方式,而关系密切的朋友除了握手之外,还会选择拥抱、拍肩、拉手等方式来表达见面时的激动情感。第四,应根据文化背景选择体触方式。例如:在东南亚的一些国家,不论大人还是小孩都不允许别人随便触摸自己的头部,否则将被认为会给对方带来不好的运气;在西方,男女之间采取拥抱方式表示友好;而在我国,异性之间主要通过握手方式表示友好。总之,在选择体触方式进行沟通时,应注意观察对方的反应并及时进行调整。医疗工作中使用体触的原则是:不要让被触摸的对方感到威胁或被侵犯;避免使用做作、尴尬或不自然的体触方式。

5. 人际距离

人与人之间有看不见的界限,每个人都有属于自己的空间,于是就形成了人与人之间的空间距离。在物理上讲,人与人之间存在着空间距离;在心理上讲,人们也存在着心理距离。人际距离分为4个层次,即亲密距离(0～0.45 m)、个人距离(0.45～1.2 m)、社会距离(1.2～3.5 m)和公共距离(3.5 m以上)。医护人员常在个人距离范围内对患者进行健康教育、心理咨询等,是医与患之间较为理想的人际距离。由于工作需要,医护人员常常进入患者的亲密距离区域,如体检、手术、换药、导尿、灌肠等,所以操作前应给予必要的解释和说明后才能进入,并注意遮挡患者,使患者的个人领域受到保护,将患者的隐私暴露程度降到最低限度。对敏感患者或异性患者则可以采用社会距离,以减轻对方的紧张情绪。医护人员在与患者的接触中,如何建立适宜的空间距离是医患之间真诚沟通的重要手段。适宜的距离可以稳定患者的焦虑、恐惧心理,可以发现患者病情变化中的阳性症状与体征,可以增进医患间的情感沟通。同时,也要把握空间距离的尺度,免得使他人不适、自己不安。

(三)非语言沟通的禁忌

为了维护医患间的良好关系,有利于医护人员和患者及其家属的有效沟通交流,在临床工作中,应避免对其采用高傲、冷淡、厌烦、嘲笑等非语言表现形式。

1. 高傲

高傲实际上是某种优越的显示。它往往是由于某个人不能正确对待自己在地位、学识、容貌、财产等方面的条件而表现出来的高人一等、目无一切的狂妄表情。无论是医护人员与患者之间,尤其是与来自农村地区且文化水平较低的患者,还是与其他人之间,都要注意自己的表情。只有平等待人、平易近人,才有可能形成良好的人际关系。

2. 冷淡

当患者或患者家属向医护人员咨询有关情况时,如果医护人员不爱搭理、冷冰冰的,说话时左顾右盼,或眼睛看着别处,或干脆不理不睬,旁若无人,径直走开,有的甚至讨嫌别人,看到对方装作没看见的样子,这些举动都传递了不尊重他人的信号,使对方感到尴尬,从而影响医护人员的良好形象。

3. 厌烦

厌烦在人际交往中传递的是不尊重、失去兴趣和希望,甚至有侮辱他人的含义。在医疗工作中,有些患者对同一个问题可能会多次询问,如果医护人员流露出厌烦的情绪,患者会感到很失落,势必导致医患关系紧张。

4. 嘲笑

嘲笑含有看不起、轻视别人的意思。在临床工作中,当患者说错了话或做错了事时,医护人员应该委婉地向对方提出来,绝不可嘲笑患者;对于有生理缺陷的患者,医护人员也切不可流露出嘲笑的意思。如果患者感受到医护人员的诚恳,会更加尊重医护人员,从而为医患间良好人际关系的建立打下基础。

第三节　医患沟通的技巧

医患沟通技术贯穿于医疗活动的全过程,针对不同患者如何进行有效沟通,是医护人员在整个医疗活动中不可缺少的基本技巧和必修课。在临床医疗中正确地掌握和使用沟通技术显得尤为重要,医护人员的分工不同,患者的素养有差别,因此医护人员应针对不同的患者选用合适的沟通方式和技巧。

一、建立医患关系的技术

医患关系是医方与患方共同构建的、以医方为主导的职业性人际关系,医患之间所有的沟通都必须以良好的医患关系为平台,因此构建和谐医患关系是医患沟通的核心内容。良好的医患关系是医方与患方交互作用的结果,仅靠单方面的努力是无法实现的。就患方而言,疾病性质、就诊动机、期望水平、付款方式或来源、文化程度、对医师的态度等,都会在一定程度上影响医患关系;就医方而言,医德水准、技术水平、服务态度和沟通技巧等对良好医患关系的建立具有重要的影响。

尽管人们对医患关系重要性的看法不一致,个体协调人际关系或构建医患关系的能力有很大的差异,但对人性的态度是最重要的。在医患沟通中,医护人员应采取建设性的人性态度,包括善良、接纳、尊重、热情、真诚、同情和关心等,这些态度不仅仅是单纯的技术,更是医护人员职业理念和人性的表达,在医疗活动中有时比技术或设备更重要,否则再好的技术或设备都将失去意义。

(一) 第一印象

在人际交往中,对于两个素不相识的个体而言,第一印象是非常重要的,在对别人作评价时,最初获得的信息比后来获得的信息的影响更大,这种现象在心理学上称为首因效应。首因效应就像一个光环,能使其他品质都罩上类似的色彩。例如,患者对医师的仪表和态度有良好的印象,往往对他的医德和技术水平也会给予肯定的评价。同样,如果患者对某个医师有良好的印象,往往对其他医师也会给予好的评价,这类现象叫光环效应。光环效应就像一枚双面镜,一个人或一个团体的优点会被放大,一个人或一个团体的缺点也会被放大,所以每个医护人员在医患沟通中要用好这枚双面镜,让它始终照着自己光彩的一面,并使这些光彩逐级放大。

第一印象对构建和谐医患关系如此重要,所以每个医护人员都必须有这种意识,努力给每个患者留下良好的第一印象。当然要做到这一点是有难度的,但是只要努力和坚持,最终是能做到的。这里提几条指导性原则,供医护工作者参考。

1. 注意自己的仪表和举止

患者对医护人员的第一印象往往是基于一些非本质性特征的认识。人们普遍认为,外表能反映一个人的精神面貌,面善者心善,外表整洁者做事认真细致,而且外表最容易为他人所知觉,所以每个医护人员在任何时候都要注意自己的仪表和举止,要记住每时每刻都有人在观察你、评价你。在工作期间保持精神饱满、精力充沛、充满自信;在生活中保持仪表整洁、衣着得体、行为端庄;在交往中举止文雅、礼貌待人、平易近人。

2. 不断提升自己的修养

医护人员一般都有较高的文化知识水平,但并不一定有较高的道德修养和个性修养,也不一定会做人。在任何时代,要做事,须先学会做人,做人是比知识更高的学问。在医患沟通中,使用恰如其分的称呼、适当控制情绪、不轻易打断别人的话题、不在人前人后窃窃私语、不在公共场合大声说笑、不贬低同行等都是医护人员必备的个性修养。医护人员除了具备一般公民的道德修养(爱国守法、明礼诚信、团结友善、勤俭自强、敬业奉献)外,还必须不断修炼特殊的职业道德修养,努力做到竭尽忠诚、治病救人,平等待人、尊重患者,认真负责、一丝不苟,文明行医、举止端庄,廉洁奉公、诚实谦虚,作风正派、语言文明,努力学习、提高医术。

3. 改善服务态度

尽管医疗服务与商业服务的性质和目的不同,但商家的服务态度和服务理念值得医护人员学习,应把主动热情的服务态度用到医疗活动的每个环节中去。随手搀扶一下患者、顺手为患者倒杯水、见面说句关心的话,只要有服务的意识,这些事情每个人都能做到,既不费成本,也不费力气,但却能给患者留下深刻的印象,他们会感到无比温暖,心存感激之情。

(二) 接纳

接纳指从心理上无条件地接受患者。被人接纳是人的基本需求,尤其是患者,他们的这种需求更为强烈。生病寻求别人帮助意味自身价值的丧失,尤其是那些有一定社会地位的人,平时他们以"批评"别人、"指导或教育"别人展示自身的价值,此时轮到别人来指导或教育自己,心里当然不是滋味;有些疾病会使人感到没面子(如性病、性功能障碍或不育症),有些疾病会使人觉得被人歧视(如精神疾病或某些传染病),他们可能觉得医护人员也有同样的态度。他们担心别人不能接纳自己,因此对医护人员的一些话语特别敏感,如"张处长,您今天来看病啊!""您身体这么强壮,怎么会有性功能障碍?"等,这些话语都会让患者感到不被接纳。

在医患沟通中,光在口头上接纳患者是不够的,要从心理上接受患者的价值观、思想、情感和病痛,更重要的是要让患者感受到被接受。要达到这一目标,首先,要从言行举止中了解患者的需求、担忧和忌讳,用适当的语言表达出患者的担忧,解除他的忌讳,满足他的需求。其次,在表达关心或理解时,对患者的身份和疾病性质要有针对性,不论患者得的什么病,患者都不对疾病的原因负责,因此在沟通中绝对不能用责备的语气。最后,在表达关心和同情时,一定要有相应的情感体验和表情,使患者感受到关心的真切性。

(三) 尊重

尊重意味着把患者作为有思想感情、内心体验、生活追求和独特性与自主性的活生生的人去对待,表现为对患者现状、价值观、人格和权益的接受、关注和爱护。尊重是人的基本需求,患者或弱者更需要他人的尊重。尊重不仅是建立人际关系的重要条件,而且是助人的基础。它能为患者创造一个安全、温馨的氛围,能够唤起患者的自信心、自尊心和自我价值感,激发患者战胜疾病的勇气。

为了恰当地表达尊重,须做到以下几点:①尊重意味着完整的接纳,即无条件地接受患者。应该把患者看成是有人权、价值、情感和独立人格的人,这是平等与尊重的前提。②尊重意味着一视同仁。患者无论是怎样的人,医生都必须如实地加以接受,不能有任何拒绝、厌恶、嫌弃和不耐烦的表现。③尊重意味着以礼相待。对患者不嘲笑、不动怒、不贬抑、不惩罚,即使患者的言谈举止有些失礼,也应以礼相待。④尊重意味着信任对方。信任是尊重的基础,缺乏信任就很难有尊重。⑤尊重意味着保护隐私。对患者所讲述的秘密、隐私和病情等相关资料应予尊重、保护,不应随意外传。⑥尊重应以真诚为基础。真诚与说实话既有联系又不能画等号,那些对患者有害或有损于医患关系的话,一般不宜表达,比如"你这个人真是不讲道理!""你这种行为真令人讨厌!"。应该注意的是,真诚既要实事求是,也要适度。当然,真诚一定不能说假话,有时候可以保持沉默。尊重并不是一味地迁就患者,没有原则,没有是非。对患者的一些不合理要求或不当言行,医护人员在掌握材料的基础上,可视医患关系建立的情况,用恰当的表述方式表明自己的立场或意见。

(四) 肯定

这里的"肯定"指的是肯定患者感受的真实性,不要听而不闻,更不可妄加否定。例如,患者诉说"身体各处神经老在一跳一跳的"时,医生首先必须肯定患者这种跳动感的真实性,并且对患者的不适感和担心表示理解。解释是下一步的工作,如告诉患者,跳动感来源于肌肉的活动或动脉的搏动等,因为神经是不会动的。医学虽然取得了很大的进步,但对患者的多种奇异的感受仍然不能作出令人满意的解释和说明。至于患者的想法,即使明显是病态的,也不可采取否定态度,更不要与患者争论。肯定患者的感受,并非要求医生跟着患者走,而只是承认患者的想法是可以理解的,患者所担心的事是可能的,但并不等于是事实。在没有真凭实据的情况下,吵吵闹闹对患者不利,也不利于问题的解决。如果患者感到医生理解他,是在为他的利益着想,医生的劝说和建议便有可能为患者所采纳。即使患者的猜疑并没有从根本上解决,但只要患者能够在言语行动上比较理智和有节制,这种医患间的沟通也就取得了一定的效果。

（五）共情

共情是指理解和体验患者内心世界的能力，也就是平常所指的换位思考。共情具体是指：①借助于患者的言语、表情、举止等，医生力求深入患者的内心世界，将心比心，体验患者的情感；②理解患者各种心理活动之间的联系，患者的体验跟他的经历和人格之间的联系；③把对患者的理解再传达给患者，以取得患者的认可。人有被理解的需要。不被人理解是苦恼的，甚至是很痛苦的。理解对于一个人的身心健康可以起到无法估量的巨大作用。医护人员在医疗活动中始终应该通情达理，理解此时此刻患者的感受。对患者的感觉要做到感同身受，情同此理。因此，我们必须加强自我训练，提高理解和同情他人的能力。

（六）关注

关注技巧是人际有效沟通的首要技巧之一。关注是指医护人员用身体语言、面部表情和眼神向患者表示他现在是医护人员唯一关心的目标，医护人员会将精力集中于他身上。因此，在人际沟通过程中，医护人员不但要全神贯注地聆听患者讲话，认真观察其细微的情绪与体态的变化，并作出积极的回应；还要运用其言语与体语来表现对患者主诉内容的关注与理解，以使患者感到他讲的每一句话、表露的每一份情感都受到了医护人员的充分重视。在沟通的过程中，关注是尊重的体现，也是同感的基石。美国著名心理咨询专家伊根指出：观察患者的非言语表现是进入他们内心世界的阳关大道。关注确是人际有效沟通的基本功之一。

在关注的过程中，医护人员要随着患者的主诉做出一系列言语与体语的表示。其中言语的表示通常包括"嗯""噢""是的""我明白了"等伴语。而体语表示则通常包括点头、注视、流泪、面部表情的种种变化，适宜的坐姿及一定的沉默等。这些言语与体语的表示应随着患者主诉的喜、怒、哀、乐的变化而变化，借以加深患者对医护人员的信任，并强化其继续讲话的欲念。从这层意义上讲，关注是使患者打开"话匣子"的开关。好的关注表现了一个人对另一个人的全神贯注，而差的关注则表现了一个人对另一个人的心不在焉。所以，关注表现的好坏直接影响着和谐医患关系的确立及其功能。

在日常生活中，人们在对话时很少会关注对方。例如，父母子女、亲朋好友间的谈话多是一边谈话，一边做其他事情。在学校里，无论是上课还是与学生个别谈话，教师都不会全神贯注。而没有"注"的倾谈是很难达到真正的沟通或建立互信的。尤其是当患者需要医护人员时，医护人员在谈话时心不在焉，答非所问，患者就会感到被冷落，其人际沟通工作自难生效；反之，当医护人员能全神贯注地倾听患者讲话，则会令患者感到自己讲的每句话都很重要，因而也会更加积极地投入诊疗过程中，与医护人员建立更好的关系，使诊疗产生更大的效能。在运用关注技巧时，应注意以下几点：①要善于对患者察言观色；②不要在患者讲话时东张西望；③要让患者感觉到你在专心地听他讲话；④要以各种语言与非语言的举动来表达你对患者的关注与理解。

二、搜集信息的技术

(一) 观察

面部表情是人类心理活动的晴雨表,人的喜、怒、哀、乐都可以从面部表情上反映出来。如脸色绯红,可能表示害羞;脸色铁青,可能表示愤怒。人们高兴时可能会满脸堆笑、喜上眉梢;人们憎恨时可能会咬牙切齿、怒目圆睁。因此,察言观色对有效沟通具有十分重要的意义。心理学研究发现,信息的表达 = 7% 语调 + 38% 声音 + 55% 表情。为了更好地了解患者的情绪、情感和内心真实的想法,医护人员在会谈交流中不仅要倾听患者的谈话,而且要注意观察患者的非语言行为。

医护人员的观察应从接触患者(或家属)的第一时间开始观察,从他的衣着打扮、举止言谈、音容笑貌、举手投足、目光眼神来观察他的内心活动,形成一个初步印象。这种判断是否正确或全面要在进一步的交流中修正,切不可先入为主,否则会不利于有效沟通。在沟通中还应注意到,观察是双方的,就是说患者也在观察和评估医护人员,有时患者的紧张焦虑、犹豫不决、心不在焉和敌对的态度并非他本来的心态,而恰恰是对医护人员态度的一种反应。因此观察是双方交流和产生反应的过程。医护人员在观察过程中要做到既冷静又不失热情,主观能动而不失客观,积极关注又努力思考,力争明察秋毫。一般来说,人际交流与沟通的观察体现在以下几个方面:

1. 服饰

服饰表示一个人在社会上的地位、身份或所属的职业性质。我们可以从对方的服饰颜色、式样、细节修饰、整体搭配等方面观察到对方的个性特征和心理现象。如曾有一位焦虑过度的患者,第 1 次来就诊时,衣服颜色暗淡、没有任何修饰。随着沟通交流的加深,心理焦虑的缓解,她的服装颜色开始由暗到浅,也有了装饰品。一般来说,不同的服饰打扮可反映出患者不同的心理状态和个性特点。例如:①穿着违反社会习俗服装的人,一般怀有强烈的优越感。②注重部分修饰的人,大多自我意识强,有的借此掩饰自己的弱点。③爱穿华丽衣服的人显然具有强烈的自我显示欲和金钱欲。④较多穿朴素服装的人,属于顺应型的人,或者缺乏主体性。⑤有时候突然改变服装的色彩样式,可能预示情绪极不稳定,或者受到突然的刺激,或者怀有新的决心和构想。

2. 表情

俗语说"看人看相"。的确,人的面部肌肉是最能反映人内心情感世界的活动的。例如,愉快时人的脸部肌肉向上涨,不高兴时人的脸部肌肉下沉,快乐时展眉舒颜,生气时横眉冷对,愤怒时咬牙切齿,羞愧时面红耳赤等都能表达患者的一定情绪。因此,在医患沟通的过程中,医护人员要注意观察患者的面部表情所传递的情绪反应信息,以便随时调整沟通的内容与方向。

在观察面部表情时,医护人员还要注意患者目光所传达的信息。初诊接触中,如果对方郁郁寡欢,那么他不看人时多于看人时;如果对方自认为地位低于医护人员,听讲时投来的目光就会多于自己讲话时;心怀抵触时,患者会斜眼瞥视,显示怀疑、疑问和不信任的态度。

女性一般比男性更爱直眼看人,注视人的时间往往更长。理解目光交流的这些规律,有助于医护人员更好地与患者达到同理的了解。再如,在交流过程中沟通者要仔细体察患者视线的转移或中断的意义。比如,你若对一患者说:"当一个人说自己的情况时,总是感到很困难,是吗?"对方回答说:"我可不这样。"如果他在谈话过程中带着苦相,眼睛看着别处,此时面部表情和目光所反映的信息比言语更为重要和真实。再比如,你对患者说:"我这样解释你的问题,你觉得恰当吗?"对方回答:"很好啊。"但他的目光和表情流露出的却是不以为然的神色,这说明患者并未真正接受医护人员的意见。所以医护人员要仔细体察对方的目光所包含的意义,以真正了解患者的内心感受和情绪反应。

3. 声音

除了面部表情外,人的声音特征如音调、音频、音速等的变化也可以表现人的感情状态。如气愤时,人会不由自主地提高嗓门,加快讲话速度,也可能表现为沉默,一言不发;兴奋时,人的讲话语调会升高,频率会加快。当然,同样一句话,人在气头上、高兴时、愤怒时、玩笑时或冷酷时说出的语气、语调等可以是完全不同的,表达的意义也不一样。比如说"我恨你"时,医护人员要通过练习学会区别。一般来说,人的情感在声音上的表现有这样几方面:①声音的高低。声音提高表明患者对所谈事物的看法(如强调、重视)和情绪(如激动、兴奋等),而音调降低恰好相反,可能表明对方主观上意识到所谈的内容与人们的一般看法不一致,或正是说到了使之痛苦忧郁的事情。②语速的快慢。说话节奏变快可能表明情绪的激昂与兴奋,而节奏变慢可能说明对方正在进行某种思考,或者是说出某事在心理上尚有阻力。③摩擦音和开朗的声音。这种声音成分与生理上咽喉器官肌肉的紧张程度有关。人越紧张,摩擦音就越多也越明显。而人们轻松时的讲话,声音会变得流畅、清晰。

总之,对患者的观察是多方面的。只有仔细地观察,才能增加交流沟通的有效性,增加对患者的了解和理解。因此,医护人员一定要在观察上多下功夫。

(二) 倾听

在沟通过程中,医患双方始终都在进行着交流思想、交换意见和传递信息的活动。双方既是信息的输送者,又是信息的接受者,他们通过倾听、观察、提问、反映等方式来接受、加工和传递彼此间的信息,促进医患沟通的有效开展,从而建立良好的医患关系。

倾听是最重要、最基本的一项技术,但遗憾的是,它常常被繁忙的医生所忽视,这是一种严重的失策。医生必须尽可能花时间耐心、专心地倾听患者的叙述。在倾听时,医生应该有敏捷的反应,如变换表情和眼神,点头作"嗯、嗯"声,或简单地插一句"我听清楚了"等等。饱受各种痛苦折磨的患者往往最担心的就是医生并没有专心地在听他们的诉述。疑虑和抱怨多的患者,说话时倾向于重复和不厌其烦,尤其需要医生有耐心。有时,患者谈话离题太远,医生可以礼貌地提醒患者,请他回到主题上来。总之,医生不要干扰患者对身体症状和内心苦痛的叙述,尤其不可唐突地打断患者的谈话。可以说,倾听是发展医患间良好关系最重要的一步。治疗失败、诊断错误、患者对医嘱依从性差等问题分析起来,最常见和根本性的失误常常发生在医生倾听不够这一看似简单的环节上。

1. 善于倾听

倾听是医患沟通的基本技巧之一,也是临床医疗中认识对方的第一步。但是,医疗实践中的倾听要求医护人员不仅仅用耳朵去听,而要全身心地投入,包括机体、感情和智力的整体投入,还要借助各种技巧,真正听出对方所讲的事实、所体验的情感、所持有的观念等。这种倾听叫做"投入式的倾听",因为只有这样,医护人员才能对患者达到高度的共情,达到对患者问题的广泛了解,也才能体现出对患者的尊重。所以,一个医护人员要善于倾听。

善于倾听,首先表现在医者要注意倾听时的表情。因为你的表情可向患者传达你对他谈话的关注和你对他尊重的程度。有的医护人员喜欢在听的过程中身体左右摇摆、东张西望或者摆弄手里的笔,甚至打哈欠这些下意识动作也随之而来。这些不恰当的举动会给患者留下一种漫不经心的感觉,既容易伤害患者的感情,也容易使患者对医护人员产生不信任感,对诊疗失去信心,导致医患关系的中断。倾听过程中应重视眼神的配合。眼睛是心灵的窗户,对方可以从你的眼神中读出关切、同情、赞许等更多与交谈内容相关的感情。适当的点头,或者用简短的语言表达你对谈话的兴趣和赞同,可使对方更加信任你。

善于倾听,表现在医护人员要有倾听的耐心。有些患者来找医护人员,不一定是寻求什么心理援助,他只是需要一个宣泄的地方,一个听他讲话的人。在尽情倾诉的过程中,他抒发自己的情感,发泄内心的不满、理清自己的思维、重新找回自我。但有的医护人员在接诊中,不让患者说话或不听患者说话,在刚听了患者的问题后,就迫不及待地开检查和处方、提意见、分析原因、提供支持,使患者变成了倾听者,从而影响了医患关系的正常发展。

善于倾听,表现在医护人员要听出患者的言外之意、弦外之音。在医疗过程中,患者常常因为各种原因,表现出欲语还休或者说一半留一半的特点,作为医护人员,就要学会分析这些言外之意、弦外之音。所谓"言外之意、弦外之音"通常发生在以下几种情况:①患者对医护人员不是十分信任,只是在用话试探对方。②十分隐秘的问题,不愿暴露。③说话时喜欢"绕圈子"。要善解言外之意,就要求医护人员倾听时留意患者的表情、语气,对患者的言语进行感受、理解和联想,这样才能达到"心有灵犀一点通"的状态,从而准确地推测患者的言外之意。

学会倾听,首先要听懂患者所表达的信息而不要误解,其次要求医护人员不急于表达自己的意见而忽略患者的感受,最后要求医护人员对自己的倾听水平进行评估。只有这样积极地投入,认真地倾听,长期地训练,才有可能练就一双善于倾听的耳朵,并营造一个温暖和值得信任的医患交流氛围。

2. 倾听技巧

倾听是关注技巧的关键,也是沟通交流的核心任务之一。学会倾听是医患沟通的先决条件。医患沟通的倾听不同于一般社交谈话中的聆听,它要求医护人员认真地听对方讲话,认同其内心体验,接受其思维方式,以求设身处地地思考与反馈之功。因此,它不可以像在日常谈话中那样可以随意插嘴讲话、任加是非评论乃至争辩。与此相反,倾听要求医护人员在聆听患者讲话的过程中,尽量克制自己插嘴讲话的欲念,不以个人的价值观念来评断患者的主诉(除非涉及法律等问题),并以积极的关注来表现医护人员对患者内心体验的认同。因此,倾听也是尊重与接纳的化身。

倾听一般分为两种:①被动式倾听,即医护人员用体语(包括点头、微笑、注视、坐姿等)

和有限度的语言(如"唔""是的""我明白"等)向患者表示,自己正在留心倾听他讲话;②主动式倾听,即医护人员用主动的方式使患者明白自己正在留心倾听。这两种倾听方法都可使患者感受到医护人员对他的高度关注。倾听是医护人员用心地听,甚或有不明白或矛盾的地方,也尽可能不打断患者的话题。这样做的目的是让患者说出他的想法和感受,并在适当的时候反映患者的感受,而不是医护人员发表任何自己的看法。这种简单地反映患者感受的做法可帮助患者更加明白自己的感受环境,使他更容易解决问题。

如果医护人员只去聆听患者说话,而不能明白他的感受并做出适时的反应,这样的听仍然是被动的。事实上,医护人员平常与患者谈话时,多习惯以教导式口吻讲话,很少会留心听患者的说话,即使是听,也可能只是停留在聆听的层面。如果医护人员能用心地去倾听患者说话,以尊重和接纳的态度对待他们,则必能收到意想不到的效果。

在实践中,倾听意味着会沉默,会全神贯注,会设身处地地去体验患者的内心感受并作出富于同感的反应。同时,倾听也不是要放弃个人的信念与价值观,而是要学会兼容并蓄,学会从他人的角度思考问题,并学会在不放弃个人的信念与价值观的条件下,接受他人的信念与价值观,从而能够更好地体验其感受,把握其思路,作出由衷的同感反应。在交流过程中,聆听包括 5 个条件,即不批评、不判断、尊重、敏锐、以对方为中心。不批评和不判断主要是鼓励患者深入表露自己,这样医护人员才能真正了解患者的看法和处境。

所以,倾听不是被动的、消极的活动,而是主动的、积极的活动,它使人学会用心去听别人讲话。可以说,整个医患沟通的过程也是一个倾听的学习过程。然而,在医患沟通过程中运用倾听的技巧时,应注意以下几点:①要鼓励患者多讲话;②要尽量从患者的角度来感受他们讲话时的内心体验;③要让患者感觉到你愿意听他讲话;④要注意谈话中言语和体语的配合。

(三)提问

提问也是人际有效沟通中最基本的技巧之一。在谈话中,无论是要了解患者的各种情况,还是要调控谈话的内容,都要使用提问的技巧。医患沟通中要善于提问,它既不同于提审犯人时连珠炮似的步步紧逼,也不同于求职面试时千人一律的提问顺序和提问内容。有技巧的发问能迅速澄清问题,发现当事人的许多重要事情、感受和真实情况。

1. 开始交谈

为了进行有效的医患沟通,给患者一个良好的第一印象,营造一个温馨的气氛,除了医护人员的仪态端庄和做好沟通前的准备以外,见面后的问候非常重要。称呼是医患交往的起点,恰如其分地使用尊称和问候患者,能让患者感到被尊重、有安全感,也是建立良好医患关系的基础。医者良好的接受态度,使患者愿意敞开心扉说出自己的想法。医护人员称呼患者时应做到以下几点:①根据患者的身份、职业、年龄等具体情况因人而异,力求恰当。如果难以确定,也可以征求一下对方的意见,如"先生(女士)贵姓?""怎么称呼?"等。②尽量使用正式场合的称呼语,多使用尊称,如"张处长""李院长""刘工程师""王先生""张女士"等。③做到入乡随俗,根据当地的文化背景和习俗尊称患者,如"张老"。一般不提倡用辈分称呼,否则可能对医生的权威性起到消极的影响。④不用床号代替称谓,也尽量避免直呼其名(尤其是初次见面),这样显得不够尊重。⑤避免使用庸俗的称呼,如"老板""小姐";更不能使用歧视性的绰号来称呼患者,如"胖子""瘦子"等。⑥当与患者谈及其配偶或家属时,也应当使用尊称,如"贵夫人""贵公子"等。

2. 提什么问题

首先可以就患者最关心、最重视的问题开展交流,随后自然地转入深入交谈。如疾病的诊断和预后、治疗的目的和好处、治疗的副作用、如何用药以及有关注意事项等。

3. 怎样提问题

提问形式有开放式与封闭式两种。开放式提问通常使用"什么""如何""为什么""能不能""愿不愿"等词来发问,没有固定的答案,需要对方更详尽和更进一步的陈述或描述性的回答,具有引发思考、鼓励深入探讨、澄清疑虑和鼓励说下去的功能。例如:"您感觉如何?""什么地方不舒服?"……开放式提问是医患沟通中最常用的提问方式。封闭式提问通常使用"是不是""对不对""有没有""要不要"等词来提问,而回答只有"是"与"否"两种简单答案。在沟通过程中,宜尽量避免提出封闭式问题,以免让当事人有被审问的感觉,且易被暗示,也易使会谈陷入僵局而影响沟通效果。

(1) 开放式提问。开放式提问是指询问者运用"什么""如何""为什么""能不能"等语词开始的提问,目的是引导说话者更多地讲出与自己的问题有关的情况、想法、情绪等。在开放式问题中,以不同语词开头的提问有着不同的作用。

以"为什么"开头的提问,如"为什么你的想法会是这样?""为什么你总觉得别人看不起你?"其作用是希望从患者那里得到更多较为具体的解释和回答,以便从中找出造成患者困扰的原因。

以"能不能"开头的提问可以说是最为开放的问题了,如"能不能告诉我,是什么事令你这样烦恼?""能不能告诉我你这样做的想法吗?"等。这种问题有助于患者作出自己独特的回答。

以包括"什么"在内的疑问句开头的提问,如"什么样的情景令你最紧张?""当时你心中的想法是什么?"其作用是帮助患者找出某些与问题有关的特定的事实资料。

以带"怎么"的提问,如"对这件事你是怎么看的?""你怎么知道别人有这种看法?"其作用是引导患者讲出自己的想法、看法,有助于医护人员了解患者看待问题的角度和立场。

总之,通过开放式提问,医护人员可以获得有关患者问题的详细、全面的背景资料,有助于分析患者的问题之所在。医护人员在使用开放式提问时,首先要注意留给患者足够的回答问题的时间,以便患者充分表达他们的感受和想法。即使有离题现象,也不要责怪或露出不耐烦的神情,可通过提醒来引导他们朝着主要问题的方向来谈。其次,有些问题要注意语气、语调的运用,以免过于咄咄逼人。辩论式、进攻式、语气强调的发问与共情式、疑问式、语气温和的发问就可能在患者心里产生两种完全不同的印象。前者会被患者认为医护人员有责怪、反对自己之意;后者则会被认为医护人员是真心实意地想知道事情的真相并帮助自己,从而敞开心扉,将会谈交流进行下去。

(2) 封闭式提问。当医患沟通(或会谈)逐步走向深入后,医护人员可以通过封闭式提问进一步搜集有用的信息、缩小讨论范围、澄清事实和帮助患者集中注意某主要问题等。封闭式提问常常以"是不是""有没有""对不对"等语句开头,比如:"你喜不喜欢刘医师?""你有没有想过用其他的解决办法?""我理解得对吗?"患者的回答通常是"是"或"否",或其他简短语句。

需要注意的是,封闭式提问的使用时机要得当,通常在会谈的中后期才采用,同时,应用次数不宜过多。因为封闭式问题不能给患者提供较大的自由度,甚至限制了患者自我表达的愿望和积极性,这样不仅妨碍医护人员对患者资料的搜集和对问题的广泛深入了解,也会对医患关系产生破坏性影响。例如,一位初学沟通技巧的实习医生曾和患者有这样一段对话:

实习生:请问你叫什么名字? 患者:某某某。实习生:哪个学校的? 患者:某某学校。实习生:你找我谈什么问题? 患者:(沉默)……实习生:是不是学习上遇到困难了? 患者:(摇头)……实习生:是人际关系不好吗? 患者:不是。实习生:是不是恋爱遇到了挫折? 患者:也不是。

在这段对话中,实习生基本上采用的是封闭式提问,结果不仅没有找到患者的问题所在,反而会使患者因为医生问来问去而生气,从而使人际交流关系陷入紧张状态。所以,应用封闭式提问要得当。

(3) 医疗性询问。询问性语言是指医护人员在与患者接触时,为了解病情而进行的问询交流语言。我国传统医学和现代医学中的问诊皆属询问性语言。例如:对初诊者的"您哪儿不舒服?"对住院者的"昨天打了针以后,感觉好些吗?"对复诊者的"上一疗程服药以后,病情有什么变化?"等询问。询问性语言是医护人员行医过程中经常使用的语言种类,是医护人员对患者的病情进行调查研究的主要手段。只有经过必要而详尽的询问调查,才能使诊断准确无误。我国的传统医学十分注重望、闻、问、切四诊合参,现代医学也非常重视病史的问诊,两者都把问诊作为诊断疾病的重要手段。长期以来,有人认为,医生不问一句话就能诊断疾病是医术高明的表现,其实这是一种很片面的认识。对某些发病机制单纯的疾病,行医阅历丰富的医护人员凭借自己的医疗实践经验,或许可以作出初步的诊断。但是,对于发病机制较为复杂,生理、心理因素交错存在的患者,不进行深入的询问调查,就匆匆地作出诊断,不仅是对患者生命健康的极端不负责任,也是对医护人员的职业不够尊重的表现。

在初诊接待时,询问现病史,即患者开始出现不适到现在的主诉过程以及其他伴随症状的详细说明。这部分内容最好让患者先讲,然后医生再用一系列直接或间接的提问来澄清和加以分类,通常从开放式的问题转为特殊的针对性问题(谁、什么、时间、哪儿、为什么、如何等),可列一详细的问题清单,再用更直接的选择性问题提问,以进一步对患者的症状进行准确的描述。

① 开放式提问。例如:"您怎么不好?""请再进一步说一下好吗?""您还有没有注意到其他的?"有关此类开放式提问就像是温和的命令,需要患者详尽说明。前面已经谈及这种间接或开放式的提问是交谈开始的最好方式,既能让患者自由地诉说,还能让医生有时间来"品评"患者,尤其有利于引出罕见的疾病、症状较为散乱的病史或者患者的心理问题。

② 针对性提问。一般来说,运用间接的提问仅能获得关于患者疾病的大体轮廓,而不能得到清晰的患病细节。事实上,能够流利地表达出疾病感受细节的患者并不多见。一个说话凌乱、含糊不清的患者可能花费你很多时间,但仍不能为你提供所需要的资料;而一个害羞的、沉默寡言的患者可能说得很少或干脆不说什么。对待如此的交谈,你可从开放式的间接提问直接过渡到针对性的直接提问,这些问题都是对患者感到不适的直接描述。这里介绍针对性提问的6个技术(6个"W"技术)。哪里(Where):"确切地说在您身体的什么地方?""指给我看看什么地方?";什么(What):"什么感觉?""感觉像什么?";什么时候(When):"什么时候开始的?""是持续痛? 还是一会儿痛,一会儿不痛?""什么时间发生的?"(开始、过程、插曲、变化、频率);怎么样(How):"受季节影响怎么变化?""这一天怎么变化?""睡觉时怎么样?""吃饭时怎么样?""用力时怎么样?"等要求患者描述日常生活对症状影响的提问;为什么(Why):"为什么您认为这个药起作用了?""为什么您现在来看医生?";谁(Who):"这事还影响到谁?"(后果对患者及其他人的影响)。

③ 直接与选择性提问。开放式提问可以让患者透露出与临床密切相关的大部分资料,但我们还需要通过其他类型的提问来扩展患者的叙述。在患者找不到合适的词语来表达他的症状特点时,菜单式提问是非常有用的。例如:"那种疼痛像什么? 是刀割一样的,还是烧灼样的? 是钝痛,还是紧迫感?""您说它持续多长时间? 是几秒钟,还是几分钟,还是几小时?"这种问题明显不包含那些描述性的语言,应当在开放式提问和针对性提问之后应用才合适。直接与选择性提问可提供详细的资料,对急症状态是非常有帮助的,如:"您叫什么名字?""您多大啦?""您对青霉素过敏吗?"对于言不尽意的患者也是有益的,在采集过去史和系统回顾中的具体资料时也常常用到。另外,在交谈中,已经有了某个诊断的假设而需要肯定或否定某些症状时,也常常要使用这种提问方式。然而,这种一个接一个的直接问题的提问有可能会得到不切实际或不完整的临床资料,而且患者会因此产生被审问的感觉而内心不快。类似的提问还有:"您父母还健在吗?""您真的昏倒了吗?""您有过贫血吗?""您视力有问题吗?""您深吸气时,胸部痛不痛?"注意,在谈到一些敏感的问题时不要用是或不是的方式来提问,因为一旦对方说谎就会封住所有与之有关的谈话通路。例如:"您喝酒吗?"这种问法可能是无用的,因为患者会根据其个人的理解而作出不同的回答。如果你怀疑患者的疾病与酗酒有关,应该试着问:"通常您一天喝多少酒?"

④ 疏导式提问。对有些患者难以用恰当的语言来描述自己的病情或不愿说出自己疾病的深层缘由或有难言之隐时,医生常常使用疏导式提问。如对于一位主诉胃疼但又不会描述什么感觉的患者,可以问:"你感觉是针刺一样的疼还是像火烧一样的疼?"从而诱导患者进行适当的描述。

⑤ 商讨式提问。知情同意的履行时可采用商讨式提问,如"你是否同意做这项检查?"

在医患沟通的过程中,经常使用综合式提问,即把开放式提问、商讨式提问、疏导式提问和直接提问结合起来的提问方式。提问时应尽量避免一连串的发问,以免当事人难以承受。以下两种提问应该避免使用:一是避免诱导性提问。这种提问可诱导患者向着有利于医生假设的方面回答,例如"您现在感觉好一些了吧,是吗?""胸痛不是在左边,是吧?"因为这种提问会提示患者回答您想听到的答案。二是避免复杂多样的提问。例如，"您睡觉如何？咳嗽得厉害吗？"有时候，你的大脑思维很快，问题接连随口而出，这会让患者不知如何回答。应当慢下来，与患者的思维节奏协调一致。

三、理解融通技术

（一）概述

通常经过会谈，医护人员需要把患者所说所讲的事实、信息、情感、行为反应等进行分析综合，并以概括的形式表述出来。概述可以说是会谈中医护人员倾听活动的结晶，医护人员应当将患者的有关资料整理成串，分门别类，并将其主要问题反映给患者。例如，"在你刚才讲述的三种情境中，我看到一个你非常关心的事，就是你十分在乎别人的评价。对吗？"概述是医护人员每次会谈必用的技巧之一，可以在结束会谈时进行，也可以在会谈中随时应用，只要判定对对方所说的某件事情有关的内容已基本掌握即可。比如，"从前面所说的情况来看，你的自卑主要与你对自我的形象不满有关。你觉得自己太胖了，是吗？"做好概述的技巧有如下几点：

（1）回忆患者表述的信息，并在心中复述这些信息：患者讲述了什么？关注些什么？考虑些什么？

（2）通过向自己提问（如"患者多次重复些什么？"或"患者反复提到些什么？"）来识别出信息中所存在的明显思维模式、主要问题。

（3）选择合适的开始语句进行总结，在语句中用人称代词"你"或直接使用患者的名字，并使用与患者的感觉词相匹配的语句。

（4）使用所选择的语句和词汇描述信息中的主题，把多种因素联系起来，并用自己的语言将总结复述给患者。记住要使你的语调听起来像陈述而不是疑问。

（5）通过倾听和观察患者是肯定还是否定总结出的内容以及总结是加强还是削弱了交流所关注的方向等来评估总结的效果。

从上述原理和沟通的技巧来看，会谈中医护人员与患者的沟通对医护人员来说并不仅仅是一个被动的记录事实与听取对方说话的过程，而是一个主动引导、积极思考、情感投入的过程，它是医患沟通过程中重要的一环。

（二）释义

释义的第1种含义是指医护人员对患者所讲的一些有关问题的重要内容，如问题产生的经过、与问题有关的人和事等进行加工整理，再用医护人员自己的语言将患者的主要想法反馈给对方。如患者说："我和我丈夫经常在管教孩子的问题上发生争吵，他认为我太唠叨，我觉得他太严厉。"医护人员的释义反应可以是"听上去你与你丈夫在如何管教孩子方面有着不同的看法"或者"看样子你和你丈夫在教育孩子的问题上产生了意见分歧"。在与患者的交流中，运用释义的目的在于：①通过释义反应让患者确认你对他的信息的理解和接受。②表明医护人员对患者所讲内容的重视，也有助于引导谈话内容的深入进行。③帮助患者集中注意那些重要的特殊情境、事件、思想和行为，而不是喋喋不休地重复同一个内容。

④鼓励患者作出决定。因此,释义对于需要作决定的患者经常是很有帮助的,因为重复关键词语和思想会使问题的实质显现出来。

上述释义反应(即内心对话过程)包括以下5个步骤:①医护人员在心中重复或回忆患者的信息——他告诉了我什么? ②医护人员辨别信息中的内容部分——在他的信息中存在什么样的情境、人物、物体或思想? ③选择适当的语句进行释义——应使用什么合适的语句? ④运用所选择的语句将患者信息的主要内容或思想用医护人员自己的语言表达出来——怎样将患者的主要内容用自己的语言表述? ⑤通过倾听和观察患者的反应来评价自己释义的效果——如何知道我的释义是有用的?

释义的第2种含义是:医生应用医学知识和使用患者能理解的通俗语言来解释相关的医学问题。

(三)重复

把患者传递的信息(言谈、思想、情绪)等加以综合整理,用医者自己的语言(不同的措辞和句子)加以复述或总结,也可引用患者言谈中最有代表性、最敏感、最重要的词,但不改变患者说话的意图和目的,叫做重构。重构可以突出重点话题,也向患者表明医生能够充分理解患者的感受。

(四)具体化

所谓具体化是指医护人员帮助患者清楚、准确地表达他们的观点、体验或者所经历的事件。有些患者对自己的感觉、想法和情绪的表达常常模糊、混乱、矛盾或不合理。

(五)澄清

澄清就是指弄清楚事情的实际经过以及事件从开始到最后整个过程中患者的情感体验和情绪反应。尤其是患者感到受了刺激的事,澄清十分必要,否则,就很难有真正的沟通。澄清时尽量不采用刨根问底的问话方式,以避免患者推卸责任或对医生的动机产生怀疑。最好让患者完整叙述事件经过,并了解患者在疾病或事件各个阶段的感受。例如,患者主诉夫妻感情不和,经常吵架,使她大受刺激时,医生对此不要问"为什么"。"为什么"可能引起两种不好的后果。一是为患者推卸责任大开方便之门:"他那牛脾气,跟谁合得来? 不吵架才怪呢。"完全把责任推给别人或客观原因上。二是"为什么"可能使患者感到医生在追究他的责任,猜疑、敏感和倾向于自责、后悔的人尤其容易有这种反应。因此,恰当的询问是问夫妻吵架、不和的具体经过,可以请患者对最近发生的一次、对他刺激最大的一次或者患者认为最典型的一次吵架作从头到尾的详细描述。实际上,涉及本人情感和重大利害的事,描述时总会带有主观色彩和评价的,医生的思考应该把事实本身跟描述者的评价尽可能剥离开来。基于这种分析与患者进行交流,可能会达到令医患双方都很满意的沟通效果。

(六)行为反应

在理解融通技术中,非语言的行为反应非常重要,它是医患沟通的一项重要的基本功。非语言行为能提供许多语言不能直接提供的信息,甚至是患者想要回避、隐藏、做假的内容。因此,借助于患者的非言语行为,医护人员可以更全面地了解患者的心理活动,也可以更好地表达对患者的支持和理解。如何才能正确把握非言语行为呢?

首先,要正确把握非言语行为的各种含义。尽管非言语行为有它一定的含义,但这种含义并不是唯一的。①同一种行为在不同的文化背景下会有不同的含义,在不同个性的个体身上也会有差异。②一个单一的动作有时很难判断到底是什么含义。如有的人低头是因为个性内向,而一个外向的人低头也许是因为羞愧。为此,应观察一个人的动作群,即一连串相配合的动作。不把他前后、上下的动作联系起来,单凭某个表情就下结论,难免会断章取义,误解对方。③动作所表达的含义可因人因时因地因手段而改变,所以应把动作群放在某种情境中来了解。例如,一位对医师斜视的患者,仅仅是当他表示赞同的习惯,而决非对医师的不恭。如果医师想当然,很可能就会判断失误。为此,医护人员要做到看在眼里,记在心里,先保留看法,看看是否确实如此,而不宜马上表现出来。过于灵敏的反应则有害无益。

其次,正确地看待言语内容与非言语内容的不一致。一般情况下,一个人的非言语行为所暴露的信息应该和言语表达的意义是一致的。然而,两者有时也会出现不一致。例如,患者说他多么信任医护人员,然而与此同时却下意识地摇摇头,嘴角牵起一丝嘲笑,从而否定了他自己的言语。一个母亲诉说她的儿子是如何不听话、打架、尽给自己添麻烦,然而她的脸上一直带着一种欣赏般的微笑。如遇上述情况,应该反复核实,多方了解,以减少失误。

四、情感沟通技术

在医患沟通过程中,医护人员除了要注意投入地倾听、合理地运用提问技巧外,还需要通过对患者谈话、情感的及时反应来促进患者的自我表达、自我探索,进而找到患者问题的症结所在。情感沟通的技巧包括如下几种:

(一)鼓励

由于疾病并不直接取决于患者的意志,患者往往有不安全感。因此,鼓励患者非常重要。但是,安慰和鼓励时必须真诚。如果患者感到医生只是站在岸上说空话,我们便要想到自己的态度有问题。当然,这里也有理论和技术性的问题,很值得钻研。另外,鼓励的方法有多种多样,既可以鼓励患者说出自己的想法和情绪,也可以用举例甚至可以用医生本人的亲身经历引发患者的共鸣,从而得以与患者进行良好的沟通。

(二)情感反应

患者在医疗会谈中的言语表达大都带有浓郁的情感色彩。医护人员除了要对患者言语的内容作出反应外,还应对患者的情感给予反应。这样既可以帮助患者了解、区分、控制自己的情绪,也有助于医护人员的情感投入,达到同理。例如,对有愤怒和敌意的患者,医护人员可以作出这样的反应:"看起来,你好像气得不得了。""听起来,你好像恨死他了。""好像你对这件事的整个安排都很厌恶。"这样的情感反应,像一面情感镜子,令患者能透过这种清晰的反应来了解自己的敌意情绪,从而给他提供了一个自觉、自发、自动去修正的机会。

情感反应的技巧包括6步。下面的例子有助于进一步理解如何运用情感反应的技巧:

患者:看,医院有许多让人讨厌的院规,真让人受不了,我不喜欢住院(粗哑而高声地说)。医护人员(内心对话过程):

第1步:注意倾听患者言语表达中使用的情感词汇。患者用了什么样的情感词汇?不明显,但是像"讨厌""受不了""不喜欢"等词语可以暗示出强烈的情绪。第2步:注意观察患者言语表达时所伴随的非言语行为,如身体姿势、面部表情等。患者的声调和非语言行为暗示了什么样的感受? 生气、受挫折。第3步:寻找一个合适的语句进行情感反应,最好与患者所使用的感觉词相匹配。匹配视觉词汇的例子:"我的眼睛告诉我你正在生气。""看上去你正在生气。"与听觉匹配的例子:"我的耳朵告诉我你正在生气。""听起来你似乎正在生气。"选择什么样的情感词汇能够准确描述患者的情绪程度? 愤怒、受到限制、不喜欢。第4步:与患者使用的情感词汇相匹配的恰当的语句是什么? 用"好像是""显示出""看起来像"等匹配患者所用的"我能看出"等词。第5步:在语句中加入情感发生时的情境,用自己的语言把从患者那里获得的言语和非言语线索中的情感再反应给患者。患者情感发生的情境或原因是什么? 院规。第6步:评估自己的反应是否有效。我怎样知道我作出的情感反应是否准确和是否有帮助?

注意观察和倾听患者的反应——他是肯定还是否定自己有讨厌医院的情感。医护人员的实际情感反应是"看起来你很讨厌那些限制你的医院规则"或者"对于医院的规定,你好像很不满"。

(三) 情感表达

情感表达是指医护人员在建立医患关系的过程中,对患者的感受、体验和行为表明自己的情绪体验。如对患者的疼痛或躯体的其他不适,医护人员对患者说出自己的看法:"我感觉到你的疼痛似乎没有那么严重。"如对患者的某些问题表示不够理解可以说:"我很抱歉没有听清楚您刚才说的话。"当患者对医护人员不够尊重时,可表达自己的不满:"我知道您这样说(或做)一定有原因,但我确实有些不满意。"

正确地使用情感表达,既能体现对患者设身处地的反应,又能传达自己的感受,在患者面前呈现鲜活的医务人员形象,展现医护人员的人生观。同时,医护人员的坦诚也为患者做出了示范,有利于促进患者进一步表达自己真正的感受。值得注意的是,医务人员不能只顾表达或宣泄自己的情绪,不注意患者的感受。因此,情感表达要因人而异,适可而止。

(四) 体势语言

言语沟通是双方交流信息、沟通感情、建立良好关系的基本条件之一,也是帮助医护人员了解患者的主要工具之一,因而言语在医患沟通中占有主要地位。然而,在医患沟通过程中会出现大量的非言语行为,或伴随言语内容一起出现,对言语内容作补充、修正,或独立地出现,代表独立的意义,在沟通中起着非常重要的作用。医护人员应重视把自己的非言语行为融入言语表达中去,渗透在沟通过程中。通过非言语行为传达的共情态度比言语还多,影响力更大。因此,在沟通过程中并非只用语言,而是整个人在参与沟通。是否能赢得患者的信任、好感,建立良好的医患关系,很大程度上取决于非言语行为的传达。如果医师嘴上说着"我尊重你,我关心你的喜怒哀乐",然而眼睛却东张西望,双手交叉胸前,跷着二郎腿,晃荡着椅子,这种动作、神态很难使患者相信医师对他的关注。

在情感沟通的过程中躯体语言占有非常重要的地位。交流者经常用非语言的方式来传达情感,表达自己对对方的喜欢、理解、尊重与信任等。面部表情和声调的暗示比语言信号的影响更大。如果患者在叙述他非常痛苦的感受,而医护人员对他所叙述的不感兴趣或心中有事,就会有意无意地表现出不耐烦的情绪,这种信息会影响到患者的积极性,让他觉得扫兴、失望。躯体语言是理论和技巧之外的东西,但对医患沟通的成败举足轻重。因此,医患沟通不但是信息的交流,更是心灵的交流。非言语行为在医患沟通中的作用体现在以下方面:①加强言语。重音、手势和面部表情与言语一起出现,可使言语的意义更丰富,情绪色彩更鲜明。②配合言语。例如,讲话者如果想继续说下去,那么他会把手停在空中。③实现反馈。听话者对讲话者作出持续的反应,如用嘴和眉毛表示同意、理解、惊讶、不满等。④传达情感。交流者常用非言语形式表达自己对对方的喜欢、理解、尊重、信任,像面部表情和声调这样的非言语暗示比言语信号影响更大。医患沟通过程中影响情感交流的躯体语言主要包括以下几种:

1. 目光注视

在传递信息的所有部位中,眼睛是最重要的,它可以传递最细微的感情。一般来说,当一方倾听另一方叙述时,目光往往直接注视着对方的双眼。而当自己在讲话时,这种视线的接触会比听对方讲话时少些,即讲者比听者更少注视对方。人开始说话时,会先把目光从对方身上移开,说话结束时,则一般又会重新看着对方。

许多人在说话时避免看着对方,主要是为了避免出现岔开话题的情况。说话时正视一下对方,则表示在说话停顿时,对方可以打断他的话。假若他停顿了,但不看对方,说明他的思路还没有中断。这表示"我只是略作考虑,还需继续表达"。此时如果不合时宜地打断患者的叙述,会使患者感到没有被接受和尊重,就可能会转移叙述的主题,甚至会使一些重要的线索中断。如果听者扫视一下讲者,那可能表示"我对你所说的不十分同意,或表示怀疑"。如果配上摇头、皱眉等其他非言语行为,那不赞同的含义就更清楚。如果作为听者的医护人员的这种动作被患者发现,就可能影响到他的叙述。而正在讲述中的医护人员若发现了患者的这一目光,就应及时做出某种调整,此时可询问一下患者的意见,或更严谨地思考一下自己的观点。

当说话者对自己所说的情况不太有把握时,经常会在讲完某句话或某个词后将目光移开。如果伴随别的表情、动作以及声音也显示出讲话者的心虚、疑惑,这样会使听者感到疑惑,甚至不信任。医护人员在解释、指导时如果出现类似情况,则会大大地削弱其影响力。

若听者看着对方说话,则可能表示"我也是这个看法"或"我对你说的很感兴趣"。如果说话者看着听者,则表明"我对我讲的很有把握"。若医护人员向患者询问某些让他感到羞怯、不舒服或有厌恶感的问题,患者也会不愿注视医护人员,常常用移开目光来逃避和隐瞒。当人们被询问时,或者对他人言行产生防卫性、攻击性或者敌意时,视线相交的机会便会增加。当一个人被激怒时,可能出现瞳孔放大,并伴有其他一系列的面部表情。性格内向、羞怯的人不习惯对视。一般来说,人们更愿意注视对自己有愉悦感的人;与同性相比,对异性的注视可能更多些。但医护人员对异性患者的注视应适度,否则会显得不礼貌或带来困扰。

在医患沟通中目光的使用很重要。我们要善于利用目光参与沟通,以提高医患沟通的效果。沟通时,医护人员的眼睛既不可不注视患者或者将脸侧向一方,这会显得不礼貌、不尊重;也不可死死地盯住患者的眼睛,这样会使对方感到窘迫,甚至透不过气来;更不可用目光在对方身上乱扫,甚至看对方身后,弄得对方惶惑不安。

根据中国人的传统习惯,在沟通时,医护人员的目光大体在对方的嘴、头顶和脸颊两侧这个范围内移动为好,给对方一种舒适的、很有礼貌的感觉,并且表情要轻松自然。目光范围过小会使对方有压迫感,范围过大又会显得太散漫、随便。恰当的目光可以表达安慰、关切、支持和智慧等,为患者提供强大的情感支持。

2. 面部表情

面部表情与人的情绪息息相关,一个人内心的喜怒哀乐无不在脸上透露出来。观察一个人的非言语行为首先而且主要集中在面部表情上,上述的目光注视其实也是面部表情的一部分。如果一个人的眼睛向下看,而脸转向旁边,通常表示拒绝你。如果他的嘴是放松的,没有机械式的笑容,下颚向前,那么他可能会考虑你的提议。假如他注视你的眼睛几秒钟,嘴巴乃至鼻子的部位带着浅浅的笑意,笑容轻松,通常表示诚心并可能接受你。

在沟通时,人类在面部表情上极为相似。比如,眼睛和嘴巴张大,眉毛上扬,是惊愕的表情;害羞时会脸红;愤慨或挑衅时会皱眉头、昂首挺胸并紧握拳头;人在深思问题或竭力解开疑惑时会皱起眉头或眯起眼睛。不愉快或迷惑可用皱眉来表达,嫉妒或不信任时会将眉毛上扬。一条眉毛扬起是传统的怀疑信号,双眉扬起是惊讶的信号,双眉下垂则是沮丧和忧伤的信号。有冲突、挑战、敌对时,下颚的肌肉可能绷紧并伴有斜眼瞪视。

笑是重要的脸部表情。不同的笑可体现患者不同的心情,有会心的、愉悦的、满足的、兴奋的、害羞的、不自然的、尴尬的、解嘲的,等等。

在理解面部表情时要注意,有些人体动作在某种情况下可能没有任何意义,而在另一种情况下却含义丰富且不同。比如,皱眉可以简单地理解为一句话的中间停顿,在另一种情况下也可能是"心里冒火"或"讨厌"的信号,或者是思想集中的表现。如果仅仅研究皱眉或面部表情,就难以确切把握其含义,还要知道这位皱眉者在干什么,要联系其他一系列的非言语行为所表达出来的含义综合分析。

3. 身体姿势

医护人员和患者的身体、手势的运动和位置在相互沟通中起着重要作用。它们的变化往往能反映医患沟通的某种变化。

身体语言具有丰富的含义。一般低头表示陈述句的结束,抬头表示问句的结束,而较大幅度的体态改变表示相互关系的结束,表示思维过程或较长的表达的结束。如果体态的改变到了不再正视对方的地步,则表示不愿再交谈下去,想把注意力转移到其他对象上去。如同小孩在听父母训斥时,嘴上在说:"是的,是的,我知道了。"同时把身子转了过去,其实是在发射另一种信号:"够了,够了,我要走了。"医师要善于发现患者身体传达的信息。有时,医师会发现患者移动身体,把脚及整个身体对着门口,这个姿态很可能是患者想结束交谈,他的体态表示:我想离开。有时,摊开双手、解开外衣纽扣或脱掉外套表达一种真诚、坦白,而双手交叉在胸前则常表明一种防卫状态,表示否定、拒绝或疏远。有些患者很慢地、细心地把眼镜摘下来,并且小心地擦擦镜片(即使镜片根本不需要擦),用来表示反对意见或提出问题之前的思考和准备。而有时用嘴叼东西的动作表示注意倾听或避免说什么,一方面又可多多思考,把东西放在嘴里也意味着这个人需要寻找新的资料。

不同的手指手势,可能传达了一个人的焦虑、内心冲突和忧愁。例如:小孩吸吮大拇指通常表示要恢复信心、鼓起勇气,学生咬指甲或咬钢笔多表明在担心考试,而成人遇到棘手的事情时可能会猛地拉头发。如果患者的双手紧绞在一起或反复摆动,加上身体坐立不安,往往表明他情绪紧张而难以接近。这时,简单的应对方法是在会谈时略微倾身靠近他,这样会使他感到被接受、被理解。

当患者的身体由紧缩、僵化转为松弛、自在,紧靠在一起的双腿开始分开,交叉的双手放了下来时,表示患者由紧张不安、害怕、封闭开始变得平静、轻松、开放。相反则表明沟通时可能增加了患者的紧张情绪。双脚踝交叠、双手抓紧、吞咽口水、咬紧牙关、抓住手臂等,是克制自己的想法和压抑情感的姿势。在座位上反复扭动、坐立不安,或交叉双腿、一只脚轻轻晃荡,或手指敲弹桌椅、对问话没反应或答非所问,往往表示无兴趣继续交谈,希望尽早结束交谈。

身体动作不仅表现出患者此时此刻的思想、情感、行为,在一定程度上,体态还可反映一个人的心理状态。好侵犯、好管闲事的人总是探头探脑;温和、慈祥的人常常面带微笑;由情绪低落变为充满信心时,常常有意挺胸直腰。

4. 空间距离

沟通时双方的空间距离也具有非言语行为的特征。每个人都拥有一个自己的空间,以保持自己的独立、安全和满足隐私的需要。如果他人不适宜地闯入,就可能引起不满、愤怒、反抗。医患之间亦是如此,双方距离是彼此关系的反映。一般距离以 1 m 左右为好。有些人喜欢面对面交谈,觉得这样有更多的目光和面部表情交流,言语沟通比较直接;有些人则喜欢成直角而坐,觉得这样可以避免太多的目光接触。若在公共场所,由于人群的密度高以及噪音大而缩小了彼此间的距离,以使交谈容易进行。沟通时双方的距离不仅因地而异,也因人因时因事而异。一般来说,若双方为同性别,其间的距离会小于异性间的空间距离,且两女性间比两男性间的距离小;有些敏感的患者希望距离大些;有些希望寻求帮助的患者则希望距离小些,以得到一种安慰。医疗关系的不同阶段,其间的距离也会变化。一般来说,初次见面,了解不够,间距较大;随着时间的延长,见面次数的增多,彼此间的距离会缩小些;对医护人员不太信任,或对效果不太满意者,患者会自觉不自觉地加大彼此的间距。然而,适当地缩短距离是一种希望密切彼此关系的表示。若使用得当,则有助于医患沟通。

五、反馈技术

反馈是指在医患沟通过程中医护人员把所搜集到的信息,如看到的、听到的、检查结果、诊断结论、治疗方案和预后估计用语言或非语言的形式反馈给患者,同时医护人员也要注意患者是否已经完全准确地接受了你所发出的信息。而狭义的反馈是指治疗者为患者提供自己或他人会怎样看待患者的问题的特殊的信息。应用反馈技巧的目的是帮助患者开阔眼界,看看其他人是怎样想、怎样处理同类事情的。通过这样的方式,为对方提供与之不同的感知思维模式,以达到影响对方的目的。应该说,反馈是人际沟通常用的一种颇具影响力的技巧。反馈技术贯穿于整个医患沟通的过程,特别是在倾听的过程中应该及时地双向反馈。反馈信息时应注意以下几点:①医护人员所反馈的信息应是本人听清楚并已理解的患者的信息。②反馈信息时应该用医者自己的语言而避免使用患者语言来复述信息。③反馈信息时要注意患者对谈话的兴趣和感兴趣的话题。④有时医者反馈的信息未必都与患者的观点一致,不必强求;医者作出反馈后要给患者一定的考虑时间作出回应。⑤医者有自己的思想、情感以及专业眼光,不要因积极倾听而受患者的思想及情绪所左右。⑥当有很多信息需要反馈时,应抓住关键点,力争做到纲举目张。现将常用的反馈技术介绍如下:

(一) 重构

把患者所说的话用不同的措辞和句子加以复述,但不改变患者说话的意图和目的,以获得患者首肯作为成功的重构的检验。例如,患者诉说:"我的母亲根本不理解我,也不是真正关心我。"这显然是一种抱怨,重构的目的在于把消极的东西变成积极的。下面是医生恰当的反应的一种形式:"你的苦恼我完全可以理解,因为我们每个人都需要亲人的理解和关心。"一般地说,患者对医生这样的重构是会予以首肯的。这样一来,重构把抱怨变成了"需要",需要成了医生和患者的共同语言,同时也为进一步的交谈开辟了途径:患者需要母亲的理解和关心,这是合情合理的。然而,实际上患者的这种需要未能得到满足,那么,除了母亲那一方面的原因以外,患者这一方面可以做些什么来促进需要的满足呢?这就把消极的抱怨引导到用实际行动(母子之间的交流)去满足需要之积极的道路上来了。不少夫妻婚前感情很好,而婚后却由于互相抱怨而造成关系不和。如果双方把抱怨重构成需要未能满足,双方达成共识后,都用积极行动去满足需要,感情也就有可能越来越好。从这里也可以看出沟通的重要性。

(二) 代述

患者的有些想法和感受自己不好意思说出来,至少不便明说,然而憋在心里却非常不快。对此,医生可以代述。这当然要求医生有足够的敏感性(所谓善解人意),从患者的言语表情等听出话外之音。例如,医生试探性地问患者:"你是不是觉得王主任这个人不大细心?"(王主任是患者所在病房的主任)如果患者表示同意,这就使患者内心的隐忧或顾虑得到了表达和理解。当然,医生可以就此对患者做简单的解释,以解除患者的担心。例如,可解释说:"王主任身兼数职,工作繁忙,他对病房工作只抓重大问题,具体诊疗工作实际上由他的副手李大夫负完全责任,李大夫可是个非常仔细的人啊。"又如对性功能障碍这样羞于启齿的话题,医生可以这样开始:"我想别人处于您这样的状况,也会出现一些问题……"如此等等。如果医生善于探知患者的难言之隐,掌握代述这一技术,往往可以大大促进医患之间的沟通。

(三) 鼓励表达

鼓励患者表达自己的想法和情绪非常重要,这样既能了解到患者的相关信息,也能让患者接受医护人员的反馈信息。鼓励表达有多种不同的方法,下面举几个例子:①用未完成句,意在使患者接着说下去,例如,"整天躺在床上你是不是觉得……""你好像心里老在想……"②用正面的叙述启动患者进一步发挥,意在解除压抑在心里的情绪,例如,"你的儿媳妇好像对你不大亲?"③医生用自己的经历引发患者共鸣,从而继续交流沟通。例如,"近来我儿子准备高考,这下子可好,弄得全家都不得安宁""我的一位亲戚刚过四十,近来下了岗,初中文化,又没有什么技术,这可使大家都为他一家子担心"如此等等。只要医生能够捕捉患者的某些烦恼、顾虑等苗头,便可以用不同的方式鼓励患者表达。

(四)提供机会

医生可以说:"这次门诊限于时间,恐怕有很多事情还没有谈到,即使谈到了,也还不够细致深入,这没关系,只要你愿意,欢迎你下次来挂我的号,咱们再接着谈。""下午的门诊患者一般比上午的少,时间比较充裕,下次你不妨下午来,怎么样?"对于有强烈改变自我动机的患者,可以进行系统、深入的心理沟通交流,这就需要双方商讨一个治疗时程,一次又一次地预约患者来门诊。如果患者缺乏自我改变的动机,过于依赖药物和医生,最好不要预约,以免浪费时间。总之,只要患者愿意与医生交流,医生理应表示欢迎,以促进沟通。

(五)对焦

对焦是一种带有心理治疗专门性的沟通交流技术。患者的心里可能有多个问题,医生一般应该选择其中一个作为"焦点"。选择什么问题作为焦点,要求医生对患者有比较全面的了解,也许要进行一番思考。原则是,某问题的解决有利于其他问题的解决,至少不致妨碍其他问题的解决,那么,该问题便可以当作焦点。然而,医生所选定的焦点常常并不是患者认为最重要的,或者并不是首先要解决的。这意味着,两个人没对上口径,因此,需要"对焦"。对焦是一个互相交流、商讨的过程。一旦对上了焦,医生和患者便可以围绕共同的主题深入讨论,有的放矢地交谈下去,直至问题获得解答。值得注意的是,对焦本身对患者心理有良好的效应。在对焦的那一时刻,患者会有获得知音之感,用术语说,双方有了"共同的体验域",通俗地说,两个人不约而同地想到一块儿去了。想深入交谈而又深入不下去的医生,必须想到还没有与患者对上焦,"像两股道上跑的车"。患者可能不只是有一个焦点问题,但作为心理治疗的某一阶段来说,焦点只能有一个。整个沟通交流可以分若干阶段来进行。同时涉及两个以上的"焦点",会使谈话东一榔头西一棒子,花费了时间,似乎谈了很多事情,但任何一个问题都不能深入,得不出共识,也找不到解决问题的途径。有时候,医生和患者谈论患者的工作问题,没谈上几句,患者便扯到家庭问题上去了,然而,当医生接着想和患者深入下去谈谈家庭问题,患者却谈不了多久又扯到工作上去了。对此,医生应该想到,患者有明显回避的倾向。为了引导患者采取面对现实和对自己负责的态度,医生可以明确地向患者指出,患者面前有两个问题:工作问题和家庭问题,患者打算先讨论哪一个?医生也可以发表意见,先讨论哪一个比较有利,要求患者明确这一段时间里交谈的主题。要告诉患者,这个问题谈几句,那个问题扯几句,结果只是浪费时间,到头来什么问题也找不到解答。面对现实有时是痛苦的,医生应对此表示理解,但由于怕触及痛处而回避,只会使痛苦拖延而得不到解决。回避是一种不健康的态度。通常,医生还可以举出一些其他患者想要回避的实例,分析其危害性,鼓励患者面对现实。

(六)保证

保证的目的在于增强患者的信心和勇气。但是保证必须有事实和科学的根据,不能言过其实,更不要一口江湖气味。宣称包治某病的医生不可能是位好医生。医生的保证当然少不了明确的语言,但更重要的是,它体现在医生为患者服务的热忱和战胜疾病的决心上,体现在医生的态度和行动中。

(七) 商讨和解释

治疗是医生和患者两方面的事,需要双方真诚的合作。很多事情需要商量,这就要求医生有民主精神,平等待人。传统的医疗实践强调医生的权威性,现代医学更加重视医生对患者的尊重。解释必须有的放矢,针对患者的心理,过多的解释反而有可能降低它的作用。

(八) 建议和指导

建议和指导时必须考虑可接受性和可行性的问题。一切科学的成就都必须嫁接在人的情感之树上才会开花结果。要求一位孝子跟他的身患传染病的母亲实行严格的隔离,是不通人情的,也是办不到的。

(九) 体语反馈

医生的仪表姿态,如表情、姿势、眼神、手势等,在医患沟通中均起着重要的作用。目光接触次数的多少、时间的长短及目光转移,都能反映出双方对会谈的兴趣、关系和情绪等多方面的问题。在医患沟通的过程中,多数情况下医生的视线在患者的面部缓慢而温和地扫视,不时用短促而友好的目光与患者对视,以检验是否被患者接受,并告诉对方,医生正在认真地倾听,有哪些信息已经收到。同时,配合面部表情、点头、身体姿势和一些适当的手势,必要的时候用单音词给予回应,如"啊""噢"等,这样会给患者更好的回应。有时要用坚定而信任的目光鼓励患者进一步表达。

六、沉默技术

在医患交谈中,既是听与说的艺术,也是沉默的艺术。沉默可以是尊重与接纳的表示,也可以是受导人自我反省的需要。"言而当,知也;默而当,亦知也"。在交谈的过程中,沉默本身也是一种信息交流,常常出现在高信息内容之间,是超越语言力量的一种沟通方式。沉默是一种特殊的语言沟通技巧,能够起到此时无声胜有声的作用。沉默技巧的作用在于给患者提供充分的时间与空间去反省自我,思考其个人成长的问题。沉默可以给人以思考和调整的机会,可以弱化过激的语言与行为,可以缓解紧张的气氛。沉默可以表示默许,也可以表示保留意见甚至表示无声的抗议,沉默是有声语言的延续和升华。

医患交谈不同于一般的社交谈话,它需要表现出大量的关注与倾听,多认同他人的观念,多体验其感受,而少做逻辑分析、少说教。换言之,它要求医护人员首先置身于患者的意境之中,然后再帮助他认清其成长中的障碍,寻求自救自立的良方。凡此种种都要求医护人员在医患交谈过程多听寡言,学会以沉默来传达对患者的关注和尊重,借以强化他自我剖白的愿望。

沉默可以代表患者正在思考刚刚谈话的内容,或者沉思某些新想法,更可能代表更新。沉默所代表的意思可能多过言语的。沉默可让患者有机会反省和检讨自己。医护人员的沉默更可以支配患者的谈话态度和方向,并使自己有一段时间得到精神上的休息,以便计划一下应该用什么技巧去面对患者。所以,沉默可能有多重意思,虽是无声胜有声。因此,沉默是心理咨询的重要技巧之一,运用得当可表达深切的尊重和同感。可是,医护人员在与患者谈话时,一般都不适应沉默的气氛,常常胡乱说些话来打破沉默的局面,这样反而会破坏整个谈话的气氛,使患者不愿讲出心里话。反之,如果医护人员愿意多听患者讲话,少插嘴说话,可使患者感到和蔼可亲,善解人意,进而深入地表露自己。

在医患沟通中,患者的沉默则可以因患者对咨询的态度而分为思考性的沉默与对抗性的沉默。其中前者是患者在咨询谈话中进行自我反省的表现,是对咨询的积极反应;而后者则是患者对医患交谈缺乏信任的表现,是对沟通的消极反应。对此,医护人员要加以区别,灵活处理,不可表现出不耐烦的样子。特别是对于后一种情况,更需要耐心细致,不要强迫患者讲话。如果一次谈话不投机,可另约时间再谈,以向患者表明你的诚意。

在医患沟通中,医护人员的沉默一般具有两个功能:一个是暗示功能,另一个是同感功能。前者通常表现为对患者的讲话及其停顿不做言语回应,以暗示对方继续讲话;后者则通常在患者讲述精神创伤事件或做深入的自我表露时,以沉默来确保其自我宣泄与反省的时间与空间,并表现医护人员对患者此时此刻心情的由衷理解。沉默的运用也通常需要体语的辅助。具体地说,在运用沉默时,医护人员通常还需要以点头、注视表情变化及运用诸如"嗯""噢"等语气词来表现对患者内心体验的同感。

(一)沉默的作用

在医患交谈中,适当地运用沉默技巧可以起到以下四个方面的作用:一是可以表达对患者意见的默许、对患者意见的保留或不认可以及表达对患者的同情和支持;二是可以给患者提供思考和回忆的时间,给患者诉说或宣泄的机会;三是可以缓解患者的过激情绪和行为;四是可以给医护人员提供思考、冷静和观察的时间。

(二)沉默的应用

沉默在谈话中具有特殊的作用,医患交谈中适时地运用沉默,可使谈话更好地进行下去。但什么时候是医患运用沉默的最佳时间呢?

(1)患者情绪激动时。当患者愤怒、哭泣的时候,医护人员应保持沉默,给患者一定的时间让其宣泄。此时,医护人员可以轻轻地握住患者的手或扶住患者的肩,真诚地面对患者,给患者以同情、支持、理解的感觉。

(2)患者思考和回忆时。对医护人员提出的问题,患者一时不知道该怎么回答或忘了怎么回答,需要一定时间进行思考或回忆时,医护人员不要催促患者,应给予一定的时间让其思考或回忆。

(3)对患者的意见有异议时。对患者的某些意见或建议有异议时,医护人员可运用沉默技巧,表示对患者意见的不认同。

(三)沉默的适度

尽管沉默有一定的积极作用,但如果滥用沉默技巧,长时间保持沉默,会使对方感到压抑、矫揉造作、难以捉摸,使谈话难以进行下去,甚至会影响医患关系。因此,医患交谈中,不能长时间保持沉默,医护人员应在适当的时候以适当的方式和话语打破沉默。常用的打破沉默的方法有以下几种：

（1）转换话题。当刚才的话题不宜再进行下去时，医护人员可通过转换话题来打破沉默。例如，可以说，"来，先喝点水。"

（2）续接话题。当患者说到一半突然停下来时，医护人员可以说，"后来呢？""还有吗？""您刚才说……您接着往下说。"

（3）引导话题。例如，"您刚才谈的这个问题是否给您带来了很大的影响，您能说一说吗？"

（4）其他方式。例如，"您怎么不说话了，能告诉我您现在在想什么吗？""您是不是有什么话要说？"

总之，沉默的意义在于交流同感与尊重。适时的沉默可令人感到亲切、善解人意，而失时的沉默可令人感到冷漠无情。沉默表达的得体与否取决于医护人员对患者内心体验的同感程度。在运用沉默技巧时，应注意以下几点：①不要怕咨询谈话过程中出现沉默；②要学会鉴别思考性的沉默与对抗性的沉默；③要学会以各种非言语的举动（如微笑、亲切的注视）来表达你对患者停止讲话的理解与期盼；④要让患者感觉到你在他沉默时并没有走神或想其他事情。

七、告知技术

医疗信息的沟通和传达是医患之间交际的重要内容。所谓医疗信息是指在医疗工作中关于疾病诊断、治疗方法和治疗结果、疾病预后及疾病预防等方面的信息。迄今为止，医学上仍然存在许多无法解决的问题，很多治疗方法也存在很大的风险。在疾病确诊后或治疗实施前，需要让患者或其家属知情同意。在医疗实践中，很多不恰当的告知给患者或家属带来了许多不必要的痛苦和灾难，有的甚至产生很严重的后果或医疗纠纷。因此，在告知时应注意告知对象和方法。

（一）向谁告知

告知患者本人应当注意避免对患者产生不良的后果，否则，就应当告知其家属或关系人，而不应告知患者本人。

在向患者家属告知时，应给患者家属做好解释和说明工作，向家属说明告知患者或不告知患者的利弊、应注意的问题等。同时，医方还应注意观察患者的心理、情绪、行为变化等，做好与患者及其家属的沟通工作。

（二）如何告知

经常使用的告知方法有以下几种：①直接告知。对一般常见病、多发病，如良性肿瘤、肝肾结石等，目前已有针对性的治疗手段且预后较好，医护人员应该将疾病的诊断、治疗方案、措施及有关注意事项向患者或其家属讲清楚、讲透彻，而且讲得越细越好。②模糊告知。对某些预后较差或目前还没有针对性治疗方法的疾病或存在一定风险的治疗方法，医护人员不宜给予绝对性的回答（如肯定和否定），可以适当使用模糊语言来表述。例如，某患者在肺部小手术前问医生："我这手术做起来有风险吗？"医生不能简单地用"有"或"没有"来回答。

一位有经验的医护人员给出了这样的回答："手术一般说来总是有风险的，但这种手术我们医院经常做，有一定的经验。如果不出现意外情况，手术应当是顺利的。"这样的回答不仅反映了实际情况，而且避免了对患者产生不良的影响。③委婉告知。这种表达方式听起来顺心，做起来如意，彼此容易接受。对于一些心理疾病患者，不宜直面问题本身，须采取旁敲侧击、换位思考的方法，才能打动患者，使其吐露真言，便于寻找症结所在。例如，某患者由于心理性因素导致胃痛，经全面检查后并未发现器质性病变，医生便委婉地问患者："经我们检查，你的胃痛不像是身体哪儿有问题造成的。我们有时也会因生气、愤怒而引起头痛，你想想，会不会有类似的情况。"经过医生的委婉引导，患者说出了对女儿的恋人强烈不满，看到女儿将他带回家便会出现胃痛的情况。在此案例中，如果医生直言告知患者："经检查你的胃没有器质性病变，可能是由自己生气造成的，注意以后不要生气就行了。"这样虽然也告知了患者其病情，但缺少了对患者的人文关怀，可能会引起患者的不满，甚至患者可能会反问："你怎么知道我生气了？"从而产生抵触情绪，加重病情。

（三）告知技巧

我国医护人员在实践中也摸索出许多行之有效的告知和传达医疗信息的方法和技巧。经过总结提炼，主要体现在"准""慎""勤"三字上。

准——医疗信息的告知传达，以医护人员的诊断准确为基础、表达准确为手段、对方领会为目的。诊断准确，是对医护人员诊断性语言的基本要求。它的准确与否，直接影响其后的表达和领会，因此显得特别重要。医护人员言语表达准确的关键是责任心问题。有了较强的责任感，就会想方设法为患者多考虑问题，在言语上就会尽量表达得细致透彻，从而为患者的正确领会提供方便。

慎——慎重是医护人员告知传达信息言语的重要特点之一。在实践中，相当一部分医疗纠纷的起因，不是医疗技术问题，而是医护人员在表达信息时不够规范和深思熟虑，使患者误解。

勤——疾病治疗是个复杂的过程，由于医学观念的变革，病情的发展，患者及其亲属对疾病的知情要求，医护人员必须经常详尽地向患者告知传达医疗信息。这里关键在于掌握一个"勤"字。在实际工作中，大多数医护人员能和患者保持良好的合作关系，每天查房时、每遇患者询问时、每当疾病发生重大变化时、每当更改治疗方案时，都会与患者及时沟通信息，以取得患者的支持和合作。

八、说服技术

临床上，由于患者的专业知识缺乏，再加上当前患者对医生的信任度较低，因此医生要想得到患者的良好合作，就必须学会释疑、劝说患者。实际上，除医患双方在医学知识的掌握程度上不同外，患者对诊疗方法的机体反应、医疗费用的支出以及预后等往往更加关注。医生要清醒地认识到患者对诊疗的选择拥有决定权，医生所要做的就是详细介绍情况，让患者作出一个合理的选择，千万不要越俎代庖，替患者做主。

临床上，经常会碰到这样的情况：本来医生根据病情给患者设计了一个很适合他的治疗计划,但没想到患者竟然不同意。如何去劝说患者接受合理的治疗呢? 美国的一位心理学家总结了有效说服别人的 4 个步骤,他是从满足对方需要的角度考虑的,可供借鉴。

(一) 揣摩对方的需要和目标

通过提问可以引导患者去发现问题的症结所在,也可以引导他们提出解决问题的方案。通常由于患者医学知识的欠缺,他们对于疾病的认知常常有很大的偏差,与医生的想法就有较大的差距。所以,提问是相当重要的技巧。也只有通过提问,才会使你对患者的需要、动机以及正在担心的事情有相当深入的了解,患者的心灵大门也就对你敞开了。要想有效地运用提问技巧,还得注意以下三点:①清晰化问题。一般是针对对方的讲话而发。事实上,这种提问的意图不外乎是:我已听到你的话,但我想确证一下你的真实意思。以清晰化为目的的提问是反馈的一种形式,可以使说话人的意思变得更加明了。②将问题加以扩展。提问题的目的就是想知道更多的信息,比如对方优先考虑的事情是什么。例如:"我明白了,您是想一个星期以后,等您儿子高考完了以后再做手术,您不想影响儿子的考试,可怜天下父母心呀! 除此之外,您还有别的想法吗?"事实上,这样提问就等于告诉对方:我理解你的意思,但我想知道得更多些。③转移话题。有一类问题在转移话题时很有用。例如:"好的,还有别的问题吗?"这样的提问实际上是在说:我对你这方面的想法已经很清楚,让我们换个话题吧。你的见解要与患者的需要、愿望、目标相结合,要时时注意从患者那儿得到反馈,这样你就会成为一名强有力的说服者,时时揣摩那些需要,不断促使患者显露他的那个需要差距、他的那个"可是",这才是至关重要的第一步。

(二) 提出并选择解决的方法

通常,一些问题都存在着多种解决的方法,你应该与患者及其家属一道,就其疾病提出目前医学可以做到的解决方法,并结合医院的自身特点,为患者提出切实可行的最佳治疗方案,着手寻找能够缩小双方认知差距的途径。如果是大家共同商量出的解决办法,对方就不会推三阻四,你也用不着费尽口舌地把自己的想法硬塞给对方。这些做法也充分体现了共同参与的治疗原则,并且有助于建立相互尊重、相互信赖的医患关系。

(三) 制订具体的实施方案

如果你做的是简单的推销工作,一句"是"或"不是"就可解决问题,但我们从事的是复杂的医疗工作,问题头绪繁多,事情往往需要分阶段、分步骤去做,那我们就应该在程序上取得共识。有些医生常常抱怨说,患者之所以恢复得不好,是因为他们并没有完全遵照医嘱去做,一旦他们感觉好了一些,他们就会自行停止服药,甚至就是住在医院里,有时也会我行我素,事后又诉苦说病态重萌。所以,作为医生,应该把病情和治疗等问题给患者讲清楚。例如,急性心肌梗死患者一般需要绝对卧床几天,几天后才可以下床活动,刚开始如何活动,以后又如何循序渐进增加活动量,这中间要注意什么等;再比如肿瘤患者术后的化疗应该于术后什么时候开始,第 1 年怎么做,第 2 年、第 3 年又怎么做,以后还需要做什么等。

(三) 权衡再三,确保无失

许多事情瞬息万变,病情尤其如此。医生应利用丰富的医学知识,对可能出现的情况适时分析并及时准备,以防有变,而且要及时与患者家属沟通。记住,让患者家属的认知与患者的病情同步是非常重要的,但这需要你及时地与患者家属进行沟通。

九、安慰技术

医护人员对患者在病痛之中的安慰,其温暖是沁人肺腑的,所以医护人员应当学会讲安慰性语言。例如,对刚进院的患者,医生应当主动自我介绍:"我姓王,是您的主管大夫,我的上面还有张教授,我们将一起负责您的治疗,有什么情况尽管找我,我解决不了,我会及时请教张教授的。"护士也应该主动对患者说:"我是您的责任护士,我姓张,有事情就叫我,不必客气。"医生在早晨见到刚起床的患者也可以说:"您昨晚睡得怎样? 看您今天气色不错。"话虽简短,但患者听后感到亲切愉快,这可能会使他这一整天的心情都很好。

对不同的患者,要寻找不同的安慰语言。对牵挂丈夫、孩子的女患者,可安慰她:"要安心养病,他们会照料好自己的。有不少孩子,当大人不在的时候会学得更加懂事。"对事业心很强的中年人或青年人,可对他们说:"留得青山在,不怕没柴烧。"对于病程较长的患者,可对他们说:"既来之,则安之,吃好、睡好、心宽,病就会慢慢好起来的。"对于较长时间无人来看望的老年患者,一方面通知家属亲友来看望,另一方面对患者说:"您住进了医院,有医护人员的帮助,您的家人们就放心了。现在社会竞争压力很大,他们工作也很忙,过两天会来看您的。"

(一)安慰的方法和技巧

1. 对比技巧

对比技巧的具体运用方法是:用他人之更不幸与该患者进行比较,极言他人不幸之更甚,在对比的基础上,使患者感到自己之遭遇虽是不幸,但不是大不幸,从而得到心理上的平衡。应该说明的是,运用对比,应就地取材,使用患者看得见的、真实的具体事例,切忌空洞,没有实例的对比是难以产生安慰效果的。

2. 引导技巧

从心理学角度分析,患者在内心极度痛苦时,往往渴望有人倾听自己的诉说,以发泄心中的积郁,减轻内心的痛苦。医护人员在安慰时,先在一段时间内充当倾听者的角色,以分担患者的痛苦和压力。但是当患者诉说到一定程度时,不宜老是纠缠在病情、治疗和伤痛等痛苦不堪的事情上,医护人员应适时引导,从被动倾听角色转换为主动引导角色,使患者从自感不幸的痛苦中解脱出来。比如,医护人员可以给患者多讲一些社会新闻,多讲一些患者关心的人的近况等,这样做可以使其暂时忘却烦恼和痛苦,达到安慰的目的。

3. 投身技巧

有时,医护人员在安慰患者时,可以将自身的某些不幸遭遇讲给患者听,以使患者从中有所领悟,得到情感认同,产生宽慰的效果。

4. "假言"技巧

"假言"技巧是指在安慰患者时,若将真相告之,会导致更大的内心痛苦,所以只能通过暂时隐瞒事情真相的方法,使患者得到安慰。此处所说的"假言"是指必要的善意蒙骗。"假言"技巧一般对身患不治之症的患者使用。在实践中,对身患绝症的患者,为使其得到暂时的心理安慰,医护人员常对患者本人暂时隐瞒病情,常以"一定可以康复出院"等并非真实的言语来安慰患者。"假言"技巧是在特殊情况下的无奈之举。在日常人际交往中,反对假言,强调真诚。但在安慰患者时谨慎使用,有时确能在一定程度上发挥安慰的作用,这是应该区别对待的。

(二)安慰语言的常见误区

1. 安慰不同于说服

安慰以改善对方的心境为目的,说服以改变对方的观点为目的。两者的目的不同,具体实行时的区别很大。比如,对于因将要动大手术而心境不佳的患者,安慰的方法是:承认动大手术是不幸的,并组织语言使之心情尽可能舒坦一些;而说服的方法则不同,例如"嗨,这有什么可担心的! 在我看来,这根本不是什么大手术!"这种说服简直是在驳斥对方,无异于认为患者在无病呻吟、杞人忧天,根本不可能为患者所接受,也不会取得安慰的理想效果。

2. 安慰不同于怜悯

怜悯是人类共有的对于弱者的情感认同,它与安慰的不同之处在于:怜悯仅仅停留在对不幸者的同情层次上,客观上容易伤害不幸者的自尊;而安慰不仅给予不幸者以同情,而且给以激励。在主观上有保护不幸者自尊的意识。面对不幸者,怜悯者通常会说:"这种倒霉事怎么偏偏就临到你头上,真可怜!""看来你真是不幸,太令人同情了。"这样的话语只是顺应了不幸者的颓丧心理,是些泄气话。自尊心较强的不幸者则把它看成是廉价的同情和带有嘲讽意味的怜悯,是绝对不会接受的。

3. 安慰不同于疏导

疏导是疏导心理学中的术语。它的本意是指疏导心理疗法,是"针对(心理疾病)患者不同的病症和病情阶段,以准确、鲜明、生动、严正、灵活、亲切、适当、合理的语言分析疾病产生的根源和形成的过程、疾病的本质和特点……逐步培养激发患者自我领悟、自我认识和自我矫正的能力"。由此可见,疏导与安慰的共同点是都以语言为基本工具,区别在于适用对象不同。疏导的适用对象一般是有心理疾病的患者,而安慰语言适用于所有患者。安慰和鼓励对患者无疑是重要的。由于疾病并不直接取决于患者的意志,患者往往有不安全感。但是,安慰和鼓励须是真诚的。如果患者感到医生只是站在旁边说些无用的话,我们便要想到自己的态度有毛病。当然,这里也有理论和技术性的问题,很值得钻研。

(吴爱勤)

第十五章

医学科研基本技能

　　包含医学科研在内的科学研究,说到底就是一个不断提出问题和解决问题的过程,也是探索未知世界的必经途径。一般而言,医学科研的基本程序可归纳为"提出问题→建立假设→科学设计与实验→实验结果的分析、综合与处理→建立新的理论或实际应用与推广"5 个环节。其具体步骤为:研究课题的选定→在搜集阅读文献与调查研究的基础上提出科研设计与假说→制订科研计划→进行实验与观察→搜集科学数据与感性材料,整理加工及统计处理→科学抽象与概括,形成科学概念和结论→总结经验,撰写论文并发表,鉴定成果与推广应用等。

第一节　医学科研的分类和特点

　　根据研究内容与方法的不同,通常将医学科研分为以下 4 类:

(一) 实验研究类

　　这类科研项目大多涉及基础研究和临床前应用研究以及各种新技术的临床应用等方面,都要依赖一定的实验条件和观察手段,开展研究前需要具备较扎实的基础理论知识,并熟练掌握和灵活应用现代的实验方法学,如细胞和分子生物学、动物学、病理学、生理学、药理学等,实验前还应当做预备实验,摸索出最佳的研究条件和技术路线,待条件成熟后再进入正式研究阶段。

(二) 调查观察类

　　这类研究常常涉及流行病学调查、地方病调查、临床病例报告等,其特点是:施加因素通常是自然界存在的某些条件不良的或致病的作用,而非人为调节的,这些外界的施加因素产生结果所需的时间也长短不一。如细菌、病毒引起的传染病,其作用时间短,而某些水质中微量元素缺乏或过剩造成的疾病则需时较长。

(三) 资料分析类

　　此类研究所需要的是既往存在或归档的医疗卫生资料,研究者通过统计学方法进行处理,而后进行分析探讨。此类研究既不需要特殊的现场,也不需要特殊的实验条件,它所要求的是现存资料的完整。

(四) 经验体会类

　　这类研究是研究者依据个人的临床经验或心得体会,回溯既往的临床资料,从而对某一问题进行深入探讨和逻辑分析推理,上升至理论层面供同行参考与借鉴,也可是对某种新方法、新技术应用的经验总结。

医学科学属于生命科学范畴。近年来,细胞和分子生物学的飞速发展对医学科学的进步起了很大的推动作用,了解近年这些前沿领域的突破性进展,有助于研究者在选题、设计和方法学应用等方面拓宽思路。当今前沿领域的突破性进展包括人类基因组计划、DNA 芯片技术、分子克隆技术、组织工程技术、细胞工程技术等。

第二节　医学科研选题

一、科研选题的目的和意义

衡量一项医学科学研究成功与否,首先要看是否选到了一个好课题。如何选题是整个科研工作的第一步,是科研工作的起点,它决定着科研的方向和目标。从这个角度说,选题比科研方法更重要。这是因为有价值、有创造性课题的选择,既需要研究者对课题来源与价值有相当的知识储备,又需要研究者有相当的科学素养。

二、科研选题必须遵循的四项原则

医学科研工作涉及的问题相当广泛,涵盖从基础到临床的各个学科,研究人员只能选择自己感兴趣的课题展开研究,至于如何选择,并无固定模式,但总结科研选题的成功经验可以看出,下列四项原则是必须遵循的准则。

(一) 创新性原则

科学创新是医学科研的灵魂和核心。科研最重要的本质就是应当具有创造性,科研选题切忌重复别人已完全解决的课题。创新性蕴含着新颖性、探索性和先进性,因此,科研选题从一开始就应当充分注意到这一点。所谓具有创新性的选题,一般指的是那些尚未解决或未完全解决的、预估经过研究可获得有一定价值的新成果的课题,如新见解、新观点、新思想、新设计、新概念、新理论、新手段、新产品、新质量和新效益等。它进一步体现了课题的需要性和价值性。选题中,贯彻创新性原则的关键在新。

具有创新性的课题常常存在于科学发展的前沿地带、学科交叉之间的空白地带、不同观点与理论碰撞的地带、研究工作遇到挫折和失败的地带等。这需要研究者具备敏锐的目光,能抓住线索,跟踪追击,以求突破。实际工作中很多研究者常从下列三方面挖掘创新性课题:①从大课题的某一分支中寻找创新性,即解决一个多因素性大课题中的尚未解决的某个因素,或者能作出深入、透彻和合理的分析;②在他人研究成果的基础上加以扩大或补充,从而获得新的见解或改进;③从纠正他人研究的错误中寻找创新性。

(二) 科学性原则

科学性是医学科研的生命。科学性是指选题要有严密的理论和实验依据,提出的假说要符合实践规律,要有严格的统计学分析,对拟选课题的国内外研究现状和发展趋势要有充分的了解,不使选题陷入闭门造车或低水平重复的尴尬境地。科学性原则要求研究者在选题前应先进行广泛深入的文献调研,对一手资料要进行总结、归纳和思考,从而形成科研假说,后续工作仅仅是采用各种手段来证实假说。选题确定后先要进行预备实验,新治疗方法的临床科研开展前应有充分的动物实验依据才能立题。

(三) 可行性原则

科研工作是认识世界和改造世界的一种探索性和创造性活动,总要受到一定条件的限制。可行性原则就是指应把握好以下几方面:保证研究者对该选题的设计和实施能力,硬件设备到位,经费预算的落实,投入与产出符合现实意义,样本来源充足、可靠,拟采用的研究方法可行,计划研究进程,预见可能遇到的问题等。如果选题不具备可以完成的主客观条件,再好的选题也仅仅是空谈。所谓的主观条件是指研究者具备的知识结构、研究能力以及对课题的兴趣、理解程度和责任心等;所谓的客观条件是指资料、经费、时间和协作条件等。对应用性课题,还应考虑到成果的开发和推广条件等。因此,可行性原则是决定选题能否成功的关键。选题最易出现的通病是为了获得资助而贪大求洋,题目选得过大,手段方法定得过高和太难,甚至完全脱离现实和客观条件,结果是题目定了,但无从下手。课题选得越具体明确,说明选题者的科学思维越清楚,题目的假说越集中,实验观察的对象、使用的方法手段和所采取的指标之间的联系和因果关系越明确,预期结果也就越可信,回答的问题也就越深刻。

(四) 实用性原则

实用性原则是指立题应从实际出发,根据实际需要、社会需求及科学发展的需要来选择适当的研究课题。通俗地讲,就是该医学研究能否产生社会效益和(或)经济效益,这对临床医学科研尤其重要。选题既要考虑当前的迫切需要,也要考虑远期的要求。科学研究旨在解决理论和实践问题,基础理论研究最终也将应用于生产领域,选题应重点关注课题是否对社会和生产有直接或间接的效益。当然,并不排除纯理论的基础研究,有些纯理论研究暂时还看不出其应用价值,但随着科学的发展,其适用性会显示出来。即使是基础研究,也应该具备应用前景或理论上的创新意义。

三、医学科研选题的途径

一般而言,医学科研选题的来源主要从下列途径中考虑:

(一) 国家项目

从国家发布的《科研项目指南》中选择课题是一种事半功倍的方法,这些申请信息可从国家各相关部委、卫生部和中科院等科研主管部门发布的文件中获得。

(1) 由上级主管部门下达的指令性课题,包括国家攻关研究课题和重点研究课题,如"863"计划、"973"计划招标指南等,都明确提出了鼓励研究的领域和重点资助范围,详细提出了一系列可供选择的研究项目和课题。

(2) 卫生部《科研招标指南》投标的项目,这些项目主要是为了满足医疗卫生事业发展的需要,从防病治病实践中所提出的研究课题。

(3)向国家自然科学基金会生命科学部申请的项目(主要侧重医学基础或生物学基础研究方面)。国家自然科学基金的资助原则是支持创新,特别是支持原始性创新的项目,注意支持非共识性项目,支持学科交叉特别是学部交叉的项目,尤其是学术思想上交叉融合的项目。国家自然科学基金注重绩效管理,对上一个完成得好的申请项目,再申请时实行同等优先资助的原则,对某些学科或领域,如农学、林学与畜牧兽医水产学科、新农药、新医药、生物化学、分子生物学以及中医中药学等方面实行倾斜政策。但国家自然科学基金对申请形式严格审查,对那些同一申请项目而作为两个项目同时投送两个学科者,将按违规处理,对有些虽具有创新性但申请书叙述不够清楚、提供的数据不够充分、已有的工作基础不够扎实的项目也难以获批。

(二)地方政府项目

各省市的科委、卫生厅(局)每年都会设立自然科学基金、攻关课题和开发项目等招标课题,以达到为解决当地的医疗问题服务的目的。

(三)单位项目

单位项目是指院校或院所根据本单位的实情所提出的研究课题。这些题目一般都反映了本单位的方向、任务、特色或优势,同时有些项目是为了填补空白或加强某学科而设。

(四)横向合作项目

如农业、林业、制药、基础医学、放射学(辐照)和军事等领域的重大项目的分支项目也可成为选题途径。

(五)个人选题

少数选题是根据个人长期的医学实践、文献启发、学术争论和研究经验选定的,而且是有一定意义的研究课题或带有很强探索性、理论性的课题。

(六)研究生选题

此类选题适合于尚无研究方向与研究基础,也缺乏预实验经费的博士、硕士学位研究生及年轻的临床医生。一般是在导师的指导下根据所在科室研究方向的需要、导师的专长和研究生本人的基础条件和兴趣而选定的。一般来说,最好选择导师总研究课题的分题,这样可以得到导师更多的指导和科室的支持,科研条件及经费也较容易得到保证,技术方法也比较成熟,可以引用和借鉴,以加快研究工作的进度。研究生选定的题目涉及面不宜太宽太大,所采用的技术方法不宜过于复杂,探索性不能过大,课题越具体越好,以保证在1.5年左右取得一定的研究结果。

四、医学临床科研的选题思路

对于临床医学科研的选题,研究者应重点关注下列几个问题,以提高选题成功率。

(一)患者的需求是主线,立足临床是关键

临床科研选题必须致力于解决临床上面临的问题,呼应患者的社会需求,只有这样,科研才能有生命力。选题不能好高骛远,各级不同的医疗单位要针对本单位所面对的临床实际选择课题,所以,既要从大处着眼又要从小处着手,既要关注大课题又不轻视和放弃小课题,尤其对于刚刚涉足医学科研的研究者,更要先从小课题做起。当然,患者需求既有尖端的复杂课题,也有局部的单纯性疾病。符合患者需求的课题,会得到更多的社会支持,社会的支持和关怀会给予研究者克服困难的勇气和力量。

(二)关注不同学科之间的交叉点

医学的不同学科和专业之间,不同的课题与课题之间的交叉点往往是人们容易忽略的区域,但这些无人涉足的区域也正是容易出成果的地方。"人满之处常为患,无人区里任纵横"是科研选题成功的秘诀。如耳鼻咽喉科是临床上的小科,但向周边延伸,就可以发展成为有影响的头颈外科;从鼻窦进路处理颅底和眶底疾病,发展成为颅底外科,使过去根本无法治疗的疾病得到了解决。与脑外科结合,从迷路进路和乙状窦后进路完成侧颅底及听神经、面神经、小脑周围肿瘤及其他病变的治疗,不但取得了可喜的成果,而且造就了耳神经外科学方面的人才。

同样,医学与其他学科之间也存在很多学术交叉点。现代医学的很多进展都来自于与其他自然学科的巧妙结合、渗透,如电子技术在医学的应用产生了一大批电子设备仪器;材料工程学与医学的结合使许多人工器官应运而生,如人工肾、心脏瓣膜、人工耳蜗等,以及纳米技术在医学科学中的应用都属于此类范畴,并由此产生了桥梁学科和边缘学科。多学科的结合及相互渗透,对解决临床难题十分重要,常被视为医生的基本素质。

(三)在"禁区"里寻找课题

无论是教科书上还是临床上,都有许多被人们视为"禁忌证"或"禁区"之地,通常是由于以往有人在此处出现过问题,或者是生命的重要部位、解剖关系比较复杂的部位。对待禁区常有两种态度:一种是见"禁区"绕道走,从不触及;另一种则是主动地去接触"禁区"、研究"禁区",在研究过程中逐步认识并掌握它。作为致力于临床医学的研究者,平时应勤于学习,更要善于思考,对前人设立的禁区应多问几个"为什么"。随着时代的进步、认识的深化,相信任何禁区都是有可能被打破的,那些勇于开拓新领域、较早打破禁区者也许就是有成就的成功者。

第三节　医学文献检索

当今世界,知识浩如烟海,文献汗牛充栋。因而,学习和掌握科技文献的检索方法,从而找到对自己有用的信息,不仅是保证医学科研选题四项原则及保证科研成功与否的关键,也是研究者必须具备的基本功。

文献检索就是通过查阅检索科技文献和信息情报资料,达到了解、学习和借鉴他人的研究成果并避免低水平的重复,可以较全面地掌握当前该课题的现状并预测将来的发展趋势,有助于研究者选准科研主攻方向,保证在立题阶段就站在一个较高的起点上,从而提高课题中标率。

文献检索是保证医学科学研究选题四项原则的必经之路。文献可分为图书、期刊和内部资料三大类。图书包括教科书、百科全书、专著、论文集、汇编、指南、丛书、年鉴、手册等;期刊包括杂志、学报、通报、公报、快报、评论、文摘、索引杂志等;内部资料是指那些不公开出版发行的资料,如科研总结、内部刊物、会议交流资料、专利的说明书、产品的说明书等。广义地说,以笔记或工作日记的形式记录的既往工作中观察到的现象、感想或见解,典型病例资料,某些流行病调查和病例(案)讨论等原始素材也可列入资料检索范畴。

根据检索要求,常用的文献检索方法可分为顺查法、倒查法及抽查法三种。顺查法是一种从远到近、从旧到新的查找法,这种方法容易保证查全率,但费时费力;倒查法是一种以文献末尾所附参考文献为线索,从近到远、从新到旧逐一追踪查找的方法,其优点是在缺乏检索工具的情况下也能借助原始文献追踪查到一定数量的所需文献,缺点是检索效率不高、容易出现漏检与误检。因为文献著录中仅为作者的主要参考文献,加之原文写作角度不会与我们选题的角度相同,就不可能全部达到自己的目的。抽查法是针对学科或课题特点,根据本课题文献发表集中的时期,抽出一段时间进行检索的方法。该法能以较少的时间获得相对较多的文献,检索效率高,但必须以熟悉本学科发展特点为前提,否则难以取得预期效果。

最常用的文献检索工具是世界著名的三大检索系统,即美国科学引文索引(science citation index,SCI)、美国工程索引(engineering index,EI)和科学技术会议录索引(index to scientific & technical proceedings,ISTP);国内出版的检索工具书,如医药卫生类的《中文科技资料目录》、《国外科技资料目录》、《中国医学文摘》、《中国药学文摘》、《中国学位论文通报》等和国外出版的检索工具书《医学索引》(*Index Medicus*,IM)、《医学文摘》(*Excerpta Medica*,EM)、《生物学文摘》(*Biological Abstracts*,BA)和《化学文摘》(*Chemical Abstracts*,CA)等也比较常用。

通过计算机利用互联网对数据库进行文献检索,是目前最快捷、高效的检索方法。常用的期刊文献数据库有 MEDLINE、CAS(chemical abstracts service)、Life Science 和 EMBASE 等,国内开发的数据库有中国生物医学文献光盘数据库(CBMdisc)、生物医学期刊目次数据库(CMCC)、科技期刊数据库(VIPdata)等。此外,维普和万方数据库的使用也十分方便。

目前,常用的综合信息搜索引擎有 http://www.google.com.hk 和 http://www.baidu.com.cn。常用的免费生物医学信息搜索引擎有以下两种:

1. PubMed(http://www.ncbi.nlm.nil.gov/pubmed)

PubMed 是美国国立医学图书馆(the National Library of Medicine,NLM)附属国立生物技术信息中心(National Center for Biotechnology Information,NCBI)研制开发的,它主要收录有 Medline、Premedline 两个医学数据库。Medline 收录 1966 年以来 70 多个国家近 4 000 种生物医学期刊中的大多数文献。Premedline 则每天收录上述期刊的全部内容,这些内容每周经 MeSH 标引后,转入 Medline。

PubMed 设有 Automatic Term Mapping 转换功能,它将检索词逐一对照 MeSH、期刊目录、索引词表、著者索引等,然后自动转换索引中相应的词,检索词间默认逻辑关系为"AND",进行检索。如果在短语上加双引号,PubMed 将不执行该功能,而将其作为特定短语进行检索。

2．Biomednet（http：//www．bmn．com/）

Biomednet 是为生物医学研究者建立的互联网团体，是由 Elservier Science Limited 创办的，在英国和美国各有一个总部。利用它可免费进行检索，并下载文献记录。Biomednet 主要包括下列子库：

（1）Medline on Biomednet：为美国国立医学图书馆建立的一个覆盖医学、护理学、牙科学及兽医学等领域的文献数据库。它收录了 1966 年至今约 4 000 余种生物医学期刊发表的文献。

（2）Technical Tips Online：为分子生物学技术资源数据库，源自 Elservier 科学出版社的系列期刊，并有著者文摘和产品及公司的信息。

（3）Mouse Knockout & Mutation Database：为小鼠失效与突变基因库，可查到有关小鼠失效与突变基因的全部信息，不仅能与 Medline 进行链接，还可查到基因插入突变和分子性能已被证实的突变异种。

（4）Macromolecular Structure Database：为大分子结构数据库，是生物学家感兴趣的有关生物大分子结构与功能信息的可靠的综合数据库。

（5）Swiss-Port：为蛋白序列与功能信息数据库，是由欧洲生物信息学会和日内瓦大学建立的一个蛋白序列和功能信息注释数据库，与 Medline 也有链接。

（6）Patent Fast-Alerts：该数据库主要报道有关最新药物的专利信息，包括所有的治疗发明和主要的专利权威发行物。

Biomednet 除了可以检索上述数据库中的信息外，还可点击相关图标直接检索 EMBASE 数据库，以及一些免费期刊。

另外，下列免费 Medline 检索网点也可供研究者选用：

（1）http：//www．igm．nlm．nih．gov/index．htm

（2）http：//www．bmn．com/db/medline/index．htm

（3）http：//www．infortrieve．com/freemedline/index．htm

（4）http：//www．medscape．com/misc/formmedlineInfLive．html

（5）http：//www．avicenna．com/index．htm

（6）http：//www．healthgate．com/HealthGate/MEDLINE/search．shtml

（7）http：//www．medmatrix．org/info/medlinetable．asp

（8）http：//preview．ovid．com/libpreview/

（9）http：//enterprise．bih．harvard．edu/paperchase/

（10）http：//www．medecinteractive．com/

对于检索获得的大量文献，要学会用不同的方式来阅读，以达到事半功倍的效果。

（1）泛读法：适用于为了解信息和筛选资料用。泛读法有以下 3 种方式：①只读文章的大小题目或书的目录。这是一种极快的阅读方法，目的是了解资料的大概意思。如发现与所研究课题有关的内容，就重点读；如全无关系，则弃之不读。②只读文章的两头，选取关键。只读开头和结尾，了解问题的提出和结论，对论述部分可依据需要粗读或不读。③通读全篇。只注意文中的关键词句,其他内容则可一目十行,快速浏览。

(2)精读法:适用于经过泛读后筛选出的与课题相关的重要资料。精读的目的是达到真正读懂弄通。精读法可采用以下两种方式:①选读:对文章中有说服力的数据、生动的事实、启发性的观点、严谨的推理等重点研读,其余部分只是大概了解即可。这样做可以提高阅读效率。②通读:对于与课题密切相关的资料,必须作深入系统的反复多次的阅读,不仅要弄清其具体的实验方法、所获得的结果、统计学分析、参考文献的引用等,同时还要研究它的结论和形成结论的论证手段、论证方法。

掌握好文献检索方法,能培养医学科研工作者的分析综合能力。文献检索的过程就是一个分析与综合的过程。信息的需求是分析课题的起点,检索策略的选择则是关系到整个检索计划和方案的关键,直接影响着检索结果。在进行某项课题检索时,必须分析研究检索的主题,明确检索的要求及目标,制定检索策略。根据检索者自己的检索目标不断调整、不断完善和优化检索策略,最终确定令人满意的检索结果。例如:是要取得具体的文献资料,还是要掌握某一地区或国家对某一问题发表过的文献资料;是要查找某一年限内对某一问题发表过的文献资料,还是要获得与某一问题相关的文献资料;检索的主题概念是否准确;以及检索专业范围和所需文献的类型、年代、语种和数量等。在检索过程中,检索者对每次检索的结果应作出评价和判断,并对检索策略作出相应的修改和调整,直至筛选出令人满意的结果。当文献检出量太多时,需要考虑适当缩小检索范围,可通过增加限定性检索词或选用概念较专指的检索词等方法来减少文献检出量。例如,查找"癌症"时,在 Google 主页中搜索到的结果有 582 000 条,输入"癌症 + 治疗"时结果为 191 000 条,再输入"癌症 + 治疗 + 基因"时结果为 46 000 条,再输入"癌症 + 治疗 + 基因 + 实验"时,结果则缩小至 22 300 条。

此外,文献检索的过程还可以训练医学科研工作者对医学科研的探究能力。当今互联网上的信息量非常大,输入关键词后的查全率较高,但查准率则难以保证,这就需要不断调整和优化检索方式,增加副主题词或其他概念进行限制,以检索到令人满意的检索结果。

完成相关文献检索和阅读后,应根据自己对文献的理解,认真撰写文献综述,通过综述的写作,进一步加深对课题的认识。综述写作的相关知识详见本章第六节。

第四节　医学科研设计

医学科研设计包抱实验设计和临床试验设计两种类型。

一、实验设计

一般说来,单纯观察所获得的经验并不能充分证明事物的必然性,因而就需要使用相应的实验方法来验证假说。实验,就是积极干预被研究的过程,以暴露现象中的特性,即人们根据研究的目的,利用科学仪器人为地控制或模拟自然现象,排除干扰,突出主要因素,在有利的条件下研究与观察事物的内部联系。

实验设计是医学科学研究中很重要的一步,是科研课题的实施方案与总体设计,包括研究的具体内容、采用的材料与方法、研究指标、进度安排与预期结果的具体考虑。实验设计的好坏直接关系到科研工作的科学性、创新性与可行性,关系到科研工作的成败。实验设计大体可分为专业设计与数据统计设计两方面,这里简要介绍专业设计的问题。

（一）实验设计的一般要求

实验设计要求做到科学、严密、合理和高效。整个实验设计前需要积极的科学思维活动,需要查阅大量文献或现场调查、搜集科学资料,有时还要先进行预备试验或可行性调查试验,使实验设计建立在科学可靠的基础上。实验设计要使用比较经济的人力、物力和财力,获得最佳、最可靠的结果,使误差减小至最低限度。

（二）实验设计的原则

对照原则在医学科学研究中十分重要。在生物体中影响实验结果的因素是多方面而复杂的,不仅自然环境和实验条件对研究结果会产生影响,而且生物的变异使实验难以控制,解决这个问题的办法是设立对照组。这样可以减小实验误差,辨别处理因素与非处理因素,使实验组与对照组的非处理因素处于相等的状态。另外,在临床上有些疾病不经过治疗病情就可以得到缓解或自愈;除了药物治疗外,休息、营养、气候、环境、心理、情绪、社会因素等也会对病程发生影响,所以需设对照组,以利于疗效的判断。对照的形式有多种,如空白对照、实验对照、标准对照、自身对照和相互对照等,可以根据实验研究的目的及内容适当选择。

随机化原则的目的就是使实验组与对照组在非处理因素上趋于一致或均衡,因此采用随机化的手段使被研究的样本相当于是由总体中随机抽取的,可用抽签或摸球等方法做到随机化。

重复原则也是很重要的。因为设立对照组和随机抽取样本,虽可在程度上减小非处理因素所造成的偏差,但不可能完全避免,所以要进行重复试验。一般来说,样本数目越大,重复次数越多,结果的可靠性越大,但不能无限度地追求大样本、无限度地重复,而应做恰当的估计。

二、临床试验设计

临床试验涉及的对象是正常人或患者,因而,临床科研具有研究对象复杂多变的特点,研究者应充分考虑到受试对象的基础状况、疾病进程、治疗反应和非干预因素的差异,对任何拟投入临床应用的治疗和诊断措施,必须保证安全性。安全重于有效。其设计原则除了上述实验研究设计原则所提到的外,还有其特殊性,下面主要介绍临床试验设计中应注意的几个问题。

（一）对照组的"盲"试验问题

临床试验的选择对象和观察过程不像实验动物那样容易控制,有许多人为因素的影响,尤其是容易受到受试者的主观感觉与试验者的主观判断与暗示等因素的影响,因此除了非盲试验外,还要采用单盲或双盲法。

1. 单盲法

单盲法是指只有试验者知道受试者接受何种处理（如药物或手术）,而受试者本人并不知道。这种方法可以避免来自受试者个人因素的影响,但不能排除试验者主观因素的影响。

2. 双盲法

双盲法是指受试者与试验者均不知道接受何种处理,这样可以防止来自受试者与试验者主观因素的影响,但实施起来比较困难。

（二）动物实验结果与临床应用问题

医学科学研究中许多实验不允许直接在人体进行,需要以动物为对象,建立动物的疾病模型。

动物实验的优点是:有些病种在临床上难以见到,如急性放射病可以用犬来进行研究;可以人为地控制实验条件,便于观察各项指标,并可以处死动物进行病理学观察;可以系统观察疾病发展的各个阶段,如癌变过程和癌的浸润与转移;动物寿命短,可以在较短时间内观察全过程,缩短研究周期。但动物实验也存在明显的缺点,如动物与人的差别很大,人工复制的动物模型与人类自发性疾病不能等同,所以动物实验的结果不能简单地在临床上套用,只能作为参考在人体上进行验证。

（三）安全性及伦理道德问题

临床试验以人为对象,因此必须高度重视受试对象的安全及伦理问题。一切试验的出发点都要以患者的利益为重。1964 年,世界卫生组织在第 18 届世界医学大会上正式通过了一份《赫尔辛基宣言》,明确指出保护人们的健康是医生的使命,对以人为受试者的生物医学研究提出了明确的要求,这份宣言对医护工作者在道义上具有约束力。新药临床试验管理规范明确规定,受试者权益必须得到保障,临床试验启动前应首先获得伦理委员会批准,伦理委员会至少应由 5 人组成,并有不同性别的委员,还应有从事非医药相关专业的工作者、法律专家及其他单位人员,其工作相对独立,不受任何参与试验者的影响,任务是审议并批准试验方案,决定试验方案能否被修改,任何严重不良事件均应向伦理委员会报告。同时,受试者对其参加的临床试验必须知情同意,并签署《知情同意书》。《知情同意书》的内容包括:受试者参加试验应是自愿的,在任何阶段有权随时退出试验而不受到歧视和报复,个人资料必须保密,受试者预期可能的受益和可能发生的风险和不便,可能被分配到试验的不同组别,受试者可随时了解其相关的信息资料,以及如果发生与试验相关的损害时,受试者可获得治疗和适当的保险赔偿等。

三、课题设计时常用的细胞和分子生物学研究方法

21 世纪是生命科学的世纪,分子生物学是当前生命科学发展的主流,并广泛渗透到基础医学和临床医学的各个学科,同时,不同学科也沿着分子水平发展着各自的学科,从而形成了分子免疫学、分子遗传学、分子病理学、分子肿瘤学、分子流行病学、分子核医学等分支学科,体现高水平研究的各个学科的很多立项课题中也处处可见与细胞和分子生物学技术结合的踪迹。因而,为了提高课题申请中标率,研究者应了解并在课题设计中应用细胞和分子生物学研究方法,以体现研究方法的先进性。

常用的细胞和分子生物学研究方法有细胞培养、分子克隆与基因表达、分子杂交、聚合酶链反应、基因转染与基因敲除、流式细胞术、ELISA 检测、细胞增殖与细胞凋亡检测等。具

体技术方法和原理可参阅相关书籍。

第五节 医学科研论文的撰写技能

医学论文是传播精神、推进科学发展的载体,是医学科研和临床的书面总结,是进行工作总结、交流和提高医疗技术水平的重要工具。医学论文质量的高低是反映医学科学水平和动向的重要标准。

一、医学论文撰写的基本原则

(一)创新性

创新性是指论文报道的主要内容应是前人未发表过的,其研究成果是他人没有做过的新发现、新理论、新方法、新工艺等。即使是在他人研究的基础上,也应仿中有创,仿中有新,有所发现,有所改进,推陈出新,有新意,有自己的独到之处,不能步人后尘、低水平地重复。

(二)科学性

科学性是医学论文的核心,是衡量医学论文水平的重要条件。科学性具体的体现就是真实性、准确性、逻辑性、可重复性和规范性。

1. 真实性

真实性是指尊重客观事实,包括取材确凿可靠,实验设计合理,方法先进正确,研究结果忠实于事实和原始资料,讨论的论点、论据真实和有据。

2. 准确性

论文要客观、准确地反映研究结果的真实情况。

3. 逻辑性

逻辑性是指运用科学的逻辑思维方式将经过实验或临床观察收集到的感性材料经过分析、综合、概括和推理,来论证和阐明现象的本质。

4. 重复性

如果他人采用同样的实验方法不能重复得出所报道的研究成果,则该论文既无科学性,也无实践性,没有任何应用价值。

(三)实用性

实用性是指论文的实用价值,它是论文的基础。

(四)可读性

论文发表是为了传播交流或为了储存新的医学科技信息,以便为读者或后人所利用,因而,医学论文的撰写要求文字简洁、观点鲜明、图表恰当。

(五)规范性

医学科研论文目前已形成了三段式的统一格式,即包括以下 3 个部分:①前导部分:包括题目(title)、作者署名和地址、摘要(abstract)和关键词(key words);②主题部分:包括前言

（introduction）、材料与方法（materials and methods）、结果（results）、讨论（discussion）、结论（conclusion）、致谢（thanks）和参考文献（references）；③附属部分，包括图（chart）、表（table）和照片（photoshop）。

二、医学论文的分类

一般按论文资料来源、写作目的、医学学科及课题性质、研究内容及资料内容、论述体裁等进行分类。

（一）按论文资料来源分类

医学论文可分为原著和编著两类。原著是作者根据自己所立项的具体选题，在调查研究、实验研究、临床研究及临床工作经验中所获得的直接结果的总结；而编著则是依据已发表的资料（即间接资料），结合作者自己的观点再创作而成的。

（二）按论文写作目的分类

可分学术论文和学位论文两类，前者是对医学科学领域中的问题进行总结、研究、探讨，表述医学科学研究成果、理论性突破、科学实验或技术开发中取得新成就的文字总结，作为信息进行交流。后者是学位申请者为申请学位而提出的供评审其科研水平的学术论文，是考核申请者能否被授予学位的重要依据和必备条件。

（三）按医学学科及课题性质分类

可分为基础医学论文、临床医学论文、预防医学论文和康复医学论文四类。

1. 基础医学论文

包括实验研究和现场调查等，少数属于技术交流范围，即介绍实验技术或有关仪器的设计、制造及使用等。

2. 临床医学论文

多为应用研究，可包括诊断、治疗、护理等方面，有理论研究、病例报告和技术报告等类型。

3. 预防医学论文

多为应用研究范畴，可包括卫生保健、防疫、流行病学调查等方面的论文。

4. 康复医学论文

包括基础医学、临床医学和各种恢复功能疗法方面的内容。

（四）按论文的研究内容及资料内容分类

可分为实验研究、调查研究、实验观察、资料分析和经验体会五类。

（五）按论文的论述体裁分类

可分为论著、简报、经验交流、病例报告和文献综述等。

三、医学论文写作步骤与方法

医学论文是研究方法和研究过程在文字上的一种科学的表述和再提高，是撰写者在实际过程中知识广度和综合能力的体现，也是医学科学自身发展的结晶。医学论文的撰写一般包括资料的准备、构思、拟定提纲、拟写草稿、修改等过程。

（一）资料的准备

首先是围绕问题搜集和研究资料,虽然在课题研究或临床观察之前已对有关资料和学术动态进行了搜集和分析,但是在撰写科研论文时仍要查阅大量的相关文献,作为对已掌握文献的补充。有人统计,国内外多数科学工作者查阅文献的时间约占整个科研工作的三分之一,如果没有这些最新的参考文献,要想使论文达到新颖和独创性是不可能的。由此可见,查阅搜集资料在整个科研和写作过程中的重要性及必要性。

搜集资料的目的是为撰写论文开拓思路、提供理论依据。因此,在搜集资料时,应根据论文的需要,把与科研课题有密切关系并要引用的资料做成卡片,注明文献的出处、作者、题目、杂志名称、卷、期、页码、年代等,漏一不可。否则,等到论文撰写完成需要注明参考文献时才发现缺少项目,又得重新查找,白白浪费时间。

一般搜集资料均需经历根据研究课题选择检索工具、确定检索方法和查阅原始文献的过程。搜集文献资料过程中尤其应注意搜集以下几方面内容的资料:

（1）在方法上沿用前人的,或在前人的基础上加以改进的文献。

（2）在理论认识上支持本文观点的文献。

（3）前人研究的结论与自己论文所述不同、需要加以说明的文献。

（4）前人对本文所研究的问题存在争议或正在探讨的文献。

（二）构思

构思是对整篇论文的布局、顺序、层次、段落、内容、观点、材料、怎样开头和结尾的思维,构思是写论文不可缺少的准备过程,构思时论文的主题中心要明确,用以表现的材料要充分、典型、新颖,结构上要严谨、环环相扣。只有潜心构思,才能思路流畅,写好提纲和论文。

（三）拟定提纲

撰写论文之前,还应先拟定提纲作为全文的骨架,起到疏通思路的作用。拟定提纲,一方面可帮助作者从全局着眼,明确层次和重点,使论文写得有条理,结构严谨;另一方面,通过提纲把作者的构思、观点用文字固定下来,有可能使作者的思路进一步深化,产生新的想法和观点,使原来的构思得到修改、补充和完善。

拟定提纲时应注意以下问题:

（1）论文以何种形式发表,准备投送何种期刊,该刊的发行范围、读者对象是什么。

（2）明确主题,包括问题的提出和课题的意义,避免让人读后抓不住重点。

（3）应处理好本研究结果与他人实验结果的关系,不要使读者产生混淆。

（4）数据推导的结果或结论必须正确,在理论分析过程中,不应出现前后矛盾或牵强附会之处。

（5）明确结论（或结果）的应用范围和前提,正确处理好它们之间的相互关系。

（6）论文的内容、格式及表现手法应围绕主题展开,充分表达写作目的。

（四）拟定论文题目

拟定论文题目时应考虑以下几点:

（1）题目应反映研究成果的深度和广度,如"铅中毒的实验初步观察"或"铅中毒与肾功能的探讨"可修改为"铅中毒对大白鼠肾小管滤过功能的影响"。

（2）题目应当体现提出的假说，如文题"空腹运动对糖尿病患者代谢的影响"体现了空腹运动对不同类型糖尿病患者代谢有不同影响的假说。

（3）实验性研究时，应将实验的三个基本要素（处理因素、实验对象、实验效应）都包含在论文的题目中，如"铅对大白鼠肝肾组织病理学的影响"。

（4）题目应当用限定词指示出研究的性质（例如：研究、实验、调查、报告、分析、讨论、作用、影响、关系等）。

（5）题目字数最好限制在 20 个汉字以内（如"3 种产生乙型肝炎病毒的裸鼠移植瘤模型比较"），并与英文题目应当一致（"Study on nude mice loading transplanted tumor producing HBV"可修改为"Comparison of three models of nude mice loading transplanted tumor producing HBV"）。

四、写作技巧问题

论文要使读者喜爱，就必须求"新""精""全"，文字简练，达到"量体裁衣"的水平。一般论著字数为 2 500 ~ 5 000 字，摘要为 1 500 ~ 2 000 字，病例报告为 1 000 字左右。并注意各种符号要符合规范，涉及医学名词、药物名词、数字、统计学符号、缩略语、基金资助、著作权法等问题，一切均按国家及中华医学会规定的标准执行。计量单位按法定计量单位书写。

五、医学论文的发表

作者撰写医学论文就是为了能够发表，因而对投寄的期刊应有所了解，做到"知己知彼"。医学期刊按照批准的级别可分国家级和省级等，按照学术水平可分成高级、中级与初级，按照内容可分成综合性、专业性及文摘性。所以在投寄前应认真阅读稿约，并分析刊出论文的水平、特点，与自己的论文相比较，以决定是否投寄以及投寄刊物的级别。对于有新理论、新发现、新方法或引进国外先进技术，或技术上有重大改进，或临床观察更为深入、标本数量更大、随访观察时间久、有重要经验教训的论文都应认真撰写，请有论文发表经验的同行审阅修改后可投寄核心期刊或权威核心期刊。若初次投稿未被采纳，不要气馁，应再接再厉，反复锻炼，终必有成。投稿应严守稿约，按照稿约的规定整理并投寄。切忌一稿多投。现在期刊都要求投送打印稿和电子稿，许多期刊还采用网上投稿。总之，应按所投期刊的要求投送。

第六节　医学文献综述的撰写技能

撰写医学文献综述是积累、理解和传播科学资料，培养组织材料能力和提高科学思维能力的好办法，是搞好科研工作的必由之路，它有助于科研工作的各个环节。因此，科研工作者在查阅文献之后和实验设计之前，最好写一篇关于待研究课题的文献综述。

文献综述的英文为"literature review"或"review"，有"复习"之意，所以说文献综述是对既往文献的复习、整理和综合，从而系统地反映某一专题的历史和现状、成就和展望，这是文献的文献,有人也称之为二次文献。

文献综述可为科研选题提供理论上的依据,提供选题线索,扩大选题来源。原因有以下三点:①撰写文献综述可以帮助作者有意识地改变科研题目的组成,提出了新的选题;②查阅文献的过程中发现前人工作中的空白、缺欠和不足,挑选出新的选题;③引用边缘学科资料时,合成新的课题。

通过撰写文献综述,作者可以认真分析和思考自己研究题目中的理论,对自己题目中的假说深入地理解和分析,为选题打下较坚实的理论基础。此外,在实验手段和指标选择上均可有所参考和借鉴。

写好一篇文献综述,会对研究者在学术思想上有所启发,对科学实验方法有所借鉴,对自己所从事的研究课题的水平有所衡量,对要取得的结果有所预见。初搞科研的人,在写综述上花费些力气和时间是值得的,这也是科研基本功的训练过程。

一、医学综述的特点

(一) 综合性

综述要"纵横交错",既要以某一专题的发展为纵线,反映当前课题的进展,又要从本单位、省内、国内到国外进行横向比较。只有如此,论文才会占有大量素材。经过综合分析、归纳整理、消化鉴别,使材料更精练、更明确、更有层次和更符合逻辑,进而把握本专题发展规律和预测发展趋势。

(二) 评述性

评述性是指比较专门地、全面地、深入地、系统地论述某一方面的问题,对所综述的内容进行综合、分析、评价,反映作者的观点和见解,并与综述的内容构成整体。一般来说,综述应有作者的观点,否则就不成为综述,而是手册或讲座了。

(三) 先进性

综述不是写学科发展的历史,而是通过搜集最新资料来获取最新内容,将最新的医学信息和科研动向及时传递给读者。

综述不应是材料的罗列,而是对亲自阅读和搜集的材料加以归纳、总结,作出评论和估价,并由提供的文献资料引出重要结论。一篇好的综述,应当是既有观点又有事实,即有骨又有肉的好文章。由于综述是二次文献,不同于原始论文(一次文献),所以在引用材料方面,也可包括作者自己的实验结果、未发表或待发表的新成果。

综述的内容和形式灵活多样,无严格的规定,篇幅长短不一。长的可以达几十万字甚至上百万字,参考文献可数百篇乃至数千篇;短的可仅有千余字,参考文献数篇。一般医学期刊登载的综述字数多为 3 000~4 000 字,引文 15~20 篇,外文参考文献不应少于1/3。

二、综述的内容要求

(一) 选题要新

综述的选题必须是近期未曾刊载过的。一篇综述文章,若与已发表的综述文章"撞车",

即选题与内容基本一致,一般是不可能被刊用的。

(二)说理要明

说理必须有充分的资料,处处以事实为依据,决不能异想天开地臆造数据和诊断,将自己的推测作为结论来写。

(三)层次要清

这就要求作者在写作时思路清晰,先写什么,后写什么,写到什么程度,前后如何呼应,都要有统一的构思。

(四)语言要美

科技论文以科学性为生命,但如果语不达义、晦涩拗口,结果必然阻碍了科技知识的交流。所以,在实际写作中,应不断地加强汉语修辞、表达方面的训练。

(五)文献要新

由于现在的综述多为"现状综述",所以在所引用的文献中,70%的应为近3年内的文献。参考文献依引用先后次序排列在文末,并将序号置入该论据(引文内容)的右上角。引用文献必须真实、准确,以便读者查阅参考。

(六)审阅把关

综述撰写完毕,应请有关专家审阅,从专业和文字方面作进一步修改、完善和提高。这一步是必需的,因为作者往往容易顾此失彼,有些结论甚至是荒谬的,没有恰到好处地反映某一课题研究的"真面目"。这些问题经过审阅往往可以得到解决。

三、综述的写作步骤

(一)选定题目

选定题目对综述的写作有着举足轻重的作用。首先,要求选题内容新颖,只有新颖的内容才能提炼出有磁石般吸引力的题目。其次,应选择近年来确有进展、适合我国国情又为本专业科技人员所关注的课题,如对国外某一新技术的综合评价,以探讨在我国的实用性;又如综述某一方法的形成和应用,以供普及和推广。选题通常有以下3种:①与作者所从事的专业密切相关的选题,对此作者有实际工作经验,有比较充分的发言权;②选题与作者所从事专业的关系不大,但作者掌握了一定的素材,且乐于探索;③医学科学情报工作者的研究成果。但应注意题目不要过大,过大的题目一定要有诸多的内容来充实,过多的内容必然要查找大量的文献,这不仅会增加阅读、整理过程中的难度(或无从下手,或顾此失彼),而且面面俱到的文稿也难以深入,往往流于空泛及一般化。实践证明,题目较小的综述穿透力强,易深入,特别对初学写综述者来说更应以较小题目为宜,从小范围写起,积累经验后再逐渐写较大范围的专题。此外,题目还必须与内容相称、贴切,不能小题大做或大题小做,更不能文不对题。

(二)查阅文献

确定题目后,需要查阅和积累有关文献资料。对初次撰写综述者来说,查找文献往往不知从哪里下手,一般可首先搜集有权威性的参考书,如专著、教科书、学术论文集等。教科书叙述比较全面,提出的观点为多数人所公认;专著集中讨论某一专题的发展现状、有关问题及展望;学术论文集能反映一定时期的进展和成就,帮助作者把握住当代该领域的研究动向。接着查找期刊及文献资料。期刊文献浩如烟海,且又分散,但里面常有重要的近期进展性资料,吸收过来,可使综述更有先进性,更具有指导意义。查找文献资料的方法有以下两种:一种是根据自己所选定的题目查找内容较完善的近期(或由近到远)期刊,再按照文献后面的参考文献去搜集原始资料。这样"滚雪球"式的查找文献法就可搜集到自己所需要的大量文献,这是比较简便易行的查阅文献法,许多初学综述写作者都是这样开始的。另一种较为省时省力的方法是通过检索工具书查阅文献。常用的检索工具书有文摘和索引类期刊。它是查阅国内外文献的金钥匙,掌握这把金钥匙,就能较快地找到所需要的文献。此外,在平时的工作和学习中,随时积累,做好读书文摘或笔记,以备用时查找,可起到拾遗补阙的作用。

查找到的文献首先要浏览一下,然后再分类阅读,有时也可边搜集、边阅读,根据阅读中发现的线索再跟踪搜集、阅读。资料应通读、细读、精读,这是撰写综述的重要步骤,也是咀嚼和消化、吸收的过程。阅读过程中要分析文章的主要依据,领会文章的主要论点,用卡片分类摘记每篇文章的主要内容,包括技术方法、重要数据、主要结果和讨论要点,从而为写作做好准备。

(三) 整理资料

对阅读过的资料必须进行加工处理,这是写综述的必要准备过程。按照综述的主题要求,把写下的文摘卡片或笔记进行整理、分类编排,使之系统化、条理化,力争做到论点鲜明而又有确切依据,阐述层次清晰而合乎逻辑,按分类整理好资料轮廓,再进行科学的分析,最后结合自己的实践经验,写出自己的观点与体会,这样客观资料中就融进了主观资料。

(四) 撰写成文

撰写成文前应先拟提纲,决定先写什么,后写什么,哪些应该重点阐明,哪些地方融进自己的观点,哪些地方可以省略或几笔带过,重点阐述处应恰当分几个小标题。拟写提纲时,开始可以详细一点,然后边推敲边修改,多一遍思考,就多一点收获。

拟好提纲后,就可动笔成文。按初步形成的文章框架,逐个问题展开阐述,写作中要注意说理透彻,既有论点又有论据,下笔一定要掌握重点,并注意反映作者的观点和倾向性,但对相反的观点也应简要列出。对于某些推理或假说,要考虑到医学界专家所能接受的程度,可提出自己的看法,或作为问题提出来讨论,然后阐述存在的问题和展望。初稿形成后,按常规修稿方法反复修改加工。

撰写综述既要深刻理解参考文献的内涵,做到论必有据,忠于原著,让事实说话,同时又要有自己的见解。文献资料是综述的基础,查阅文献是撰写综述的关键一步,搜集文献时应注意时间性,必须是近一两年的新文献,四五年前的资料一般不应过多列入。综述的内容越集中、越明确、越具体越好,切忌面面俱到,成为浏览式的综述。参考文献必须是直接阅读过的原文,不能根据某些文章摘要而引用,更不能间接引用(指阅读一篇文章中所引用的文献,并未查到原文就照搬照抄),以免对文献理解不透或曲解,造成观点、方法上的失误。

总之,医学科学研究技能和医学论文的撰写技能是需要医学科研工作者长期乃至毕生都学习、实践和磨炼的本领,初学者应循序渐进,在实践中不断地总结,不断地思考,有志者事竟成。

(张日)

主要参考文献

1. Roberts JR, Hedges JR. Clinical procedures in emergency medicine[M]. New York：Saunders, 2010.

2. Bickley LS, Szilagyi PG. Guide to physical examination and history taking[M]. New York：Lippincott Williams & Wilkins, 2009.

3. Berek JS. Berek & Novak's 妇科学[M]. 向阳,译. 2 版. 北京：人民卫生出版社, 2008.

4. Townsend CM, Beauchamp RD, Evers BM, et al. Sabiston textbook of surgery：the biological basis of modern surgical practice[M]. New York：Saunders,2012.

5. Rudolph CD. Rudolph's Pediatrics[M]. 北京：人民卫生出版社,2003.

6. Cunningham FG, Leveno KJ, Bloom S, et al. Williams Obstetrics[M]. 23rd ed. New York：McGraw-Hill Professional, 2009.

7. Evans AT. Manual of obstetrics[M]. 7th ed. New York：Lippincott Williams & Wilkins, 2007.

8. 万学红,卢雪峰. 诊断学[M]. 北京：人民卫生出版社,2013.

9. 葛俊波,徐永健. 内科学[M]. 北京：人民卫生出版社,2013.

10. 刘成玉. 临床技能学[M]. 北京：人民卫生出版社,2008.

11. 韩丽,王改兰. 临床技能[M]. 北京：北京大学医学出版社,2002.